疑难复杂病例

汇编

江苏大学附属医院　编

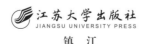

江苏大学出版社
JIANGSU UNIVERSITY PRESS
镇　江

图书在版编目(CIP)数据

疑难复杂病例汇编 / 江苏大学附属医院编. —镇江：
江苏大学出版社,2021.8
ISBN 978-7-5684-1633-7

Ⅰ.①疑… Ⅱ.①江… Ⅲ.①疑难病-病案-汇编-
中国 Ⅳ.①R442.9

中国版本图书馆 CIP 数据核字(2021)第 150760 号

疑难复杂病例汇编

Yinan Fuza Bingli Huibian

编　　者/江苏大学附属医院
责任编辑/仲　蕙
出版发行/江苏大学出版社
地　　址/江苏省镇江市梦溪园巷 30 号(邮编：212003)
电　　话/0511-84446464(传真)
网　　址/http：//press.ujs.edu.cn
排　　版/镇江文苑制版印刷有限责任公司
印　　刷/江苏凤凰数码印务有限公司
开　　本/787 mm×1 092 mm　1/16
印　　张/24
字　　数/571 千字
版　　次/2021 年 8 月第 1 版
印　　次/2021 年 8 月第 1 次印刷
书　　号/ISBN 978-7-5684-1633-7
定　　价/96.00 元

如有印装质量问题请与本社营销部联系(电话:0511-84440882)

前 言
Preface

　　疑难复杂病例分析讨论是提高临床诊疗思维方式和决策能力、促进多学科融合的重要方法，也顺应了专科精细化、治疗个性化的现代医学发展走向。作为大学附属医院、三级甲等综合医院，江苏大学附属医院收集整理了临床工作中的疑难复杂病例，旨在通过病例的分析、讨论，为各级临床医师提供新视角、新思路，让医学文化在传承中继续发展。

　　本书是近年来在临床工作中遇到的疑难复杂病例汇编而成。内容涵盖心血管内科、呼吸与危重症医学科、消化科、内分泌代谢科、神经内科、胃肠外科、肝胆外科、骨科、急诊科、妇科、产科、儿科、皮肤科、血液科、肾内科、风湿免疫科、重症医学科、老年医学科、肿瘤科、感染科、泌尿外科、烧伤整形科、血管外科、检验科、超声科、核医学科、眼科、口腔科、中医科、介入科、护理等领域的病例共 102 例。作者根据多年的临床经验，对它们的诊治过程加以描述，并附上医师经验体会和诊疗思路，为广大临床医师搭建以病例分享为主的学术交流平台，通过剖析疑难复杂病例的诊治过程，并对其中容易疏漏或误诊的地方进行分析和总结，旨在提高各级医师，特别是青年医师的临床诊断能力。

本书由享受国务院特殊津贴专家、江苏大学附属医院儿童医学研究院名誉院长、镇江市著名儿科专家顾兆坤主任担任主编，刘培晶、钱粉红、吴莺、杨玲、于明、瞿建国、徐三荣、黄永辉、方杰、张德厚、任国庆、许辉、阴晴、毛朝明、庄若等参与编写，在此谨向参编人员及所有支持、帮助、指导本书编写的同志表示由衷的感谢。

本书内容简练精要，图文并茂，实用性强。以疑难复杂病例讨论的形式，从不同的专业方向引发思考和讨论，为临床医生引入新的思维和判断方式，有利于临床医生更好地处理临床问题。由于编者水平有限，书中难免存在疏漏之处，诚望广大读者批评指正。

编 者

2021 年 8 月

C 目 录

ONTENTS

1 PD-1 抑制剂引起的免疫相关性结肠炎 2 例①

【病例资料】

病例 1　患者，男，68 岁，于 2019-10-23 确诊为肺腺癌（Ⅳ期），予特瑞普利单抗（国产 PD-1 抑制剂）+AP 方案化疗 3 次，2020-03 开始特瑞普利单抗单药治疗共 4 次，2020-06-05 为最后一次特瑞普利单抗治疗，复查肺癌病灶较之前明显减小。2020-06-12 因"腹痛、腹泻呕吐 5 天"入院，腹泻 3~4 次/天，水样便，含少量鲜血，伴有恶心、呕吐，每日 4~5 次，为胃内容物。生命体征平稳，无发热，心肺未见异常；右上腹轻压痛。实验室检查：C-反应蛋白 55.6mg/L；血常规示白细胞计数 $6.0×10^9$/L，中性粒细胞 76.7%，血红蛋白 11.5g/L，血小板计数 $233×10^9$/L；血生化示白蛋白 30.2g/L，血糖 8.25mol/L，余正常；大便常规示隐血阳性，余正常；大便杆球比 20∶1。入院考虑结肠炎，予以甲泼尼龙 40mg/d 静滴，头孢克洛口服，5 天后症状好转出院。出院后 4 天，2020-06-21 因"再发腹泻、呕吐伴发热 1 日"再次入院治疗。每日解便 3~4 次，稀水便，无黏液脓血。呕吐 1~2 次，为胃内容物，最高体温 38.2℃，口服布洛芬（100mg）后体温可降至正常。无畏寒、寒战，睡眠尚可。

入院体检　生命体征平稳，体温 37.2℃，心肺正常，腹平软，右上腹轻压痛，无反跳痛，未及异常包块，肝、脾肋下未及，墨菲征阴性。肠鸣音约 4 次/分。

辅助检查　粪便常规+隐血：未见红白细胞，隐血阳性；血常规：白细胞计数 $9.8×10^9$/L，中性粒细胞百分数 86.8%，血红蛋白 120g/L，血小板计数 $230×10^9$/L；C-反应蛋白：61.5mg/L；血生化：白蛋白 29.2mg/L，血糖 6.64mmol/L，余正常；血电解质：钠 136.6mmol/L，氯 97.7mmol/L，余正常；降钙素原 0.56；粪便钙卫蛋白检测：阳性；白细胞介素-6（2020-07-14）：20.77pg/mL。

肝胆超声提示胆囊壁粗糙，胆囊炎。胃镜检查（2020-07-16）：慢性萎缩性胃炎、十二指肠球炎（见图 1）。结肠镜检查（2020-07-16）：溃疡性结肠炎、结肠多发息肉（见图 2）。病理提示（回盲部）黏膜中度慢性活动性炎；（结肠距肛门 40cm）黏膜中度慢性活动性炎伴腺体腺瘤样增生、低级别上皮内瘤变，另见炎性渗出组织；（结肠距肛门 20cm）黏膜中度活动性炎，腺体间较多炎性细胞浸润，个别腺体炎性破坏（见图 3）。

① 该文为在江苏省第五次变态反应学术会议上的大会发言（2020-10-17）。

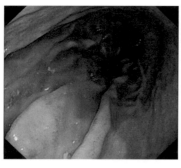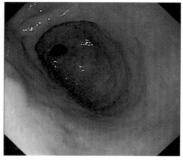

慢性萎缩性胃炎、十二指肠球炎。

图1 胃镜检查（2020-07-16）

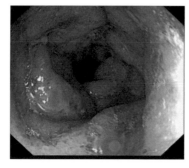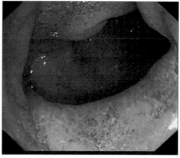

全结肠黏膜充血、水肿，散在糜烂、溃疡，血管纹理消失。

图2 结肠镜检查（2020-07-16）

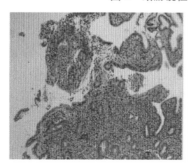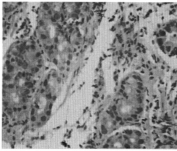

（回盲部）黏膜中度慢性活动性炎；（结肠距肛门40cm）黏膜中度慢性活动性炎伴腺体腺瘤样增生、低级别上皮内瘤变，另见炎性渗出组织；（结肠距肛门20cm）黏膜中度活动性炎，腺体间较多炎性细胞浸润，个别腺体炎性破坏。

图3 肠镜活检病理

诊治经过 完善相应检查后，结合PD-1抑制剂用药病史，诊断"免疫相关性结肠炎（2~3级）"。再次予以甲泼尼龙40mg/d静滴，头孢他啶静滴，患者症状好转，一周后改强的松（泼尼松）15mg/d口服。患者于激素减量2周后再次发热、腹泻，为黏液血便，每日2~3次。大便常规：红细胞15~20/HP，白细胞满视野/HP，隐血（＋）；艰难梭菌阴性。考虑症状反复，再次予以甲泼尼龙60mg/d静滴，并加用肠内营养+肠外营养、静脉输注白蛋白治疗，症状趋于平稳，仍有间断发热，于上级医院继续治疗，治疗方案为升级抗生素美洛培南联合甲硝唑静滴、易蒙停止泻，加用美沙拉嗪，继续激素治疗，待病情稳定后将甲泼尼龙静滴改成强的松口服，并减量。2020-10进行回访，患者无腹泻、腹痛，大便常规正常，粪便钙卫蛋白阴性。

病例 2　患者，男，79 岁，于 2019-12-13 确诊为胆囊癌Ⅳ期，在江苏大学附属医院行"阿帕替尼+信迪利单抗（国产 PD-1 抑制剂）方案"治疗 10 次。最后一次治疗结束后出现腹泻，于 2020-09-09 来江苏大学附属医院门诊。主述无明显诱因腹泻 2 个月，为水样便，每日 2 次，无黏液、脓血，无腹痛，无头晕乏力，无发热咳嗽，无胸闷气促，无腹胀、腹痛，食纳睡眠可，小便正常。门诊粪便钙卫蛋白弱阳性；血常规、大便常规和隐血、大便培养均正常。考虑免疫检查点相关性结肠炎（1 级），予以双歧杆菌四联活菌片+复方阿嗪米特治疗后，腹泻症状缓解。

【病例讨论】

免疫检查点抑制剂（Immune Checkpoint Inhibitors，ICIs），包括抗细胞毒性 T 淋巴细胞抗原 4（CTLA-4）、抗程序性死亡受体 1（PD-1）和抗程序性死亡受体 1 配体 1（PD-L1）抗体，用于癌症治疗的适应证不断扩大，已成为许多晚期肿瘤患者治疗的最后希望，但是随之而来的免疫相关不良事件（Immune-related Adverse Events，irAEs）不断增加。这些不良事件与以往的化疗引起的相关毒性明显不同，需要引起相关科室医生对 irAEs 临床表现、诊断和管理的认识。以上报道的 2 例使用 PD-1 抑制剂引起腹泻、结肠炎的病例，国内尚未有报道。

免疫检查点抑制剂（ICIs）通过解除机体免疫抑制，增强免疫功能发挥抗肿瘤作用，已在临床得到越来越广泛的应用，成为许多晚期恶性肿瘤的有效治疗方法。国产 PD-1 抑制剂特瑞普利单抗及信迪利单抗上市后，因其价廉而在临床上得到广泛应用，随之而来免疫相关不良事件（irAEs）逐渐增多。2018 年，美国国家综合癌症网络（National Comprehensive Cancer Network，NCCN）发表《免疫治疗相关毒性的管理指南》，系统介绍和讨论了不良反应的管理流程；2019 年 4 月，中国临床肿瘤学会（CSCO）也推出了首部《CSCO 免疫检查点抑制剂相关的毒性管理指南》，这都显示出保障临床 ICIs 应用规范化和安全性刻不容缓。irAEs 发生的概率主要取决于所用的药物及患者的个体特征。irAEs 可能发生在身体的任何部位，以间质性肺炎、结肠炎、甲状腺功能减退、肝功能障碍、皮疹、白癜风、垂体炎、1 型糖尿病、肾功能障碍、重症肌无力、神经病、肌炎和葡萄膜炎等为代表，其中胃肠毒性（腹泻/结肠炎）是 ICIs 治疗中最常见的毒性之一，也是导致 ICIs 治疗中断的常见原因。使用 PD-1 抑制剂的患者中有 2.9%~11.5%会产生腹泻症状，有 1.3%~2.9%会发生结肠炎，而发生胃肠毒性的时间多为使用 PD-1 抑制剂后的 3~6 个月。因此，消化科医师应该熟悉免疫相关性结肠炎的诊断和处理原则，如果 ICIs 使用者出现腹泻，应该考虑免疫相关性结肠炎的可能，并且根据"腹泻和结肠炎的 CTCAE 分级（CTCAE 5.0 版）"进行病情严重程度评估，对于 1 级患者，可以试行门诊治疗、观察，并警惕症状的加重；对于 2 级以上的结肠炎患者，应该收治入院，并进行盆腹腔 CT、肠镜检查，以评估结肠炎的严重程度。结肠镜检查是免疫相关性胃肠炎的诊断金标准。其内镜的表现与溃疡性结肠炎相似，可以观察到黏膜溃疡、红肿与斑片状改变。这些变化通常不如溃疡性结肠炎严重，并且病变分布更均匀。组织病理学表现：固有层细胞增多，局灶性的中性粒细胞浸润，部分患者存在固有层浆细胞增多和淋巴细胞浸润，甚至可见隐窝脓肿。值得注意的是，组织学上的发现可能在腹泻或结肠炎发作之前。一项研究显示，对无肠道症状的患者进行ICIs治疗后1~2周进行结肠镜检查，结果显示患者在症状出现之前，肠镜下已有炎症表现（大多数患者在3周之后才出现腹泻等结肠炎表现）。

免疫相关性结肠炎（2级及以上）患者的治疗，首选足量、足疗程的激素治疗，效果不佳时，加用英夫利西单抗，如果英夫利西单抗耐药，考虑维多珠单抗。有文献推荐甲基强的松龙（甲泼尼龙）2mg/（kg·d）静脉注射，用药持续至症状显著改善，再将激素改为口服治疗，并至少在4周内缓慢减量。其他治疗方法可以参照中重度溃疡性结肠炎的治疗方法，包括抗炎、营养支持治疗等。对于2级以上结肠炎患者，有建议永久停用CTLA-4抑制剂，而一旦症状缓解或改善至1级，原来的2~3级结肠炎患者可重新开始使用PD-1/PD-L1抑制剂。

上述2例irAEs患者均为国产PD-1抑制剂使用者，且国产PD-1抑制剂都和其他化疗药联合使用，在治疗后半个月至1个月内均出现腹泻症状。病例1患者的症状较重，结肠炎为2~3级，及时的肠镜检查有助于评估其病情。这2例患者病情活动时，粪便钙卫蛋白均阳性，提示粪便钙卫蛋白检测有助于评估免疫相关性结肠炎的病情严重程度和病情活动期。病例1的患者可能因为过早激素减量和停药，导致病情反复。因此，足量、足疗程的静脉激素使用，可能是控制免疫相关性结肠炎的关键。

irAEs也有致死的可能，虽然这种风险低于常规化疗相关的风险。不同治疗方案之间的致死性差异很大，且联合治疗的副作用显著高于单药治疗。在接受联合治疗的患者中，ICIs的主要死亡原因为结肠炎或心肌炎。有文献报道，具有致命后果的irAEs毒性反应常常出现在治疗过程的早期，并且迅速发展，尤其是接受联合治疗（CTLA-4抑制剂联合PD-1抑制剂或者PD-L1抑制剂）的患者。在接受抗CTLA-4抗体治疗的患者中，结肠炎是最常见的死亡原因；而接受抗-PD-1或抗-PD-L1抗体治疗的患者中，主要死亡原因为肺炎、肝炎和神经毒性作用。

因为irAEs引起的免疫相关不良事件可能影响不同的器官，因此与来自相关科室的专家合作管理至关重要，推荐使用ICIs药物的医院成立"免疫检查点抑制剂相关毒性MDT"，这能够更有效地管理ICIs的使用和irAEs的处理。上述2例患者能够在就诊的第一时间获得诊断，得益于江苏大学附属医院肿瘤科成立的"免疫相关不良反应管理MDT"，专业的学习提高了相关科室对免疫相关性结肠炎的认识。

总之，随着免疫检查点抑制剂（ICIs）的广泛使用，临床医师会面临越来越多的irAEs。及时识别，并对毒性反应的严重程度进行分级管理，多学科合作，是管理irAEs的关键。足量、足疗程的静脉激素使用有助于快速控制病情。

（消化科：吴莺，杨想，刘俊强，徐岷；肝胆外科：张海鸣，周科军）

2 IgG_4 相关性硬化性胆管炎 1 例

【病例资料】

患者，男，53 岁，因"腹部不适伴全身乏力 4 月余"于 2020-05-13 入院。诉 2020-01 有腹胀不适伴全身乏力，食纳不佳，夜间有畏寒，遂至当地医院就诊考虑胆囊炎，予行胆囊切除术，术后恢复可，症状仍反复发作，遂于 2020-05 至江苏大学附属医院门诊就诊查血常规示白细胞计数 $9.6×10^9$/L、血红蛋白 100g/L；肿瘤 AFP、前列腺癌两项（2020-05-07）阴性、CA19-9 646.95U/mL、铁蛋白 809.44ng/mL。胃镜（2020-05-07）示慢性浅表-萎缩性胃炎，病理示（胃窦）黏膜轻度慢性炎。全腹部 CT（2020-05-08，见图 1）提示：① 门静脉右侧后叶分支管腔狭窄伴肝脏局限性灌注不均，肝右叶内胆管轻度扩张；② 肝右叶低密度影（囊肿？）；③ 轻度脂肪肝；④ 脾脏增大。为进一步治疗，2020-05-13 拟"腹部不适"收住院。既往体健。

入院体检 神志清楚，精神一般，心肺（-），腹平软，可见手术瘢痕，全腹无压痛，无反跳痛，无肌卫，肝、脾肋下未及，肠鸣音约 4 次/分，双下肢无水肿。

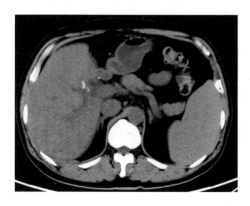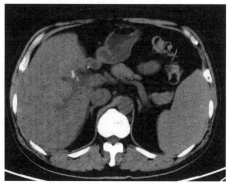

图 1　全腹部 CT 检查结果

辅助检查 血细胞分析+C-反应蛋白：C-反应蛋白 27.8mg/L，红细胞比容 31.7%，平均血红蛋白浓度 306g/L，红细胞计数 $3.36×10^{12}$/L，嗜碱性粒细胞绝对值 $0.07×10^9$/L，血红蛋白 97g/L。尿常规（住院）：红细胞计数 102.1/μL，尿肌酐>26.4mmol/L，上皮细胞计数 1.1/μL。血生化：白蛋白 34.0g/L，白/球比值 0.9，高密度脂蛋白胆固醇 0.85mmol/L，谷氨酰基转移酶 391U/L，肌酸激酶 25U/L，谷草/谷丙 0.6，碱性磷酸酶 564U/L，载脂蛋白 A1 0.72g/L。输血八项：抗乙型肝炎病毒表面抗体 26.825mIU/mL，抗乙型肝炎病毒核心抗体 0.91PEIU/mL，其余均在正常范围内。凝血常规：血浆纤维蛋白原 5.843g/L。甲状腺七项：甲状腺球蛋白 2.3ng/mL，其余均在正常范围内。血片检查：成熟淋巴细胞 19.0%。粪便常规+隐血试验、血清肌钙蛋白 I 测定、糖化血红蛋白检测、痰找抗酸杆菌检测、结核菌抗体测定、降钙素原检测、结核感染 T 细胞检测、自免肝联检、甲肝抗体-IgM 检测、戊型肝炎病毒抗体-IgM 检测、贫血 EPO 检测、直接抗人球蛋白试验（Coombs'）未见明显异常。

诊治经过 入院予护胃、营养支持等对症治疗后症状改善。同时患者入院后即有低热 2 天，热峰 37.5℃。复查血细胞分析+C-反应蛋白（2020-05-14）：C-反应蛋白27.8mg/L，血红蛋白 97g/L，予动态复查。

完善肠镜示正常大肠黏膜相。肝胆脾胰及门静脉超声提示肝内片状低回声、肝内多发结节、胰腺回声不均匀，建议进一步检查。上腹部磁共振（平扫+增强，见图 2）：① 肝右叶异常信号改变伴弥漫性环形强化结节，考虑毛细胆管炎的可能性大，肿瘤不排除；② 门静脉右侧后叶分支管腔狭窄；③ 肝右叶内胆管稍扩张；④ 肝右叶低密度影（囊肿可能）；⑤ 脾脏肿大；⑥ 右肾小囊肿；⑦ 胆囊未见明确显示（需结合病史进一步评估）。

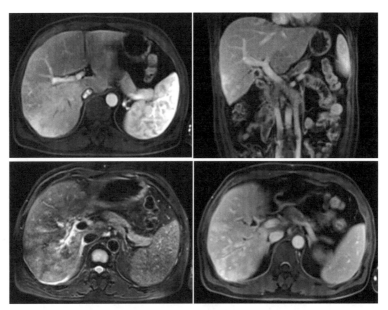

图 2　上腹部磁共振（平扫+增强）检查结果

患者 2020-05-19 开始体温再次升高，热峰 37.7℃，复查血细胞分析+网织红细胞（2020-05-20）：白细胞计数 13.2×10⁹/L，中性粒细胞绝对值 9.6×10⁹/L，血小板计数372×10⁹/L，遂予以头孢抗炎治疗后体温正常。进一步复查（2020-05-20）CA19-9 649.17U/mL，ALP 642U/L，GGT 430U/L，TBIL 正常；完善免疫球蛋白 IgG₄ 测定：3.75g/L（参考范围：0.05~1.54g/L）；自免肝联检、甲肝抗体-IgM、戊型肝炎病毒抗体-IgM 未见明显异常。

患者虽无黄疸表现，但免疫球蛋白 IgG₄，ALP，GGT 明显升高，腹部磁共振检查考虑肝脏胆管炎可能，胆汁淤积指标明显升高，目前硬化性胆管炎不能除外。同时，患者

CA19-9 明显升高，肝脏肿瘤不能除外，建议行 MRCP、肝脏穿刺检查助诊，患者考虑后至外院继续治疗。

随访　2020-08-27 患者在江苏省某人民医院行肝脏穿刺术，术后病理诊断（某医学中心）示（肝脏穿刺）考虑 IgG₄ 相关性硬化性胆管炎，需结合血清 IgG₄ 检测进一步确定。

免疫组化结果：HBcAg（-），HBsAg（-），CK17（+），CK19（+），MUM（+），IgG₄（+）。

特殊染色结果：Masson 三色染色（可见纤维化），网织纤维染色（可见纤维化）。（见图 3）

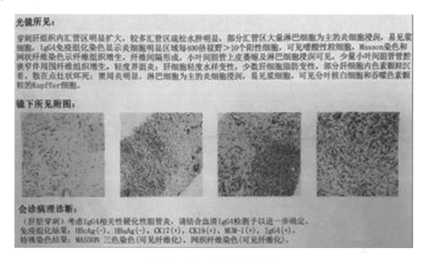

图 3　外院检查病理报告

最终诊断　IgG₄ 相关性硬化性胆管炎。

【病例讨论】

患者为中老年男性，既往有胆囊结石切除史，此次因"腹部不适伴全身乏力4 月余"入院。患者门诊查 CA19-9 明显升高，腹部 CT 可见门静脉右侧后叶分支管腔狭窄伴肝脏局限性灌注不均，肝右叶内胆管轻度扩张，脾大，入院后有低热，临床上首先考虑消化道肿瘤、自身免疫相关疾病、结核病等。入院进一步完善肠镜，未见异常，生化提示谷氨酰基转移酶、碱性磷酸酶明显升高，胆汁淤积可能性大，进一步完善上腹部MRI，提示：① 肝右叶异常信号改变伴弥漫性环形强化结节，考虑毛细胆管炎的可能性大，肿瘤不排除；② 门静脉右侧后叶分支管腔狭窄；③ 肝右叶内胆管稍扩张。考虑患者入院查 CA19-9，ALP，GGT 明显升高，合并有脾大、低热，因此，目前对患者的诊断为自身免疫性肝病、肝脏肿瘤不能除外。

建议行 PET-CT 等检查进一步评估病情，患者表示需要考虑。进一步完善免疫球蛋白 IgG₄ 升高，结合患者病史及相关实验室检查，首先需考虑硬化性胆管炎。

后续患者于外院就诊有无行 MRCP 结果未知，提供外院肝脏穿刺结果可见部分汇管区有大量淋巴细胞和炎症细胞浸润及纤维化，同时存在 IgG₄ 阳性炎症细胞浸润：每 400 高倍视野 ≥10 个 IgG₄ 阳性细胞，同时 Masson 三色染色和网织纤维染色均可见纤维化，部分小叶间胆管管腔狭窄伴周围组织纤维增生，术后病理诊断结合血 IgG₄ 等检查结果，诊断考虑 IgG₄ 相关性硬化性胆管炎。

IgG₄ 相关性硬化性胆管炎（Immunoglobulin G₄-related Sclerosing Cholangitis，IgG₄-SC）是一种新近认识的以血清 IgG₄ 升高、慢性进行性阻塞性黄疸、弥漫性或局限性 IgG₄ 阳性浆细胞和淋巴细胞组织浸润、纤维化及闭塞性静脉炎为特征的慢性炎症性疾病，常并发自身免疫性胰腺炎（Autoimmune Pancreatitis，AIP），其临床、生化及影像学特征与原发性硬化性胆管炎（Primary Sclerosing Cholangitis，PSC）或胆管癌（Cholangiocarcinoma，CC）相似。

类固醇激素是治疗 IgG₄ 相关性硬化性疾病较为有效的治疗措施，多数研究参照 AIP 的治疗方案，首选泼尼松龙，治疗剂量为第 1 周 30~40mg/d，每隔 2 个月减量 10mg，直至每周 5mg/d。大部分患者用激素治疗的效果良好，黄疸症状及肝功能明显改善，胆管狭窄消失或减轻。但也有些患者在用激素治疗后胆管仍狭窄，部分虽经激素治疗有效，但停药或减量过程中再次复发，所以在类固醇治疗过程中及治疗后应监测血清 IgG₄ 水平并做相应的实验室检查等。对于激素治疗无效或效果不明显的患者，有研究报道可同时使用免疫抑制剂，如硫唑嘌呤、霉酚酸酯及环磷酰胺，此方案可明显改善 IgG₄-SC 的炎性活动度。若有用免疫抑制剂治疗不理想者，必要时可在行经内镜逆行性胰胆管造影（ERCP）时置入胆管支架解除胆管梗阻。

IgG₄-SC 主要见于中老年男性，大多数在 50 岁以后发病，多以梗阻性黄疸伴有腹部不适就诊，少有严重腹痛，可伴有脂肪泻、体质量减轻、新增糖尿病等表现。该患者属于好发人群，腹部不适伴全身乏力入院，但无明显黄疸，患者口服保肝药物后于 2020-10-12 复查的 ALP 和 GGT 较前下降，TBIL 未见明显异常，目前暂未行激素治疗，嘱门诊定期随访，故对于此类病例应进行长期追踪随访。

参考文献

[1] 张侠，张学彦，金世柱. IgG₄ 相关硬化性胆管炎的研究进展 [J]. 胃肠病学和肝病学杂志，2013，22(3)：291-294.

[2] 黄颖秋. IgG₄ 相关硬化性胆管炎的研究进展 [J]. 世界华人消化杂志，2012，20(27)：2554-2561.

（消化科：刘俊强，黄红梅，魏金文）

3 阑尾出血伴失血性休克抢救 1 例

【病例资料】

患者，男，44 岁，因"便血 1 天"于 2020-09-06 入院。患者入院当日无明显诱因便血，先后 4 次，为喷射状鲜血，量多，所含粪质不多，伴心悸、冷汗、乏力，无恶心、呕吐，无胸闷、气喘，无反酸、嗳气，无胸痛、呕血，无意识丧失及大小便失禁。当日急诊查血常规（2020-09-06）：白细胞计数 $10.8×10^9/L$，中性粒细胞百分数 87.7%，血红蛋白 138g/L，血小板计数 $206×10^9/L$，肝肾功能及电解质基本正常，门诊以"消化道出血"收入江苏大学附属医院消化科。

既往有高血压病史 3 年，血压最高达 180/110mmHg，平素口服缬沙坦胶囊 40mg qd，血压控制可；有甲型肝炎病史，已治愈。

入院体检 体温 36.5℃，脉搏 107 次/分，呼吸 19 次/分，血压 94/61mmHg，神志清楚，精神萎，两肺呼吸音清，未闻及干湿啰音及胸膜摩擦音。心率 107 次/分，律齐。腹平坦，未见腹壁静脉曲张及胃肠型。腹软，全腹无压痛及反跳痛，未触及包块，肝、脾肋下未及，腹部叩诊呈鼓音，肝肾区无叩痛，移动性浊音阴性，腹部未闻及血管杂音，肠鸣音 4 次/分，双下肢无水肿。

辅助检查 肌钙蛋白 I：0.063μg/L。肝肾功能、电解质、凝血常规未见明显异常。心电图：窦性心动过速（104 次/分）。

诊治经过 入院后予抑酸、止血、补液等对症治疗，当日 20：30 解暗红色血便 1 次，量多，约 250mL。当时急查血常规示白细胞计数 $7.9×10^9/L$、血红蛋白 109g/L、血小板计数 $193×10^9/L$，行急诊肠镜检查，插镜至末端回肠 20cm 未见近端血液流入，回盲部可见大量血凝块，反复冲洗观察，阑尾窝可见活动性渗血（见图 1），升结肠、横结肠、降结肠、乙状结肠、直肠可见血液残留。

遂紧急普外科会诊考虑下消化道出血，阑尾出血诊断明确，有手术指征，备血后转至手术室行腹腔镜下腹腔探查+阑尾切除+肠镜检查，术中探查腹腔脏器未见明显异常；阑尾位于盲肠外侧位，稍充血，表面无化脓，根部未见糜烂；行腹腔镜下阑尾切除术，切除阑尾见阑尾根部黏膜有糜烂面，直径约 0.2cm，阑尾腔内有血块。术中复查肠镜，结直肠内可见较多血块，阑尾腔处不再有活动性鲜血溢出（见图 2）。因术前患者一度血压降低，最低时为 65/45mmHg，经扩容、输血等抗休克治疗后血压逐渐恢复至 100/60mmHg 以上，术中血压平稳，考虑休克时间较长，术后气管插管难以拔除，遂转入 ICU 治疗。复查血常规（2020-09-07）示白细胞计数 $10.4×10^9/L$、血红蛋白 79g/L、

血小板计数 $104×10^9$/L，肝功能（2020-09-06）示转氨酶及胆红素正常、总蛋白降至 42g/L、白蛋白降至 22.1g/L，肾功能（2020-09-06）示尿素氮 7.72mmol/L、肌酐 151.5μmol/L，考虑失血性休克继发急性肾损伤（AKI）。组织病理（2020-09-09）示急性单纯性阑尾炎（见图3）。ICU 予输血、扩容、防治感染等治疗，患者试脱机后病情稳定，复查肾功能尿素氮肌酐恢复正常，转入普外科继续治疗后好转出院。

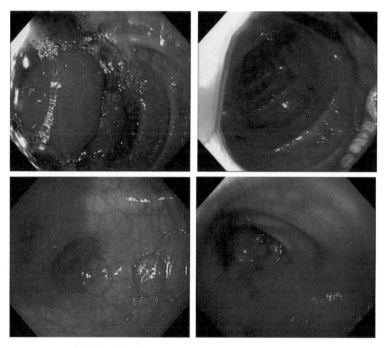

图1　急诊肠镜（2020-09-06）提示阑尾窝活动性出血

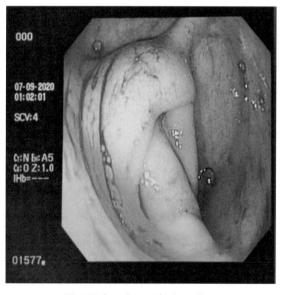

图2　术中肠镜（2020-09-07）提示结直肠内可见较多血块，阑尾腔处不再有活动性鲜血溢出

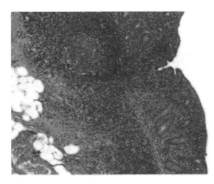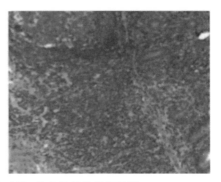

图 3　组织病理（2020-09-09）示急性单纯性阑尾炎

诊断　① 下消化道出血，阑尾出血，失血性休克；② 高血压。

【病例讨论】

本例患者因便血入院，无恶心、呕血、上腹痛等症状，考虑出血位于下消化道。下消化道出血约占消化道出血的 20%，病因多见于：① 痔疮和肛裂，这是下消化道出血最常见的原因，可表现为鲜血便，伴有痔核脱出、便时疼痛、便后缓解等。该患者否认既往有痔疮病史，且查体示肛门周围未见明显异常，因而不考虑该可能。② 消化道肿瘤，可有腹痛、便血、黑便、呕血、进行性消瘦等表现，肿瘤标志物、胃肠镜及影像学检查有助于明确。该患者为中年男性，平素无胃肠不适症状，且此次急性出血、出血量大，因而该病因的可能性不大。③ 缺血性肠病，多见于老年人，常有高血压、糖尿病、房颤等基础疾病，有"腹痛—便血—缓解"特征。该患者既往虽有高血压病史，但血压控制平稳，无腹痛等症状，因而该病因的可能性不大。④ 炎症性肠病，包括克罗恩病、溃疡性结肠炎，表现为慢性腹痛、腹泻、有或无黏液脓血便。该患者平素大便正常，无胃肠不适症状，暂不考虑该病。⑤ 结直肠息肉，部分患者也可表现为腹痛、便血。该患者急性出血、出血量大，因而该可能性不大。⑥ 小肠溃疡，多有腹痛、大便习惯改变、黏液凝血便等症状。胶囊内镜是目前诊断小肠出血的首选方法，小肠病变检出率可达 60%~70%，活动性出血时检出率高。该患者若排除结直肠出血后，可考虑该病因。⑦ 血管畸形，小动脉出血可表现为急性消化道大出血，腹部症状多不明显。该患者当时考虑此病可能，可选择急诊肠镜或数字减影血管造影（DSA）检查。小动脉活动性出血量>0.5mL/分时，可以选择肠系膜上动脉血管造影，诊断阳性率较高，并且可介入灌注止血药物或介入栓塞止血。内镜下观察到小动脉出血可行高频电凝、氩离子烧灼、硬化剂注射、止血夹止血等治疗，适用于病灶较局限的患者，止血效果可靠。

本例患者急诊肠镜下明确阑尾开口处活动性出血，该部位肠镜下治疗手段有限，遂急诊行腹腔镜下腹腔探查及阑尾切除术，切除阑尾后发现阑尾根部黏膜有糜烂面，阑尾腔内有血块，再次复查肠镜见阑尾腔处不再有活动性鲜血溢出，诊断阑尾出血。阑尾出血引起的下消化道出血极为罕见，其出血缺乏特异性，易漏诊及误诊。本例患者起病急，出血量大，当时不能明确出血部位，可能会误诊为急性上消化道出血、小肠出血、肛裂或痔疮引起的出血，后通过肠镜明确阑尾出血，立即行腹腔镜下阑尾切除术，术后恢复好，未再便血。曾有报道阑尾血管畸形、不典型血管增生、阑尾子宫内膜异位症、阑尾溃疡及慢性阑尾炎可引起下消化道出血，但本例病理报告未见相关畸形血管、肿瘤及溃疡，考虑与急性阑尾炎损伤黏膜导致黏膜下血管破裂出血有关。

消化道出血是消化内科常见病，除了使用药物止血治疗外，胃镜、结肠镜、胶囊内镜、小肠镜等内镜检查是明确出血部位及原因的首选检查手段，内镜下曲张静脉套扎、注射止血药物及硬化剂、电凝、止血夹等治疗已成为消化道出血止血治疗的重要手段。血管造影及介入栓塞治疗的发展，为内镜下不能明确出血部位、内科保守治疗无效的消化道出血提供了更多的有效止血方案。对于上述手段仍不能明确出血病因或药物、内镜、介入治疗仍不能有效止血的病例，持续大出血将危及患者生命，需不失时机地进行外科手术。

（消化科：李梦晴，王志化，吴莺，张炜，徐岷）

4 肝占位性病变待查1例

【病例资料】

患者，男，46岁，因"腹痛、腹胀10天"于2019-11-17就诊。患者10天前无明显诱因下出现腹痛，为上腹部阵发性隐痛，咳嗽及用力时显著，伴腹胀，未向腰背部及肩部放射，无恶心、呕吐等。2019-11-23查胸腹部CT示肝左外叶稍低密度灶伴邻近肝内胆管扩张，建议增强扫描进一步明确诊断；腹膜后小淋巴结；两肺底多发结节。2019-11-25进行上腹部增强CT检查（见图1）：① 肝左外叶上

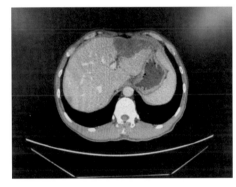

图1 肝占位

段低密度灶（梗死？脓肿？）伴周围高灌注，需进一步检查；② 肝脏多发低密度结节灶（凝固性坏死结节？），两肺多发微小结节。

患者有右下肢静脉曲张病史多年，1年前右下肢静脉曲张处抓破感染，在当地医院治疗，间断口服头孢拉定、罗红霉素等药物，入院时伤口仍未愈合。

入院体检 体温36.7℃，脉搏78次/分，呼吸18次/分，血压121/78mmHg。神志清楚，精神可。双肺叩诊呈清音，听诊呼吸音清，未闻及干湿啰音。心前区无隆起，未触及震颤，心率78次/分，律齐，各瓣膜听诊区未闻及病理性杂音。腹平软，无压痛、反跳痛，无肌卫，未及异常包块，肝、脾肋下未及，墨菲征阴性。全腹叩诊呈鼓音，肝、肾区无叩击痛，移动性浊音阴性，肠鸣音约4次/分。右下肢皮肤有破溃，大小约4cm×1cm。

辅助检查 血细胞分析+C-反应蛋白：C-反应蛋白47.8mg/L，白细胞计数14.3×10^9/L，血红蛋白118g/L，中性粒细胞百分数84.6%，中性粒细胞绝对值12.0×10^9/L；降钙素原0.05ng/mL；凝血常规：D-二聚体0.88mg/L，血浆纤维蛋白原7.590g/L；肝功能+肾功能+电解质：白/球比值0.8，白蛋白28.9g/L，尿酸143μmol/L，前白蛋白82mg/L，总蛋白63.4g/L。肿瘤消化道八项：CA125 114.30U/mL，铁蛋白557.70ng/mL，其余均在正常范围内；肝炎十项无明显异常。血培养：细菌培养示无细菌生长（培养5天）。DR摄片右下肢全长正侧位：右膝关节退行性变，余右下肢未见明显骨性异常。肝胆胰脾彩超：肝左叶低回声区（54mm×28mm），超声科考虑肝占位性病变暂无液化，遂未予特殊处理，建议动态复查。2019-12-03患者再次行超声复查肝脏，提示肝占位

无明显缩小：左叶 38mm×80mm 实质性肿块，排除禁忌证，遂予肝脏占位穿刺。肝穿刺涂片细胞学检查：送检涂片内发现少量散在异形细胞。病理示（肝脏占位）结合免疫组化（I192292）。参照会诊结果，考虑为低分化腺癌待排除，建议临床进一步检查血清肿瘤指标，排除消化系统有无其他病灶。免疫组化（见图2）：AE1/AE3（+），VIM（+），AFP（-），Hepatocyte（-），CK7（个别+），CK20（-），CD34（血管+），FVⅢ（少+），CK8（+），CK18（+），CK19（-），CD117（-），Dog-1（-），SMA（-），H-Caldesmon（-），Villin（+），D2-40（-），S-100（-），Ki67（少+），CD31（血管+），Fli-1（+），Bcl-2（-），CD99（+）。结合 HE 切片，考虑为（肝脏）低分化腺癌待排除，建议临床进一步检查血清肿瘤指标，排除消化系统有无其他病灶。

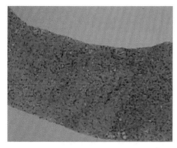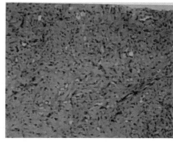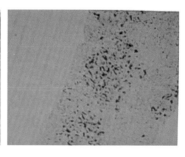

图 2　免疫组化

诊断　肝占位性病变：低分化腺癌待排除。

【病例讨论】

患者为中年男性，既往有右下肢静脉曲张、破溃病史，此次因腹胀、腹痛入院，入院前、入院后查腹部 CT 及多次肝脏超声检查均提示肝脏占位性病变，无明显液化，且抗感染治疗无效。

肝脏占位性病变是临床较常见的疾病，是肝脏内出现局灶性病变的总称，包括多种良性和恶性病变。超声引导下肝穿刺活检可在超声图像下避免对血管神经及重要脏器造成伤害，是获取组织病理学且诊断明确的一种方法。本例患者早期主要考虑肝脓肿的可能性大，经验性治疗效果不佳时积极行肝穿刺活检，结合外院病理会诊意见考虑肝脏低分化腺癌待排除，与患者及其家属沟通，建议完善胃肠镜、PET-CT 等相关检查排查病灶，患者及其家属要求出院至外院就诊，后电话随访患者，得知外院仍考虑肝脏病变为恶性的可能性大，但尚未明确原发病灶，后患者失访。

肝样腺癌是一种罕见但重要的肝外腺癌亚型。Ishikura 等于 1985 年首次报道 1 例原发于胃的病例，此后陆续发现肝样腺癌可发生于结肠、胆囊、子宫、肺和膀胱、食管等部位，而以原发于胃（83.9%）最常见。肝样腺癌是具有普通腺癌和肝细胞性肝癌（HCC）样分化特征的肿瘤，其诊断基于形态学及免疫组织化学特征，极易与肝脏原发性 HCC 相混淆。肝样腺癌发病率低，既往研究显示胃的肝样腺癌占全部胃癌的

0.17%~10.00%，这一占比的巨大差异很可能与胃的肝样腺癌误诊、漏诊率高有关。当消化道其他部位与肝脏同时存在病变，尤其以肝脏肿物为首发症状时，鉴别转移性肝样腺癌与原发性HCC非常困难。综合本病例及文献病例，二者的鉴别诊断要点包括：① 临床病史及影像学资料，如血清学AFP升高、肝脏多发占位且患者无慢性肝炎、肝硬化等肝脏基础病变；当消化道和肝脏同时出现占位时，应进行胃肠道内镜检查。② 病理组织学特点，由于肝穿刺组织少，镜下很难发现普通腺癌或肠母细胞分化区域，与HCC很难鉴别；根治切除标本中，通过多取材可发现管状腺癌区域。HCC患者多有肝炎或结节性肝硬化背景，病理形态上一般无乳头状或管状腺癌成分。本组病例发现原发肿瘤组织及肝脏转移灶均存在片状坏死区域，且肝脏转移灶中坏死更多见。如在穿刺标本中看到大量坏死组织，应把肝样腺癌列入鉴别诊断。③ 免疫组织化学表型，肝样腺癌常同时表达HCC标志物Glypican 3，AFP，SALL4，HepPar-1等，以及消化道腺癌标志物CDX-2、CK19和Villin等。综上所述，对以肝脏肿物为首发症状的患者，应结合患者症状、实验室检查、影像学结果，尤其是应尽早获得病理、免疫组化等结果进行综合评估，早期完善胃肠镜，甚至是PET-CT等检查明确原发病灶，以争取获得更好的治疗。

参考文献

[1] Ishikura H, Fukasawa Y, Ogasawara K, et al. An AFP-producing gastric carcinoma with features of hepatic differentiation. A case report[J]. Cancer, 1985, 56(4): 840-848.

[2] Kao C Y, Chang C R, Chiang H, et al. Well-differentiated gall bladder hepatoid carcinoma producing alpha-fetoprotein: a case report[J]. Journal of Medical Case Reports, 2009, 3: 7303.

[3] Grossman K, Beasley M B, Braman S S. Hepatoid adenocarcinoma of the lung: review of a rare form of lung cancer[J]. Respiratory Medicine, 2016, 119: 175-179.

[4] Kai K, Yakabe T, Kohya N, et al. A case of unclassified multicystic biliary tumor with biliary adenofibroma features[J]. Pathology International, 2012, 62(7): 506-510.

[5] Díaz-González Á, Monclús E, Darnell A, et al. Liver metastases from gastric adenocarcinoma mimicking multinodular hepatocellular carcinoma[J]. Hepatology, 2018, 68(5): 2042-2044.

（消化科：刘瑶，曹亮，张宇川）

5 胆囊癌破裂出血1例

【病例资料】

患者，男，23岁，因"间断性腹痛半年余，再发1周"于2020-12-08入院。患者半年余前无明显诱因下出现腹部疼痛，呈持续性绞痛，伴恶心，无呕吐，无反酸、嗳气，无呕血、黑便，无腹胀、腹泻，无寒战、发热，无胸闷、气促，无咳嗽、咳痰，无头晕、头痛，就诊于当地医院，行腹部超声检查示胆囊增大、胆囊炎、胆囊内低回声、肝胰脾双肾未见明显异常；腹部CT考虑急性胆囊炎；胃镜示慢性浅表性胃炎、胆汁反流性、十二指肠球炎。诊断为胆囊炎，予以输液治疗（具体药物及剂量不详）后好转出院。此后于2020年8月、9月上述症状复发2次，来江苏大学附属医院急诊行腹部CT检查示胆囊增大伴混杂密度，周围渗出；腹腔及腹膜后多发小淋巴结。予输液治疗后症状均好转。1周前患者无明显诱因下再次出现腹痛，性质同前。就诊于江苏大学附属医院急诊科，腹部超声检查示胆囊区中低回声（胆囊沉积物?），拟"胆囊炎"收住江苏大学附属医院消化科。此次病程中，患者神志清楚，精神可，食纳睡眠可，二便正常。近期体重无明显增减。

入院体检 神志清楚，精神尚可，全身皮肤黏膜无黄染及出血点，心肺检查未见异常。腹平，无腹壁静脉曲张，未见肠型及蠕动波。腹软，上腹部明显压痛，无肌卫，未及反跳痛，未及异常包块，肝、脾肋下未及，墨菲征阴性。全腹叩诊呈鼓音，肝、肾区无叩击痛，移动性浊音阴性，肠鸣音约4次/分。外生殖器、直肠及肛门未检及异常。四肢肢体及肌力正常，双下肢无水肿。

辅助检查 血常规+C-反应蛋白（2019-12-08）：C-反应蛋白98.9mg/L，白细胞计数11.6×10^9/L，红细胞比容36.7%，红细胞计数4.20×10^{12}/L，中性粒细胞百分比19.9%，血红蛋白119g/L，血小板计数326×10^9/L；血淀粉酶、脂肪酶、电解质均正常。

腹部超声（2020-12-08）：胆囊区中低回声（胆囊沉积物?），建议必要时进一步检查。全腹CT（平扫）（2019-09-21）：胆囊增大伴混杂密度影，周围渗出；腹腔及腹膜后多发小淋巴结。

诊治经过 患者入院后予以解痉、抗感染治疗。查血细胞分析+C-反应蛋白（2020-12-15）：C-反应蛋白19.1mg/L，红细胞比容33.1%，红细胞计数3.86×10^{12}/L，血红蛋白110g/L，血小板计数361×10^9/L；血淀粉酶测定+心肌酶谱+肾功能+电解质+肝功能：AST/ALT 0.9，二氧化碳结合力30.3mmol/L，谷氨酰转肽酶（干式）261U/L，肌酸激酶（干式）32.0U/L，钾 3.37mmol/L，氯 98.3mmol/L，球蛋白（干式）30.1g/L；凝血常规：D-二聚体 5.36mg/L，血浆凝血酶原时间 13.40s，血浆纤维蛋白原 4.190g/L；粪便常规+隐血试验、输血八项、尿常规无异常。胃镜（2020-12-17）：慢性浅表性胃炎。肠镜（见图 1）：结肠炎（？）。肾输尿管超声无异常。磁共振胰胆管造影（MRCP）（见图 2）：① 肝脏下缘软组织肿块，与胆囊关系密切，胰腺前方肿大淋巴结，考虑胆囊 MT 的可能性大；② 胆囊增大、胆囊泥沙样结石；③ 脾脏肿大；④ 腹腔少许积液；⑤ 腹腔内及腹膜后结节样淋巴结；⑥ 肠系膜区及腹膜结节样增厚，建议 PET-CT 或 CT 增强检查。PET-CT（2020-12-24）：胆囊明显增大伴混杂密度影，FDG 代谢不均匀增高，考虑炎性病变的可能性大（化脓性胆囊炎？黄色肉芽肿性胆囊炎？），MT 待排，请结合临床及组织学检查。12 月 24 日患者出现呕血、血便，共约 900mL，治疗上予告病重、心电监测、输血、止血、补液等对症支持治疗，仍考虑有活动性出血。急诊肠镜（2020-12-25）示插镜至末端回肠 10cm，肠腔内见大量暗红色血液，黏膜未见明显异常（见图 3）；胃镜（见图 4）示至十二指肠球部未见异常，十二指肠球降交界处以下乳头附近见大量新鲜血液；十二指肠镜（见图 5）示可见十二指肠乳头活动性渗血。急请普外科、介入科会诊协助治疗。普外科考虑"胆囊占位伴破裂出血"，当日转科行急诊"腹腔镜探查+中转进腹胆囊切除术"。术中探查腹腔：胆囊明显增大，约 10cm×8cm，与横结肠肝曲、大网膜粘连明显，肝门区见大小约 10cm×10cm 囊性包块，胆总管直径约 1.0cm，穿刺胆囊抽出暗红色不凝血。分离胆囊与大网膜、横结肠粘连，切开胆囊底部，吸出约 2400mL 暗红色液体，胆囊腔内见大小约 4cm×3cm 菜花状新生物，伴活动性出血，胆囊颈部见大小约 10cm×10cm 囊性血肿，肝门区未见明显肿大淋巴结，肝脏表面、小肠及结肠未见明显转移性灶，全小肠及结肠腔内见充盈性积血。术中诊断：胆囊占位伴破裂出血，遂决定行胆囊切除术。病理检查报告（2020-12-26，1936634）：中-低分化腺癌，侵及浆膜下层，神经、脉管侵犯情况待免疫组化。胆囊颈切除缘阴性。术后病情稳定，于 2021-01-02 行剖腹探查+肝胆囊床楔形切除。术中探查胆囊床可见手术后外观，大网膜与胆囊床粘连，胆囊床可及增厚样改变，不排除肿瘤侵犯可能，肝门区未见明显肿大淋巴结，肝十二指肠韧带解剖不清，文氏孔及小网膜囊可见陈旧性出血，吸尽出血约 450mL，腹腔所见区域脾、肠未见明显异常，肝脏未见明显转移灶，结合术前病理诊断为胆囊癌，遂决定行肝胆囊床楔形切除。术后病理：（部分肝脏）高-中分化腺癌，结合病史符合转移性，周围肝组织汇管区散在或灶状急慢性炎细胞浸润。标本切除缘阴性。术后患者病情稳定，于 2021-01-17 出院，嘱定期复查、肿瘤科门诊随诊。

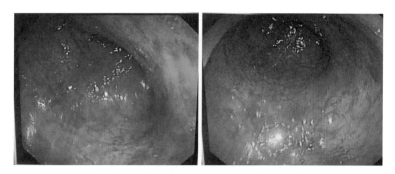

图 1 肠镜检查结果（2020-12-17）

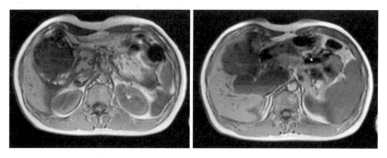

图 2 MRCP 检查结果（2020-12-17）

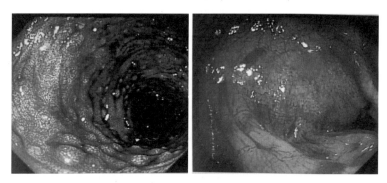

图 3 急诊肠镜检查结果（2020-12-25）

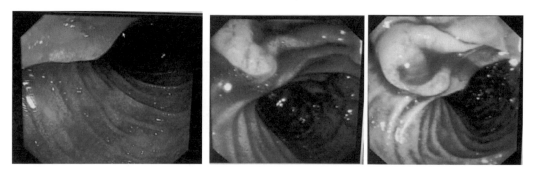

图 4 急诊胃镜检查结果（2020-12-25）　　　图 5 急诊十二指肠镜检查结果（2020-12-25）

【病例讨论】

胆道出血原因：外伤、手术损伤、经皮肝穿刺胆道造影（PTC）、肝组织穿刺活检、经皮肝穿刺胆道引流（PTCD）、肝内炎性病变、胆道炎性病变、急性胰腺炎、胆道蛔虫症、胆石症、肝胆及胰腺肿瘤等。

本例患者出血原因：肿瘤糜烂处出血直接经胆囊管流入胆总管；癌肿、感染灶侵蚀胆总管、邻近血管致破溃出血。

胆道出血的治疗：

（1）非外科手术治疗　① 首次出血或出血量不大者；② 出血前无梗阻性黄疸或化脓性胆管炎病史者；③ 已行胆道手术，术中已将主要病灶处理者；④ 经手术探查和胆道造影等检查，出血病灶仍不明确者；⑤ 全身情况差，不能耐受手术者。

（2）外科手术治疗　① 胆道大出血超过2个周期者；② 胆道大出血导致失血性休克者；③ 合并急性梗阻性化脓性胆管炎；④ 经非手术治疗，胆道出血无停止倾向者；⑤ 肝动脉栓塞治疗无效者；⑥ 有原发病灶需手术处理者。

胆囊癌患者临床上缺乏特异性表现，多数患者被误诊为胆囊炎、胆石症。胆道出血亦是一种少见疾病，胆道小量出血，通常仅表现为便血或大便潜血阳性。胆道大量出血的典型临床症状为"Quikle 三联征"。但临床上具有典型 Quikle 三联征者仅占40%，症状呈周期性发作，临床症状不典型者，诊断较困难。

本例患者的特点为症状轻，不典型，虽反复发作，但对症治疗会很快缓解，与胆囊炎的发作表现相似，加之其年轻，临床上易忽视，最终导致严重后果。

（消化科：郭柔玉，黄红梅，魏金文）

6 以溃疡性结肠炎起病的白塞病 1 例[①]

【病例资料】

患者，女，64 岁，因"反复腹痛、腹泻 18 年，加重半月"于 2019-10-29 入院。患者 18 年前反复腹痛、腹泻，4~5 次/天，无脓血、黑便，无恶心、呕吐，无反酸、烧心感，无畏寒、发热，于镇江市某三甲医院做肠镜检查后被确诊溃疡性结肠炎（未见肠镜报告），予柳氮磺吡啶 4g/d，症状缓解；2006 年患者再次出现腹痛、腹泻，4~5 次/天，无脓血便，于上海某医院做肠镜检查被诊断为"溃疡性结肠炎"，改用美拉沙嗪（具体用量不详）治疗后病情缓解；2009 年患者再次出现腹痛、腹泻，4~5 次/天，无脓血便，于镇江市某三甲医院就诊，改柳氮磺吡啶 4g/d 治疗后症状缓解。1 年前患者病情平稳，无腹痛、腹泻，于江苏大学附属医院就诊后遵医嘱减量为 3g/d，后再次减量为 2g/d。近半个月来腹痛加重，伴腹胀，脐周为著，有黏液便，不成形，无脓血，大便4~5 次/天，体重下降 3kg。江苏大学附属医院门诊肠镜诊断：溃疡性结肠炎，遂收住入院。

既往有高血压病史，平素口服美托洛尔、厄贝沙坦、尼群洛尔，自诉血压控制可；有糖尿病病史，平素口服二甲双胍、吡格列酮，自诉血糖控制差；有冠心病病史，平素口服阿司匹林、氟伐他汀，入院后停用阿司匹林；胆囊结石，胆囊切除术后 25 年。

入院体检 体温 36.5℃，血压 136/80mmHg，心率 78 次/分，呼吸 18 次/分。神志清楚，精神萎，BMI 19.9，心肺（-），腹平软，右上腹可见陈旧性瘢痕，脐周压痛，肠鸣音 4 次/分，双下肢无水肿。

辅助检查 肠镜（2019-10-28，江苏大学附属医院）：插镜至末端回肠 5cm，所见肠黏膜未见异常。回盲瓣黏膜充血，糜烂，阑尾窝存在。全结肠散在充血糜烂，浅溃疡。内镜诊断：溃疡性结肠炎。（见图 1）

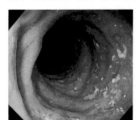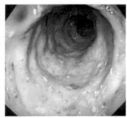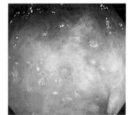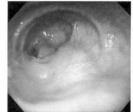

图 1 肠镜检查结果（2019-10-28，入院前）

---

① 该病例入选 2020 年"康哲杯"镇扬泰 IBD 病例分享大赛。

血常规：白细胞计数 10.7×10⁹/L，血红蛋白 108g/L；C-反应蛋白 37.3mg/L；血沉 117mm/h；降钙素原 0.06ng/mL；生化：白蛋白 30.4g/L，余（-）；凝血常规：D-二聚体 1.81mg/L，血浆纤维蛋白原 6.720g/L；微量元素测定、粪便钙卫蛋白：阴性；粪便常规+隐血试验：OB+，未见红、白细胞；大便涂片可见真菌孢子；大便杆球比、致病菌培养阴性；补体免疫球蛋白轻链全套、血清蛋白电泳、自身抗体、抗 ENA 抗体（十四项）+抗核抗体测定、抗双链 DNA 测定（抗 DSDNA）、抗心磷脂抗体测定+抗 β₂ 糖蛋白 1 型抗体测定：阴性；肿瘤消化道八项：铁蛋白 324.70ng/mL，余阴性；EB 病毒抗体（IgM，IgA）检测、T-SPOT 检测、艰难梭菌检测、TORCH 检测、ANCA 系列检测：未见明显异常；血淀粉酶、血清肌钙蛋白I、输血八项：未见明显异常；糖化血红蛋白 8.6%；电解质检测：钾离子 3.22mmol/L；腹部超声、胸片、心电图：未见明显异常。

诊治经过 入院后第 2 天，患者出现间歇性发热，最高体温 39.1℃，予物理降温、吲哚美辛栓、布洛芬治疗后体温未见明显下降，加用头孢他啶抗感染，仍有间歇性高热。同时患者出现口腔溃疡，右膝疼痛，活动后加重，双手及双足突发皮疹，查体可见口腔上颚及舌头左缘见圆形阿弗他溃疡，面部表情僵硬，右膝关节压痛。血培养（双侧双瓶）+鉴定+药敏：未见明显异常。

肠镜复查：肠道准备差，插镜至横结肠近肝区见大量粪便，冲洗后亦无法进一步检查。降结肠肠系膜对侧有散在圆形小溃疡，界清，直肠、乙状结肠无明显溃疡。（见图 2）

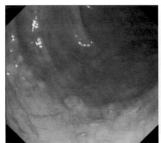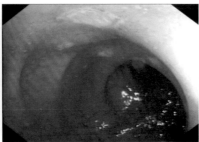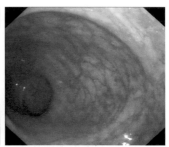

图 2　肠镜复查结果（2019-11-06，入院后）

病理切片：（降结肠）黏膜慢性活动性炎症伴糜烂，局部纤维组织增生，可见血管壁增厚，内有炎症细胞，隐窝无明显改变。（见图 3）

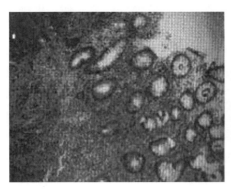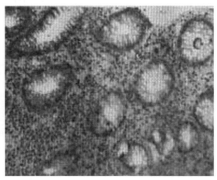

图 3　病理切片

胸腹部 CT、全腹 CT（平扫+增强）：① 两肺片絮条索影；② 肝左内叶片状低密度影（镰状韧带脂肪化?）；③ 左侧肾上腺增厚；④ 腹盆腔内部分结肠管壁增厚伴强化稍减低；⑤ 腹膜后、腹腔及双侧腹股沟多发淋巴结。膝关节超声：右膝关节滑膜稍增厚、右膝关节腔少量积液。心脏彩超：轻度三尖瓣反流、左心室舒张功能减退、微量心包积液。

患者既往有外阴溃疡史 1 次、反复口腔溃疡（频率>3 次/年），全院会诊后，考虑此次发热、腹痛为白塞病所致可能性大，多形性红斑、硬皮病、溃疡性结肠炎待排。治疗上予甲泼尼龙 40mg qd ivgtt、美沙拉嗪 1g tid po 和全肠内营养治疗后，患者仍有发热，体温仍达 38.6℃，改甲泼尼龙 80mg qd ivgtt 加哌拉西林舒巴坦 2.5g q8h ivgtt 后体温回归正常，3 天后甲泼尼龙减量至 60mg qd ivgtt，停哌拉西林舒巴坦，加用沙利度胺 50mg qd，同时加用环磷酰胺 0.2g qd ivgtt（d1，d4，d10），体温回归正常，12 天后减甲泼尼龙至 40mg qd ivgtt。治疗后患者皮疹消退，留有色素沉着，无明显腹痛，大便无明显异常，约 2 次/天，无关节疼痛，无口腔溃疡。复查血常规：白细胞计数 $4.6×10^9$/L，红细胞计数 $2.93×10^{12}$/L，血红蛋白 93g/L；C-反应蛋白 1.5mg/L，血沉 14mm/h；血清白蛋白 35.8g/L；粪常规+隐血：白细胞、红细胞未见，隐血弱阳性。经治疗后患者病情好转，出院半年后电话回访，患者诉偶发口腔溃疡，无发热，无腹痛、腹胀，无呕血、黑便，无黏液血便，激素、免疫抑制剂维持治疗。

【病例讨论】

患者反复腹痛、腹泻 18 年，既往多次外院行肠镜，诊断为溃疡性结肠炎（UC），口服美沙拉嗪、SASP 均可控制病情，初步诊断为 UC，患者入院后出现间歇性发热，最高体温 39.1℃。虽有腹泻，需要考虑重症 UC 可能。

（1）本例患者此次入院检查 2 次肠镜均未见结肠黏膜连续性、弥漫性溃疡，以及血管纹理模糊、自发性出血等重症溃疡性结肠炎的典型内镜下表现，肠镜下活检也未见 UC 典型的病理表现（如隐窝脓肿等），因此，重症 UC 的可能性不大。

（2）患者腹部无急腹症表现，血培养、病毒、真菌、结核等感染相关指标未见明显异常，胸腹部 CT 未见明显感染灶，因此，排除外科急腹症相关疾病，也排除细菌、病毒所致的发热、感染。

（3）患者此次入院出现发热，同时伴口腔阿弗他溃疡，双手及双足皮疹，右膝关节疼痛，既往有外阴溃疡病史，因此，对照白塞病（Behcet disease，BD，贝赫切特综合征）诊断标准，考虑肠白塞的可能性大。白塞病由于缺乏特征性临床表现，有时诊断颇为困难，容易误诊。20 世纪 40 年代开始，先后有 16 套白塞病的诊断标准发布，目前多采用国际白塞病研究组于 1989 年制定的诊断标准（ISG），即有反复的口腔溃疡，每年至少 3 次，并有下列 4 项症状中的任何 2 项或 2 项以上者：① 反复外阴溃疡（经医师确诊或本人有把握的外阴溃疡或瘢痕）；② 眼病变，包括前葡萄膜炎、后葡萄膜炎、视网膜血管炎、裂隙灯显微镜下的玻璃体内有细胞出现；③ 皮肤病变，包括结节红斑、假性毛囊炎、丘疹型脓包，未使用过糖皮质激素、非青春期者出现痤疮样结节；④ 针刺试验，呈阳性结果。2006 年制定的白塞病国际标准（ICBD）较 ISG 有更高的敏感性，但尚未被广泛接受。ICBD 的诊断标准：有生殖器阿弗他溃疡、眼部病变（前葡萄膜炎、后葡萄膜炎或视网膜血管炎）可分别计为 2 分，有反复口腔溃疡、皮肤病变（假性毛囊炎或结节性红斑）、血管病变（浅静脉炎、深静脉血栓形成、大静脉血栓形成、动脉血栓形成或动脉瘤）、变态反应可分别计为 1 分，总分达到 3 分，并排除了其他疾病，可诊断为白塞病。根据此标准，本例患者评分为 4 分，可诊断为白塞病。根据白塞病的治疗方案，大剂量激素治疗，患者症状缓解。出院后半年电话随访，患者无发热，无腹痛、腹胀，无呕血、黑便，无黏液血便，无皮疹，偶有口腔溃疡，血糖、血压控制可。

国内外均有以 UC 为首发症状，最后诊断为白塞病的报道。

白塞病（BD）是一种多系统血管炎，以全身器官侵犯为特征，虽然白塞病的胃肠道症状和全身特征与炎症性肠病（IBD）的临床症状相似，但一般将其视为两种截然不同的疾病。超过 40% 的白塞病患者有诸如腹痛、腹泻、恶心等胃肠道不适的症状，但以溃疡性结肠炎为首发症状的白塞病报道极少见，目前仅为个案报道。

BD 和 IBD 具有许多共同特征，包括遗传背景、临床表现和治疗方案，10%～15% 的 BD 患者有胃肠道受累，受累部位的内镜检查常类似 IBD，并且 IBD 的肠外表现如口腔溃疡及关节、眼部、皮肤等病变，也与 BD 的全身症状类似，这造成了对这两种疾病的诊断及鉴别极其困难。尽管两种疾病都累及相似的系统，但它们仍有独特的组织病理学特征，如葡萄膜炎在 BD 中更为常见，而 CD（克罗恩病）患者则更容易患上巩膜炎或结膜炎等。肠 BD 和 CD 具有相似的遗传背景，如 IL10 和 IL23R-IL12RB2 基因。免疫反应通过刺激微生物来激活 Th1，Th17，$CD4^+$ 和 $CD8^+T$ 细胞及 $\gamma\delta^+T$ 细胞。但是，两种疾病之间免疫应答的机制并不相同。许多研究已经证实，BD 患者体内 T 辅助细胞的优势应答，可能存在 T 辅助表型（Th1）的增加，因此，临床医生在初次诊断时经常遇到巨大的障碍。迄今为止，IBD 的治疗策略已被证明是控制肠道 BD 最有效的方法之一。

（消化科：倪鑫，张炜，赵茗茗，吴莺）

7 抗 NMDA 受体脑炎 1 例

【病例资料】

患者，男，35 岁，以"发热 3 天，症状加重伴意识障碍 6h"于 2020-02-15 为代诉入院。患者入院 3 天前无明显诱因出现发热，体温最高达 39.2℃，于当地医院就诊，给予抗生素（具体不详）静脉滴注，未见明显改善，入院 9h 前出现意识障碍、胡言乱语、答非所问，为求进一步治疗来江苏大学附属医院急诊就诊并收住神经内科治疗。

否认有吸烟、饮酒史。适龄结婚，育有一女，体健。否认有遗传性疾病家族史。

入院体检 体温 38.5℃，双肺呼吸音粗，未闻及明显干湿啰音，心率 92 次/分，律齐，各瓣膜听诊区未闻及病理性杂音，双下肢无水肿。专科情况：意识模糊，答非所问，查体欠合作。双侧瞳孔等大等圆，直径约为 3mm，光反射迟钝，眼球运动检查不配合，双侧鼻唇沟对称，伸舌及咽部检查不合作。四肢肌张力增高，四肢可见自主活动，肌力检查不合作，共济检查不配合。感觉检查不配合。四肢腱反射（+++），双侧巴氏征（-）。颈软，克氏征不合作。

初步诊断 中枢神经系统感染。

诊治经过 （1）入院后行检查：① 头颅 MRI（2020-02-15）检查提示双侧颞叶、岛叶、海马、额叶 T2 加权像（WI）、磁共振成像液体衰减反转回复序列（FLAIR）可见斑点状、斑片状高信号病灶（见图 1）。② 脑脊液检测（2020-02-15，江苏大学附属医院、金域医学）示结核杆菌、墨汁染色均（-）；脑脊液白细胞计数 49×10⁶/L；蛋白 155mg/L、葡萄糖 3.33mmol/L、氯化物 121mmol/L。③ 血清单纯疱疹病毒（HSV）-1-IgM 抗体阳性（1:60），脑脊液 HSV-1-DNA（+），脑脊液二代测序发现 HSV-1 型病毒，自身免疫性脑炎抗体（-）。诊断为单纯疱疹病毒性脑炎（HSE）。给予阿昔洛韦抗病毒及对症治疗 4 天后，患者体温逐渐降至正常，症状逐渐好转，神志清楚，语言表达清楚，问答切题。

（2）四肢肌力、肌张力基本正常，记忆力略减退，简易智力状态检查量表（MMSE）评分 27 分。继续应用阿昔洛韦抗病毒治疗 15 天后，患者出现行为异常表现，如冲动易怒、随地小便、举止幼稚，伴发热，体温达 38.1℃。体格检查：神志清楚，意识淡漠，定向力、计算力、记忆力减退，MMSE 评分不配合，四肢肌张力略高，双下肢腱反射（+++），余未见异常。2020-03-07 复查脑脊液（江苏大学附属医院、某医学检验实验室）示脑脊液白细胞计数 41×10⁶/L，蛋白 575mg/L、葡萄糖 4.56mmol/L、氯化物 129mmol/L，自身免疫性脑炎抗体（-）。胸部 CT、腹部、泌尿系及肿瘤标志物检查

（2020-03-07）均未见异常。暂给予甲强龙 500mg 每日 1 次静脉滴注冲击、20% 甘露醇 125mL 每日 6 次静脉滴注脱水降颅压及奥氮平 5mg 每晚一次口服。

（3）治疗 3 天后患者精神异常仍无明显好转，于 2020 年 3 月 10 日再次行腰椎穿刺术，并进行脑脊液检查（江苏大学附属医院、某医学检验实验室）：脑脊液白细胞计数 20×10⁶/L；蛋白 625mg/L、葡萄糖 5.26mmol/L、氯化物 119mmol/L；自身免疫性脑炎抗体（NMDAR 阳性 1∶100）。最终诊断为 HSE 继发抗 *N*-甲基-D-天冬氨酸受体（NMDAR）脑炎。继续给予甲强龙 500mg 每日 1 次静脉点滴冲击，并按序惯减量治疗，期间联合应用丙种球蛋白，患者症状逐渐好转，病情稳定后于 2020-03-25 出院。出院时患者情感幼稚，记忆力差，MMSE 评分 27 分。院外继续给予泼尼松 60mg 每日 1 次口服，并逐渐减量。

出院诊断　病毒性脑炎继发抗 NMDAR 脑炎。

随访　出院 1 个月后门诊随访，患者情感略幼稚，MMSE 评分 30 分，复查头颅 MRI（2020-04-25）示双侧颞叶、岛叶、额叶及左侧海马 T2WI、FLAIR 见斑点状、斑片状高信号病灶，左侧岛叶、海马部分萎缩，双侧颞叶、岛叶、额叶及左侧海马部分病灶较 2020 年 2 月 15 日缩小（见图 2）。出院 3 个月后门诊随访，患者基本恢复正常。出院 6 个月后门诊随访，患者未诉行为异常等。

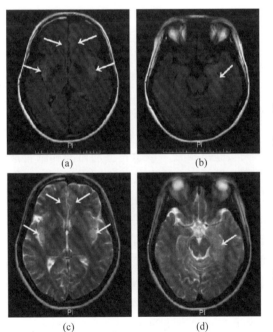

（a）：FLAIR 提示双侧额叶、颞叶及岛叶可见斑点状、斑片状高信号病灶，如箭头所示。

（b）：FLAIR 提示左侧海马斑片状高信号病灶，如箭头所示。

（c）：T2WI 提示双侧额叶、颞叶及岛叶可见斑片状高信号病灶，如箭头所示。

（d）：T2WI 提示左侧海马斑片状高信号病灶，如箭头所示。

图 1　头颅 MRI 检查结果（2020-02-15）

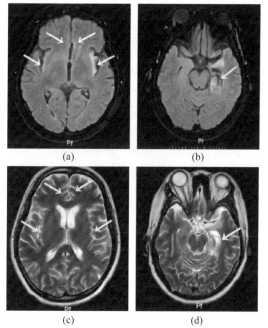

（a）：FLAIR 提示双侧额叶、颞叶及岛叶额叶见斑点状、斑片状高信号病灶，左侧岛叶部分萎缩，如箭头所示。

（b）：FLAIR 提示左侧海马斑片状高信号，海马部分萎缩，如箭头所示。

（c）：T2WI 提示双侧额叶、颞叶及岛叶额叶见斑点状、斑片状高信号病灶，左侧岛叶部分萎缩，如箭头所示。

（d）：T2WI 提示左侧海马斑片状高信号，海马部分萎缩，如箭头所示。

图 2　头颅 MRI 检查结果（2020-04-25）

【病例讨论】

单纯疱疹病毒性脑炎（HSE）是由单纯疱疹病毒（HSV）直接感染中枢神经系统引起的脑炎，是最常见的病毒性脑炎，表现为发热、认知及行为异常、意识障碍等。目前，HSE 的诊断主要依赖特征性临床表现和相关实验室检查。该患者早期血液和脑脊液检查结果提示疱疹病毒抗体和脑脊液 HSV-DNA 阳性，以及脑脊液二代测序发现 HSV-1 型病毒，HSE 诊断成立。抗 NMDAR 脑炎由 Dalmau 等于 2007 年首次报道，是一种自身免疫性脑炎，其主要临床表现为精神异常、认知功能减退、癫痫发作、记忆力下降及自主神经障碍等，也可继发于病毒性脑炎等中枢神经系统（CNS）感染之后。本例患者为 35 岁中年男性，入院后第 19 天再次出现精神行为异常，相继发现脑脊液抗 NMDAR 抗体阳性，结合其主要临床表现为精神行为异常，符合 HSE 继发抗 NMDAR 脑炎诊断。如今，越来越多的研究证明自身免疫性脑炎与 HSE 相关，Schleede 等在对 HSE 的治疗中发现，即使在整个疗程中应用阿昔洛韦抗病毒治疗，部分患者仍出现精神行为异常，又一次提出了病毒性脑炎可继发自身免疫性脑炎的可能。2012 年 Pruss 等通过对 44 例 HSE 患者血清或脑脊液的研究发现，13 例患者抗 NMDAR 抗体阳性，证实 HSE 后可继发抗 NMDAR 脑炎。另有研究报道，在 HSE 继发抗 NMDAR 脑炎的患者中，在 HSE 阶段的临床表现以癫痫多见，其次为异常运动，而抗 NMDAR 脑炎阶段的临床表现是成人以精神症状多见，儿童以异常运动多见，且成人的预后优于儿童，与本病例的特点相符。目前，认为感染和自身免疫是中枢神经系统（CNS）炎症性疾病最主要的两类病因。感染会引起机体的免疫应答以对抗病原体，但免疫系统也可能由此被过度地激活、泛化，可引发针对自身神经细胞的免疫反应与攻击。始于外周的感染可以启动针对 CNS 的自身免疫反应，如很多抗 NMDAR 脑炎患者在前驱期有上呼吸道感染等病史；而始于 CNS 的感染，尤其是病毒感染也可诱发自身免疫性脑炎，与该病例的起病特点相吻合。病毒性脑炎继发自身免疫性脑炎的病例报道越来越多，如何阻止病毒性脑炎进入自身免疫性脑炎阶段值得进一步探讨。综上，当 HSE 患者出现新的或复发性神经症状时，如精神症状、癫痫等，应高度怀疑感染后自身免疫性脑炎，故多次检测自身免疫性抗体的意义重大，行脑脊液或血清免疫抗体检测不可或缺，否则容易误诊。

参考文献

［1］Dalmau J, Gleichman A J, Hughes E G, et al. Anti-NMDA-receptor encephalitis：case series and analysis of the effects of antibodies［J］. The Lancet Neurology, 2008, 7（12）：1091-1098.

［2］Schleede L, Bueter W, Baumgartner-Sigl S, et al. Pediatric herpes simplex virus encephalitis：a retrospective multicenter experience［J］. Journal of Child Neurology, 2013, 28（3）：321-331.

［3］Pruss H, Finke C, Holtje M, et al. *N*-methyl-D-aspartate receptor antibodies in herpes simplex encephalitis［J］. Annals of Neurology, 2012, 72（6）：902-911.

［4］Armangue T, Leypoldt F, Málaga I, et al. Herpes simplex virus encephalitis is a trigger of brain autoimmunity［J］. Annals of Neurology, 2014, 75（2）：317-323.

［5］Hacohen Y, Deiva K, Pettingill P, et al. *N*-Methyl-D-aspartate receptor（NMDAR）antibodies in post herpes simplex virus encephalitis（HSVE）neurological relapse［J］. Journal of the Neurological Sciences, 2013, 333（Supplement 1）：e128.

［6］Morris N A, Kaplan T B, Linnoila J, et al. HSV encephalitis-induced anti-NMDAR encephalitis in a 67-year-old woman：report of a case and review of the literature［J］. Journal of NeuroVirology, 2016, 22（1）：33-37.

（神经内科：徐宇浩，蒋萍，韩薇，张婷婷，郑秋月，杨溢）

8 脊髓硬脊膜动静脉瘘 1 例

【病例资料】

患者，男，61 岁，因"双下肢乏力 3 月余"入院。患者入院 3 月余前无明显诱因下出现左下肢乏力、麻木不适，走路不稳，逐渐出现右下肢乏力，伴尿便障碍，曾多次查全脊柱磁共振未见明显异常，多次查腰椎穿刺提示脑脊液蛋白、脑脊液 IgG 增高，外院诊断为脊髓炎，曾予以大剂量激素冲击，后改醋酸泼尼松口服治疗，症状未见明显好转，后就诊于南京某三甲医院，查前列腺肿瘤指标及前列腺磁共振异常，诊断考虑副肿瘤综合征。患者症状无明显好转，就诊于江苏大学附属医院门诊，拟"脊髓病变待查"收住入院。

既往有脑梗死病史，未遗留明显后遗症，长期服用阿司匹林、阿托伐他汀治疗；有高血压病史，最高 180/90mmHg，平素口服缬沙坦、非洛地平治疗，未规律监测血压；否认有糖尿病、心脏病病史；有青霉素过敏史；否认有吸烟、酗酒史。

入院体检 体温 36.3℃，脉搏 82 次/分，呼吸 16 次/分，血压 158/93mmHg。神志清楚，两肺呼吸音粗，两肺未闻及明显干湿啰音。心率 82 次/分，律齐，各瓣膜听诊区未闻及病理性杂音。腹软，无压痛、反跳痛及肌紧张。双下肢无水肿。

神经科查体：神志清楚，言语清晰，对答切题，定向力、记忆力、计算力正常。双眼睑轻度下垂，左眼睑明显，疲劳试验阴性，双侧瞳孔等大等圆，直径约 3mm，光反射灵敏，眼球运动正常，无眼球震颤，粗测视野正常，双侧鼻唇沟对称，伸舌稍偏左，双侧软腭上抬可，双侧咽反射正常，悬雍垂居中。双上肢肌力 5 级，双下肢近端肌力 4 级、远端肌力 5⁻级，四肢肌张力正常。双下肢深浅感觉均减退，左侧明显。双上肢腱反射（++），左下肢腱反射（++++），右下肢腱反射（+++），双侧踝阵挛（−），双侧 Hoffman（+），双侧 Babinski 征（±）。颈软，布氏征、克氏征（−）。

辅助检查

（1）入院前

颈胸腰椎 MRI（2020−01−27，外院）：全脊柱退变，脊柱轻度侧弯畸形；C5/6 椎间盘突出伴椎管狭窄；L5/S1 椎间盘突出。

脑脊液检查（2020−01−27，外院）：脑脊液压力 150mmH$_2$O；脑脊液白细胞 2×10^6/L；脑脊液 IgG 37.7mg/L；脑脊液生化蛋白 528.6mg/L；脑脊液找隐球菌、培养、抗酸杆菌未见明显异常；AQP4 未见明显异常。

前列腺 MRI（2020−01−27，外院）：前列腺外周带异常信号；右侧股骨颈异常信号影，轻度骨髓水肿可能。

前列腺活检（2020-01-27，外院）：前列腺组织示局部区域间质慢性炎。

（2）入院后

糖化血红蛋白测定（2020-03-31）：6.7%。

凝血常规（2020-03-31）：D-二聚体 1.04mg/L。

生化免疫检查（2020-03-31）：白蛋白 36.6g/L，甘油三酯 2.20mmol/L，谷草/谷丙 0.7，载脂蛋白 A1 0.92g/L，总蛋白 64.7g/L。

血细胞分析+C-反应蛋白（2020-03-31）：白细胞计数 $9.8×10^9$/L，单核细胞绝对值 $0.7×10^9$/L，嗜碱性粒细胞百分数 1.2%，嗜碱性粒细胞绝对值 $0.12×10^9$/L，嗜酸性粒细胞绝对值 $0.73×10^9$/L。

前列腺癌两项（2020-03-31，江苏大学附属医院）：鳞状细胞癌相关抗原 3.75ng/mL，总前列腺特异抗原 13.646ng/mL。

同型半胱氨酸、贫血三项、肿瘤十一项、输血八项（2020-03-31）：未见明显异常。

心电图（2020-03-31）：窦性心律、轻度左心室电压增高、非特异性 ST-T 异常。

肌电图（2020-03-31）：① MCV 示右正中神经腕点潜伏期延长，波幅正常，传导速度正常；左腓总神经波幅降低，传导速度正常；左正中神经、双尺神经、双胫神经、右腓总神经远端潜伏期正常，波幅正常，传导速度正常。② SCV 示右尺神经 SNAP 未引出；左尺神经波幅降低，传导速度减慢；右正中神经波幅降低，传导速度正常；左正中神经、双腓肠神经、双腓浅神经波幅正常，传导速度正常。③ F 波示双胫神经潜伏期延长，出现率正常；双正中神经潜伏期正常，出现率正常。④ EMG 示安静时，双腓肠肌、双胫前肌见病理性自发电位，余肌肉未见病理性自发电位；轻收缩时，所检肌肉 MUAP 时限正常，波幅正常；大力收缩时，双腓肠肌、双胫前肌呈单纯相。⑤ 结论：周围神经损害。

脑电图（2020-04-01）：未见明显异常。

初步诊断 ① 脊髓病变待查；② 高血压。

诊治经过 入院后予以抗血小板聚集、调脂稳定斑块、营养神经、降压等治疗。

入院第二天，患者有发作性肢体乏力加重，起身行走后明显，乏力加重时不能行走，平卧休息数分钟后好转。建议患者复查颈椎及胸椎 MRI。颈椎+胸椎 MRI（平扫+增强）（2020-04-01）：胸髓周围血管流空，T7-10 水平脊髓增粗伴信号异常，轻度强化，考虑脊髓动脉畸形伴变性的可能性大；颈胸椎退行性变；C3-7 椎间盘突出；T5、7 椎体信号异常，考虑血管瘤可能（见图1）。

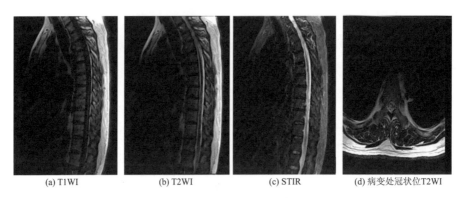

(a) T1WI　　(b) T2WI　　(c) STIR　　(d) 病变处冠状位T2WI

图1　胸腰椎不同序列扫描结果

出院诊断　①脊髓动静脉畸形；②高血压。

随访　患者于外院行脊髓血管造影检查，确诊为脊髓动脉畸形—脊髓硬脊膜动静脉瘘，已予以栓塞治疗。

【病例讨论】

患者系一中老年男性，亚急性起病，病程进展缓慢，既往有脑梗死、高血压病史，主要表现为双下肢乏力，伴尿便障碍，无明显感觉障碍平面，病程中有发作性加重，每次发作时双下肢乏力、不能行走，多发生于行走一段时间后，平卧休息数分钟后好转，结合病史及辅助检查结果，定位为髓内病变。横向定位：双侧锥体束、脊髓后索受损；纵向定位：胸髓。定性为缺血性脊髓血管疾病，结合脊髓MRI及脊髓血管造影检查，最终诊断为脊髓动脉畸形—脊髓硬脊膜动静脉瘘。

脊髓硬脊膜动静脉瘘（SDAVF）是指供应硬脊膜或神经根的动脉在穿过椎间孔的硬脊膜时，与脊髓引流静脉在硬脊膜上沟通形成瘘口，导致相应动脉血流直接汇入静脉。静脉逐渐动脉化，同时静脉引流口梗阻引起静脉淤血、静脉压升高，导致脊髓水肿、缺血（见图2和图3）。

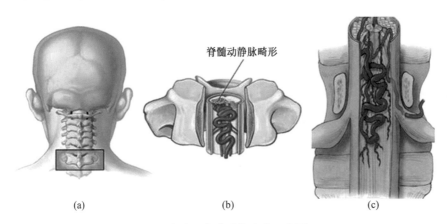

脊髓动静脉畸形

静脉动脉化、静脉淤血

(a)　　　　　(b)　　　　　(c)

图2　脊髓硬脊膜动静脉瘘示意图

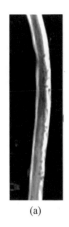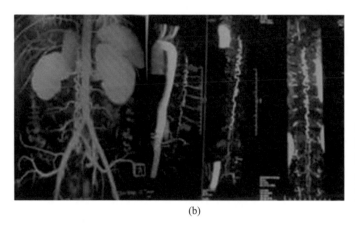

脊髓背侧软脊膜表面硬膜囊内串珠状或管状流空影，流空影粗大、集中的部位常为瘘口位置。

(a)   (b)

图 3　脊髓硬脊膜动静脉瘘典型影像学改变

SDAVF 是最常见的脊髓血管畸形，占脊髓血管畸形的 70%，其发病率为（5～10）/10 万，好发于中年男性。平均诊断年龄为 63 岁，2/3 患者的病程达 6～7 年才被诊断。SDAVF 病变的位置主要位于胸腰段，表现为静脉淤血性脊髓损伤，可出现步态异常、下肢乏力、感觉障碍、疼痛，伴或不伴括约肌功能障碍等临床表现。脊髓 MRI 为 SDAVF 筛选的手段，主要为脊髓水肿和髓周血管扭曲相关的影像学表现。伴随病程进展，有的患者会出现脊髓萎缩。部分患者早期 MRI 检查无明显异常。脊髓血管造影检查为 SDAVF 的诊断金标准。

（神经内科：郑秋月，柯先金，岳亚延，朱文利）

9 脑梗死合并卒中后抑郁 1 例

【病例资料】

患者，男，64 岁，银行退休员工，右利手，因"言语不清、口角歪斜伴右侧肢体乏力一天"于 2019-09-15 入院。患者入院前一日晨起后无明显诱因下突然出现言语不清、口角歪斜，伴有右侧肢体的乏力感，右手活动欠灵活，右腿行走无明显拖曳，无肢体麻木，无头痛、头昏，无恶心、呕吐，无意识丧失、肢体抽搐，无视物成双、视物模糊、饮水呛咳、吞咽困难、声音嘶哑，未重视。9 月 15 日家人发现其口角歪斜，至江苏大学附属医院门诊就诊，查头颅 CT 示双侧基底节腔梗、脑萎缩伴脑白质缺血性改变，为进一步治疗拟"脑梗死"收住院。患者病来饮食、睡眠可，大小便正常。

既往有高血压病史 30 余年，平素服用非洛地平缓释片与厄贝沙坦，血压控制可；否认有糖尿病、心血管等疾病史；否认有肝炎、结核病病史，无手术史、输血史，无毒物接触史；有吸烟史 40 余年，一天一包；有饮酒史 40 余年，白酒每日三两。

入院体检 体温 36.5℃，脉搏 80 次/分，呼吸 14 次/分，血压 150/89mmHg。神志清楚，精神可，发育正常，步入病房，检体合作。全身皮肤色质正常，无黄染、皮疹及皮下出血点。眼睑无水肿，巩膜无黄染，眼球无外凸、内陷。鼻腔通气良好，黏膜无异常。双外耳道无异常分泌物。口腔黏膜无溃疡。咽部无充血，扁桃体不肿大。颈对称，无颈静脉怒张，气管居中，甲状腺不肿大，未扪及结节。胸廓对称无畸形，双肺呼吸运动对称，频率 14 次/分，无皮下捻发音，无胸膜摩擦感，双肺叩诊呈清音，双肺呼吸音粗，未闻及干湿啰音和胸膜摩擦音。心前区无局限性隆起及凹陷，心尖搏动范围正常，心前区未扪及震颤和心包摩擦感，心相对浊音界正常，心率 80 次/分，律齐，各瓣膜区未及病理性杂音。腹部平坦，腹式呼吸存在，无腹壁静脉曲张，未见肠型及蠕动波，无压痛及反跳痛，未及包块。肝、脾肋下未触及，未触及胆囊。腹部鼓音区正常，无移动性浊音，脾浊音区正常。四肢无关节畸形，脊柱四肢无畸形，关节无红肿，双下肢不肿。足背动脉搏动无异常。

神经科查体：神志清楚，口齿不清，命名性失语，计算力减退，定向力存在。双瞳等大等圆，直径约 3mm，光反射灵敏，粗测视野、视力正常，右侧中枢性面舌瘫，余颅神经（-）。左侧肢体肌力 5 级、右侧肢体肌力 5⁻级，四肢肌张力正常，共济运动稳准。双侧肢体深浅感觉对称存在。双侧腱反射（++），右侧巴宾斯基征（+）。颈软，脑膜刺激征（-）。

辅助检查

（1）入院前

颅脑 CT 双侧基底节腔梗、脑萎缩伴脑白质缺血性改变。

（2）入院后

血常规、尿常规、凝血常规、肝肾功能、电解质、肿瘤指标（2019-09-16）未见异常。

甘油三酯（2019-09-16）2.22mmol/L。

同型半胱氨酸（2019-09-16）15.87μmol/L。

心电图（2019-09-16）示正常。

全胸片（2019-09-16）示主动脉型心脏，主动脉硬化。

颈动脉超声（2019-09-16）示双侧颈动脉斑块形成。

肝胆脾胰超声（2019-09-16）示轻度脂肪肝。

心脏超声（2019-09-16）示左房增大，升主动脉增宽，轻中度主动脉瓣反流。

颅脑 MR（平扫）+MRA(2019-09-17)示左侧额顶枕叶、左侧颞叶深部及左侧放射冠多发梗死灶（亚急性），双侧基底节及右侧放射冠多发陈旧性腔梗，左侧基底节区含铁血黄素沉积，脑萎缩伴脑白质缺血性改变，脑动脉粥样硬化，左侧大脑中动脉 M2 段未显影，右侧大脑中动脉 M1 段局部重度狭窄。（见图1）

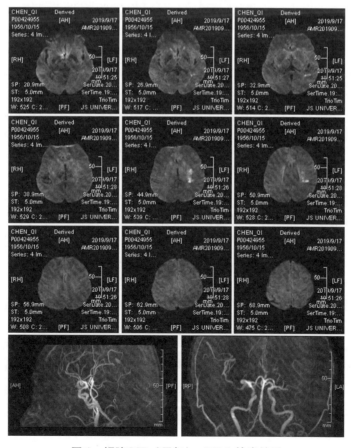

图 1　颅脑 MR（平扫）+MRA 检查结果

初步诊断 ① 脑梗死(左侧大脑半球)；② 高血压Ⅱ级（极高危）。

诊治经过 入院后予以阿司匹林肠溶片抗血小板聚集、阿托伐他汀降脂稳定斑块、活血化瘀、营养神经、补充叶酸等治疗。

入院一周后肌力恢复良好，语言功能改善差，不愿言语，不能与人交流，出现情绪低落、不积极配合治疗、睡眠障碍等表现。HAMD（十七项）评分18分。追加诊断：卒中后抑郁，给予阿戈美拉汀25mg po qn联合黛力新1片bid（早、中）治疗，治疗一周后心情改善、睡眠好转、言语功能好转。2019-09-29停用黛力新，继续服用阿戈美拉汀，办理出院。

出院诊断 ① 脑梗死（左侧大脑半球）；② 高血压Ⅱ级（极高危）；③ 卒中后抑郁。

随访 2019-10-14出院后半个月门诊随访，言语功能、肢体功能基本恢复正常，睡眠、情绪良好，HAMD评分6分，予停服阿戈美拉汀，继续脑卒中二级预防（抗血小板、稳定斑块、调控血压）。2019-12-14电话随访，患者停阿戈美拉汀后情绪状态无波动，恢复良好。

【病例讨论】

卒中后抑郁（Post-stroke Depression，PSD）是指发生于卒中后，表现为一系列抑郁症状和相应躯体症状的综合征，是卒中后常见且可治疗的并发症之一，如未及时发现和治疗，将影响卒中后患者神经功能的恢复和回归社会的能力。PSD可以发生在卒中后急性期（<1个月）、中期（1~6个月）和恢复期（>6个月），发生率分别为33%、33%和34%。大量研究发现，PSD与卒中的不良预后密切相关，不仅可导致住院时间延长、神经功能恢复障碍、独立生活能力更加丧失，甚至还可导致死亡率升高。PSD的临床表现多种多样，一般分为核心症状和非核心症状。其核心症状包括：① 大部分时间总是感到不开心、闷闷不乐，甚至痛苦；② 兴趣及愉快感减退或丧失，对平时的爱好、有兴趣的活动或事情不能像以往一样愿意去做并从中获得愉悦；③ 易疲劳或精力减退，每天大部分时间都感到生活枯燥且无意义，感到度日如年；④ 经常觉得活在世上没有什么意义，甚至生不如死，严重者有自杀的倾向。PSD的非核心症状包括：① 生理症状，如体重减轻、入睡困难、睡眠浅多梦、易惊醒和早醒、不明原因疼痛、食欲减退或亢进、性欲减退等；② 可伴紧张不安、焦虑和运动性激越等；③ 其他症状，如犹豫不决、自我评价降低、自责、自罪、无价值感、注意力下降、自伤和自杀。

PSD的筛查量表包括90s四问题提问法、患者健康问卷-9项（Patient Health Questionnaire，PHQ-9）量表、汉密尔顿抑郁评分量表（Hamilton Depression Rating Scale，HDRS）、蒙哥马利抑郁评定量表（Montgomery-Asberg Depression Rating Scale，MADRS）、Zung抑郁自评量表（Self-rating Depression Scale，SDS）、Beck抑郁自评量表（Beck Depression Inventory，BDI）。

诊断标准：同时满足以下A~E条件的患者，即可诊断为PSD。

A. 至少出现以下 3 项症状（同时必须符合第① 项或第② 项症状中的一项），且持续 1 周以上。① 经常发生的情绪低落（自我表达或者被观察到）；② 对日常活动丧失兴趣，无愉快感；③ 精力减退明显，无原因的持续疲乏感；④ 精神运动性迟滞或激越；⑤ 自我评价过低，或自责，或有内疚感，可达妄想程度；⑥ 缺乏决断力，联想困难，或自觉思考能力显著下降；⑦ 反复出现想死的念头，或有自杀企图/行为；⑧ 失眠，或早醒，或睡眠过多；⑨ 食欲不振，或体重明显减轻。

B. 症状引起有临床意义的痛苦，或导致社交、职业或者其他重要功能方面的损害。

C. 既往有卒中病史，且多数发生在卒中后 1 年内。

D. 排除摄入某种物质（如服药、吸毒、酗酒）或其他躯体疾病引起的精神障碍（如适应障碍伴抑郁心境，其应激源是一种严重的躯体疾病）。

E. 排除其他重大生活事件引起的精神障碍（如离丧）。

备注：如果 A 项中，患者出现了 5 个以上的症状，且持续时间超过 2 周，则考虑为重度 PSD。

PSD 的治疗：综合运用心理治疗、药物治疗和康复训练等多种治疗手段，以期达到最佳的治疗效果。

（神经内科：王琦，徐宇浩，何悦，郑秋月，于明）

10 以脊髓损害为首发症状的神经结节病 1 例

【病例资料】

患者，女，64 岁，因"双下肢行走无力 2 天余"于 2020-09 入院。患者入院 2 天前行走后无明显诱因下感双侧股骨疼痛，欲解大便，解大便后感双下肢无力，不能行走，需他人搀扶，休息后无明显缓解，无口角歪斜，无头痛及头晕，无视物旋转，无恶心及呕吐，无肢体抽搐，无意识障碍，无言语功能障碍，遂至江苏大学附属医院门诊就诊，为进一步诊治收住神经内科。患者病程中无发热、畏寒，无咳嗽、咳痰，无胸闷气喘。入院时患者精神尚可，进食及睡眠可，小便失禁，入院后未解大便。

既往有高血压病史 15 年余，平素口服硝苯地平缓释片 10mg，每日一次，血压控制可。否认有糖尿病、心脏病病史；否认有肝炎、结核、血吸虫病史。15 年前曾因子宫肌瘤于丹阳市某人民医院行子宫切除术，并输血。否认有药物、食物过敏史；否认有吸烟及饮酒史；否认有遗传性疾病家族史。

入院体检 血压 156/92mmHg，神志清楚，查体合作。双肺呼吸清，未闻及明显干湿啰音。心率 100 次/分，各瓣膜听诊区未闻及病理性杂音。双下肢无水肿。

神经专科查体：神志清楚，对答切题，言语清晰，定向力可。双侧瞳孔等大等圆，直径约 3mm，光反射灵敏，眼球活动自如，无眼球眼震，双侧鼻唇沟对称，伸舌居中，悬雍垂居中，双侧软腭上抬有力，咽反射存在。左下肢肌力 5$^-$ 级、其余肢体肌力 5 级，四肢肌张力正常，跟膝胫试验稳准。双下肢振动觉减退，余双侧感觉未见明显异常。双上肢腱反射（++），双下肢腱反射（+++），双侧巴氏征（−）。颈软，布氏征（−）、克氏征（−）。

辅助检查

（1）入院前

血细胞分析（2020-09-21）：淋巴细胞百分数 6.9%，淋巴细胞绝对值 0.4×10^9/L，嗜酸性粒细胞百分数 0.3%，嗜酸性粒细胞绝对值 0.01×10^9/L，中性粒细胞百分数 89.8%。

肾功能 + 电解质（2020-09-21）：氯 97.8mmol/L，钠 136.5mmol/L，葡萄糖 10.64mmol/L，余正常。

胸椎+腰椎磁共振（平扫）（2020-09-21）：胸腰椎退行性变；T8，L3 椎体楔形改变；多发椎体终板炎；L4-5 及 L5-S1 椎间盘膨出；骶管小囊肿。

胸部 CT（平扫）（2020-09-21）：两肺散在片絮影（考虑炎性病变），双侧肺门及纵隔多发结节样淋巴结、部分肿大；心影增大；甲状腺双叶饱满；左侧肾上腺结节。

（2）入院后

生化免疫（2020-09-23）：白蛋白 36.3g/L，钾 3.49mmol/L，肾小球滤过率 61.7mL／（min·1.73m^2），总蛋白 64.3g/L。

B 型钠尿肽（2020-09-23）：344.00pg/mL。

尿常规（2020-09-23）：白细胞计数 129.3/μL，红细胞计数 525.1/μL，结晶计数 127.6/μL，尿肌酐≥26.4mmol/L，上皮细胞计数 0.7/μL。

甲状腺五项（2020-09-23）：抗甲状腺过氧化物酶抗体 94.99IU/mL。

输血八项（2020-09-23）：抗乙型肝炎病毒表面抗体 89.43mIU/mL、抗乙型肝炎病毒核心抗体 2.72PEIU/mL。

粪便常规+隐血试验（2020-09-23）：隐血弱阳性。

自身抗体全套检测、免疫球蛋白 IgG$_4$ 检测、糖化血红蛋白测定、降钙素原检测、肿瘤十一项检测、贫血三项检测、T-SPOT 测定（2020-09-25）：未见明显异常。

心脏超声（2020-09-23）：左心房增大，左心室舒张功能减退，EF 67%。

头颅 MR（2020-09-23）：左侧额叶皮层斑点状影（偏急性小腔梗？伪影？），脑萎缩，双侧放射冠及侧脑室旁斑点斑片及片状影（脑白质病变？），部分空蝶鞍。

颈椎+胸椎 MR（2020-09-23）：颈椎退行性变，C7-T1 椎体对应缘斑片状影伴椎体边缘稍毛糙（考虑退变所致可能），C5-T2 椎间盘膨出伴 C5-6 椎间隙水平脊髓略受压。

PET-CT（2020-09-25）：右锁骨上、纵隔及双肺门多发淋巴结肿大，胰头后方及胰体后下方小淋巴结影，FDG 代谢增高；两肺小结节影伴部分 FDG 代谢轻度增高，考虑结节病的可能性大，需结合临床及组织学检查；甲状腺两叶增大（气管受压稍变扁）伴右叶钙化灶，FDG 代谢弥漫性增高，多系慢性炎性病变，需结合临床、甲状腺功能及超声等检查；两肺条索及片絮影；右侧胸膜稍增厚伴钙化；幽门部壁稍增厚，FDG 代谢轻度增高，多系炎症或生理性摄取，必要时做胃镜检查。肝右叶钙化灶；左侧肾上腺结节影，FDG 代谢轻度增高，考虑腺瘤的可能性大，建议随诊。乙状结肠散在小结节样，FDG 代谢增高（息肉？），需结合肠镜检查。子宫术后改变。脊柱退行性变；L2 椎体上缘凹陷伴边缘硬化伴点状，FDG 代谢轻度增高，考虑退行性变伴许莫氏结节形成可能；右侧部分肋骨扭曲；T12-L1 水平椎管 FDG 代谢增高，多系生理性摄取，需结合临床。脑萎缩伴脑白质稀疏；双侧基底节及放射冠腔梗。

超声下右锁骨上淋巴结穿刺病理（2020-10-04）：淋巴组织中见肉芽肿性病变，并见少量软组织及神经组织。（见图 1）

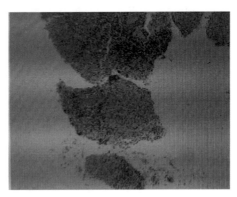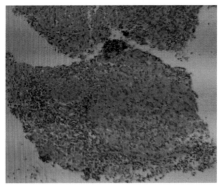

图 1　超声下右锁骨上淋巴结穿刺病理（2020-10-04）

诊治经过　入院后予甲钴胺营养神经、硝苯地平缓释片控制血压。患者入院后第8天拔除导尿管，可自解，无尿失禁。双下肢乏力逐渐好转，入院第18天出院时基本正常，建议激素口服治疗，家属考虑后要求暂不予激素治疗，继续观察。

出院诊断　① 神经结节病；② 高血压Ⅲ期；③ 子宫瘤术后。

【病例讨论】

结节病是一种原因未明的慢性肉芽肿病，可侵犯全身多个器官，以肺和淋巴结的发病率最高。约5%的结节病患者侵犯神经系统，出现神经系统损害的表现，称为神经结节病（Neurosarcoidosis，NS）。结节病首先侵犯神经系统而无其他症状时常引起误诊。研究表明，约14%的NS患者出现脊髓损害，多呈亚急性或慢性病程，与脑结节病不同，脊髓结节病的临床表现出现得更晚，发病年龄较大，可引起蛛网膜炎、马尾神经功能障碍、硬膜内和硬膜外病变、髓内和髓外病变，临床表现为腰痛腿痛、无力、感觉减退或缺失、截瘫、大小便障碍等。该患者的首发症状以脊髓损伤为主要表现，肺部CT见淋巴结肿大，锁骨下淋巴结病理见肉芽肿性病变，排除其余脊髓疾病可能，结合临床症状，诊断考虑神经结节病。

1/3 神经结节病患者病程中可反复发作，累及脊髓者多呈亚急性或慢性起病，以局部肉芽肿浸润及局部占位表现为多见。目前尚无治愈结节病的方法，治疗仅仅是改变肉芽肿过程及其临床预后。糖皮质激素仍然是结节病的一线治疗药物，其次可选用免疫抑制药物、放射治疗及手术治疗。患者入院后未使用激素及免疫抑制剂等药物治疗，病情自行缓解，但此病可反复发作，之后需要继续随访。

（神经内科：蔡志荣，徐宇浩，张婷婷，王琦，朱文利，于明）

带状疱疹病毒性脑膜脑炎 1 例

【病例资料】

患者，男，60 岁，因"畏寒、发热伴头痛 11 天"于 2020-04-07 入院。患者于入江苏大学附属医院 11 天前夜跑受凉后出现畏寒、纳差，随后出现发热，体温最高 38.8℃，伴头痛、乏力、思睡，期间呕吐一次，非喷射性，为胃内容物。入江苏大学附属医院 3 天前至当地医院就诊，查颅脑 CT 未见明显异常、胸部 CT 示右侧少量胸腔积液，给予抗感染治疗（具体不详）。入江苏大学附属医院 2 天前夜间突发四肢抽搐、意识不清，当地医院立即给予咪达唑仑持续静脉泵入抗癫痫治疗，后患者未再抽搐，但意识未转清，伴四肢躁动。2020-04-07 因患者指脉氧不稳定，转入江苏大学附属医院进一步治疗。

既往体健，2019 年曾参加 10 场马拉松比赛。否认有高血压、糖尿病、心脏病病史；否认有乙肝、结核等传染病病史；否认有重大外伤史、手术史、输血史；否认有药物、食物过敏史；否认有吸烟、饮酒史。适龄结婚，育有一女，体健。否认有遗传性疾病家族史。

入院体检 血压 115/65mmHg，体温 37.7℃，脉搏 76 次/分，呼吸 25 次/分。昏迷，查体不合作，平车推入病房。全身皮肤色质正常，无黄染、皮疹、破溃及皮下出血点。眼睑无水肿，巩膜无黄染。鼻腔通气良好，双外耳道无异常分泌物，口腔、咽部查体不合作。颈静脉未见怒张，气管居中，甲状腺不肿大。呼吸频率 25 次/分，右下肺叩诊呈浊音、未闻及呼吸音，左下肺可闻及湿啰音。心率 76 次/分，节律整齐，各瓣膜区未闻及病理性杂音。腹部软，无压痛及反跳痛，未及包块，肝、脾肋下未及。脊柱四肢无畸形，关节无红肿，双下肢不肿。足背动脉搏动无异常。

神经专科查体：昏迷，查体不合作。双瞳孔等大等圆，直径 3mm，光反射迟钝，余颅神经、肌力、感觉检查均不配合。四肢腱反射（+），右侧巴氏征（+）、左侧巴氏征（-）。颈强直、克氏征（+）。

辅助检查

（1）入院前

颅脑 CT（2020-04-04，镇江某医院）：未见明显异常。

胸部 CT（2020-04-04，镇江某医院）：右侧少量胸腔积液。

头颅 MR+MRA（2020-04-05，镇江某医院）：双侧大脑半球少许缺血性病灶、左侧颞叶缺血性改变待排；脑动脉硬化。

脑脊液（2020-04-06，镇江某医院）：淡黄色，微浊；潘式蛋白定性阳性；白细胞 1.52×10⁹/L，单个核细胞 80%，多核白细胞 20%；总蛋白 2.9g/L，氯 103.8mmol/L，葡萄糖 3.54mmol/L；乳酸脱氢酶 337.5U/L。

胸部 CT（2020-04-07，江苏大学附属医院）：双侧胸腔积液伴右肺下叶部分不张，积液较前片明显增多。

头颅 CT（2020-04-07，江苏大学附属医院）：未见明显异常。

（2）入院后

① 输血八项（2020-04-08）：未见异常。② 自身抗体全套（2020-04-08）：未见异常。③ 肿瘤十一项（2020-04-08）：鳞状细胞癌相关抗原 5.39ng/mL，其余均在正常范围内。④ 胸腔积液检测（2020-04-09）：比重>1.018，微混，李凡他弱阳性，单个核细胞比例 0.80，有核细胞 1700×10⁶/L；胆固醇 0.87mmol/L，葡萄糖 9.75mmol/L，总蛋白 23.5g/L，腺苷脱氨酶 2.6U/L，乳酸脱氢酶 177U/L；涂片未找到抗酸杆菌，未培养出致病菌。⑤ 胸腔积液肿瘤十一项：CA125 570.30U/mL，鳞状细胞癌相关抗原 4.91ng/mL，细胞角蛋白十九片段 8.0ng/mL，其余均在正常范围内。⑥ T-SPOT试验

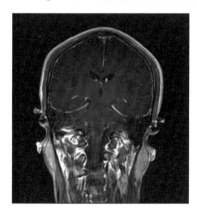

图 1　头颅 MR（平扫+增强）检查结果

（2020-04-10）：阴性。⑦ TORCH、呼吸道合胞病毒八项（2020-04-14）：未见异常。⑧ 头颅 CT（平扫）（2020-04-13）：未见明显异常；蝶窦炎。⑨ 胸部 CT（平扫）（2020-04-13）：双侧胸腔积液伴两肺下叶部分不张；两肺下叶斑片条索影，肝右叶低密度灶。⑩ 头颅 MR（平扫+增强）+MRA（2020-04-16）：脑膜稍增厚、强化（见图 1），考虑脑膜炎可能，头颅 MRA 未见明显异常。⑪ 复查脑脊液（2020-04-14）：无色、微混，潘氏试验阳性；有核细胞计数 120×10⁶/L，单个核细胞比例 0.95，多个核细胞比例 0.05；蛋白 3746.0mg/L，氯 104.7mmol/L；涂片未找到隐球菌、抗酸杆菌，脑脊液 IgG 245.00mg/L。⑫ 血清自身免疫性脑炎疾病谱、中枢神经系统脱髓鞘疾病谱（2020-04-15，某医学检验实验室）：均阴性。⑬ 脑脊液病原微生物宏基因组检测（2020-04-18，某医学检验实验室）：水痘-带状疱疹病毒 DNA 基因序列（检出总序列数 18464915，比对到微生物基因组的唯一序列数为 845957）。⑭ 头颅（CT 平扫）（2020-04-28）：未见明显异常。⑮ 胸部 CT（2020-04-28）：两肺下叶斑片条索影（较前吸收），双侧胸膜局部增厚，肝右叶低密度灶。

胸部 CT 检查前后变化见图 2。

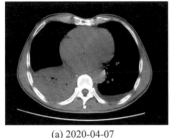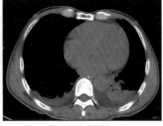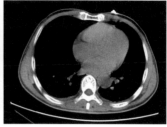

| (a) 2020-04-07 | (b) 2020-04-13 | (c) 2020-04-28 |

图 2　前后胸部 CT 检查结果对比

初步诊断　① 脑膜脑炎（病毒性？细菌性？）；② 继发性癫痫；③ 肺部感染；④ 胸腔积液。

诊治经过　入院后给予更昔洛韦抗病毒、头孢他啶抗感染、甘露醇脱水降颅压、抑酸护胃等治疗。入院后 5h 因指脉氧下降给予气管插管、呼吸机辅助通气，同时将头孢他啶升级为美罗培南抗感染。入院后第 6 天患者尽管有烦躁不安、胡言乱语、出现幻觉，但意识转清，自主呼吸可，予拔除气管插管，加用奥氮平、丙戊酸钠控制精神症状。住院期间出现转氨酶增高、D-二聚体升高，给予保肝、抗凝治疗后指标恢复正常。治疗 1 个月后患者与他人交流正常、情绪稳定、胸腔积液吸收、肺部感染控制，后出院。

出院诊断　① 带状疱疹病毒性脑膜脑炎；② 继发性癫痫；③ 肺部感染；④ 胸腔积液；⑤ 肝功能不全。

随访　出院 1 个月后随访，患者基本恢复正常，生活自理无障碍。

【病例讨论】

带状疱疹病毒性脑炎是由水痘-带状疱疹病毒侵害脑引起的炎症性疾病，是临床较少见的一种脑炎，也是带状疱疹少见的并发症之一。带状疱疹病毒一方面可以长期潜伏在脊神经后根、脑和脊髓的感觉神经节，当机体免疫力低下时，病毒被激活、复制、增殖，并沿感觉神经传到相应皮肤引起皮疹；另一方面沿神经上行传播，进入中枢神经系统引起脑炎或脑膜炎。出现疱疹和脑部症状的时间不固定，也可以无任何疱疹病史。临床表现常包括发热、头痛、呕吐、意识模糊、共济失调、精神异常和局灶性神经功能缺失。

该患者起病前有受凉病史，起病后进一步检查发现合并胸腔积液、肺部感染，导致患者抵抗力下降。患者病程中有发热、意识水平下降、痫性发作、精神异常等相关表现，定位于大脑皮层，定性首先考虑感染，入院诊断颅内感染。外院脑脊液检查不呈典型病毒感染或细菌感染表现，病原微生物不明，故同时给予抗病毒、抗感染治疗，并行自身免疫性脑炎、急性播散性脑脊髓炎、中枢神经系统脱髓鞘疾病等检查以排除其他脑炎，后经脑脊液病原微生物宏基因组检测出水痘-带状疱疹病毒基因序列而明确诊断。目前，脑脊液基因测序在脑炎的早期精准诊断中得到应用，尤其在感染性疾病中，宏基因组测序有助于病原的检出和诊断。

参考文献

[1] 贾建平,陈生弟. 神经病学[M]. 第 8 版. 北京：人民卫生出版社,2018:284-288.

[2] 俞越，石静萍，祝东林. 脑脊液二代测序在病毒性脑炎与自身免疫性脑炎鉴别中的应用：基于 5 例患者的诊治经过 [J]. 中国实用神经疾病杂志，2019，22(21)：2327-2333.

[3] 甘周庆，杨露，王翼洁，等. mNGS 在急性或亚急性脑炎或脑膜炎患者脑脊液中检出的 DNA 病毒特征及临床意义 [J]. 新医学，2020，51(5)：354-359.

（神经内科：朱文利，徐建慧，徐宇浩，蔡志荣，于明）

12 罕见的遗传性毛细血管扩张症 1 例

【病例资料】

患者，女，73 岁，因"右侧肢体无力 6 月，伴反应迟钝、呕吐 1 月"于 2020-04-20 入院。患者入院 6 月余前无明显诱因下出现右侧肢无力，伴言语不利、吐词不清，于外院诊断"脑梗死"，治疗后症状缓解，生活可自理，仍言语不利、右侧肢体活动欠灵活。入院 1 月前患者出现反应迟钝、自发言语减少，睡眠增多，反复呕吐胃内容物，与进食水无明确联系，走路不稳，多次跌倒，无头晕头痛、意识障碍、肢体抽搐，就诊于江苏大学附属医院门诊，拟"血管性痴呆"收住入院。

有习惯性鼻衄、慢性贫血病史 40 年，压迫后可停止；高血压病史 10 余年，近 1 年血压稳定，自停降压药物；糖尿病病史 6 年，长期使用诺和灵 30R 胰岛素控制血糖；房颤、心功能 III 级病史多年，长期口服复方盐酸阿米洛利；否认有肝炎、结核等传染病病史；长期排便不畅，口服枸橼酸莫沙必利。2013 年曾于外院因"乳腺癌"行右侧乳房切除术，术后行 2 次化疗（具体不详）。否认有重大外伤史；否认有药物、食物过敏史；否认有吸烟、酗酒史；否认有毒物接触史。其父亲、姑妈、妹妹均有习惯性鼻衄病史。

入院体检 体温 36.4℃，脉搏 90 次/分，呼吸 18 次/分，血压 123/75mmHg。神志清楚，精神可，发育正常，慢性贫血貌，推床入病房，检体合作。全身皮肤色质正常，无黄染、皮疹及皮下出血点。眼睑无水肿，巩膜无黄染，眼球无外凸、内陷。鼻腔通气良好，可见少量出血结痂。双外耳道无异常分泌物。口腔黏膜无溃疡。咽部无充血，扁桃体不肿大。颈对称，无颈静脉怒张，气管居中，甲状腺不肿大，未扪及结节。胸廓对称无畸形，双肺呼吸运动对称，频率 18 次/分，无皮下捻发音，无胸膜摩擦感，双肺叩诊呈清音，双肺呼吸音粗，未闻及干湿啰音和胸膜摩擦音。心前区无局限性隆起及凹陷，心尖搏动范围正常，心前区未扪及震颤和心包摩擦感，心脏相对浊音界正常，心率 104 次/分，心律不齐，心音低钝，各瓣膜区未闻及病理性杂音。腹部平坦，腹式呼吸存在，无腹壁静脉曲张，未见肠型及蠕动波，无压痛及反跳痛，未及包块。肝、脾肋下未触及，未触及胆囊。腹部鼓音区正常，无移动性浊音，脾浊音区正常。四肢无关节畸形，脊柱四肢无畸形，关节无红肿，双下肢不肿。足背动脉搏动无异常。

神经科查体： 神志清楚，言语不清，计算力、记忆力减退，表情淡漠。视野无缺损，双瞳孔等大正圆，直径约 2mm，光反射灵敏。双眼球无偏侧凝视，活动自如，额纹对称，眼裂大小相等，双侧鼻唇沟浅，伸舌右偏，咽反射存在。左侧肢体肌力 5 级，右侧肢体肌力 4 级，右侧肢体肌张力增高。右侧面部及肢体感觉减退。四肢腱反射（++），髌阵挛（－）、踝阵挛（－），右侧巴宾斯基征（＋）、左侧巴宾斯基征（－），脑膜刺激征（－）。mRS评分4分。

辅助检查

（1）入院前

头颅MR（2019-11-07，外院）：左侧顶叶、岛叶急性脑梗死。

头颅CTA：左侧大脑动脉局限性狭窄。

头颅MR（2020-03-19，外院）：左侧颞顶叶软化灶；双侧额顶叶、侧脑室旁、基底节多发缺血灶。

胸部CT（2020-04-20，江苏大学附属医院）：右肺上叶磨玻璃结节；两肺条索；动脉粥样硬化；心影增大；右肾低密度灶。

（2）入院后

血细胞分析+C-反应蛋白（2020-04-21）：单核细胞百分数13.6%，淋巴细胞百分数50.1%，中性粒细胞百分数33.0%，中性粒细胞绝对值$1.3×10^9$/L。

B型钠尿肽（2020-04-21）：344.00pg/mL。

生化免疫检查（2020-04-21）：白蛋白34.7g/L，高密度脂蛋白胆固醇1.66mmol/L，谷氨酰基转移酶157U/L，钾3.22mmol/L，载脂蛋白A1 0.99g/L，直接胆红素7.1μmol/L，总蛋白63.3g/L，糖化血红蛋白7.8%；电解质均在正常范围。凝血常规（2020-04-21）：D-二聚体0.94mg/L，血浆纤维蛋白原1.863g/L。血气分析（2020-04-21）：pH 7.452，标准碳酸氢盐25.6mmol/L，葡萄糖11.1mmol/L，乳酸2.0mmol/L，阴离子间隙16.1mmol/L。粪便常规+隐血试验（2020-04-22）：隐血（＋）。

脑电图（2020-04-22）：各导联可见多低-中波幅不规则多形慢波，以左侧顶、枕及后颞部明显，且左侧颞后部可见中波幅慢波数次局限性阵发。

心脏超声（2020-04-22）：左心房、左心室、右心房增大，主动脉瓣退行性变伴轻度反流，轻度二尖瓣、三尖瓣反流，轻度肺动脉高压。

头颅MR（2020-04-23）：左侧颞顶叶、放射冠及半卵圆中心软化灶；老年脑；脑白质缺血性改变。（见图1）

腹部CT（2020-04-25）：肝右静脉—门静脉右支畸形；肝内多发血管瘤；胆囊增大；脾动脉瘤伴边缘钙化。

甲状腺功能（2020-04-27）：游离三碘甲状腺原氨酸2.70pmol/L，余正常。

甲状旁腺功能（2020-04-27）：正常。

铜蓝蛋白测定（2020-04-27）：19.70mg/dL。

胸部CTA（2020-04-29）：两侧肺动脉CTA未见明显肺动脉栓塞或血管畸形。

肿瘤十一项（2020-04-30）：鳞状细胞癌相关抗原2.60ng/mL，余正常。

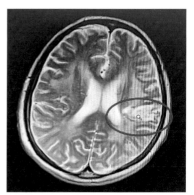

图1　头颅MR检查结果（2020-04-23）

血浆氨（2020-04-30）：45.0μmol/L。

自身抗体检测（2020-04-30）：抗髓过氧化物酶抗体定量测定（MPO）在正常范围、抗核孔复合物抗体有弱反应（±）。

腹部 CTA（2020-05-09）：门静脉扩张，肝右叶畸形血管团，与门静脉及肝右、肝中静脉相通，考虑血管畸形；脾动脉瘤；动脉粥样硬化改变。（见图2）

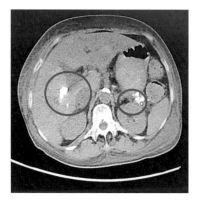

图 2　腹部 CTA 检查结果
（2020-05-09）

初步诊断　① 认知障碍；② 脑梗死（左侧半球）；③ 高血压Ⅲ级；④ 房颤心功能Ⅲ级；⑤ 2 型糖尿病；⑥ 呕吐待查；⑦ 鼻衄（？）⑧ 乳腺恶性肿瘤术后。

诊治经过　入院后予改善认知、抑酸护胃、促进胃动力、控制血糖及补液对症等治疗。住院期间患者反复无原因频繁呕吐，间断少量鼻出血。对比该患者前后两次的头颅 MR 发现：双侧壳核信号呈增高趋势，脑电图提示不典型慢波，高度提示代谢性脑病可能。结合腹部 CT（2020-04-25）提示肝内血管畸形、脾动脉瘤，2020-04-30 完善血氨检测，结果偏高。进一步安排肺+腹部 CTA 证实"门静脉-肝动脉瘘"诊断。请江苏大学附属医院消化科、介入科、血管外科、五官科进行多学科会诊，考虑患者为老年女性，慢性病程，以反复鼻出血、反复脑梗死、多发脏器血管畸形为临床表现，合并明确阳性家族史，诊断其为"遗传性出血性毛细血管扩张症"，遂给予保肝及降氨通便治疗。患者反应迟钝显著好转，考虑其出血风险甚高，暂不予抗凝或抗血栓治疗，待病情稳定于介入科进一步处理肝血管畸形。必要时可完善患者本人及其家族成员基因学检查。

出院诊断　① 肝性脑病；② 遗传性出血性毛细血管扩张症；③ 门静脉-肝动脉瘘；④ 2 型糖尿病；⑤ 高血压Ⅲ级；⑥ 心房颤动心功能Ⅲ级；⑦ 乳腺恶性肿瘤术后。

2020 年 8 月患者接受"门静脉—肝动脉瘘"介入手术后呕吐显著好转，反应较灵敏，仍有间断鼻出血。mRS 评分 2 分。2020 年 10 月中旬，患者因再发脑梗死（右侧颞叶，见图3）伴中度贫血住院。预后整体不佳。

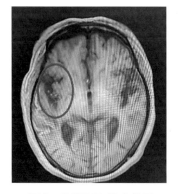

图 3　头颅 MR 检查结果
（2020-10）

【病例讨论】

遗传性出血性毛细血管扩张症（Hereditary Hemorrhagic Telangiectasia，HHT），又称 Osler-Rendu-Weber 综合征，是一种比较少见的常染色体显性遗传性出血性疾病，以遗传性血管壁结构异常所致的反复出血和缺铁性贫血为临床特点，分为 HHT1（内皮糖蛋白/Endoglin 基因突变)、HHT2（激活素受体样激酶-1/Activin receptor-like kinase-1 基因突变）及由 SMAD4 基因突变引起幼年性息肉病伴 HHT（Juvenile Polyposis Associated with HHT，JPHT）三种临床表型。HHT 主要发生在白种人中，亚洲人种罕见。临床表现为皮肤黏膜红色或紫红色斑状、点状、细丝状或网状损害，压之褪色，多无自觉症状，也可伴有皮肤黏膜和内脏反复出血，最常见且最早出现的症状通常为鼻出血。故该病患者多首诊在耳鼻喉科，亦可因胃肠道出血就诊消化科，但因脑血管畸形所致反复脑卒中就诊神经内科甚罕见。2000 年，国际 HHT 基金科学顾问委员会对该病的临床诊断标准总结如下：① 反复发作性鼻出血；② 多个特性部位毛细血管扩张，如口腔、嘴唇、手指和鼻等；③ 内脏受累，如消化道毛细血管扩张（有或无出血）和肺、肝、脑的动静脉畸形；④ 阳性家族史，直系亲属中发现 HHT 患者。具备 4 项中的 3 项即可确诊 HHT。本例患者有反复自发性鼻出血，伴贫血、内脏（肝脾）动静脉畸形，直系亲属中有类似患者，符合 HHT 临床诊断标准。该患者反复脑梗死不能排除脑动脉畸形可能，患者多次粪隐血阳性，且合并慢性贫血，胃肠内脏毛细血管扩张慢性渗血的因素也不能排除。因拒绝行基因测序检查，故无法获得具体分型。

该病治疗以对症支持为主。该患者年龄较大，合并症较多，抗凝或抗血小板脑梗死预防治疗风险均极大。有临床研究证实，重组人源化抗血管内皮生长因子单克隆抗体——贝伐单抗，可用于治疗 HHT。该病一般预后良好，但合并中风、消化道出血和肺动脉高压则预期寿命显著缩短。

（神经内科：蒋萍，何悦，杨溢，蔡志荣，于明）

13 可逆性后部白质脑病综合征 1 例

【病例资料】

患者，男，67 岁，因"意识丧失伴肢体抽搐 10 余天"于 2020-06-17 入院。患者于 6 月 5 日突发意识丧失，牙关紧闭，四肢抽搐，舌咬伤，考虑痫性发作、肺部感染，予地西泮控制发作；急查头颅 CT 示未见明显异常，血常规示三系降低、电解质紊乱。转入 ICU 进一步治疗，给予气管切开及呼吸机辅助呼吸，外院会诊考虑 Wernicke 脑病（有食管癌根治术手术史及精神症状）、继发性癫痫发作，予补充维生素 B_1、抗感染、化痰、控制癫痫发作、营养支持等治疗。6 月 15 日复查头颅 CT 示大脑肿胀伴白质密度异常、大脑纵裂池及小脑天幕密度较高，于 2020-06-17 转入江苏大学附属医院神经内科。

患者曾于 2020 年 3 月因"进行性吞咽困难 4 个月"就诊当地医院，查胃镜示食管中段肿瘤，病理提示鳞癌，但因病灶较大而手术困难，于 2020 年 3 月 25 日和 4 月 1 日予两次 PD1 治疗后复查病灶较前明显缩小。5 月 13 日于外院行食管癌根治术，术后出现胸痛、发热现象，体温最高达 39.7℃。5 月 25 日上消化道钡餐示食管癌术后吻合口左旁术后盲袋（?）、吻合口瘘（?）、右侧胸腔少量积液、局部包裹，遂继续禁食、负压引流，予抗感染、对症支持等治疗。6 月 3 日诉头痛，视物不清。否认有长期饮酒史。

入院体检　体温 36.5℃，血压 108/72mmHg。双肺呼吸音粗，可闻及散在干啰音。心率 109 次/分，律齐，各瓣膜听诊区未闻及病理性杂音。双下肢无水肿。

神经专科查体：睡眠觉醒周期存在，无意识内容。双侧瞳孔等大等圆，直径约 2mm，光反射迟钝，眼球运动检查不配合，双侧鼻唇沟对称，伸舌及咽部检查不合作。四肢肌力检查不合作，可见自主活动，四肢肌张力对称性存在，共济检查不配合。感觉检查不配合。四肢腱反射（+），双侧巴氏征（-）。颈软，克氏征不合作。

辅助检查

（1）入院前

头颅 CT（2020-06-05，江苏大学附属医院）示未见明显异常。

胸部 CT（2020-06-05，江苏大学附属医院）示食管胸中段鳞癌术后复查，右侧胸腔胃，胸部及纵隔拟术后改变为主，需结合临床；气管右前淋巴结稍肿大。

全腹 CT（2020-06-05，江苏大学附属医院）未见明显异常。

胸部 CT（2020-06-08，江苏大学附属医院）示食管胸中段鳞癌术后复查，右侧胸腔胃，胸部及纵隔拟术后改变为主，需结合临床及 GI 检查；两下肺实变不张，较前稍明显。

头颅 CT（2020-06-08，江苏大学附属医院）未见明显异常。头颅 CT（2020-06-15，江苏大学附属医院）示大脑肿胀伴白质密度异常，大脑纵裂池及小脑天幕密度较高，请结合临床。

（2）入院后

头颅 CT（2020-06-17）示双侧颞顶枕叶稍低密度灶（见图 1）。

胸部 CT（2020-06-17）示双侧胸腔积液伴两肺下叶肺不张。

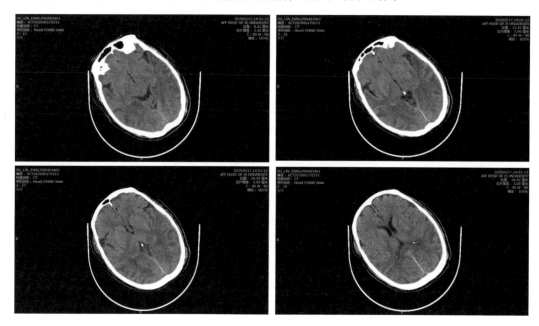

图 1　头颅 CT 检查结果（2020-06-17）

血常规和 C-反应蛋白（2020-06-19）：白细胞计数 $2.6×10^9/L$，红细胞比容 26.0%，平均血红蛋白浓度 312g/L，平均红细胞容积 94.2fL，红细胞计数 $2.76×10^{12}/L$，血红蛋白 81g/L，中性粒细胞绝对值 $2.0×10^9/L$，中性粒细胞百分数 78.4%，血小板计数 $206×10^9/L$，C-反应蛋白 45.5mg/L。

粪便隐血试验（2020-06-19）：弱阳性。

痰培养（2020-06-19）：嗜麦芽窄食单胞菌（+++）。

血生化（2020-06-19）：钾 2.97mmol/L，余正常。

白细胞介素（2020-06-19）：50.36pg/mL。降钙素原检测（2020-06-19）：0.11ng/mL。

中段尿培养（2020-06-19）：未见细菌。凝血常规（2020-06-19）：D-二聚体 2.24mg/L，余阴性。

血涂片（2020-06-23）：成熟单核细胞 8.0%，成熟淋巴细胞 10.0%，中性杆状核粒细胞 8.0%，中性分叶核粒细胞 72.0%，中性晚幼粒细胞 2.0%。

脑脊液（2020-07-02）：浅黄色、无浑浊，潘氏试验阳性；有核细胞计数 $1×10^6/L$；

蛋白 351.0mg/L，氯 119.9mmol/L，糖 3.00mmol/L；IgG 测定：35.20mg/L；涂片未找到隐球菌及抗酸杆菌，未找到肿瘤细胞。

脑脊液自免脑抗体十一项（2020-07-05，某医学检验实验室）：阴性。

血清自免脑抗体十一项（2020-07-05，某医学检验实验室）：阴性。

头颅 MRI（2020-07-17）示双侧颞顶枕叶异常信号。（见图 2）

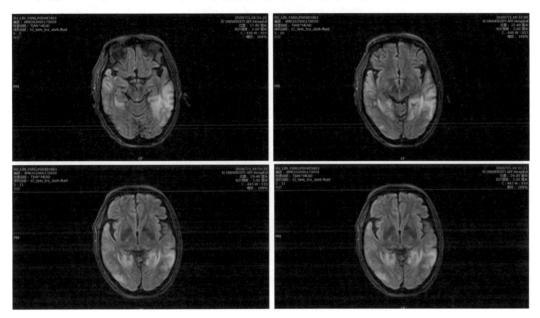

图 2 头颅 MRI 检查结果（2020-07-17）

诊治经过 入院诊断为代谢性脑病，予甲强龙 500mg ivgtt，5 天后改泼尼松 60mg qd po，1 个月内减完；同时予美罗培南抗感染，左乙拉西坦控制癫痫发作，输血、重组人粒细胞刺激因子、利可君促进血液系统恢复，补充电解质，营养支持，多奈哌齐改善认知功能等治疗，患者意识恢复正常，正常交流，搀扶下可独立行走。7 月 25 日出院。出院查体：神志清楚，对答切题，定向力完整、计算力下降。双侧瞳孔等大等圆，直径约为 3mm，光反射灵敏，双眼球运动自如，双侧鼻唇沟对称，伸舌居中，咽反射存在。四肢肌力 5 级，四肢肌张力正常，双侧痛觉两侧对称。四肢腱反射（++），双侧巴氏征（-）。颈软，克氏征（-），布氏征（-）。

出院诊断 ① 可逆性后部白质脑病综合征；② 癫痫；③ 食管癌术后吻合口瘘（？）；④ 肺部感染合并胸腔积液；⑤ 电解质紊乱。

出院后复查头颅 MRI（2020-09-07，江苏大学附属医院）示基本正常（见图 3）。患者生活可自理。

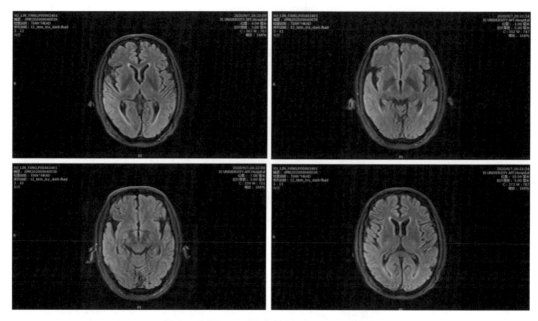

图 3　头颅 MRI 检查结果（2020-09-07）

【病例讨论】

可逆性后部白质脑病综合征（Posterior Reversible Encephalopathy Syndrome，PRES）是由不同病因引起的一种临床及影像学影像综合征，也经常被称为可逆性后部脑水肿综合征、后部白质脑病综合征、高灌注性脑病、脑毛细血管渗漏综合征等。此综合征不一定可逆，且经常超出白质或脑后部区域。该病的发病机制尚不清楚，但似乎与脑血流自动调节异常及内皮功能紊乱有关。不同临床状况下的致病机制可能不同，多与高血压危象、子痫前期或应用细胞毒性免疫抑制疗法相关。RPES 的症状可在数小时至数日内快速进展。

（1）典型的临床综合征

① 头痛：通常为持续的非局限性中至重度疼痛，无法以镇痛剂缓解。

② 意识改变：从轻度嗜睡到意识模糊和激越状态都可出现，在极端情况下进展至木僵或昏迷。

③ 视觉障碍：通常能够检测到视觉感知异常，可出现偏盲、视觉忽视、先兆、视幻觉及皮质盲，其中皮质盲患者可能会否认失明（Anton 综合征）。前驱性视力丧失或视幻觉提示部分患者的病变源于枕叶。

④ 癫痫发作：常为首发表现，其通常为全面强直阵挛性发作，可能由局灶性发作开始，并常见复发。已有癫痫持续状态的报道。只有少数患者（常为病情较轻的患者）不出现痫性发作。

（2）诊断

在某些临床情况中（特别是高血压、免疫抑制或细胞毒治疗、肾脏病），临床医生应意识到包括头痛、视觉症状、意识模糊和癫痫发作的神经系统综合征，并安排脑MRI，该检查通常可用于诊断。典型的 MRI 表现符合皮质下白质血管源性水肿，主要累及脑后部。可以用弥散加权成像（DWI）来区分血管源性与细胞毒性水肿，有助于鉴别RPES 与脑卒中。

（3）治疗

目前该病仍然缺乏具体的治疗策略，仍以对症支持为主，包括控制高血压；减少致病性免疫抑制剂或细胞毒性药物的剂量或停药；癫痫发作患者应使用抗癫痫药物等。

（4）预后

RPES 通常为良性疾病。在很多情况下，RPES 似乎可在去除诱发因素并控制血压后的数日至数周内完全逆转。放射影像学改善晚于临床恢复。

该患者出现了头痛、视物模糊、癫痫发作、意识障碍等典型临床表现，头颅 CT 主要表现为双侧颞顶枕对称性肿胀，头颅 MRI 示对称性双侧脑后部白质水肿通常最显著，枕叶的距状区和旁正中区相对回避，进一步行脑脊液常规、生化、脱落细胞学、血清及脑脊液自免脑抗体等检查均正常，感染性、副肿瘤性或自身免疫性脑炎及颅内静脉窦血栓形成均不支持，予以对症支持治疗后患者恢复良好，基本自理，2 个月后复查头颅MRI 基本正常，进一步支持 RPES 等诊断。诱因可能与肿瘤、细胞毒性药物、感染、电解质紊乱等综合因素有关。因此，早期识别、予以对症处理尤为重要。

（神经内科：徐建慧，杨溢，何悦，蔡志荣，于明）

14 Gitelman 综合征 1 例

【病例资料】

患者，女，20 岁，半个月前因"发热、呕吐伴四肢抽搐"于外院就诊，诊断为"急性上呼吸道感染"，查血钾低至 2.52mmol/L，经急诊补液抗炎后呕吐、抽搐缓解，予氯化钾、硫酸镁补液，后改予口服门冬氨酸钾镁 1 片 tid，氯化钾缓释片 1g tid 治疗，复查电解质示血钾 2.78mmol/L、血镁 0.53mmol/L。遂于 2019-12-31 至江苏大学附属医院就诊，门诊拟"低钾血症"收入内分泌代谢科。既往体健，母亲有高血压病史。

入院体检　血压 116/74mmHg，神志清楚，精神可，体型适中，双侧甲状腺无肿大，两肺呼吸音清，未闻及干湿啰音及胸膜摩擦音，心率 84 次/分，律齐，腹软，无压痛及反跳痛。双下肢无水肿，四肢肌力正常。

辅助检查　血钾波动于 2.72~3.26mmol/L，血镁 0.31~0.91mmol/L，血氯 91.5~98.1mmol/L，血钠、血钙基本正常。血气分析（化验室）（2020-01-02，江苏大学附属医院）：pH 7.436，标准碱剩余 3.6mmol/L，标准碳酸氢盐 27.2mmol/L，二氧化碳分压 5.73kPa，乳酸 5.1mmol/L，实际碱剩余 4.0mmol/L，碳酸氢根 28.3mmol/L，氧分压 12.03kPa；24h 尿钾 56.4mmol，24h 尿总钙 1.72mmol；血尿粪常规、生化、肿瘤标记物、甲状腺功能均正常。性腺激素六项（2020-01-06，江苏大学附属医院）：雌二醇 17.00pg/mL，促黄体激素 5.78mIU/mL，促卵泡生成素 5.96mIU/mL，睾酮 0.38ng/mL，泌乳素 6.67ng/mL，孕酮 0.09ng/mL；皮质醇节律及水平均正常。两次醛固酮卧立位试验结果见表 1。

心电图正常。心脏彩超：轻度三尖瓣反流，EF 72%。肾脏 B 超：双肾小结石。腹部 CT：左侧肾上腺结合部稍增厚，脂肪肝，副脾。

表 1　两次醛固酮卧立位试验结果

体位	时间	醛固酮/ ($pg \cdot mL^{-1}$)	血浆肾素活性/ $[ng \cdot (mL \cdot h)^{-1}]$	醛固酮/ 血浆肾素活性	血管紧张素 I/ ($ng \cdot mL^{-1}$)	血管紧张素 II/ ($ng \cdot mL^{-1}$)
卧位	01-06	121.97	17.78	0.685	1.08	100.23
	01-07	154.37	16.50	0.935	1.34	83.69
立位	01-06	540.53	19.72	2.74	2.55	111.16
	01-07	848.86	18.55	4.53	7.66	226

入院诊断 ① 低钾血症；② 低镁血症；③ Gitelman 综合征（？）。

诊治经过 入院后予氯化钾缓释片 1g tid 口服；门冬氨酸钾镁片 1 片 tid 口服；氯化钾注射液 10mL tid 口服。

【病例讨论】

患者为年轻女性，因低钾血症入院。根据相关检查，摄入不足或转移性低钾、稀释性低钾均无依据，患者低钾状态下尿钾排出明显增多，低钾原因考虑与肾脏失钾有关。肾脏失钾的常见原因有排钾利尿剂的使用、急性肾衰竭多尿期、肾小管性酸中毒、原发性或继发性醛固酮增多症及异位 ACTH 综合征、肾上腺皮质癌所致皮质醇增多症等。根据该患者的病史，以及肾功能正常、血气分析无酸中毒和血皮质醇、血 ACTH 正常的检查结果，急性肾衰竭多尿期、肾小管性酸中毒、异位 ACTH 综合征或肾上腺皮质癌所致皮质醇增多症可排除。住院期间查血压一直正常，故原发性醛固酮增多症的可能性不大。相对少见的肾脏失钾的病因还有一些遗传性疾病，如 Liddle 综合征、Bartter 综合征和 Gitelman 综合征。

Liddle 综合征：由于上皮钠通道（ENaC）突变造成 ENaC 活性改变。ENaC 活性增加导致肾小管上皮细胞钠通道激活，集合管 Na^+ 重吸收增多，由此造成的压力差促使 K^+ 排出细胞。该病以高血压、低血钾、低血浆肾素、低醛固酮为主要临床特征。该患者的血压正常，故此病的可能性不大。

Bartter 综合征：可出现尿钾、尿钠、尿氯增多，低钾血症，血浆醛固酮、肾素水平升高，血压正常，尿前列腺素增多、缓激肽排泄增加，该病常见于儿童期，成人相对少见，多为常染色体隐性遗传疾病，其病因是 Henle 袢的上升支及远端集合管 NaCl 的转运紊乱，钠、钾、氯的消耗刺激肾素释放并伴球旁细胞的增生。其诊断标准：① 低钾血症（1.5~2.5mmol/L）；② 高尿钾（>20mmol/L）；③ 代谢性碱中毒（血浆 $HCO_3^- >$ 30mmol/L）；④ 高肾素血症；⑤ 高醛固酮血症；⑥ 对外源性升压素不敏感；⑦ 肾小球旁器增生；⑧ 低氯血症（尿氯>20mmol/L）；⑨ 血压正常；⑩ 肾脏穿刺活检。通常血镁水平正常，尿钙水平正常偏高，该患者不符合上述诊断标准。

Gitelman 综合征：典型临床表现为"五低一高"和代谢性碱中毒，即低血钾、低血镁、低血氯、低尿钙、偏低血压和 RAAS 活性增高。特别是低血镁和低尿钙对诊断 Gitelman 综合征有重要价值。典型患者可通过临床表现和实验室检查获得临床诊断，确诊有赖于基因检测。该患者为年轻女性，既往体健，急性起病，中度低钾、低血氯、低血镁，血压正常，血气提示代谢性碱中毒，继发性醛固酮增多，24h 尿钙降低。结合患者病史，需考虑 Gitelman 综合征。建议患者进一步于外院行基因检测以明确诊断。治疗仍予补钾、补镁等处理，监测血钾变化。嘱定期复查电解质及肾功能。

Gitelman 综合征（Gitelman Syndrome，GS；OMIM263800）是一种由肾脏远曲小管钠氯协同转运蛋白（NCC）功能障碍所致的常染色体隐性遗传病。1996 年证实，发病基础是由于编码噻嗪类利尿剂敏感的钠氯共同转运体（Na-Cl Cotransporter，NCCT）的

SLC12A3 基因突变。生理情况下，通道蛋白 NCC 位于肾脏远曲小管上皮细胞的管腔侧，参与肾小球滤过液中 5%～10% 氯离子和钠离子的重吸收，是机体维持水、电解质平衡的一道重要防线。当基因突变导致 NCC 结构和（或）功能障碍时，氯离子和钠离子从远端肾小管重吸收减少，肾脏重吸收水减少，继发肾素-血管紧张素-醛固酮系统（RAAS）活化、肾性失钾和钙重吸收减少。主要临床特点为肾性失钾导致的低钾血症、代谢性碱中毒，常伴有低血镁、低尿钙和 RAAS 活化，血压正常或偏低。

目前，在 Gitelman 综合征患者中已发现近 500 种 SLC12A3 基因突变。Gitelman 综合征是最常见的遗传性肾小管疾病之一，患病率为 1/40000～1/4000，亚洲人群的患病率可能更高。Gitelman 综合征常于青少年期或成年早期起病。临床表现主要与低血钾和低血镁相关。轻型患者可无症状或表现为轻度乏力和纳差；严重患者会出现四肢抽搐、软瘫、痛性痉挛、晕厥和横纹肌溶解继发急性肾损伤，甚至因为严重室性心律失常导致心搏骤停。基因检测是诊断 Gitelman 综合征的金标准。检测到 SLC12A3 基因纯合突变或复合杂合突变可确诊，单杂合突变的患者需结合临床，新发现的突变需要体外功能试验确定突变的致病性。

Gitelman 综合征以对症治疗、电解质替代治疗为主，以达成缓解症状、提高生活质量、避免严重并发症为目标。总体治疗原则如下：

① 替代治疗。推荐高盐饮食，进食富含钾、镁的食物，口服氯化钾、门冬氨酸钾镁、硫酸镁和氯化镁等药物，紧急或严重情况下可静脉输注钾盐和镁盐。2017 年，改善全球肾脏病预后组织（KDIGO）专家争议共识建议血钾和血镁治疗目标分别为 3.0mmol/L 和 0.6mmol/L。

② 其他治疗。保钾利尿剂（如螺内酯、依普利酮）、肾素-血管紧张素系统抑制剂（低血压时慎用）抑制 RAAS 活化，前列腺素合成酶抑制剂（吲哚美辛等）有助于减少补钾药物的剂量，改善低钾相关症状。但需注意监测相关药物的不良反应。

③ 患者管理和宣教。强调个体化的疾病管理，培养和加强患者自我监测症状体征，按时使用药物、适时就医、规律随诊，并需要重视患者的心理健康。

④ 特殊情况。对于妊娠期、围手术期及合并其他疾病的 Gitelman 综合征患者，应加强监测并积极随访，及时调整药物，避免病情加重及严重并发症发生。

（内分泌代谢科：王莹，王东，杨玲，徐萍，袁国跃）

15 12 岁男孩乳腺发育伴生长发育迟缓 1 例

【病例资料】

患者，男，12 岁，因"发现男性乳房增大半年余"于 2019 年 12 月来江苏大学附属医院就诊。患者无乳房疼痛，无视力缺损，无嗅觉障碍，无智力发育障碍，无怕热、多汗，无心慌、手抖，无头晕、乏力，无腹泻、便秘。否认有结核、肝炎等传染病接触史；有乳糖不耐受史；否认有食物、药物过敏史。足月产，非母乳喂养；父母发育偏迟，均 14~15 岁发育，父方兄弟有子女超重史。

入院体检 身高 149cm，体重 66.5kg，BMI 29.9kg/m²，肥胖体型。智力可，神志清楚，查体配合，无皮肤色素沉着，无突眼，甲状腺未及肿大，双侧乳房增大，可触及乳核、根据"Tanner 分期"，乳腺发育分期约为 II 期，无乳头溢液，无触痛。阴毛腋毛未见，外生殖器呈幼稚发育，阴茎长约 3cm。心肺听诊未闻及明显异常，腹部未见紫纹，下肢未见浮肿，四肢未见畸形，嗅觉粗测未见明显异常，听力粗测未见明显异常。

辅助检查

（1）入院前

性腺激素六项（2019-12，江苏大学附属医院）：雌二醇 10pg/mL（参考范围：20~47pg/mL），促黄体激素 0.73mIU/mL（参考范围：1.24~8.62mIU/mL），促卵泡生成素 3.10mIU/mL（参考范围：1.37~21.63mIU/mL），睾酮 0.23ng/mL（参考范围：1.75~7.81ng/mL），泌乳素 6.25ng/mL（参考范围：2.64~13.13ng/mL），孕酮<0.10ng/mL（参考范围：0.14~2.06ng/mL），生长激素 0.149ng/mL（参考范围：0~1ng/mL）。

乳腺超声（2019-12，江苏大学附属医院）：双侧乳晕后可见腺体样低回声，右侧范围约 28mm×11mm，左侧范围约 33mm×11mm，无包膜，回声欠均匀，符合双侧乳腺发育改变。

左手腕片（2019-12，江苏大学附属医院）：左手腕见 8 块腕骨，综合诸骨形态相当于 13 岁左右骨龄。

（2）入院后

肝肾功能+血脂+电解质：白/球比值 1.1，白蛋白 39.9g/L，碱性磷酸酶 323U/L，乳酸脱氢酶 241U/L，无机磷 1.52mmol/L，载脂蛋白 A1 0.86g/L，余均在正常范围内。血常规：淋巴细胞绝对值 3.7×10⁹/L，余均在正常范围内。类胰岛素生长因子-1 为 331.0ng/mL（参考范围：143~693ng/mL），睾酮 0.29ng/mL（参考范围：1.75~7.81ng/mL），硫酸脱氢表雄酮 124.00μg/dL（参考范围：16.6~242.7μg/dL）。皮质醇（8:00）：3.1μg/dL（参考范围：6.7~22.6μg/dL）；皮质醇（16:00）：3.2μg/dL（参考范围：2~13μg/dL）；皮质醇（24:00）0.6μg/dL（参考范围：2~13μg/dL）。促肾上腺皮质激素（8:00）：16.80ng/L（参考范围：0~46ng/L）。24h尿皮质醇：118.20μg，24h总尿量750mL。

糖耐量试验（OGTT试验）结果见表1。甲状腺功能结果见表2。GnRH兴奋试验结果见图1和表3。

表1　糖耐量试验（OGTT试验）结果

项目	空腹	30min	60min	120min	180min
胰岛素/（μIU·mL⁻¹）	9.86	82.43	73.11	69.6	56.57
C-肽/（ng·mL⁻¹）	3.68	9.59	11.59	12.73	10.31
血糖/（mmol·L⁻¹）	4.76	8.07	7.3	6.56	5.68

表2　甲状腺功能

时间	FT$_3$/（pmol·L⁻¹）	FT$_4$/（pmol·L⁻¹）	TSH/（μIU·mL⁻¹）	Tg-Ab/（IU·mL⁻¹）	TPO-Ab/（IU·mL⁻¹）	TR-Ab/（U·L⁻¹）
2019-12-04	6.56	11.21	1.92	0.3	0.4	0.63
2019-12-07	5.28	16.74	2.39	—	—	—
正常范围	0.27~4.2	12~22	3.1~6.8	0~4	0~9	0~1.5

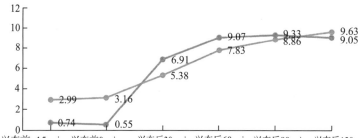

图1　GnRH兴奋试验（戈那瑞林100μg加入2mL生理盐水稀释后静脉推注）

表3　GnRH兴奋试验结果

项目	兴奋前-15min	兴奋前0min	兴奋后30min	兴奋后60min	兴奋后90min	兴奋后120min
FSH（卵泡刺激素）/（mIU·mL⁻¹）	2.99	3.16	5.38	7.83	8.86	9.63
LH（黄体生长素）/（mIU·mL⁻¹）	0.74	0.55	6.91	9.07	9.33	9.05

甲状旁腺激素、降钙素、妊娠hCG（人绒毛膜促性腺激素）、CEA、CA19-9、CA125、CA50、AFP、输血八项在正常范围。

肾上腺超声：未见异常。垂体MRI（平扫+增强）：未见异常。阴囊超声：左侧

28mm×13mm×15mm，右侧 24mm×14mm×14mm，余未见异常。

入院诊断　考虑：① 男性乳房发育；② 青春期发育延迟。

【病例讨论】

男性乳腺发育是指男性乳腺腺管和基质良性增生，在乳晕下形成直径达 2cm 或以上的可被触及的乳腺组织，可以是单侧或双侧，80% 以上是双侧。男性乳腺发育可分为生理性和病理性两大类。生理性男性乳腺发育分 3 个阶段：① 婴儿期，男性新生儿乳腺轻度增大，原因为母体内高浓度的雌激素水平通过胎盘影响胎儿。② 青春期，青春期内分泌旺盛，男性雄激素的分泌来源主要为肾上腺，青春期男性芳香化酶的活性可将雄激素转化为雌二醇，导致血浆 E_2 增高，血浆游离睾酮水平低。③ 老年期，老年男性大多伴不同程度的睾丸功能下降，雌激素和雄激素代谢变化，肝功能下降而导致雌激素灭活降低，血浆总睾酮水平下降，血浆游离睾酮水平降低，性激素结合蛋白（SHBG）水平增高。此外，老年人身体组织中脂肪含量增高，使外周阻滞的芳香化酶作用增强，而最终导致雌激素/雄激素的数值增高，使乳腺组织增生，乳房发育。本例患者 12 岁，主要应排除病理性男性乳腺发育，男性性激素的分泌器官主要为肾上腺和垂体，应排除相关性疾病。部分药物如雌激素，含雌激素的乳膏，洋地黄、苯妥英钠、酮康唑、雷尼替丁、利血平、卡马西平、硝苯地平、卡托普利、依那普利等均会导致男性乳腺发育，应反复追问患者是否有服药、用药史，并进一步排除。特发性男性乳腺发育是指约半数虽经过全面临床检查，但未能发现导致内分泌异常的潜在疾病，一般多见于一过性内分泌紊乱，就诊时激素水平正常。

男性青春期发育延迟（Late Puberty）是指青春期发育平均年龄加 2 个年龄标准差以后尚未出现青春期发育（14 岁男孩的睾丸容积<4mL）。根据病因的不同，临床上将其分为三类：① 体质性青春期发育延迟，最常见，属于低促性腺激素性性腺功能减退（IHH）中的一种，但为非器质性。② 低促性腺激素性（下丘脑-垂体）性腺功能减退，系由下丘脑-垂体疾患引起 FSH 和（或）LH 分泌不足。③ 高促性腺激素性（睾丸）性功能减退，系由原发于睾丸的疾患所引起，FSH 及 LH 代偿性增高。

对照同龄人的身高标准，本例患者的实际身高在 1 个标准差内，骨龄未见明显异常；入院后体检未见明显第二性征出现，阴毛及腋毛未见，睾丸未触及；结合超声，睾丸位于腹股沟区，未完全下降；Tanner 分级 1~2 级；进行嗅觉粗测（酒精和清水）能够区分；头颅 MRI 未见异常；结合患者 GnRH 兴奋试验结果，注射 GnRH 后 FSH 高峰出现于注射后 120min，LH 高峰出现于注射后 90min，与相关的文献报道相符，LH 注射后明显升高，较基础值升高超过 5 倍，高峰出现较缓，呈活跃反应，提示垂体储备功能尚可。结合其父母发育均偏迟，考虑青春期启动尚未开始，建议动态观察，半年至 1 年后复查性激素、皮质醇、乳房 B 超。

（内分泌代谢科：叶菁菁，王东，杨玲，徐萍，袁国跃）

16 肾上腺腺瘤伴醛固酮增多症1例

【病例资料】

患者，女，50岁，因"发现血钾降低4年，乏力1月余"于2020-08-11入院。既往有高血压病史4年，最高血压180/110mmHg，平素口服厄贝沙坦+尼群地平降压，于江苏大学附属医院门诊就诊后改为维拉帕米降压，自诉血压控制一般；既往有斜视手术史，否认有食物及药物过敏史。

患者4年前体检发现血钾降低（具体数值不详），当时未予重视，未治疗。入院1个月前患者无诱因下出现四肢乏力、易疲劳，在当地医院查血钾1.9mmol/L，予补钾治疗，症状有好转，复查血钾2.0～2.4mmol/L。后就诊于江苏大学附属医院门诊进行相关检查，钾2.59mmol/L，血浆肾素活性（立位）0.07ng/(mL·h)，醛固酮959.91pg/mL，停厄贝沙坦+尼群地平降压，改为维拉帕米0.12g口服bid降压治疗。拟住院完善相关检查，明确低钾原因。

入院体检　体温36.5℃，脉搏84次/分，呼吸17次/分，血压168/109mmHg，体重55kg，身高160cm，BMI 21.48kg/m²。神志清楚，精神可。面部无痤疮，双肺呼吸音清，未闻及干湿啰音。心率84次/分，律齐，未闻及病理性杂音。腹软，腹部无紫纹，无压痛及反跳痛，肝脾肋下未及，双肾区听诊未闻及血管性杂音。双下肢不肿。

辅助检查　血气分析：标准碱剩余5.5mmol/L，标准碳酸氢盐28.8mmol/L，葡萄糖6.6mmol/L，乳酸1.8mmol/L，实际碱剩余5.9mmol/L，碳酸氢根30.8mmol/L，PO_2 10.17kPa，PCO_2 6.38kPa，镁1.14mmol/L。生化：高密度脂蛋白胆固醇1.85mmol/L，钾2.43mmol/L，碱性磷酸酶102U/L，乳酸脱氢酶217U/L。输血八项：抗乙型肝炎病毒e抗体>4.5PEIU/mL，抗乙型肝炎病毒核心抗体>45.00PEIU/mL，乙型肝炎病毒表面抗原119.825IU/mL，其余均在正常范围内。乙型肝炎病毒DNA定量：$3.41×10^2$IU/mL。24h尿钾、尿钠定量：24h尿钾109.0mmol，24h尿量3400mL，24h尿钠277.4mmol。同步血钾：钾3.09mmol/L。甲状旁腺激素：107.60pg/mL。

血细胞分析，粪便常规+隐血试验，糖化血红蛋白，凝血常规，无机磷，尿常规，心梗三项，肿瘤十一项，降钙素，多巴胺，去甲肾上腺素，肾上腺素，24h尿香草苦杏仁酸，8点、16点、24点皮质醇，24h尿皮质醇，甲状腺七项及性腺激素六项未见明显异常。

两次醛固酮卧立位试验结果见表1。

表 1　两次醛固酮卧立位试验结果

体位	时间	醛固酮/（pg·mL⁻¹）	血浆肾素活性/[ng·（mL·h）⁻¹]	醛固酮/血浆肾素活性	血管紧张素Ⅰ/（ng·mL⁻¹）	血管紧张素Ⅱ/（pg·mL⁻¹）
卧位	2020-07-31	570.26	0.16	356.4	0.19	117.37
	2020-08-01	867.29	0.39	222.4	0.80	224.97
参考范围		10~160	0.05~0.79			28.2~52.2
立位	2020-07-31	513.43	0.24	213.9	0.21	142.45
	2020-08-01	818.73	0.37	221.3	0.54	243.75
参考范围		40~310	0.93~6.56			55.3~115.3

卡托普利抑制试验结果见表 2。

表 2　卡托普利抑制试验结果

时间/h	醛固酮/（pg·mL⁻¹）	血浆肾素活性/[ng·（mL·h）⁻¹]	醛固酮/血浆肾素活性	血管紧张素Ⅰ/（ng·mL⁻¹）	血管紧张素Ⅱ/（pg·mL⁻¹）
0	1092.06	0.01	10920	0.23	46.76
1	889.86	0.05	1779.72	0.30	84.53
2	971.58	0.03	3238.6	0.28	61.23

肾上腺静脉分段取血结果见表 3。

表 3　肾上腺静脉分段取血结果

采血部位	皮质醇/（μg·dL⁻¹）	醛固酮/（pg·mL⁻¹）	血浆肾素/（pg·mL⁻¹）	醛固酮/血浆肾素
股静脉外	18.2	890.89	0.81	1099.86
股静脉内	18.4	952.34	0.75	1269.79
外周（下腔静脉下）	18.7	989.32	0.73	1355.23
下腔静脉下	18.6	983.36	0.84	1170.67
外周（下腔静脉上）	17.2	979.26	0.67	1461.58
下腔静脉上	19.6	979.81	0.74	1324.07
外周（左肾上腺静脉）	17.8	952.07	0.73	1304.21
左肾上腺静脉	65.6	970.58	0.79	1228.58
外周（左肾静脉）	15.1	845.06	0.69	1224.72
左肾静脉	15.7	756.72	0.85	890.26
外周（右肾上腺静脉）	12.0	776.19	0.65	1194.14
右肾上腺静脉	20.1	3956.61	0.82	4825.13
外周（右肾静脉）	13.0	875.39	0.76	1151.83
右肾静脉	11.3	717.81	0.98	732.46

双肾与肾动脉（周围腹部大血管）超声：双肾小结石，需结合临床。

甲状腺及颈部淋巴结彩超：① 双侧甲状腺小片状低回声；② 双侧颈部小淋巴结，需结合临床。

心脏彩超：左心房增大；轻度主动脉瓣反流；轻度二尖瓣反流；轻度三尖瓣反流；轻度肺动脉高压；左心室舒张功能减退。

心电图：窦性心律，左心室肥厚伴劳损，可能继发性 ST-T 改变。

24h 动态血压监测：血压平均值均高于正常范围，白昼血压负荷值显著增高，>80%昼夜节律为非勺型；血压变异系数正常。

肾上腺 CT：右侧肾上腺结节，考虑腺瘤可能；右肺下叶小结节。

入院诊断　① 原发性醛固酮增多症；② 低钾血症；③ 高血压；④ 肾上腺腺瘤；⑤ 慢性乙型病毒性肝炎。

诊治经过　患者入院后予补钾、维拉帕米降压治疗，同时完善卧立位试验、卡托普利抑制试验等检查，于 2020-08-12 行肾上腺静脉分段取血示右肾上腺为优势侧，请泌尿外科医生会诊后建议转入泌尿外科行手术治疗，术后病理示肾上腺皮质腺瘤。

【病例讨论】

本例患者因"发现血钾降低 4 年，乏力 1 月余"入院，结合既往病史，高血压诊断明确。患者患高血压的同时有低血钾，需排除继发性高血压可能。其主要疾病和病因如下：① 肾脏疾病，如肾小球肾炎、慢性肾盂肾炎、先天性及继发性肾脏病变、肾动脉狭窄、肾肿瘤。该患者否认有肾炎病史，入院检查未见血尿、蛋白尿，B 超未及多囊肾或肾脏肿瘤，故肾性高血压暂无依据。② 内分泌疾病，如库欣综合征、嗜铬细胞瘤、原发性醛固酮增多症等。库欣综合征为各种原因致肾上腺分泌过多糖皮质激素所致，典型表现有满月脸、水牛背、多血质、紫纹等，也可以有高血压、低血钾。本例患者无典型库欣病面容，查激素水平及节律基本正常，故库欣综合征暂无依据。嗜铬细胞瘤患者的血压表现为阵发性升高，发作时可有心悸、出汗、头痛三联征表现，也可不典型。本例患者查发作时血、尿儿茶酚胺均正常，故嗜铬细胞瘤目前暂无依据。原发性醛固酮增多症在临床上以长期高血压伴低血钾为特征，血浆肾素活性降低，血醛固酮增多，结合肾上腺 CT 检查，考虑原发性醛固酮增多症的可能性大。

据 2020 版原发性醛固酮增多症诊断治疗的专家共识，原发性醛固酮增多症推荐以下人群进行筛查：① 持续血压>150/100mmHg 或难治性高血压患者；② 高血压合并自发性或利尿剂所致低钾血症患者；③ 高血压合并肾上腺意外瘤患者；④ 早发性高血压家族史或早发脑出血意外家族史的高血压患者；⑤ 原发性醛固酮增多症中存在高血压的一级亲属；⑥ 高血压合并阻塞性呼吸睡眠暂停的患者，并推荐血浆 ARR 作为原发性醛固酮增多症的筛查指标。

原发性醛固酮增多症的诊断思路为先行筛查试验。本例高度考虑患者所患疾病为原发性醛固酮增多症，进一步行确诊试验：① 卡托普利抑制试验；② 盐水输注试验。盐水输注试验前应该评估患者的血压、心功能。本例患者血压不稳定，遂未予盐水输注试验，而行卡托普利试验，结果显示醛固酮未被抑制。

原发性醛固酮增多症的病因诊断：醛固酮瘤、特发性醛固酮增多症、醛固酮癌、糖皮质激素可治性醛固酮增多症（GRA）、异位醛固酮增多症。该患者右侧肾上腺结节，考虑腺瘤可能；为明确定位诊断，行肾上腺静脉分段取血明确病变部位，排除部分无功能瘤。

（内分泌代谢科：秦瑜，王东，杨玲，徐萍，袁国跃）

17 继发性醛固酮增多症 1 例

【病例资料】

患者，男，48 岁，因"反复头痛 3 月余"于 2020-10-23 就诊。患者入院 3 月余前无明显诱因下出现头痛，至当地医院就诊，测血压明显增高（具体数值不详），诊断为"高血压"，查腹部 CT 示肾上腺结节（具体报告未见），后至河南省商丘市某人民医院住院，查尿常规示尿蛋白（±），24h 尿蛋白定量 0.75g；血生化示肌酐 107μmol/L，血钾 2.82mmol/L；泌尿系统彩超示左肾 94mm×44mm，右肾 105mm×46mm，双肾实质回声增强，双肾弥漫性病变。予服降压药物"维拉帕米 40mg tid"治疗 2 周后查尿常规示尿蛋白（++）；高血压四项示血管紧张素 I（37℃）46.63ng/mL，血管紧张素（4℃）13.67ng/mL，肾素活性（PRA）32.96ng/（mL·h），醛固酮（ALD）599.9pg/mL。予"盐酸维拉帕米缓释片 0.24g bid+盐酸特拉唑嗪胶囊 2mg qn"控制血压，收缩压维持在 160~190mmHg，舒张压维持在 100~140mmHg。否认既往有其他病史及高血压家族史。

入院体检 血压 206/137mmHg，神志清楚，精神可，体型适中，两肺呼吸音清，未闻及干湿啰音，心率 77 次/分，律齐，腹软，腹部未闻及明显血管杂音，无压痛、反跳痛，肝肾区无叩击痛，双下肢不肿。

辅助检查 电解质：钾 3.59mmol/L。血气分析：pH 7.427，标准碱剩余 3.5mmol/L，实际碱剩余 3.9mmol/L，碳酸氢根 28.4mmol/L。生化：肌酐 77.8μmol/L，钾 3.67mmol/L，肾小球滤过率 103.4mL/（min·1.73m^2）。24h 尿钾 41.0mmol，24h 尿钠 101.4mmol。血皮质醇节律、ACTH、24h 尿皮质醇基本正常。血儿茶酚胺、甲状腺功能、性激素六项均正常。立卧位醛固酮试验结果见表 1。

表 1 两次立卧位醛固酮试验结果

时间	体位	肾素/（pg·mL^{-1}）	肾素活性/［ng·（mL·h）$^{-1}$］	醛固酮/（pg/mL^{-1}）	血管紧张素 I /（ng·mL^{-1}）	血管紧张素 II /（pg·mL^{-1}）
2020-09-30	立位	1061.89	6.23	823.72	4.55	459.25
	卧位	254.58	7.60	365.06	3.13	124.90
2020-10-27	立位	2363.85	0.86	517.28	16.93	801.27
	卧位	297.17	1.75	342.44	12.07	479.73
参考范围	立位	4~38	0.93~6.56	40~310		55.3~115.3
	卧位	4~24	0.05~0.79	10~160		28.2~52.2

24h 动态血压监测：24h 血压平均值 166/118mmHg，白昼血压负荷值>80% 为显著升高，昼夜节律表现为反勺型。

心电图（2020-10-23）：窦性心律、异常 q/Q 波（Ⅲ，aVF，V2）、T 波改变、QT间期延长、异常 U 波，心梗三项正常。

心脏超声：轻度主动脉瓣反流、左心室舒张功能减退、EF 为 72%。

腹部 CT（平扫+增强）：① 左侧肾上腺结合部结节样增厚；② 肝右叶及脾脏钙化灶；③ 左肾小结石。（见图 1）

垂体 MRI：垂体体部右侧强化欠均。

眼底检查：右侧眼底可见少许硬性渗出灶，未见明显微血管瘤、出血，未见增殖性新生血管。

双肾+肾动脉超声：左肾体积偏小、双肾小结晶、双侧肾动脉阻力指数增高（右肾112mm×47mm，左肾 75mm×38mm，右肾血流可达皮质边缘，左肾血流减少）。

肾动脉 CTA：① 左侧肾动脉开口处重度狭窄（>99%）伴远端分支稀疏纤细；② 左肾体积较小；③ 左侧肾上腺结合部结节样增厚；④ 肝脏及脾脏内钙化点。（见图 2）

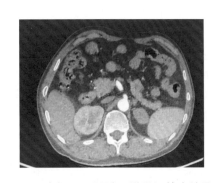
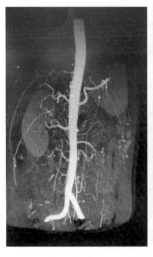
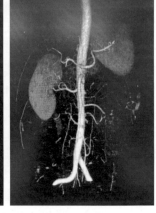

图 1 腹部 CT（平扫+增强）检查结果   图 2 肾动脉 CTA 检查结果

入院诊断 ① 继发性醛固酮增多症；② 左侧肾动脉重度狭窄；③ 肾血管性高血压；④ 左侧肾上腺结节；⑤ 低钾血症。

诊治经过 患者为 48 岁男性，3 个月前因头痛在当地医院查血压增高，血钾2.82mmol/L，CT 示左侧肾上腺结节，考虑原发性醛固酮增多症可能，改服降压药维拉帕米 2 周后查醛固酮水平高，入住内分泌代谢科，入院后血钾基本正常，血压一直偏高。查上腹部 CT 示左侧肾上腺结合部结节样增厚；垂体磁共振示垂体体部右侧强化欠均。查立卧位醛固酮试验示醛固酮、肾素活性均高，故考虑继发性醛固酮增多症的可能性大，外院肾动脉超声正常，肾脏超声示双肾弥漫性病变，请肾内科会诊，认为肾素增高尚不明显，超声、CT 未见肾脏占位性病变，肾素瘤证据尚不足。肾输尿管超声示左肾体积偏小。肾动脉超声示双侧肾动脉阻力指数增高。肾动脉 CTA 示左侧肾动脉开口处重度狭窄（>99%）伴远端分支稀疏纤细；左肾体积较小。考虑为继发性醛固酮增多症，原因为肾动脉狭窄，为肾血管性高血压，请介入科急会诊，予转科治疗。

【病例讨论】

本例患者为中年男性，3个月前因头痛测血压明显增高，最高达206/137mmHg，查CT示左肾上腺结节，血钾略低。因患者高血压病史短，且急剧升高，需警惕继发性高血压：① 皮质醇增多症：本症是由多种病因引起的以高皮质醇血症为特征的临床综合征，主要表现为满月脸、多血质外貌、向心性肥胖、痤疮、紫纹、高血压、继发性糖尿病和骨质疏松等。该患者体检未见库欣病面容、向心性肥胖等糖皮质激素增多体征，皮质醇水平及节律、ACTH、24h尿皮质醇测定均正常，故暂不考虑皮质醇增多症。

② 嗜铬细胞瘤：血压表现为阵发性升高，发作时可有心悸、出汗、头痛三联征表现，也可不典型。该患者为持续性高血压，且无头痛、心悸等不适症状，查血儿茶酚胺正常，故暂不考虑嗜铬细胞瘤，必要时查尿儿茶酚胺及VMA进一步排除。

③ 原发性醛固酮增多症：过多醛固酮引起潴钠、排钾、细胞外液扩张，血容量增多，血管壁内及血循环钠离子浓度增加，血管对去甲肾上腺素的反应加强等原因引起高血压，多为高血压，伴有血钾偏低。该患者曾查电解质示血钾低，且有高血压，肾上腺增粗，但入院做立卧位醛固酮试验示醛固酮及肾素均高，故原发性醛固酮增多症的依据不足，需考虑继发性醛固酮增多症，其原因需考虑：a. 有效血容量减少导致肾小球旁细胞压力减低，兴奋肾素分泌，比如体液消耗、肾脏丢失过多或者钠摄入减少，以及伴有浮肿的疾病，常见于肝硬化腹水期、肾病综合征、充血性心衰等；b. 肾血管灌注降低，导致肾动脉缺血，肾素分泌增加；c. 肾素分泌瘤，主要为肾小球旁细胞瘤、肾胚胎细胞瘤；d. 血管紧张素增多，包括用雌激素治疗或妊娠等情况下亦可导致继发性的醛固酮增多。

④ 肾性高血压：肾脏病变，包括肾实质病变、肾血管病变导致肾性高血压。本例患者查尿蛋白阳性，肾功能尚正常；查肾脏+肾动脉超声示左肾体积偏小、双侧肾动脉阻力指数增高，肾动脉CTA示左侧肾动脉开口处重度狭窄（>99%）伴远端分支稀疏纤细，已调整降压药为硝苯地平控释片30mg bid+特拉唑嗪4mg qn，血压在150/100mmHg左右，目前考虑肾血管性高血压，转入介入科进一步治疗。

入介入科后行介入血管造影，引入4F猪尾巴导管至T11水平行腹主动脉造影，可见右肾动脉显影良好，左肾动脉起始段仅残留约5mm残根，左肾动脉狭窄约99%，左肾显影浅淡。引入微导管尝试进入重度狭窄段，微导丝顺利通过，微导管无法跟进，故建议至上级医院进一步诊疗。电话联系患者，未至上级医院进一步治疗，嘱尽快就诊，后续跟进治疗效果。

因患者为恶性高血压，有脑血管意外、肾衰竭、心脏损伤、眼底出血风险，须关注靶器官损害情况，眼底检查示右侧眼底可见少许硬性渗出灶，已存在眼底病变，需注意长期随访。

（内分泌代谢科：薛明森，王东，杨玲，王济芳，袁国跃）

18 原发性醛固酮增多症 1 例

【病例资料】

患者，男，56 岁，因"双下肢乏力 2 年，加重 3 周"于 2019-09-25 入院。患者 2 年前无明显诱因下出现间断性双下肢乏力，无头晕、头痛，无心悸、面部潮红，无视物模糊，无视物旋转，休息后可自行缓解，当时未予重视，未正规诊治。3 周前患者双下肢乏力症状加重，持续时间延长，不能抬举行走，伴纳差，无双下肢水肿，无肢体抽搐及大小便失禁，无黑矇、晕厥，无心悸、胸闷，无畏寒、发热，遂至当地医院就诊，查头颅 CT 提示两侧基底节区缺血灶，未予特殊处理。2 周前症状持续加重，遂至江苏大学附属医院急诊就诊，测血压 204/102mmHg，查肾功能+电解质示肌酐 151.1μmol/L、钾 1.72mmol/L、氯 95.4mmol/L，急诊予非洛地平片降压、氯化钾静脉补钾等对症治疗后症状较前略好转。现患者为进一步诊治，门诊拟"低钾血症、高血压"收入内分泌代谢科。病程中患者神志清楚，精神欠佳，纳差，睡眠尚可，大小便正常，近期体重无明显变化。

既往有高血压病史 4 年，血压最高达 200/120mmHg，平素不规律口服降压药（具体不详），未规律监测血压，血压控制欠佳。否认有糖尿病、冠心病等其他慢性病病史；否认有肝炎、结核、伤寒等传染病病史；否认有手术、外伤、输血史；否认食物、药物过敏史；预防接种史不详。

入院体检 体温 36.4℃，脉搏 78 次/分，呼吸 20 次/分，血压 192/116mmHg，身高 167.5cm，体重 72kg，BMI 25.66kg/m^2。神志清楚，精神欠佳，体型中等，发育良好，自主体位，查体合作。无满月脸、水牛背，甲状腺未扪及肿大。两肺呼吸音清，未闻及明显干湿啰音，未及胸膜摩擦音。心率 78 次/分，律齐，各瓣膜听诊区未及病理性杂音。腹软，无压痛及反跳痛，无板状腹，肝脾肋下未及，肾区无血管杂音。双下肢无浮肿，四肢无活动障碍，双下肢肌力 5$^-$级。肌张力正常，生理反射存在，病理反射未引出。

辅助检查 血常规、粪常规、肝肾功能、凝血功能、肿瘤十一项、甲状腺功能未见明显异常。大便隐血：阳性。尿常规：pH 7.0，尿比重 1.015，蛋白质（+），尿微量白蛋白 30mg/L。血脂：甘油三酯 1.92mmol/L，总胆固醇 3.83mmol/L，低密度胆固醇 2.33mmol/L，高密度胆固醇 1.12mmol/L。电解质（2019-09-08）：钾 2.98mmol/L，钠 144.3mmol/L，氯 104mmol/L，总钙 2.38mmol/L；电解质（2019-10-18）：钾 3.27mmol/L，钠 139.7mmol/L，氯 100.2mmol/L，总钙 2.27mmol/L。镁测定 0.87mmol/L，离子钙

1. 19mmol/L，无机磷 0.75mmol/L。

血气分析：pH 7.454，标准碱剩余 3.7mmol/L，标准碳酸氢盐 27.3mmol/L，葡萄糖 7.1mmol/L，乳酸 1.8mmol/L，实际碱剩余 4.2mmol/L，氧饱和度 0.97。

24h 尿钾、尿钠定量：24h 尿量 1800mL、24h 尿钾 63.0mmol，24h 尿钠 243.4mmol。

血皮质醇（8：00）：6.1μg/dL；血皮质醇（16：00）：3.6μg/dL；血皮质醇（24：00）：3.3μg/dL。

ACTH：19.4ng/L。

24h 尿皮质醇：203.28μg。

性腺激素六项：睾酮 3.58ng/mL，雌二醇 38pg/mL，促卵泡生成素 5.47mIU/mL，促黄体激素 4.03mIU/mL，泌乳素 19.25ng/mL。

血儿茶酚胺：多巴胺 83.62ng/L，肾上腺素 32.58ng/L，去甲肾上腺素 222.59ng/L。

尿儿茶酚胺：3h 尿量 300mL，3h 尿多巴胺 34.27ng/L，3h 尿肾上腺素 0.47ng/L，3h 尿去甲肾上腺素 16.26ng/L。

24h 尿香草苦杏仁酸测定：4.6mg。

两次立卧位醛固酮试验结果见表 1。

表 1　两次立卧位醛固酮试验结果

体位	时间	醛固酮/ (pg·mL⁻¹)	血浆肾素/ (pg·mL⁻¹)	血浆肾素活性/ [ng·(mL·h)⁻¹]	血管紧张素 I / (ng·mL⁻¹)	血管紧张素 II / (pg·mL⁻¹)	醛固酮/ 血浆肾 素活性
卧位	09-25	465.72	6.6	0.35	0.28	43.47	133.06
	09-26	514.53	2.94	0.25	0.33	63.17	205.81
立位	09-25	630.43	7.06	0.28	0.35	53.90	225.15
	09-26	862.28	2.98	0.13	0.36	72.47	663.29

糖耐量试验结果见表 2。

表 2　糖耐量试验结果

时间/min	血糖/ (mmol·L⁻¹)	胰岛素/ (μIU·mL⁻¹)	C-肽/ (ng·mL⁻¹)
空腹	5.81	3.13	2.24
30	7.20	15.52	3.94
60	9.68	37.85	9.88
120	8.13	26.56	11.57
180	5.97	9.41	7.65

糖化血红蛋白测定：5.6%。

甲状旁腺激素：123.30pg/mL。

肾上腺静脉分段取血结果见表 3。肾上腺静脉分段取血提示插管成功，考虑左侧优势分泌，故定位在左侧肾上腺。

表3　肾上腺静脉分段取血结果

	采血部位	皮质醇/ （μg·dL⁻¹）	醛固酮/ （pg·mL⁻¹）	血浆肾素活性/ [ng·（mL·h）⁻¹]	血管紧张素Ⅰ/ （ng·mL⁻¹）	血管紧张素Ⅱ/ （ng·mL⁻¹）
腔 内	股静脉	5.7	608.60	0.67	0.24	128.34
	下腔静脉下	6.1	566.48	0.30	0.46	306.25
	下腔静脉上	6.3	507.79	0.46	0.20	173.47
	左肾上腺静脉	51.5	2331.02	0.46	0.20	130.80
	右肾上腺静脉	35.5	609.44	0.18	0.19	221.74
	右肾静脉	4.9	495.97	0.36	0.17	164.99
腔 外	股静脉	6.0	603.28	1.05	0.27	142.12
	下腔静脉下	6.3	452.65	0.17	0.17	188.95
	下腔静脉上	6.3	640.36	0.40	0.19	172.59
	左肾上腺静脉	5.3	588.63	0.53	0.22	141.66
	右肾上腺静脉	5.6	467.94	0.11	0.40	117.98
	右肾静脉	5.9	566.97	0.55	0.36	191.93

胸片：主动脉型心脏。心电图：窦性心律，偶发室性期前收缩，非特异性ST-T改变，左心房负荷异常，左心室高电压。甲状腺超声：双侧甲状腺低回声结节（TI-RADS：Ⅲ级）（最大位于右叶约9mm×7mm）。腹部CT（平扫+增强）：①左侧肾上腺强化结节（腺瘤？）；②肝及右肾囊肿；③前列腺钙化。（见图1）

入院诊断　①原发性醛固酮过多症：醛固酮腺瘤；②低钾血症；③高血压Ⅲ级（很高危）；④甲状腺结节；⑤甲状旁腺功能亢进；⑥多发性内分泌腺瘤病；⑦糖耐量异常。

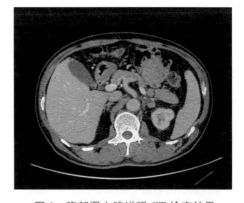

图1　腹部肾上腺增强CT检查结果

诊治经过　患者入院后先后静脉使用氯化钾注射液及口服氯化钾缓释片1g tid补钾、盐酸维拉帕米缓释片0.12g bid、盐酸特拉唑嗪片2mg qd降压治疗，至泌尿外科手术治疗。

患者于2019-11-01于江苏大学附属医院泌尿外科行腹腔镜下左侧肾上腺肿瘤切除术，术后病理提示（左侧肾上腺）组织病变符合皮质腺瘤（见图2）。术后复查电解质提示血钾正常。

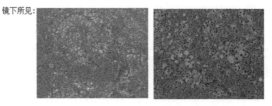

镜下所见：

病理诊断：
（左侧肾上腺）组织病变符合皮质腺瘤，建议随诊！

图2　术后左侧肾上腺病理结果

【病例讨论】

本例患者因"双下肢乏力2年，加重3周"入院，入院后多次查血钾偏低，血压偏高，低钾血症、高血压诊断明确。腹部CT（平扫+增强）提示"左侧肾上腺强化结节（腺瘤？）"，故首先考虑"原发性醛固酮增多症"，进一步根据筛查及确诊试验，明确病因是否为"醛固酮瘤"。

低钾血症的常见原因包括：（1）摄入不足：常见于不能进食、偏食和厌食的患者，每天丢失的钾不能从饮食中得到补充，时间长即发生低钾血症。该患者平素饮食正常，但发病3周来食欲欠佳，故该种原因不能完全排除。（2）丢失增多：钾的排出途径主要为肾脏，但消化道、皮肤、唾液也可排钾。① 消化道丢失：正常人粪便中含 8～10mmol/L 的钾，但消化道每天分泌的消化液多达 6000mL，其中钾含量为 10mmol/L，故严重呕吐和腹泻者从大便中丢失的钾很多。长期胃肠减压、胆道引流、服用泻药等都可使胃肠丢钾增多，这与该患者不符。② 肾脏丢失：肾脏丢失钾的疾病很多，包括：a. 肾小管疾病，如肾小管性酸中毒、范可尼综合征、棉酚中毒、Liddle 综合征和白血病伴溶菌酶尿。b. 肾上腺糖、盐皮质激素分泌过多，如原发性和继发性醛固酮增多症，后者包括恶性高血压、Bartter 综合征、Gitelman 综合征和肾小球球旁细胞瘤（肾素瘤）等。前者有库欣综合征、类库欣综合征及噻嗪类利尿剂和碳酸酐酶抑制剂、甘露醇、甘草次酸、甘珀酸、去氧皮质酮和两性霉素 B 使用；其他渗透性利尿剂（葡萄糖、甘露醇、山梨醇和尿素）使用，镁缺乏、重碳酸盐尿和 Cl⁻ 分流到集合管减少等。该患者两次卧立位试验均提示醛固酮升高，醛固酮/肾素活性比值增大，故需考虑是由原发性醛固酮增多症引起的低钾血症。③ 皮肤丢失：高温作业出汗过多，钾未得到补充，血容量不足引起继发性醛固酮增多也是钾丢失的因素。（3）钾分布异常：细胞外钾移入细胞内，体内总体钾并不缺乏，见于低钾性周期性麻痹、Graves 病、治疗高钾血症时胰岛素用量过大等。根据该患者的实验室检查结果，暂不支持此病因。

患者入院后完善腹部CT（平扫+增强）提示左侧肾上腺结节、腺瘤可能。

肾上腺结节的病因考虑：（1）原发性醛固酮增多症：过多醛固酮引起潴钠、排钾、细胞外液扩张，血容量增加，血管壁内及血循环钠离子浓度增加，血管对去甲肾上腺素的反应加强等原因引起高血压，多为高血压伴有血钾偏低。本例患者血钾偏低，实验室检查示高醛固酮，醛固酮/肾素活性比值大于50，支持原发性醛固酮增多症诊断。（2）皮质醇增多症：本症是由多种病因引起的以高皮质醇血症为特征的临床综合征，主要表现为满月脸、多血质外貌、向心性肥胖、痤疮、紫纹、高血压、继发性糖尿病和骨质疏松等。患者体检未见库欣病面容、向心性肥胖等糖皮质激素增多体征，皮质醇节律及浓度、尿游离皮质醇未见明显异常，故暂不考虑皮质醇增多症。（3）嗜铬细胞瘤：血压表现为阵发性升高，发作时可有心悸、出汗、头痛三联征表现，也可不典型，可查发作时血儿茶酚胺及发作后3h尿儿茶酚胺予以排除。本例患者否认有相关症状，血、尿儿茶酚胺未见异常，故暂不考虑嗜铬细胞瘤。（4）意外瘤：为无功能腺瘤，意外发现。（5）多发性内分泌腺瘤综合征（MENS）：MENS 是一组有明显家族倾向的显性遗传性疾病，有多个内分泌腺发生肿瘤，且能产生多种与所在腺体相同或不相同的激素或激素样物质，因而引起极其复杂且多变的内分泌症候群。目前，MENS分2型：① Ⅰ型，又称Wermer's Syndrome，由MEN-1基因突变造成，临床上存在甲状旁腺功能亢进症、肠胰内分泌瘤、垂体瘤及肾上腺腺瘤；② Ⅱ型，由RET基因突变造成，包括A型和B型，A型主要表现为甲状腺髓样癌、嗜铬细胞瘤及甲状旁腺功能亢进；B型主要表现为黏膜神经瘤伴甲状腺髓样癌。患者查甲状旁腺激素升高，此次入院多次复查电解质提示血钙偶高于正常，但甲状旁腺超声未见异常，故暂不能完全排除甲状旁腺功能亢进症；结合患者有肾上腺结节，故目前也不能完全排除多发性内分泌腺瘤病（MEN）。可进一步嘱患者行垂体MRI、PTH、甲状旁腺扫描等检查，必要时可完善基因检测。

卧立位醛固酮试验主要用于鉴别醛固酮瘤与特发性醛固酮增多症。

双侧肾上腺静脉取血（AVS）可用于鉴别过度分泌的醛固酮来自单侧还是双侧，为目前国外指南推荐的首选分型方法，常结合CT应用。

原发性醛固酮增多症的治疗目标及原则：目标是减少高血压、低血钾和心血管疾病引起的并发症，并降低病死率。治疗方案取决于原发性醛固酮增多症的病因和患者对药物的反应。原发性醛固酮增多症的治疗方法有手术治疗和药物治疗两种。醛固酮瘤及单侧肾上腺增生首选手术治疗，如患者不愿手术或不能手术，可予以药物治疗。特发性醛固酮增多症及糖皮质激素可抑制性醛固酮增多症（GRA）首选药物治疗。分泌醛固酮的肾上腺皮质癌发展迅速，转移较早，应尽早切除原发肿瘤。如已有局部转移，应尽可能切除原发病灶和转移灶，术后加用米托坦治疗。醛固酮瘤或单侧肾上腺增生行单侧肾上腺切除的患者，由于对侧肾上腺抑制作用尚未解除，建议在术后早期摄入高钠饮食。如有明显低醛固酮血症表现，需暂时服用氟氢可的松行替代治疗。对于采用药物治疗的患者，需定期复查肾功能、电解质，并监测血压，根据血钾、血压等指标调整药物剂量。

（内分泌代谢科：赵丽，李昊翔，王东，杨玲，王济芳，袁国跃）

19 急性心肌梗死致电风暴、心源性休克抢救成功1例

【病例资料】

患者，男，50岁，因"胸痛4h余"于2020年7月入院。既往体健，吸烟史30年，吸烟指数1200年支。患者入院4h前无显著诱因下出现胸痛，位于胸骨后，呈压榨样疼痛，伴汗出，无放射痛，胸痛持续不能缓解，就诊于当地医院，心电图示"V1-V4导联ST段抬高>0.1mV"，即刻予以阿司匹林300mg、硫酸氢氯吡格雷片300mg口服后至江苏大学附属医院急诊就诊，诊断为急性前壁心肌梗死，予以急诊行冠状动脉造影，提示左主干未见明显狭窄，左前降支近端闭塞，血流TIMI 0级；左回旋支近段见侧支循环至右冠状动脉远端，中段次全闭塞，血流TIMI Ⅱ级；右冠状动脉近中段闭塞，血流TIMI 0级。冠状动脉起源正常。术中经讨论，并征得患者家属同意决定行LAD的血栓抽吸术、PCI术及IABP植入术。术中血压80/50mmHg，予以多巴胺、间羟胺及去甲肾上腺素静脉泵入。术后转CCU进一步治疗。患者术后恶心、呕吐两次，为胃内容物；发作持续性室性心动过速两次，分别予以电复律及酒石酸美托洛尔注射液静脉注射后转为窦性心律。

入院体检 体温36.8℃，脉搏82次/分，呼吸18次/分，血压96/80mmHg（多巴胺、间羟胺及去甲肾上腺素静脉泵入）。痛苦面容，颈静脉无怒张，双肺呼吸音粗，未闻及干湿啰音，心界不大，心率82次/分，律齐，各瓣膜区未闻及杂音，双下肢无水肿，神经系统（-）。

辅助检查 血常规：总白细胞22.8×10⁹/L，血红蛋白及血小板正常。血脂：甘油三酯2.17mmol/L，总胆固醇5.38mmol/L，高密度脂蛋白胆固醇1.56mmol/L，低密度脂蛋白胆固醇3.51mmol/L。肝功能：丙氨酸氨基转移酶308.6U/L，天冬氨酸氨基转移酶550.0U/L。空腹血糖7.0mmol/L。凝血常规：D-二聚体4.30mg/L。肾功能与电解质、糖化血红蛋白未见异常。多次检查心梗三项：肌钙蛋白最高值>30ng/mL，CK-MB最高值>80ng/mL，肌红蛋白214ng/mL。多次检查BNP最高值为2660pg/mL。多次检查心脏彩超提示左心室节段运动异常，EF最低值32%。术后复查心电图提示V1-V4导联T波倒置（见图1）。

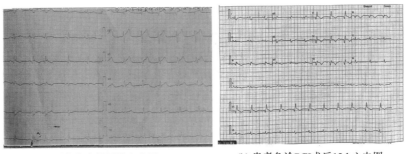

(a) 患者当地医院心电图　　　　(b) 患者急诊PCI术后12 h心电图

图 1　患者的心电图

诊治经过　予以心电监护，补液扩容，呋塞米、螺内酯利尿降低心脏负荷，沙库巴曲缬沙坦钠改善心室重塑、纠正心衰，阿司匹林、替格瑞洛抗血小板聚集，阿托伐他汀稳定血栓及琥珀酸美托洛尔等冠心病 II 级预防药物治疗。15 天后出院，出院 1 个月后再次入院行右冠状动脉 PCI 术（见图 2）。

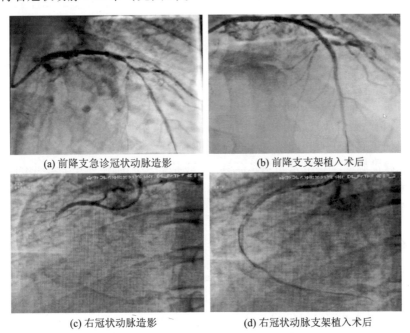

(a) 前降支急诊冠状动脉造影　　　　(b) 前降支支架植入术后

(c) 右冠状动脉造影　　　　(d) 右冠状动脉支架植入术后

图 2　术前、术后冠状动脉造影图像

随访　术后 3 个月对患者进行随访，无明显症状，日常活动无影响。

【病例讨论】

急性 ST 段抬高型心肌梗死通常是由单个冠状动脉血管急性血栓形成引起的，多支冠状动脉同时形成血栓则不常见。本例患者的急性心肌梗死为三支冠状动脉严重病变形成的。Tunzi 等的研究表明，多支冠状动脉病变所致急性 ST 段抬高型心肌梗死的患者中，85% 为男性，49% 有吸烟史，21% 有糖尿病病史，平均年龄（54±14）岁，故此例患者有多项典型危险因素。急性心肌梗死的主要病理生理机制是动脉粥样硬化斑块破裂导致的急性血栓形成，也可以继发于冠状动脉痉挛、可卡因滥用、激素治疗（如他莫昔芬）、原发性血小板增多症等。此外，一支血管的急性闭塞会造成周围血管的血流受损及弥漫性炎症反应，也可导致血管同时形成急性血栓。结合病史，该患者的急性心肌梗死主要考虑由于多发性动脉粥样硬化斑块破裂引起。

多支冠状动脉血栓形成的急性 ST 段抬高型心肌梗死患者中约 1/3 可出现心源性休克，1/4 患者出现危及生命的恶性室性心律。本例患者 PCI 术后出现两次持续性室性心动过速，这可能与急性心肌缺血相关，亦可能为心肌缺血再灌注损伤所致。因此，急性 ST 段抬高型心肌梗死患者在无禁忌证的情况下尽早使用 β-受体阻断剂，可有效预防室性心动过速及心室颤动等电风暴事件。介入治疗必须考虑以下几个因素：第一，再灌注策略的选择。在基层医院，由于条件限制，应尽早启动抗血小板溶栓治疗，随后尽早转入有 PCI 术条件的心脏中心。对急性 ST 段抬高型心肌梗死合并心源性休克患者，不论发生时间，也不论是否曾行溶栓治疗，均应行急诊 PCI 术，建议处理罪犯血管，达到完全血运重建。第二，IABP 的植入时机。很明显，本例患者心肌梗死面积大，越早实现缺血心肌的再灌注，获益越大，因此对该患者先行 PCI 术，术后予以 IABP 植入。尽管 IABP 的获益存在争议，但目前其仍是心源性休克患者最常使用的辅助循环装置之一。高血栓负荷是导致急性 ST 段抬高型心肌梗死和斑块破裂致多支血管闭塞的重要条件。对急性 ST 段抬高型心肌梗死高血栓负荷的患者采取血栓抽吸联合 PCI 治疗，可减轻心肌再灌注损伤，有助于心功能恢复和改善近期预后。

多支冠状动脉严重狭窄及闭塞是急性 ST 段抬高型心肌梗死患者少见的情况，易并发心源性休克和室性心律失常。尽早开通罪犯血管、恢复心肌供血可降低患者的死亡率和再住院率。

参考文献

[1] Tunzi M A, Dinkha L. Acute ST-elevation myocardial infarction caused by simultaneous occlusion of two culprit arteries[J]. Cureus, 2020, 12(4): e7540.

[2] Mahmoud A, Saad M, Elgendy I Y. Simultaneous multi-vessel coronary thrombosis in patients with ST-elevation myocardial infarction: a systematic review[J]. Cardiovascular Revascularization Medicine, 2015, 16(3): 163-166.

（心血管内科：陈蕊，陈广华，真亚，袁伟，刘培晶）

20 三支血管闭塞的急性心肌梗死1例

【病例资料】

患者，男，50岁，因"突发胸痛4h"于2020-07-20入院。患者入院前在睡眠过程中突发胸骨后压榨样闷痛，范围约巴掌大小，伴出汗，经休息胸痛未见缓解，至社区医院行心电图检查示V1-V4导联ST段弓背抬高，诊断为急性心肌梗死，立即予阿司匹林300mg、硫酸氢氯吡格雷300mg及阿托伐他汀40mg口服后转江苏大学附属医院。患者有30年吸烟史。

入院体检 体温36.5℃，脉搏90次/分，呼吸20次/分，血压88/55mmHg，指脉氧浓度88%。神志清楚，四肢干冷，肺部无啰音，心率90次/分，未闻及杂音。复查心电图V1-V4导联ST段弓背抬高，诊断为急性前壁ST段抬高型心肌梗死，予呼吸机辅助呼吸，多巴胺120mg+间羟胺10mg静脉泵入维持血压，绕行CCU予急诊经皮冠状动脉介入治疗术（PCI），开通梗死相关血管前降支。术后入CCU进一步治疗。

诊治经过 急诊冠脉造影示左主干未见明显狭窄；左前降支近端闭塞，左回旋支近端OM1发出后完全闭塞，OM1远端见侧支循环至右冠状动脉远端；右冠状动脉近端闭塞。诊断为急性前壁心肌梗死、心源性休克，梗死相关血管为前降支。立即安置主动脉球囊反搏泵（IABP），PEAK模式，1∶1反搏，搏后压90~105mmHg，同时多巴胺120mg+间羟胺10mg及去甲肾上腺素1mg联合持续静脉泵入升高血压。罪犯血管病变予血栓抽吸后植入一3.0mm×33mm Firebird 2支架至前降支中段，近端串联一3.5mm×23mm Firebird 2支架，即刻复查造影示前降支支架贴壁良好，远端血流TIMI Ⅲ级（见图1）。术后入CCU体征：体温36.8℃，脉搏82次/分，频发室性早搏，呼吸18次/分，血压96/60mmHg（多巴胺120mg+间羟胺10mg及去甲肾上腺素1mg联合持续静脉泵入维持），指脉氧浓度95%；神志清楚，轻度烦躁，平卧，四肢皮肤干冷，双肺未闻及干湿啰音；心率82次/分，律不齐，频发早搏，未闻及病理性杂音。继续呼吸机辅助呼吸，无创通气，使用IABP。规范药物治疗，包括拜阿司匹林+替格瑞洛+欣维宁联合抗血小板、低分子肝素抗凝、阿托伐他汀钙稳定斑块，小剂量琥珀酸美托洛尔缓释片口服、补液、维持内环境平衡等。实验室检查：cTn Ⅰ>30ng/mL，CK-MB>80ng/mL，MYO>500ng/mL，BNP 52pg/mL。D-二聚体4.30mg/L，动脉血乳酸3.5mmol/L。血细胞分析：白细胞计数22.8×10⁹/L，血红蛋白158g/L，血小板计数195×10⁹/L；血钾3.95mmol/L，血钠143mmol/L，血肌酐87μmol/L；甘油三酯2.17mmol/L，总胆固醇5.38mmol/L，低密度脂蛋白胆固醇3.51mmol/L；丙氨酸氨基转移酶308U/L，天门冬氨酸氨基转移酶 1062U/L，肌酸激酶 840U/L，肌酸激酶同工酶 530U/L，葡萄糖 7.09mmol/L，乳酸脱氢酶 2587U/L，总蛋白 64g/L。术后 1h 心电图示窦性心律伴室性早搏，心率 90 次/分，V1-V4 导联见 Q 波，ST 段抬高较术前回落。术后 24h 床边心脏彩超：LVEDD 46mm，LVEF 47%，左心室前壁节段运动减弱。床边胸片：两肺肺气肿，未见肺部渗出影。术后第二天复查 BNP 1960pg/mL，予新活素静脉泵入纠正心衰。经综合治疗，生命体征逐渐稳定，一般情况逐渐好转。2020 年 7 月 25 日停用呼吸机；7 月 26 日复查心脏彩超 LVEF 39%；7 月 28 日拔除 IABP；7 月 31 日复查心脏彩超 LVEDD 46mm，LVEF 44%；8 月 2 日停静脉使用升压药，适当床边活动；8 月 4 日复查血常规及血生化无异常，血 BNP 1380pg/mL，心梗三项正常，心电图示前壁导联 Q 波、ST 段回落至基线、T 波倒置，床边胸片未见明显异常；8 月 5 日好转出院。出院后嘱患者继续冠心病药物规范治疗、利尿剂改善心功能、门诊监测血压情况，并酌情使用 ACEI 或 ARB。

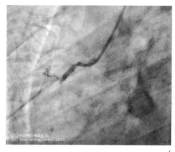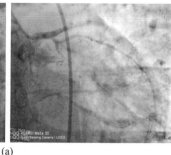

（a）：右冠状动脉近端闭塞；左前降支近端闭塞；左回旋支近端 OM1 发出后完全闭塞，OM1 远端见侧支循环至右冠状动脉远端。

(a)

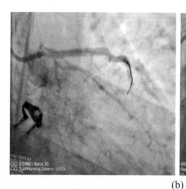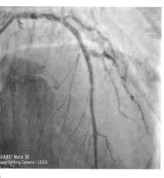

（b）：置入 IABP，左前降支植入 3.0mm×33mm Firebird 2 支架、3.5mm×23mm Firebird 2 支架，即刻复查造影提示左前降支支架贴壁良好，远端血流 TIMI Ⅲ级。

(b)

图 1　冠状动脉造影图像

【病例讨论】

急性 ST 段抬高型心肌梗死（STEMI）发病急、病情重、预后差，在发病时间窗内行直接 PCI 术可改善预后是国内外专家一致共识。本病患者被明确诊断为急性前壁 ST 段抬高型心肌梗死，并发泵衰竭、心源性休克，冠状动脉造影提示三支冠脉血管近端均完全闭塞，因此病情凶险，死亡率高。冠状动脉严重的三支病变是急性心肌梗死合并心源性休克的重要原因，也是急诊冠状动脉介入术后院内死亡的独立危险因素，早期血运重建是最重要的治疗策略，而且可以明显降低远期病死率，对预后至关重要。2020 年欧洲心血管指南推荐对心肌梗死合并心源性休克患者早期启动侵入性再血管化治疗，PCI 术治疗仍作为再血管化的首选策略，仅在冠状动脉解剖极不适合 PCI 术或 PCI 术失败时才考虑 CABG。对罪犯血管实施直接 PCI 是标准治疗策略，而对非罪犯血管需全面评估其解剖学特点、对缺血及血流动力学的贡献、PCI 预期成功率、患者基本状态，再决定是否对非罪犯血管实施择期 PCI 术。本例患者急诊行 PCI 术仅处理罪犯血管前降支，术后前降支远端血流 TIMI 恢复Ⅲ级，介入操作及影像学成功。而对于非罪犯血管回旋支和右冠状动脉，建议择期干预，目的是最终达到完全血运重建，改善预后。

急性心肌梗死合并心源性休克，治疗难度大、死亡率高。根据 IABP-SHOCK Ⅱ 评分，本例患者属于低危组，其 30 天死亡率为 20%～30%。

虽然成功的急诊 PCI 挽救濒死心肌细胞，改善预后是最重要的治疗策略，但术后继续治疗仍具有重要地位。药物治疗方面包括抗栓、抗凝及他汀药物等使用，心源性休克急性期应当避免使用 β 受体阻滞剂，评估容量负荷，注意低血容量的发生。维持理想血压目标值，推荐平均压 65mmHg，临床上常用的稳定血流动力学的正性肌力药物主要包括多巴胺、多巴酚丁胺及去甲肾上腺素，而且应尽可能使用有效的最小剂量并缩短使用时间。本例患者使用三种血管活性药物维持血压，随着病情好转，生命体征稳定，逐渐减少使用剂量，最终完全停止使用。

主动脉内球囊反搏泵（IABP）是目前临床上治疗 STEMI 合并心源性休克最常应用的机械辅助循环装置，但其对心源性休克的有效性仍存在争议。基于 IABP-SHOCK Ⅱ 的研究结果，目前指南不推荐对急性心肌梗死合并心源性休克患者常规使用 IABP，仅推荐用于合并机械并发症患者。但 IABP 对此类患者的血流动力学稳定支持具有明确作用，能帮助患者度过休克危险期，而且 IABP 安全性好、操作简单、并发症少，较其他心脏辅助装置更易广泛开展和使用。另外，关于 IABP 置入的时机，PCI 术前应用 IABP 辅助治疗较 PCI 术中、术后有更大的获益。IABP 的缺点是不能主动提供辅助心脏支持，需依赖于一定的残存左心室功能，因此，对左心室功能严重受损的患者不能提供稳定有效的循环支持，效果欠佳，此时可考虑应用 ECMO。但由于技术、设备及经济条件等限制，无法常规提供 ECMO。IABP 使用的关键是精准识别心源性休克前期或早期的高危 STEMI 患者，IABP 应用越早越好，不要等到循环衰竭后再应用。

本病例为急性前壁心肌梗死并发心源性休克，三支血管近端完全闭塞，急诊行 PCI 及时开通罪犯血管，早期使用 IABP，联合血管活性药物稳定血流动力学，术后病情监测和冠心病规范药物使用是本例患者度过危险期并最终好转出院的关键。另外，其成功救治也依赖于团队合作和多专业协同。

参考文献

［1］中华医学会心血管病学分会，中华心血管病杂志编辑委员会. 急性 ST 段抬高型心肌梗死诊断和治疗指南（2019）［J］. 中华心血管病杂志，2019，47(10)：766-783.

［2］ Levine G N,O'Gara P T,Bates E R,et al. 2015 ACC/AHA/SCAI focused update on primary percutaneous coronary intervention for patients with ST-elevation myocardial infarction：an update of the 2011 ACCF/AHA/SCAI guideline for percutaneous coronary intervention and the 2013 ACCF/AHA guideline for the management of ST-elevation myocardial infarction：a report of the American College of cardiology/American Heart Association task force on clinical practice guidelines and the society for cardiovascular angiography and interventions［J］.Journal of the American College of Cardiology,2016,67(10):1235-1250.

［3］ Zeymer U,Bueno H,Christopher B,et al. Acute Cardiovascular Care Association position statement for the diagnosis and treatment of patients with acute myocardial infarction complicated by cardiogenic shock：a document of the Acute Cardiovascular Care Association of the European［J］. European Heart Journal：Acute Cardiovascular Care,2020,3(2):1-15.

［4］ 汪宇鹏，崔鸣. 急性心肌梗死合并心源性休克的现代治疗策略 ［J］. 山东医药，2019，59(16)： 110-113.

［5］ Thiele H,Zeymer U,Neumann F-J,et al.Intra-aortic balloon counterpulsation in acute myocardial infarction complicated by cardiogenic shock (IABP-SHOCKII)：final 12 month results of arandomised,open-label trial［J］.The Lancet,2013,382(9905):1638-1645.

［6］ Ibanez B,James S,Agewall S,et al.2017 ESC guidelines for the management of acute myocardial infarction in patients presenting with ST-segment elevation：the task force for the management of acute myocardial infarction in patients presenting with ST-segment elevation of the European Society of Cardiology(ESC)［J］.European Heart Journal,2018,39(2):119-177.

（心血管内科：戴芝银，刘培晶）

21 急诊 PCI 应用盐酸替罗非班诱发极重度血小板减少症 1 例

【病例资料】

患者，女，74 岁，因胸痛 35min 急诊入院。心电图示 V1-V5 导联 ST 段弓背向上抬高 $0.5\sim0.6$mv，诊断为急性广泛前壁心肌梗死。急检血常规示血小板计数 192.0×10^9/L，凝血功能未见异常。服用氯吡格雷 600mg 及阿司匹林 300mg 后送导管室行冠状动脉造影，见左前降支近端闭塞，回旋支近端狭窄约 50%，中段狭窄约 90%，右冠状动脉近端狭窄约 20%，中段狭窄约 20%。决定对前降支行 PCI 治疗，余病变择期治疗。应用 GP Ⅱ b/Ⅲ a 受体拮抗剂替罗非班（艾卡特）0.6mg 于 3min 内推入，追加肝素至 8000U，送入 6FJL4 指引导管顺利到达左冠状动脉开口，选择 Runthrough 导丝顺利通过前降支闭塞病变处至血管远端；选择 2.0mm×15mm 的 Sappire 球囊置于前降支闭塞病变处，以 12 个大气压扩张，造影见狭窄病变略解除，前降支远端血流 TIMI Ⅰ 级；送入血栓抽吸导管至前降支远端，反复抽吸出大量血栓样物质，造影见前降支远端血流 TIMI Ⅱ 级；选择 3.0mm×18mm 垠艺支架置于前降支狭窄病变处，以 12 个大气压扩张，造影见支架扩张充分，狭窄病变完全解除，远端血流 TIMI Ⅲ 级。术毕，术中顺利，患者无不适，安返监护病房。术后以 $0.15\mu g/(kg\cdot min)$ 维持 GP Ⅱ b/Ⅲ a 受体拮抗剂替罗非班（艾卡特），拟于替罗非班（艾卡特）停止泵注后给予低分子肝素皮下注射。患者术后约 12h 出现少量咯血及皮肤瘀斑，复查血常规示血小板计数 4.0×10^9/L，再次复查示血小板计数 2.0×10^9/L，可确认为严重血小板减少，停用所有抗血小板及抗凝药物，加用人免疫球蛋白 15g 每日一次静脉滴注，地塞米松 5mg 每日一次静脉注射，并输入机采血小板 1U。24h 后复查血常规示血小板计数 15.0×10^9/L，48h 后血小板计数为 48.0×10^9/L。以后每日复查血常规及凝血常规，血小板数目逐渐上升。术后 96h 血小板计数上升至 101×10^9/L，此时加用阿司匹林 100mg/d、氯吡格雷 75mg/d，并加用磺达肝癸钠 2.5mg/d 皮下注射，每日复查血常规示血小板稳定在 $(190\sim220)\times10^9$/L。

【病例讨论】

艾卡特的主要成分为盐酸替罗非班，是一种非肽类的血小板膜糖蛋白（Glycoprotein，GP）Ⅱ b/Ⅲ a 受体可逆性拮抗剂，因其有效的抗血小板作用，在急性冠状动脉综合征行经皮冠状动脉介入（PCI）中应用广泛，有助于 ST 段抬高型心肌梗死患者行 PCI 治疗后冠状动脉血流及心肌组织灌注的恢复，但应用替罗非班存在出现血小板减少的可能。RESTORE 和 PRISM-PLUS 两项大规模研究显示，GP Ⅱ b/Ⅲ a 受体拮抗剂（盐酸替罗非班）诱导血小板减少症（Glycoprotein Ⅱ b/Ⅲ a Receptor antagonists Induced Thrombocytopenia，GIT）的发生率为 1.1% 和 1.9%，其中重度分别为 0.2% 和 0.5%。

本例患者为急性冠状动脉综合征并行急诊 PCI 治疗，既往无血小板减少性疾病史，术后出现极重度血小板减少，考虑药物诱导性血小板减少症的可能性大。患者同时应用了阿司匹林、氯吡格雷、替罗非班和肝素等多种抗血小板及抗凝药物，术后出现血小板减少，需要鉴别具体为哪种药物所致。阿司匹林是可引起血小板减少的药物，但患者既往长期应用阿司匹林，从未出现血小板减少的表现，且入院查血常规示血小板计数正常，可基本排除阿司匹林所致血小板减少。氯吡格雷为患者入院后首次口服，但氯吡格雷诱发血小板减少一般多在 2~3 个月内发生，最常见的表现为血栓性血小板减少性紫癜。本例患者在用药 12h 内即出现极重度血小板减少，考虑氯吡格雷诱发的可能性小，但因患者出现咯血症状，遂亦同时停用氯吡格雷。此外，患者既往未应用过肝素，本次在 PCI 治疗中进行了肝素化，因此应当考虑肝素诱导性血小板减少症（Heparin-induced Thrombocytopenia，HIT）的可能性。HIT 多于首次用药 5~10 天开始出现，7~14 天出现诊断水平的血小板减少，但一般血小板计数较基础水平下降 30%~50%，多维持在（15~150）×10^9/L，该患者在术后 12h 内即出现血小板极重度减少（2×10^9/L），考虑 HIT 的可能性小。基于上述分析，该患者为 GIT 的可能性极大，立即停用替罗非班，并因患者血小板极重度减少且出现咯血，给予同时停用阿司匹林和氯吡格雷，并输注血小板1U。因目前 GIT 的发病机制尚未清楚，主要考虑免疫介导的可能性大，因此给予输注丙种免疫球蛋白及地塞米松等治疗。患者于停用替罗非班 1 天后血小板计数开始回升，于第 3 天基本回升至正常水平。患者于首次术后第 10 天行第二次 PCI 治疗，术中应用肝素，术后正常口服阿司匹林和氯吡格雷，并加用低分子肝素每日 2 次皮下注射，一次 4000 U，监测血小板计数未出现下降，因此可进一步验证患者血小板极重度减少为替罗非班所致。

GP Ⅱ b/Ⅲ a 受体拮抗剂抗血小板作用显著，在临床应用广泛，一般其诱发血小板减少症的发生率很低，但一旦出现 GIT，患者往往在极短时间内出现血小板的迅速减少，出血并发症发生的可能性大，严重的甚至危及生命。因此，临床医生必须足够重视，对于应用 GP Ⅱ b/Ⅲ a 受体拮抗剂的患者应立即复查血常规，并连续监测血小板计数，做到早发现、早停药、早干预。因目前考虑 GIT 为免疫介导的可能性大，给予本例患者丙种免疫球蛋白和地塞米松等治疗，患者短时间内血小板计数也恢复到正常水平，但具体是由于停用替罗非班后血小板自行回升，还是此治疗方法起了作用尚待进一步研究。

（心血管内科：寇玲，刘培晶）

22 冠状动脉内自发夹层致急性心肌梗死 1 例

【病例资料】

患者，女，39 岁，因"胸闷心悸 4h"于 2019-02-13 入院。患者于入院当日 06:00 起床后突发胸闷、心悸，伴双上肢麻木、乏力、头昏不适，无夜间阵发性呼吸困难，无视物模糊，无恶心、呕吐，无畏寒、发热，无意识障碍，遂于江苏大学附属医院门诊就诊，查心电图（见图 1）示 V2-V4 导联 ST 段抬高 0.1~0.15mV，急查心梗三项示肌红蛋白 175ng/mL，肌钙蛋白 I 0.08ng/mL，肌酸激酶同工酶 2.5ng/mL。门诊拟"胸闷待查"收住入院。

既往有高血压病史 1 年余，最高血压 180/100mmHg，平素未服药，未监测血压，否认有糖尿病病史，无吸烟、饮酒史，无早发冠心病家族史，无自身免疫性疾患病史，3 天前受凉后出现咽痛及咳嗽，少痰，无畏寒、发热。

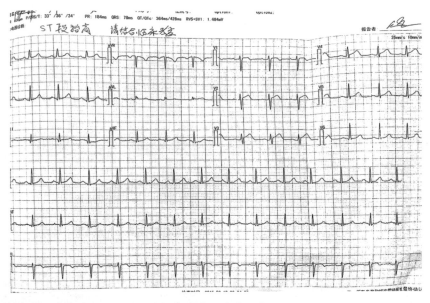

图 1 患者入院前心电图

入院体检 血压 180/100mmHg，神志清楚，双肺无干湿啰音，心前区未见异常隆起，心尖搏动位于第五肋间左侧锁骨中线内侧 0.55cm，心界无扩大，心率 80 次/分，律齐，心音正常，各瓣膜听诊区未闻及病理性杂音及心包摩擦音，周围血管征阴性。

辅助检查 血常规：C-反应蛋白<0.5mg/L，白细胞计数 13.9×10⁹/L，中性粒细胞

百分比 87.5%。凝血常规：D-二聚体 0.10mg/L。

入院诊断 ① 胸闷待查（病毒性心肌炎？急性心肌梗死？）；② 高血压Ⅲ级，极高危；③ 急性支气管炎。

诊治经过 入院后予以哌拉西林舒巴坦抗感染及降压、控制心率治疗。2019-02-13 16:15 复查心梗三项示肌红蛋白 76.5ng/mL，肌钙蛋白Ⅰ 22.9ng/mL，肌酸激酶同工酶 63.3ng/mL；复查心电图（见图2）示 V1-V4 导联 T 波双向；查心脏彩超示左心室前壁运动减弱或消失，左心室射血分数 69%。考虑急性 ST 段抬高型心肌梗死不能排除。

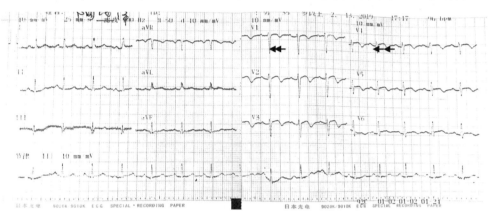

图2 入院当天（17:17）复查心电图（箭头表示 T 波双向）

急诊予以冠状动脉造影（2019-02-13 17:52）。造影结果（见图3）：开口正常，左主干（LM）、回旋支（LCX）未见明显狭窄；左前降支（LAD）中远端管腔突然变细，未见明显斑块，远端 TIMI 血流Ⅲ级；右冠状动脉（RCA）未见明显狭窄；前降支中远端壁内血肿可能，行光学相干断层扫描（OCT）检查发现 LAD 中远端冠脉内壁内血肿（见图4），遂考虑自发性冠状动脉夹层。

诊断 ① 急性前壁心肌梗死，自发性冠状动脉夹层，心功能 Killip 分级Ⅰ级；② 高血压Ⅲ级，极高危；③ 急性上呼吸道感染。术后停用抗栓药物，予以控制血压及心率、降低心肌氧耗治疗；复查心梗三项（2019-02-16）：肌红蛋白 3.47ng/mL，肌钙蛋白Ⅰ 3.47ng/mL，肌酸激酶同工酶<1.0ng/mL；行主动脉 CTA，未见明显异常。患者症状缓解，予以出院。

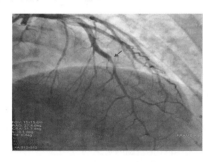

图3 冠状动脉造影（箭头示左前降支中远端血管突然变细）

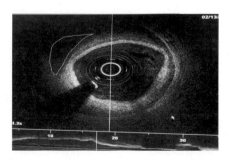

图4 OCT 图像（勾线区域为壁内血肿）

【病例讨论】

自发性冠状动脉夹层（Spontaneous Coronary Artery Dissection，SCAD）是急性冠状动脉疾病的一种罕见病因，可发生于动脉管壁三层（内膜、中膜、外膜）中的任意一层或两层之间，形成血肿，随后扩张，使真正的管腔受压狭窄，致心肌缺血。其病因目前尚不清楚，可能与血管局部炎症、胶原退行性变或中层囊性坏死有关。目前，广泛认可的学说有内膜撕裂学说及内出血假说。

SCAD 多具有以下两个特点：① 临床表现：患者多为中青年女性，且多在孕龄期或围绝经期，极少有心血管疾病危险因素；② 病变特点：多为冠状动脉单支病变（左前降支多见），常表现为弥漫而光滑的狭窄病变，且非病变处内膜光滑，无动脉粥样硬化斑块表现。SCAD 的诊断往往通过冠状动脉造影得到证实，但造影时需观察到有对比剂充盈的血管双腔影，而血管内超声（IVUS）或光学相干断层扫描（OCT）有助于进一步明确诊断（证实内膜撕裂或壁内血肿）。本例患者为中青年女性，临床表现为急性心肌梗死，合并高血压，无其他心血管危险因素，无早发冠心病家族史，冠脉造影示左前降支中远端血管突然变细，管壁规则，OCT 检查发现 LAD 中远端冠脉内壁内血肿。对于有胸痛症状的中青年妇女，特别是处于围产期或有口服避孕药等特殊因素时需考虑 SCAD。

治疗可采取保守治疗，或行冠状动脉支架植入术、冠状动脉旁路移植术，具体治疗策略主要取决于患者的临床症状、血流动力学指标及解剖位置和病变数量。由于大多数 SCAD 可以自愈，预后良好，而介入治疗可能会加重或造成医源性夹层，因而 SCAD 更倾向于首选药物治疗（保守治疗）；若患者反复出现药物不能缓解的顽固性胸痛及血流动力学不稳定，应立即行 PCI 术或冠状动脉旁路移植术，对多支病变、左主干病变及 PCI 术失败的病变患者应优选冠状动脉旁路移植术。

（心血管内科：王翠平，刘培晶）

23 青年急性心肌梗死1例

【病例资料】

患者，男，22岁，在校大学生，因"2h前晕厥1次"于2019-09-02入院。入院前2h（9月2日19时许）患者在打篮球后休息时突然意识丧失，晕厥倒地，伴呕吐胃内容物，约半分钟后自行苏醒，晕厥期间无四肢抽搐及口吐白沫，无大小便失禁。苏醒后，患者无言语及肢体活动障碍，无逆行性遗忘，无胸闷、胸痛及呼吸困难。送江苏大学附属医院急诊，急

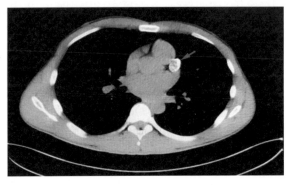

图1 胸部CT检查结果（箭头示冠状动脉致密影）

查心电图提示窦性心动过缓，心率53次/分，Ⅱ、Ⅲ、AVF导联、V4-V6导联ST段压低0.3mV；心肌损伤指标：肌红蛋白>500ng/mL，肌钙蛋白Ⅰ（CTnⅠ）、肌酸激酶同工酶、BNP正常。急诊CT（头颅+胸部）提示颅脑未见明显异常，左右冠状动脉区见条状致密影（见图1）。血气分析提示血钾2.94mmol/L、乳酸5.6mmol/L，血氧饱和度处于正常范围。

既往体健，否认有遗传性疾病家族史，无吸烟、饮酒等不良嗜好。否认入院前2周有病毒感染史。

入院体检 体温36.8℃，脉搏70次/分，血压114/63mmHg。神志清楚，精神尚可，巩膜无黄染，唇色淡，两肺呼吸音清，未闻及干湿啰音。叩诊心界无扩大，听诊心率70次/分，律欠齐，闻及早搏二联律，各瓣膜听诊区未闻及病理性杂音，腹平软，双下肢无水肿，四肢肌力、肌张力正常。

入院后心脏监护室给予相关生命体征等监测，心电监测提示频繁室性早搏及阵发性室性心动过速。给予抗心律失常、纠正低钾及酸碱失衡、补液支持等治疗。

辅助检查 心肌损伤标志物（9月2日22:20）：CTnⅠ 1.34ng/mL、肌酸激酶同工酶11.8ng/mL、肌红蛋白>500ng/mL；BNP 110pg/mL。

血常规+C-反应蛋白：白细胞15.3×10⁹/L、中性粒细胞绝对值13.6×10⁹/L、中性粒细胞百分比89.1%、血红蛋白114g/L、余正常。血气分析：乳酸2.5mmol/L、氧分压9.05kPa、氧饱和度0.93。凝血常规：D-二聚体0.75mg/L、血浆纤维蛋白原1.24g/L。

心电图：窦性心律，频发室性早搏二联律。心肌损伤标志物（9 月 3 日 06：20）：CTn I 20.6ng/mL、肌酸激酶同工酶 54.6ng/mL、肌红蛋白 384ng/mL；BNP 448pg/mL。心脏彩超示左心房增大，内径 41mm，轻度二尖瓣反流，左心室 EF 44%（Simpson 法估测 EF 43%），静息状态下左心室各节段收缩活动整体减弱。甲状腺功能正常，降钙素原 0.95ng/mL。

入院诊断 ① 急性重症心肌炎（？）；② 频发室性早搏，阵发性室性心动过速。

诊治经过 患者入院后初期的治疗方案主要以维持生命体征、提升免疫力及激素冲击、抗炎为主。但入院后患者病情进展迅速，很快出现心源性休克、持续性低血压，动态复查心肌损伤标志物、心力衰竭相关生化指标呈进行性升高，伴频发室性早搏及阵发性室性心动过速等恶性心律失常。于是医院及时调整治疗方案，一方面积极给予升压、呼吸机纠正低氧、可达龙+倍他乐克抗心律失常等治疗；另一方面考虑患者胸部 CT 提示冠状动脉区域有致密影；心脏超声提示心肌收缩普遍减弱、左心室射血分数显著下降等超声影像特点，考虑急性心肌梗死不能排除。在与家属积极沟通后，于 9 月 3 日中午行冠状动脉造影检查，同时给予主动脉内球囊反搏减少心肌耗氧、提升主动脉内舒张压、增加冠状动脉供血及改善心肌功能治疗。

冠状动脉造影结果：左主干及回旋支未见明显狭窄，前降支近端完全闭塞，中段见瘤样扩张（大小约 25mm×10mm），右冠状动脉中段完全闭塞，有丰富的桥侧支供应远端。右冠状动脉向前降支远端发出侧支循环，回旋支向右冠状动脉远端发出侧支循环。根据冠状动脉影像学表现，术中行前降支血栓抽吸及球囊扩张术治疗，复查造影提示前降支瘤体内较多疑似机化血栓，远端血流 I 级（见图 2）。

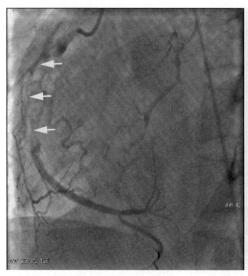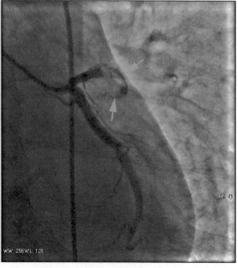

图 2　冠状动脉造影（箭头示右冠状动脉中段闭塞病变）

在掌握患者冠状动脉病变后，术后调整治疗方案，积极强化抗血小板、抗凝、改善心肌代谢及心功能等治疗。根据患者的氧饱和度情况积极调整呼吸机相关参数，并且动态跟踪心肌损伤标志物及心力衰竭相关生化指标。CTn I、BNP 等逐渐下降，通过积极有效治疗，患者的症状逐渐改善，病情好转。期间复查心脏超声提示心功能改善，左心室 EF 62%，左心室前壁中间段至心尖部收缩活动稍减弱，少量心包积液。复查左冠状动脉造影示左主干及回旋支未见明显狭窄，前降支中段见瘤样扩张（大小约 25mm×10mm），远端血流恢复至Ⅲ级（见图 3）。主动脉螺旋 CT 未见明显异常。出院前复查心脏超声提示左心室 EF 65%，静息状态下各节段收缩活动未见明显异常。心肌损伤标志物正常，BNP 306pg/mL。

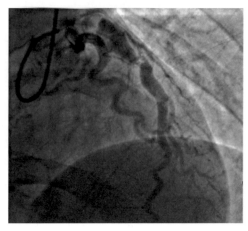

图 3　左前降支抽吸血栓后造影

　　住院期间，予追溯既往病史，患者双亲诉患者年幼时体质弱，经常感冒，且每次感冒历时较长。因此，综合考虑多种因素，做出出院诊断：① 冠心病，急性非 ST 段抬高心肌梗死，室性早搏，阵发性室性心动过速，心功能 Killip Ⅳ级；② 冠状动脉动脉瘤（川崎病）伴血栓形成。

【病例讨论】

　　本例患者入院主诉为意识丧失，疾病诊断为晕厥待查。针对晕厥的诊治是鉴别诊断的一个过程。众所周知，晕厥的主要病因有脑源性、心源性及血管神经性等。脑源性晕厥见于脑动脉粥样硬化、短暂性脑缺血发作、偏头痛、多发性大动脉炎（无脉症）、慢性铅中毒性脑病等；心源性晕厥多见于严重心律失常、心脏排血受阻及心肌缺血性疾病等，如阵发性心动过速、阵发性心房颤动、病态窦房结综合征、高度房室传导阻滞、主动脉瓣狭窄、先天性心脏病某些类型、心绞痛与急性心肌梗死、原发性肥厚型心肌病等，最严重的为阿斯综合征；血管神经性晕厥见于单纯性晕厥、直立性低血压、颈动脉窦综合征、排尿性晕厥、咳嗽性晕厥及疼痛性晕厥等。该患者为青年男性，入院后心肌损伤标志物进行性升高，很快进展为低血压直至心源性休克、呼吸衰竭，结合入院前后感染指标明显升高，以及心脏超声提示心肌收缩普遍减弱，初始考虑重症心肌炎或爆发性心肌炎，但是心肌炎的临床证据不充分，无法排除急性冠状动脉事件及应激性心肌病。再次详细询问病史并结合前期胸部 CT 提示冠状动脉区域致密影，最后通过冠状动脉影像学检查基本明确为川崎病引起冠状动脉瘤伴血栓形成所致急性心肌梗死，真正找到了疾病的真凶，也明确了下一步的治疗方案。

　　川崎病，也称黏膜皮肤淋巴结综合征。目前认为，川崎病是一种免疫介导的血管炎，1967 年由日本川崎富作医生首次报道。该病病程长，分急性期、亚急性期、恢复期，预后亦不同，主要症状常见持续性发热，体温常达 39℃以上，抗生素治疗无效。若出现心脏损害，类似心肌炎、心包炎和心内膜炎的症状，也可发生瓣膜关闭不全及心力衰竭，超声心动图和冠状动脉造影可见多数患者有冠状动脉瘤、心包积液、左心室扩大及二尖瓣关闭不全，胸片可见心影扩大。如无明显冠状动脉病变，病情即逐渐恢复；有冠状动脉瘤则仍可持续发展，可发生心肌梗死或缺血性心脏病，少数严重冠状动脉瘤患者进入慢性期，可迁延数年，遗留冠状动脉狭窄，发生心绞痛、心功能不全、缺血性心脏病，可因心肌梗死而危及生命。且近年来，该疾病的发病率有升高趋势，逐渐引起人们的重视。一般来说，川崎病日后不会复发，但由于心脏受到影响的后遗症在多年以后才会出现，所以有必要定期进行心脏检查。

川崎病的治疗方法：急性期可考虑中医药治疗，也可早期口服阿司匹林控制急性炎症过程，联合使用丙种球蛋白、激素及阿司匹林治疗可降低川崎病冠状动脉瘤的发生率。恢复期可继续抗血小板或抗凝治疗，如无冠状动脉异常，一般在发病后 6~8 周停药。遗留冠状动脉病变的患者，需长期服用抗凝药物并密切随访。有小的单发冠状动脉瘤的患者，应长期服用阿司匹林，直到动脉瘤消退。有巨瘤的患者易形成血栓，发生冠状动脉狭窄或闭塞，可口服华法林抗凝。对心肌梗死及血栓形成的患者采用静脉或导管经皮穿刺冠状动脉内给药或行冠状动脉成形术，促使冠状动脉再通、心肌再灌注。对冠状动脉严重病变者，如左主干闭塞、多支严重闭塞、左前降支高度闭塞，可行冠状动脉搭桥术。对严重二尖瓣关闭不全病例而内科治疗无效者，可行瓣膜成形术或瓣膜置换术。发生心源性休克、心力衰竭及心律失常者应予相应治疗。

后期随访：患者于 2019 年 11 月入住广州某医院，外周血管超声提示动脉内膜波浪样改变、动脉炎。成功行冠状动脉搭桥术（LIMA-LAD、SVG-RCA），术后长期予以阿司匹林、氯吡格雷双联抗血小板及他汀药物稳定斑块、倍他乐克抑制心肌重构等治疗。截稿前与患者沟通，获知其病情平稳，无明显心绞痛及心力衰竭的表现，运动耐量可。

（心血管内科：金鸣锋，刘培晶）

24 缺血性心肌病 1 例

【病例资料】

患者，男，38 岁，因"腹胀伴胸闷一周"于 2020-09-18 入住江苏大学附属医院消化科，住院期间因 BNP 明显高于正常、心脏超声明显异常转入心血管内科。患者入院一周前无明显诱因下出现腹胀、纳差，伴胸闷，呼吸不畅，无恶心、呕吐，无腹痛、腹泻，无胸痛、心悸，无畏寒、发热。胸腹部 CT：双侧胸腔积液；心包积液；腹、盆腔大量积液；腹腔部分脂肪间隙密度增高，肝实质密度欠均匀，胆囊结石，胸腹壁皮下水肿。

既往有高血压病史 7 年，最高血压达 180/140mmHg，平素不规律口服缬沙坦氢氯噻嗪 1 粒/日降压，血压控制不佳。有高脂血症病史 7 年，规律口服辛伐他汀 20mg/晚。

入院体检　血压 155/118mmHg，发育正常，体型肥胖（体重 110kg，BMI 指数 37.2kg/m^2）。神志清楚，精神萎，双肺呼吸音低，双下肺呼吸音消失。心率 88 次/分，心音低钝，各瓣膜听诊区未闻及明显病理性杂音。腹膨隆，呈蛙状腹，腹壁皮下水肿，肝脾未触及，移动性浊音（+），肠鸣音 4 次/分。双下肢中度可凹陷性水肿。

辅助检查　血生化：血清总蛋白 62.3g/L，白蛋白 26.9g/L，肌酐 115.3μmol/L，肾小球滤过率 68.9mL/（min·L），余项均在正常范围内。BNP：2040pg/mL。心梗三项：均在正常范围内。血气分析：pH 7.277，氧分压 8.59kPa，二氧化碳分压 7.67kPa，乳酸 2.3mmol/L。

心电图：窦性心律，ST-T 改变。

B 超胸腹水探查：腹腔游离无回声区，最深处约 120mm。右侧胸腔可见厚约 38mm 的液性暗区，左侧可见厚约 49mm 的液性暗区。

入院诊断　① 多浆膜腔积液，原因待查；② 心功能不全；③ 低蛋白血症；④ Ⅱ 型呼吸衰竭；⑤ 高血压Ⅲ级（极高危）；⑥ 高脂血症。

诊治经过　腹腔置管引流共引流腹水约 5000mL，腹水检验为渗出液，乳糜试验（+）。因 Ⅱ 型呼吸衰竭、血氧饱和度降低，予以呼吸机无创通气辅助呼吸；静脉补充人血白蛋白纠正低蛋白血症；降压、静脉及口服利尿剂治疗，入院后次日查心脏超声（UCG）：左心房内径 47mm，左心室舒张末内径 69mm，左心室收缩末内径 60mm，EF 31%，全心增大，心功能不全，轻度二尖瓣反流，轻度三尖瓣反流，中度肺动脉高压（52mmHg）。（见图 1）

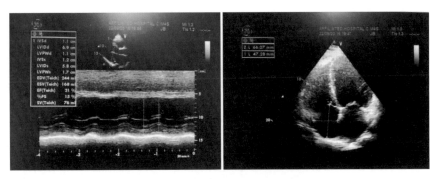

图 1   患者入院后心脏超声检查结果

新增诊断：扩张型心肌病，心功能 Ⅲ 级。予以加用沙库巴曲缬沙坦 100mg bid、琥珀酸美托洛尔缓释片 47.5mg qd 改善心肌重构、新活素改善心功能治疗。

治疗一周后复查腹腔未见明显游离无回声区；双侧胸腔未见明显积液；心包未见异常无回声区；BNP 恢复至 274pg/mL。

经治疗无禁忌证后行冠状动脉造影检查，结果显示 LM 未见明显狭窄，LAD 内膜不光滑，近端 60% 狭窄；LCX 内膜不光滑，中段 70% 狭窄，并可见溃疡性病变；RCA 内膜不光滑，中段 80% 狭窄，远端及后侧支近端 80% 狭窄，后降支近端 80% 狭窄。术中经讨论并征得患者及其家属同意，决定对 RCA 行 PCI 术，植入 2.5mm×36mm NANO 支架至远端及后侧支近端病变处，送一 2.5mm×15mm QUANTUM 球囊至远端支架内 14atm 扩张三次；植入 3.0mm×24mm GUREATER 支架至中段病变处，送一 3.0mm×12mm QUANTUM 球囊至中段支架内 14atm 扩张三次，复查造影无残余狭窄，远端血流 TIMI Ⅲ 级（见图 2）。

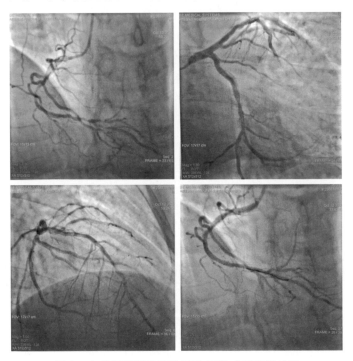

图 2   患者行冠状动脉造影及 PCI 术后造影结果

【病例讨论】

本例患者为青年男性，以大量腹水、胸腔积液及心包积液等多浆膜腔积液所导致的腹胀及胸闷为主要表现。入院后次日行 UCG，结果提示：全心增大，心功能不全，EF 值显著降低，仅为 31%。扩张型心肌病（Dilated Cardiomyopathy，DCM）是一类以左心室或双心室扩大伴收缩功能障碍为特征的心肌病，最常见的临床表现为心脏扩大及心力衰竭。超声心动图是诊断及评估 DCM 最常用的检查手段，故结合 UCG 结果，初步考虑该患者为扩张型心肌病。而扩张型心肌病为排他性诊断，需在排除可引起心脏扩大、收缩力减弱的其他继发原因如冠心病、高血压、心脏病、心脏瓣膜病等器质性心脏病以后才能最终确诊。患者在心力衰竭症状得到改善的情况下予以冠状动脉造影检查，结果显示为冠状动脉三支病变，后修正诊断为缺血性心肌病。

缺血性心肌病（Ischemic Cardiomyopathy，ICM）属于冠心病的一种特殊类型或晚期阶段，是指由冠状动脉粥样硬化引起长期心肌缺血，导致心肌弥漫性纤维化，产生与原发性扩张型心肌病类似的临床表现。其病理生理基础是冠状动脉粥样硬化病变使心肌缺血、缺氧，以致心肌细胞减少、坏死及心肌纤维化、心肌瘢痕形成的疾病。心力衰竭是缺血性心肌病发展到一定阶段的必然表现。该患者存在高血压、高血脂及 BMI 指数增高等冠心病危险因素，行冠状动脉造影证实存在冠状动脉显著狭窄，满足缺血性心肌病的诊断条件，遂进行 PCI 后第三天出院，居家继续口服抗血小板、改善心肌重塑及调脂稳定斑块等冠心病二级药物治疗。出院后一周电话随访，获知患者病情平稳，未再出现胸闷、腹胀及双下肢水肿等心衰表现。

（心血管内科：杨萍，刘培晶）

25 套细胞淋巴瘤经 CD19-CAR-T 细胞治疗后发生肿瘤细胞 CD19 抗原丢失 1 例

【病例资料】

患者，男，46 岁，因"颈部淋巴结肿大 2 月余"于 2018-05-11 入院。患者入院 2 个月前无明显诱因下出现左侧颈部淋巴结肿大，给予抗感染治疗后缩小，1 个月前再次增大，起初约为 3cm×2cm 大小，于外院行穿刺示镜下见异型肿瘤细胞，倾向淋巴瘤可能；MRI 示两侧颈部、锁骨区、上纵隔多发淋巴结肿大，口咽左侧结节样隆起。后患者左侧颈部淋巴结进行性增大，2018-04-24 行左颈部淋巴结活检术，病理送上海某肿瘤医院会诊，提示套细胞淋巴瘤。现左侧颈部、颞部明显膨隆，患者发病以来无发热，无咳嗽、咳痰，无呼吸困难，无盗汗，体重无明显下降。既往体健。

入院体检 血压 110/80mmHg，神志清楚，精神可，全身皮肤黏膜未见瘀斑瘀点，左侧颈部、颞部明显膨隆，可触及多发肿块，最大约 5cm×5cm，彼此有融合，质硬，无压痛，活动度差，腋窝、腹股沟未触及淋巴结肿大。两肺呼吸音清，未闻及干湿啰音。心率 80 次/分，心律正常，各瓣膜听诊区未闻及病理性杂音。腹平软，全腹无压痛及反跳痛，肝、脾肋下未及，墨菲征阴性。双下肢无水肿。

辅助检查 病理报告提示（左颈部）淋巴结套细胞淋巴瘤，母细胞样/多形性变异型，高侵袭性。免疫组化：CD20（+），CD10（-），Bcl-6（-），NUM1（-），Cyclin D1（+），SOX11（-/+部分小细胞阳性），IgD（+），MYC（+，60%~70%），CD21（-），CD23（-），CD3（-），CD5（-），Ki-67（约 30%）；滤泡树突细胞 CD21（+），CD23（+）。

生化：白蛋白 38.0g/L，尿酸 311μmol/L，球蛋白 29.7g/L，乳酸脱氢酶 657U/L。血细胞分析：C-反应蛋白 1.9mg/L，白细胞计数 7.4×10⁹/L，血红蛋白 126g/L，血小板计数 178×10⁹/L，中性粒细胞绝对值 5.6×10⁹/L。血 β_2-MG：2.34mg/L。EB病毒 DNA 定量分析：1.13×10³IU/mL。骨髓形态学：可见 26% 淋巴瘤细胞，考虑淋巴瘤细胞白血病。

染色体分析：分析 20 个中期细胞，46XY，未见克隆性异常。FISH 检测：t（11；14）阳性，形成 CCND1 基因与 IgH 基因的融合基因（见图 1）。

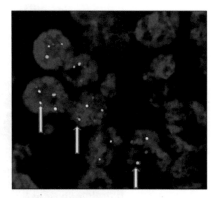

图 1 FISH 检测 t（11；14）阳性

PET-CT：双侧颈部、锁骨周围、腋窝、左侧内乳区、食管下段旁、纵隔、双肺门、腹盆腔、腹膜后、双侧髂血管旁、髂窝及双侧腹股沟多发肿大淋巴结（较大者位于左侧颈部，部分融合，大小约 12.6cm×5.0cm×4.1cm，放射性摄取增高，SUV_{max} 范围 1.90～9.55），左侧口咽壁稍增厚，脾大，以上 FDG 代谢增高，考虑淋巴瘤，需结合临床及组织学检查。（见图 2）

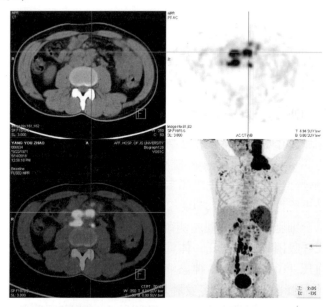

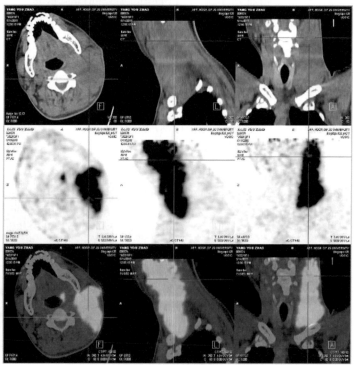

图 2　初诊时 PET-CT

入院诊断 套细胞淋巴瘤，母细胞样/多形性变异型。

诊治经过 本例患者诊断为套细胞淋巴瘤（MCL），MIPI 积分为 7.7 分（高危）。入院后予 R^2-CHOP 方案 [美罗华 600mg（d0）；长春地辛 4mg（d1）；表柔比星 100mg（d1）；环磷酰胺 1.2g（d1）；强的松 100mg（d1~5）；来那度胺 25mg（d1~10）] 化疗，化疗至淋巴结缩小后再次快速肿大，此患者为原发难治病例。

之后给予 R-Hyper-CVAD-A 方案 [美罗华 600mg（d0）；环磷酰胺 0.9g（d1~3）；长春新碱 2mg（d4，d11）；多柔比星 75mg（d4）；地塞米松 40mg（d1~4，d11~14）] 和 R-Hyper-CVAD-B 方案 [美罗华 600mg（d0）；甲氨蝶呤 1.5g（d1）（维持 24h）；阿糖胞苷 4.5g q12h（d2~3）] 交替两个循环挽救治疗。

治疗后复查 PET-CT：针对淋巴瘤治疗后，左侧颈部及锁骨上多发肿大淋巴结（较大者直径约 2.2cm，放射性摄取增高，SUV$_{max}$ 范围 4.38~12.77），较初诊时 PET-CT 数量明显减少，体积变小，FDG 代谢增高，考虑治疗后缓解（见图 3）。疗效评估为部分缓解（PR）。

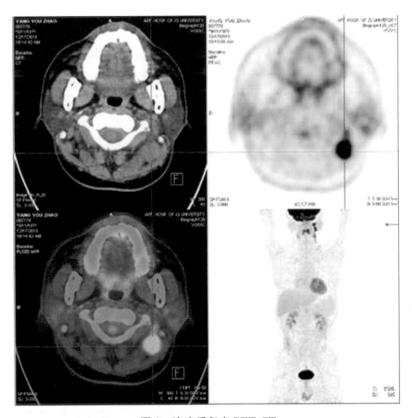

图 3 治疗后复查 PET-CT

患者经 R-Hyper-CVAD 方案治疗达部分缓解后，拟行自体外周血造血干细胞移植。首先进行外周血造血干细胞动员（依托泊苷 $1.6g/m^2$+G-CSF 方案），动员后行外周血干细胞单采，但是无法采集足够数量的 $CD34^+$ 造血干细胞，自体外周血干细胞动员失败，无法行自体移植。

与此同时，患者左颈部淋巴结又出现快速增大，给予口服伊布替尼 560mg qd 治疗，获短暂部分缓解（PR）后又进展（PD），再给予伊布替尼+硼替佐米+Gemox 方案［伊布替尼 560mg qd；硼替佐米 2.1mg（d1，d4，d8，d11）；吉西他滨 1.65g（d2）；奥沙利铂 200mg（d2）］挽救治疗 2 个疗程，疾病不再进展，疗效为疾病稳定（SD）。

在上述挽救治疗的过程中，采集外周血淋巴细胞，进行 CD19-CAR-T 细胞制备。之后患者行左颈部肿块姑息性放疗，放疗后左侧颈部淋巴结缩小。CD19-CAR-T 细胞制备完成后，给予 FC 方案预处理［氟达拉滨 40mg（d1~3）；环磷酰胺 0.4g（d1~3）］，再输注 CD19-CAR-T 细胞，细胞总数为 $5.5×10^7$。回输后患者没有明显的 CRS 及 CRES 等 CAR-T 相关并发症，治疗后继续给予口服伊布替尼 560mg/d 治疗，随访过程中患者血象正常，浅表肿块消失。

CAR-T 细胞治疗后三个月，患者出现进行性增大的右胸壁肿块，伴有大量胸腔积液、心包积液。右胸壁肿块穿刺提示套细胞淋巴瘤、多形性变异型；免疫组化：AE1/AE3（-），CD21（-），CD3（-），CD5（+），CD20（+），Pax-5（+），CD23（-），Cyclin D1（+），SOX-11（弱+），CD10（-），BCL-6（-），BCL-2（+90%），MUM-1（+70%），C-myc（+70%），Ki67（75%+），CD19（弱+）。

同时血常规表现为全血细胞进行性减少，骨髓涂片有 35% 异常淋巴细胞，并且淋巴瘤细胞的形态与初诊时有明显区别（见图 4）。

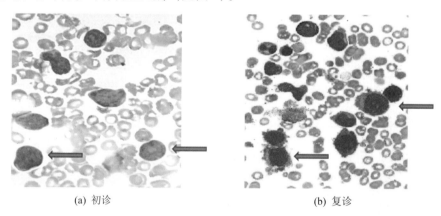

(a) 初诊   (b) 复诊

图 4　复发时淋巴瘤细胞的形态与初诊时有明显区别

外周血淋巴细胞亚群检测发现 B 细胞（$CD19^+$）/淋巴细胞为 0。骨髓流式细胞术检测 $CD19^+$ 细胞为 0（见图 5）。

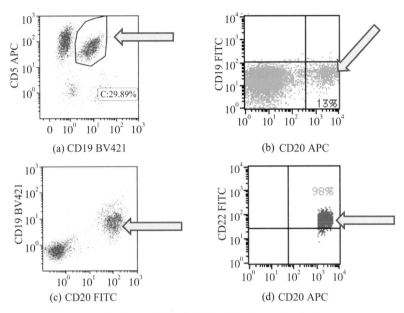

图 5　复发时骨髓流式细胞术检测 CD19⁺细胞为 0

上述结果提示患者体内的 CD19⁺细胞已经被 CD19-CAR-T 细胞清除，患者发生了肿瘤细胞靶抗原丢失。该患者最终死于疾病进展。

【病例讨论】

　　本例患者为年轻高危的套细胞淋巴瘤患者，经高强度化疗后仅达部分缓解，因自体外周血干细胞动员失败，无法行自体造血干细胞移植（Autologous Stem Cell Transplant，ASCT），且之后疾病快速进展，经伊布替尼、硼替佐米等新药治疗后仅能获得短暂疗效，无法获得长期缓解。经 CD19-CAR-T 治疗后发生靶抗原阴性复发，针对这一情况，可选另一抗原再进行 CAR-T 治疗，如本例患者复发后淋巴瘤细胞仍表达 CD20，故可选用 CD20-CAR-T，但遗憾的是 CD20-CAR-T 没有在江苏大学附属医院经过医学伦理讨论，所以无法在江苏大学附属医院血液科尝试。该患者也可考虑异基因造血干细胞移植，但患者同胞兄弟拒绝捐献干细胞，故无法实施。

　　套细胞淋巴瘤（Mantle Cell Lymphoma，MCL）是起源于淋巴结套区的 B 细胞淋巴瘤，占非霍奇金淋巴瘤的 3%~10%，好发于中老年人，男性多见。MCL 具有特征性染色体易位 t（11；14），导致细胞周期蛋白 D1（Cyclin D1）过表达，初诊时多为Ⅳ期，胃肠道、脾脏、骨髓受累多见。临床病程多呈侵袭性，预后差。

　　MCL 按细胞形态可分为经典型、母细胞样型和多形性变异型，其中母细胞样型和多形性变异型是 MCL 的侵袭性亚型。MCL 常用的预后指标为 MCL 国际预后指数（Mantle Cell Lymphoma International Prognostic Index，MIPI），包括年龄、乳酸脱氢酶、白细胞计数和 ECOG 评分，依据分值分为高危组（≥6.2）、中危组（5.7~6.2）和低危组（<5.7）。

对于体能状态好的年轻 MCL 患者，含大剂量阿糖胞苷的高强度一线方案诱导治疗后进行 ASCT 并接受利妥昔单抗维持治疗可作为标准治疗方案。复发/难治性 MCL 目前无统一的治疗方案，推荐使用新药或进入临床试验，BTK 抑制剂伊布替尼、蛋白酶体抑制剂硼替佐米对复发难治性套细胞淋巴瘤已显现出一定疗效，可作为挽救治疗方案的选择，但是长期生存率仍然很低，预后差。

嵌合抗原受体 T 细胞（Chimeric Antigen Receptor T-cell，CAR-T）免疫疗法是一种高效、靶向的免疫治疗，靶向 CD19-CAR-T 细胞免疫疗法对复发和难治性 B 细胞肿瘤患者产生了前所未有的临床疗效。2017 年，CAR-T 疗法获得美国食品和药物管理局（FDA）的批准，成为复发难治性 B 细胞肿瘤的主要治疗方法之一。

CAR-T 治疗后复发仍然是一个挑战。据报道，经 CD19-CAR-T 治疗的 B 细胞肿瘤患者中 30%~50% 在治疗后 1 年内复发。肿瘤细胞靶抗原丢失是 CAR-T 治疗后复发的机制之一，同时或序贯针对多种靶抗原的 CAR-T 是针对肿瘤细胞靶抗原丢失的可行策略。CAR-T 治疗后的维持治疗可能是降低复发的有效手段，包括自体造血干细胞移植、异基因造血干细胞移植及其他序贯治疗。

（血液科：王丽霞，罗鸣，余先球，雷芳，费小明）

26 复发 Ph⁺ 急性淋巴细胞白血病移植治疗 1 例

【病例资料】

患者，男，45 岁，因"诊断急性淋巴细胞白血病 4 年余"于 2019-07-15 入院。患者 2015 年 10 月因乏力、发热、皮肤出血起病，在江苏大学附属医院就诊，被确诊为急性淋巴细胞白血病，细胞核型：-45X，-Y，t（9；22）（q34；q11），+5，7p+，10p+，-14，-［16］/46XY［4］；融合基因 BCR-ABL-190 阳性，为高危组急性淋巴细胞白血病。2015-10-17 起接受 VDCP 方案+伊马替尼诱导化疗后获完全缓解（CR），此后予 MA 方案、CAM 方案、COATD 方案、EA 等方案+伊马替尼巩固，CNSL 预防，巩固后以 6-MP+MTX+伊马替尼维持，期间融合基因 BCR-ABL-190 一直呈阴性。

2019-07-15 入院复查，骨髓细胞形态检查：骨髓象可见 85%原幼淋巴细胞；细胞核型 46X，-Y，+5，8p+，t（9；22）（q34；q11），［15］/46XY［5］；融合基因BCR-ABL-190 阳性；ABL 激酶突变阴性；白血病免疫分型：该骨髓有核细胞中有 85%的幼稚细胞，该幼稚细胞表面 CD45⁻，CD19⁺，CD10⁺，CD34⁺，CD22⁺，HLA-DR⁺，CD7⁻，CD5⁻，CD14⁻，CD33⁻，CD64⁻，CD117⁻，少部分细胞 CD20，CD71 和 CD13dim，该细胞胞质内 MPO⁻，CD3⁻，CD79a⁺，TdT⁺。2019-07-23 起予利妥昔单抗+Hyper-CVAD（A、B 方案）+伊马替尼方案化疗两疗程，骨髓涂片示 CR，但融合基因 BCR-ABL-190 拷贝数为 70900，BCR-ABL-190/ABL 为 29.7%，未达到分子生物学缓解。2019-09-30 输注 CD19-CAR-T 细胞（1.8×10⁶/kg），回输后患者无发热、无 CRS 及 CRES 反应。2019-10-22 骨髓融合基因 BCR-ABL-190 阴性，达分子生物学缓解。其后一直口服伊马替尼维持治疗，期间多次骨髓检查均提示 CR，融合基因 BCR-ABL-190 阴性。患者与其子（18 岁）半相合配型成功，此次为行亲缘半相合异基因造血干细胞移植入院。

既往体健，否认有高血压、糖尿病病史，否认有肝炎、结核病等传染病病史。

入院体检 血压 122/72mmHg，神志清楚，精神好，皮肤无瘀点、瘀斑，浅表淋巴结未触及，胸骨无压痛，两肺呼吸音清，未闻及干湿啰音。叩诊心界无扩大，听诊心率 82 次/分，律齐，各瓣膜听诊区未闻及病理性杂音。腹平软，肝、脾肋下未触及，双下肢无水肿。

辅助检查 骨髓细胞形态：增生活跃（高水平），G 44.5%，E 22.5%，可见 3.5%原幼淋巴细胞，提示急性淋巴细胞白血病完全缓解之骨髓象。染色体：正常核型。融合基因 BCR-ABL-190 阴性。脑脊液常规、生化、找白血病细胞均未见异常。

胸部 X 线检查、腹部 B 超未见明显异常。心电图：正常心电图。心脏彩超：EF

64%，轻度二尖瓣、三尖瓣反流，左心室舒张功能减退。

入院诊断　Ph^+急性淋巴细胞白血病，第二次完全缓解期。

诊治经过　移植前评估分析：移植前 EGBMT 评分为 5 分（0~7 分）；HCT-CI 评分为 0 分；虚弱评分为 0 分，ECOGPS 为 0 级；ADL 评分为 7 分；Charlson 合并症评分为 0 分。

供者为其子，HLA5/10 相合，供受者血型主次均相合，移植前患者血清 DSA 阴性。

预处理方案：2020-03-11 起予 GIAC 方案［阿糖胞苷 7.2g（-10~-9）；白消安 56mg q6h（-8~-6）；环磷酰胺 3.2g（-5~-4）；司莫司汀 450mg（-3）］行清髓预处理化疗，予 ATG、CsA、MMF 及移植后小剂量 MTX 和小剂量环磷酰胺预防 GVHD。

预处理过程中患者出现较明显的恶心、呕吐、腹泻等胃肠道反应，予对症支持治疗，环磷酰胺预处理过程中患者出现血尿，予加强水化、碱化尿液治疗后病情好转。

2020-03-20 至 2020-03-22 三天共回输半相合供者外周血造血干细胞单采物 369mL，其中 $CD34^+$ 细胞 $2×10^6/kg$，MNC 为 $15×10^6/kg$。

预处理化疗后粒细胞缺乏期间出现高热及肛周感染，予亚胺培南西司他汀等抗炎治疗后病情好转。移植+9 天出现急性移植物抗宿主病（aGVHD），皮肤 45%，BSA 2 级；肝 0 级；肠 0 级。总 aGVHD 评级为 1 级或 2 级。未予激素治疗。移植后患者在+16 天中性粒细胞植入，+19 天血小板植入。移植后+20 天出现植入综合征。予 DXM 10mg×3 天治疗后好转。移植+30 天复查骨髓提示完全缓解期，嵌合度 99%；融合基因 BCR-ABL-190 阴性。移植+60 天复查提示嵌合度 99.2%。目前患者移植+70 天，血象尚平稳，无 aGVHD，无合并细菌、病毒、真菌感染。血常规（2020-05-30）：白细胞计数 $3.9×10^9/L$，中性粒细胞绝对值 $1.2×10^9/L$，血红蛋白 92g/L，红细胞计数 $2.67×10^{12}/L$，血小板计数 $55×10^9/L$。

【病例讨论】

患者因乏力、皮肤出血及发热起病，结合骨髓细胞形态、免疫分型、染色体及融合基因检查，明确诊断为 Ph^+ 急性淋巴细胞白血病。成人急性淋巴细胞白血病具有复发率高、存活率低的特点，伴有费城（Ph）染色体的急性淋巴细胞白血病占成人急性淋巴细胞白血病的 20%~30%，是预后最差的亚型之一，有数据显示仅仅通过化疗 Ph^+ ALL 患者的无病生存期仅 6~10 个月，3 年存活率仅 10%~20%。随着酪氨酸激酶抑制剂（TKIs）的问世及异基因造血干细胞移植的开展，这种情况得到了明显改善。患者在 TKI+联合化疗后获 CR，此后规范进行早期巩固、晚期巩固及维持治疗，疾病一直处于缓解状态，多次建议患者行异基因造血干细胞移植，患者拒绝，在维持治疗停止半年后白血病复发。根据患者特殊的疾病情况，我们"打"出了一套"组合拳"，即在联合化疗的基础上加上 CD20 单克隆抗体，化疗两个疗程达形态学缓解，在 CD19-CAR-T 细胞治疗的助攻下，患者达深度的分子生物学缓解，为干细胞移植争取了时间和机会，最后我们"打"出的是亲缘半相合异基因造血干细胞移植这张治疗血液肿瘤的王牌，助力患者治愈白血病。

约 32%的成人 Ph⁺急性淋巴细胞白血病细胞表达 CD20 阳性,这部分患者在联合化疗的基础上加用 CD20 单克隆抗体可明显提高白血病缓解率(Thomas D A et al, 2009),同时提高 OS 及 EFS(Maury S et al, 2016)。该患者出现复发情况后,我们选择了较强的联合化疗方案 Hyper-CVAD A 和 B 方案,同时联合了 CD20 单克隆抗体利妥昔单抗体,使患者在较短时间内达完全缓解,为后续的治疗打好了基础。

嵌合抗原受体 T 细胞(CAR-T)免疫疗法作为目前较为有效的血液恶性肿瘤治疗方式之一,通过基因工程在 T 淋巴细胞上嵌入 CAR 基因,以激发自身免疫细胞杀伤癌变细胞,被认为是最具前景的肿瘤新型疗法之一,带给无数恶性肿瘤患者,特别是血液系统恶性肿瘤患者新的希望。CAR-T 细胞免疫疗法为一种通过患者自身淋巴细胞来清除肿瘤细胞的嵌合抗原受体 T 细胞免疫疗法,其过程主要包括 4 步:① T 细胞分离:采集患者外周血并从中分离提取出 T 细胞;② 修饰:由胞外区、跨膜区及胞内信号转导区 3 个部分构成的 CAR,利用 CD3ζ 和共刺激分子进行信号传递并诱导激活 T 细胞,随后以慢病毒、逆转录病毒系统等为媒介转导到活化的 T 细胞中形成 CAR-T;③ 扩增:经修饰的 T 细胞在体外扩增以达到临床所需细胞数;④ 回输:经质控后符合要求的 CAR-T 细胞回输至该患者,发挥抑制、杀伤肿瘤细胞的功能。本例患者在 R+Hyper-CVAD+伊马替尼方案 A 和方案 B 各一个疗程后虽获得了形态学缓解,但融合基因 BCR-ABL-190 依然呈阳性,未能达到深度的分子生物学缓解,依然是 MRD⁺(微小残留病灶阳性)。研究表明,移植前疾病状态可直接影响移植后疾病复发,MRD⁻患者接受异基因造血干细胞移植较 MRD⁺患者具有更高的生存率,可以明显降低移植后复发率。通过采集患者 T 淋巴细胞、修饰、扩增后,成功制备出足量的 CD19-CAR-T 细胞,回输给患者后,患者无 CRS、CRES 反应,治疗 1 个月后复查骨髓提示融合基因 BCR-ABL-190 及染色体均转阴性,CAR-T 细胞疗法让患者达到深度的分子生物学缓解。

造血干细胞移植是患者先接受超大剂量放疗或化疗(通常是致死剂量的放化疗),有时联合其他免疫抑制药物,以清除体内的肿瘤细胞,然后再回输采自自身或他人的造血干细胞,重建正常造血和免疫功能的一种治疗手段。造血干细胞移植有多种分类方法。根据造血干细胞来自自身或他人,分为自体造血干细胞移植和异体(又称异基因)造血干细胞移植,其中异基因造血干细胞移植又按照供者与患者有无血缘关系分为血缘关系供者造血干细胞移植和无血缘关系供者造血干细胞移植(即无关移植)。按移植物种类分为外周血造血干细胞移植、骨髓移植和脐带血造血干细胞移植。自体造血干细胞移植时造血干细胞来源于自身,所以不会发生移植物排斥和移植物抗宿主病,移植并发症少,且无供者来源限制,移植相关死亡率低,移植后生活质量好,但因为缺乏移植物抗肿瘤作用及移植物中可能混有残留的肿瘤细胞,故复发率高。异基因造血干细胞移植时造血干细胞来源于正常供者,无肿瘤细胞污染,且移植物有免疫抗肿瘤效应,故复发率低,长期无病生存率高,是众多血液疾病治愈的唯一方法。该患者处于 Ph⁺急性淋巴细胞白血病第二次缓解期,有接受异基因造血干细胞移植治疗指征。患者无同胞全合供者,在中华骨髓库寻找供者需耗费大量的时间,同时有研究表明,因为接受亲缘单倍体造血干细胞移植具有更低的疾病复发率,因此接受亲缘单倍体造血干细胞移植在 OS、

NRM、LFS 等指标上与同胞全合造血干细胞移植无统计学差异。鉴于此，我们选择了患者年满 18 周岁的儿子作为干细胞供者。在选择预处理方案时，我们以 "北京方案" ——GIAC 方案为基础，该方案在植入成功和减少复发方面有很大优势，但在减少急慢性 GVHD 的发生方面劣于去 T 和移植后大剂量 CTX 方案，因此采用在 CIAC 方案的基础上加入 PTCy 加强 GVHD 预防的方案。目前，患者移植后+70 天，未发生严重急性 GVHD，血象稳定，在此后的随诊中仍需注意白血病复发、GVHD 的预防处理及各种感染的防治。

这是江苏大学附属医院血液科开展的第一例异基因造血干细胞移植病例，该患者成功移植标志着科室治疗水平达到一个新的高度，造血干细胞移植与基因靶向治疗、免疫治疗、新药治疗、传统化疗等组成立体治疗网，为血液肿瘤患者提供了个体化治疗方案。

（血液科：余先球）

27 难治性多发性骨髓瘤在 CD19、BCMA-CAR-T 治疗后发生双侧大脑前动脉栓塞 1 例

【病例资料】

患者，女，73 岁，既往有糖尿病、高血压和冠心病病史。

患者因胸闷、气喘起病，诊断"心力衰竭"入住江苏大学附属医院心内科。入院检查提示患者存在贫血、蛋白尿、低白蛋白血症、高球蛋白血症及 IgA 明显升高。结合上述异常结果，高度怀疑患者存在浆细胞疾病，为进一步诊治转入血液科。

辅助检查 骨髓检查示 20.5% 的单克隆异常浆细胞，染色体分析提示正常核型。免疫固定电泳显示血清中有单克隆 IgA-λ。24h 尿 λ 轻链总量为 3.7g，血清肌酐正常。FISH 显示融合基因 IGH/FGFR3 和 CKS1B/CDKN2C 扩增呈阳性，TP53 缺失，IGH/MAFB、IGH/MAF 和 CCND1/IGH 易位呈阴性。MRI 和 X 线检查显示脊柱和颅骨有多处溶解性病变。皮肤活检刚果红染色为阴性。患者被确诊为多发性骨髓瘤 IgA-λ 型，R-ISS 分期Ⅲ期。

诊治经过 在开始治疗多发性骨髓瘤（MM）前，患者出现腹痛和腹胀，血清淀粉酶升高，CT 提示急性胰腺炎，在对胰腺炎进行治疗后，患者腹部症状得以缓解。患者最初接受了 BD 方案（硼替佐米、地塞米松）治疗多发性骨髓瘤，但是在第一周期治疗期间，患者 IgA 水平进行性升高。因此，在 BD 方案的基础上加入来那度胺，一个月后患者的 IgA 水平开始下降。考虑患者可能对硼替佐米治疗不敏感，遂改用 IRD（伊沙佐米、来那度胺、地塞米松）方案治疗。在采用 IRD 方案治疗的过程中，患者 IgA 水平持续下降，最佳治疗反应为很好的部分缓解（VGPR）。但是，由于不能耐受不良反应，患者停用了来那度胺。3 个月后，患者病情快速反弹，血清 IgA 和尿 λ 轻链明显增加。由于患者存在严重的血小板减少症和肾功能不全，对来那度胺和伊沙佐米相对不耐受，因此将患者纳入 CAR-T 治疗临床试验。在等待 CAR-T 细胞制备的同时，再次对患者采用 IRD 方案治疗。由于患者合并全血细胞减少及肾功能不全，因而采用减低剂量的 IRD 方案。患者再次接受 IRD 方案治疗后获得部分缓解，但是一个月后，患者的血清 IgA 水平又开始升高，同时肾功能损害加重。由于新型冠状病毒肺炎疫情暴发严重干扰了 CAR-T 的制备和运送，患者最终在 2020-02-20 接受 FC 方案（氟达拉滨、环磷酰胺）去 T 细胞化疗后回输了自体 CAR-T 细胞，回输的人源化抗 CD19-CAR-T 细胞数和鼠抗 BCMA-CAR-T 细胞数均为 $1×10^6$ 个细胞/kg。在回输后的开始几周内，患者血清 IL-6 和铁

蛋白水平保持正常。患者在 CAR-T 细胞输注后停止了所有抗骨髓瘤药物的治疗，但患者血清 IgA 水平在 CAR-T 细胞输注后持续下降。输注后第 23 天，患者出现发热现象，血清 IL-6（829pg/mL，正常范围为<7pg/mL）和铁蛋白（1432ng/mL，正常范围为 4.63~204ng/mL）均明显升高，表明患者发生了细胞因子释放综合征（CRS），同时患者出现持续的低纤维蛋白原血症和严重中性粒细胞减少症。给予托珠单抗治疗后，患者发热现象好转，但是中性粒细胞减少症和纤维蛋白原减少症并没有改善。给予地塞米松 10mg qd 控制 CRS，患者中性粒细胞计数恢复正常，纤维蛋白原减少症得到改善。但是，在 CAR-T 输注后第 29 天，患者出现答非所问、不能书写、定位能力不佳的状况，怀疑存在与 CAR-T 相关的神经毒性，于是在应用地塞米松的基础上加用了环磷酰胺。但是之后两天，患者出现嗜睡渐进至昏迷状态，颅脑 CT 扫描显示脑萎缩伴有脑白质的缺血性改变、双侧额叶水肿密度和可能的额叶脑梗死（见图 1a 和图 1b）。头颅 MRI 和血管成像显示双侧额叶、放射冠及胼胝体多发急性梗死灶（见图 1c 和图 1d）；双侧大脑前动脉 A2 段局限性显影，其远端及分支未见明确显影，考虑闭塞（见图 2）。CAR-T 输注后第 34 天，患者死于肺部感染。

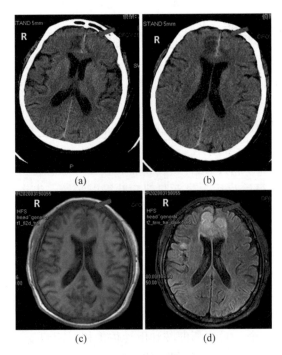

（a）和（b）：CAR-T 输注后第 30 天，头颅 CT 显示双侧额叶弥散性水肿密度灶（红色箭头）。

（c）和（d）：在 CAR-T 输注后第 30 天，头颅 MRI 显示双侧额叶、放射冠及胼胝体多发急性梗死灶（红色箭头）。

图 1　头颅 CT 和 MRI 检查结果

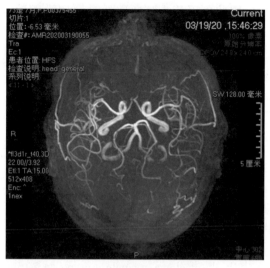

在 CAR-T 输注后第 30 天，磁共振血管成像显示双侧大脑前动脉 A2 段局限性显影，其远端及分支未见明确显影。

图 2　磁共振血管成像

【病例讨论】

　　嵌合抗原受体 T 细胞（CAR-T）免疫疗法是一种针对各种血液系统恶性肿瘤的新疗法。靶向 CD19 的 CAR-T 细胞产品已被美国 FDA 批准用于儿童急性淋巴细胞白血病和成人弥漫性大 B 细胞淋巴瘤。尽管 CD19 在多发性骨髓瘤（Multiple Myeloma，MM）细胞中并未广泛表达，但在少数骨髓瘤干细胞中却检测到了它的表达。与 CD19 相比，B 细胞成熟抗原（B-cell Maturation Antigen，BCMA）在大多数 MM 细胞中更特异地普遍表达。因此，以 BCMA 为靶点的 CAR-T 通常被认为是治疗 MM 的更好策略。以 CD19 为靶点的 CAR-T 也可单独或与靶向 BCMA 的 CAR-T 联合用于治疗 MM。在先前的 Ⅱ 期研究（ChiCTR-OIC-17011272）中发现，对于复发/难治性多发性骨髓瘤（RRMM）的治疗，联合应用靶向 CD19 和 BCMA 的 CAR-T 是可行且有效的。尽管 CAR-T 细胞疗法在血液系统恶性肿瘤如 B 细胞急性淋巴细胞白血病、某些类型的淋巴瘤和多发性骨髓瘤治疗方面取得了很好的疗效，但 CAR-T 相关的毒性反应发生率也较高，甚至可危及生命。在这些毒性反应中，CRS 和神经毒性最为突出和独特。CAR-T 相关的神经毒性可导致头痛、神志不清、谵妄等。大多数不良反应可逆，症状通常会缓解。为了更好地定义和管理 CAR-T 相关的神经毒性，人们提出了分级系统和处理方法。在继往的报道中，接受双重 CAR-T 治疗的 RRMM 患者中有 91%（19/22）发生了 CRS，其中大多数患者（18/22）为 Ⅰ 至 Ⅱ 级，只有一名患者发生了 Ⅲ 级 CRS，尽管有 2 例神经系统并发症，但均无脑梗死。据了解，到目前为止，尚无 CAR-T 治疗期间发生脑梗死的报道。

　　众所周知，CAR-T 相关的神经毒性通常发生在 CRS 之后，本例患者也是在 CRS 改善过程中出现神经系统症状，如果没有经过适当的影像学检查，很可能被误诊为神经毒性而不是缺血性脑卒中。该病例还有另外一个特殊之处，即患者在严重的血小板减少和纤维蛋白原降低时发生了双侧大脑前动脉的闭塞。大脑前动脉区域的栓塞仅占报道的脑梗死病例的 0.3%~4.4%，而双侧栓塞更加少，因此可以认为脑梗死可能与 CRS 相关。研究表明，在输注 CD19-CAR-T 后出现神经毒性的患者发生了细胞因子介导的内皮细胞活化和损伤。此外，在 CAR-T 治疗期间经常发生凝血异常，在本例中也曾观察到，因此 CRS 被认为是凝血障碍的原因之一。考虑到该患者没有心房颤动（简称"房颤"），而房颤是最不可能引起双侧栓塞的原因。总之，本例患者是截至 2020 年 3 月报道的在 CAR-T 治疗期间发生脑梗死的病例，由于其临床表现很容易与 CAR-T 相关的神经毒性相混淆，因此针对 CAR-T 输注后出现神经系统症状的患者应积极进行影像学检查。

参考文献

［1］Landoni E，Savoldo B. Treating hematological malignancies with cell therapy：where are we now？［J］. Expert Opinion on Biological Therapy，2018，18（1）：65-75.

［2］Yan Z，Cao J，Cheng H，et al. A combination of humanised anti-CD19 and anti-BCMA CAR T cells in patients with relapsed or refractory multiple myeloma：a single-arm，phase 2 trial ［J］. Lancet Haematol，2019，6（10）：e521-e529.

［3］Yakoub-Agha I，Chabannon C，Bader P，et al. Management of adults and children undergoing chimeric antigen receptor T-cell therapy：best practice recommendations of the European Society for Bloodand Marrow Transplantation（EBMT）and the Joint Accreditation Committee of ISCT and EBMT（JACIE）［J］. Haematologica，2020，105（2）：297-316.

［4］Gust J，Hay K A，Hanafi L A，et al. Endothelial activation and blood-brain barrier disruption in neurotoxicity after adoptive immunotherapy with CD19-CAR-T Cells［J］. Cancer Discovery，2017，7（12）：1404-1419.

［5］Wang Y，Qi K，Cheng H，et al. Coagulation disorders after chimeric antigen receptor T cell therapy：analysis of 100 patients with relapsed and refractory hematologic malignancies［J］. Biology Blood and Marrow Transplant，2020，26（5）：865-875.

（血液科：王丽霞）

28 Bcl-2 抑制剂 Venetoclax 联合小剂量阿糖胞苷方案治疗老年难治性急性髓细胞性白血病 1 例

【病例资料】

患者，男，73 岁，有高血压、糖尿病、丙型肝炎、左肺全切除术后病史。2012-09 以发热、乏力症状起病，血常规示白细胞计数 0.8×10^9/L，中性粒细胞绝对值 0.4×10^9/L，血红蛋白 107g/L，血小板计数 147×10^9/L；骨髓涂片见 58% 原始细胞；免疫分型示异常幼稚细胞高表达 CD13，CD33，CD34，HLA-DR，CD117；染色体：48XY，+8，+8［6］/46XY［14］；白血病 43 种融合基因均为阴性；FLT3-ITD，C-kit，NPM1，CEBPA 基因突变均为阴性，诊断为急性髓系白血病（AML-M2 型）。2012-09-19 经 CAG 方案诱导一个疗程后获 CR，给予腰椎穿刺术+鞘内注射（阿糖胞苷 50mg+甲氨蝶呤 10mg+地塞米松 5mg）一次，其后给予阿糖胞苷单药 400mg CI 24h（d1~5）方案巩固四个疗程后停药观察，末次巩固治疗时间 2013-04-09，其后多次复查骨髓象均为 CR。

2014-02-08 随诊时发现患者血细胞下降；血常规示白细胞计数 2.1×10^9/L，中性粒细胞绝对值 0.7×10^9/L，血红蛋白 156g/L，血小板计数 94×10^9/L；骨髓涂片见 4.5% 原始细胞。2014-02-13 起再予 CAG 方案巩固治疗两个疗程，末次治疗时间 2014-03-31。2014-07-08 患者复查骨髓象见 18% 原始细胞；免疫分型提示该异常幼稚细胞的髓系表型表达异常；43 种 AML 融合基因均为阴性；FLT3-ITD，C-kit，NPM1，CEBPA 基因突变均为阴性；染色体未见克隆性核型异常。AML 第一次复发，2014-08-19 再予 DHAG 方案［地西他滨 25mg（d1~5）+半量 HAG］诱导后获 CR，其后予 DHAG 方案巩固一个疗程，地西他滨+阿糖胞苷方案［地西他滨 25mg（d1~5）+阿糖胞苷 400mg CI 24h（d6~8）］巩固治疗十一个疗程，地西他滨单药 25mg（d1~5）维持治疗七个疗程，末次治疗时间 2017-06-10。过程中，患者于 2016-03-30 复查骨髓涂片见 6.5% 原始细胞，余多次复查骨髓象均提示 CR。

2017-07-06 患者监测血常规示白细胞计数 1.0×10^9/L，中性粒细胞绝对值 0.5×10^9/L，血红蛋白 138g/L，血小板计数 143×10^9/L；2017-07-19 复查骨髓象见 8% 原始细胞；2017-07-26 复查骨髓象见 56% 原始细胞，免疫分型提示异常幼稚细胞为髓系表达，提示 AML 第二次复发。白血病相关 43 种融合基因均为阴性；AML 相关 40 种基因突变筛查均为阴性；染色体未见克隆性核型异常。于 2017-07-31 予 IAG 方案再诱导一个疗程后达 CR，其后予 IAG 方案巩固一个疗程，地西他滨+阿糖胞苷方案［地西他滨 25mg（d1~5），阿糖胞苷 200mg CI 8h（d1，d3，d5）］巩固两个疗程，末次治疗时间 2018-01-19，但治疗过程中疾病进展，2018-03-13 复查骨髓象见 13%原始细胞，AML 第三次复发，后于 2018-03-20、2018-05-14 予 DCAG 方案［地西他滨 10mg（d1~5+CAG）］再诱导治疗两个疗程后未达 CR，2018-06-20 复查骨髓象见 12.5%原始细胞，2018-06-26 予 HAG 方案再诱导，同时加用雷那度胺 10mg qd 治疗，过程中因口服雷那度胺后出现皮肤过敏反应，应用 3 天后停药，HAG 再诱导治疗后仍未达 CR。2018-08-08 复查骨髓象见 10.5%原始细胞，FLT3/ITD 基因突变阴性，后于 2018-08-08 予 DHAG 方案［地西他滨 30mg（d1~5）+HAG］再诱导治疗一个疗程后仍未达 CR，2018-09-11 复查骨髓象见 42.5%原始细胞。

选择 BCL-2 抑制剂 Venetoclax 治疗前，血常规示白细胞计数 $2.2×10^9$/L，中性粒细胞绝对值 $1.7×10^9$/L，血红蛋白 122g/L，血小板计数 $135×10^9$/L；骨髓中原始细胞比例为 42.5%。该患者接受 Venetoclax 治疗前签署知情同意书，且经江苏大学附属医院伦理委员会讨论批准。

诊治经过 患者于 2018-10-10 起给予 BCL-2 抑制剂 Venetoclax 400mg qd×21 天，联合小剂量阿糖胞苷 15mg 皮下注射 q12h×10 天治疗。该患者接受 Venetoclax 联合小剂量阿糖胞苷治疗一周后，复查骨髓象示原始细胞比例为 2.5%，达骨髓象完全缓解。2018-12-17 起患者予 Venetoclax 联合小剂量阿糖胞苷方案巩固治疗五个疗程，目前患者处于 CR 状态 22 月余。治疗期间该患者出现的血液学不良反应主要为骨髓抑制（Ⅳ级），白细胞最低降至 $0.7×10^9$/L，中性粒细胞最低降至 $0.1×10^9$/L，血小板最低降至 $16×10^9$/L，未出现严重感染、出血症状。非血液学不良反应主要为腹胀、纳差，伴腹泻，糊样便，2~3 次/天，未予药物治疗，停药后可自行缓解。除此以外没有其他不良反应。

【病例讨论】

急性髓细胞性白血病（AML）是成人最常见的急性白血病类型，尤其是年龄 ≥60 岁的老年人。虽然"3+7"方案为 AML 的标准诱导缓解方案，但对于老年 AML 患者的诱导治疗效果并不佳。此外，即使部分老年 AML 患者经诱导可以获得完全缓解（CR），但这部分 AML 患者也大多在较短时间内复发/难治。目前，对老年复发/难治性 AML 的治疗，仍然是临床上一个巨大的挑战，因为传统的挽救方案均疗效欠佳。因此，寻找新的高效、低毒药物（方案），是解决这一问题的主要途径。老年 AML 患者的预后不佳，一方面是由于急性白血病本身的生物学因素，另一方面与老年患者的体能状态差、合并疾病多等原因有关。虽然针对 FLT3 及 IDH2 突变的分子靶向药物已经上市，但大部分难治/复发性 AML 仍缺乏靶向治疗靶点。出于以上原因，复发/难治性 AML 患者首选各种临床试验。Venetoclax 是一种 Bcl-2 抑制剂，它通过特异性地抑制 Bcl-2 蛋白，激活细胞内源性线粒体凋亡途径，从而导致肿瘤细胞凋亡。目前，Venetoclax 已被美国 FDA 批准用于初诊和复发慢性淋巴细胞白血病（CLL）的治疗。对于 Venetoclax 在老年或复发/难治性 AML 治疗中的应用，目前暂未见相关报道。

近来研究发现，对于初诊老年 AML 患者的诱导治疗，Venetoclax 有较好的安全性与有效性。Courtney D. DiNardo 团队于 2018 年报道了 Venetoclax 联合地西他滨或阿扎胞苷治疗初诊老年 AML 患者的多中心 1b 期临床试验，该试验纳入 145 例年龄 ≥65 岁的初诊、不能耐受标准诱导化疗的 AML 患者，其中包括 36 例继发性 AML，中位年龄 74 岁，且 49% 的患者合并预后差的细胞遗传性特征。给予 Venetoclax 400~1200mg/d×21 天，联合地西他滨 20mg/m²×5 天或阿扎胞苷 75mg/m²×7 天治疗后，37% 的患者达到 CR，30% 的患者达 CRi，ORR 达 68%，治疗总反应率为 83%，随访的平均 OS 为 17.5 个月，计算 6 个月、1 年、2 年 OS 率分别为 80%，59%，46%。相较于地西他滨或阿糖胞苷单药治疗 AML 缓解率较低、起效慢（3.5~4.3 个月），且平均 OS 多小于 1 年的情况，Venetoclax 联合地西他滨或阿糖胞苷治疗除了有更优的有效性及 OS 外，起效也更快，达到 CR 或 CRi 的平均时间为 1.8 个月。在安全性方面，该试验报道的主要不良反应包括恶心、腹泻、便秘、疲劳、低血钾、食欲减退、白细胞减少、粒细胞减少伴发热，其中胃肠道不良反应主要是 1/2 级不良事件，且不会中断 Venetoclax 的治疗，3/4 级的不良事件主要是粒细胞减少伴发热、白细胞减少，发生率高于 30%，但是没有肿瘤溶解综合征的发生，而且早期死亡率也较低，只有 3%。Pollyea 团队也报道了 Venetoclax 联合地西他滨或阿扎胞苷在年龄 ≥65 岁初治老年 AML 患者中的临床研究，结果与 Courtney D. DiNardo 团队的研究结果类似，治疗总反应率为 71%，均高过了通常报道的 AML 标准化疗方案的总反应率（50%~60%）。此外，Lin T 团队于 2016 年报道了 Venetoclax 联合小剂量阿糖胞苷治疗不能耐受化疗的老年 AML 患者的 1b/2 期临床试验，结果也显示 Venetoclax 有较好的疗效及安全性。2018 年，欧洲血液学年会报道了 CAVEAT 的研究，其进行了 Venetoclax 联合标准化疗治疗 AML 的 1b 期临床试验，总 ORR 为 71%，平均 OS 为 7.7 个月。但是，Marina Konopleva 等的报道指出，Venetoclax 单药治疗 AML 的疗效欠佳，CR+CRi 为 19%。

对于难治/复发性 AML 的挽救治疗，Venetoclax 亦有一定的疗效。2017 年，Bingshan Liu 报道了一例 Venetoclax 联合小低剂量阿糖胞苷治疗高危 AML 患者的病例，该患者为 MDS 转化的 67 岁男性 AML 患者，行全相合异基因造血干细胞移植术后复发，再给予 Venetoclax 联合低剂量阿糖胞苷治疗后获得完全缓解。2018 年，DiNardo C D 等的报道指出，Venetoclax 联合低剂量化疗在复发难治性 AML 中的 ORR 为 21%，中位生存期为 3 个月，6 个月生存率为 21%。

对于此次报道的该例老年难治性 AML 病例，除了观察到 Venetoclax 联合低剂量阿糖胞苷可以诱导患者再次进入 CR 外，还观察到另外两个现象：一是患者进入 CR 的速度较快。本例患者在治疗一周后复查骨髓就发现原始细胞比例由治疗前的 42.5% 降至 1.5%，而且在达到骨髓 CR 前患者没有明显的骨髓抑制，这与传统"3+7"诱导 AML 进入缓解的机制不同，提示 Venetoclax 在治疗 AML 时较传统化疗药物更加针对白血病克隆，而对正常造血细胞的影响较小。二是患者在 Venetoclax 治疗的过程中，除了有轻度的胃肠道不适外，没有其他明显的不良反应。上述优点均有利于 Venetoclax 在老年 AML 患者中的使用。

综上所述，Venetoclax 联合低剂量化疗或去甲基药物对于初诊及复发难治性老年 AML 患者均有疗效，且安全性较高，为老年 AML 患者的治疗提供了新的选择与机会。而且，初诊即选择 Venetoclax 联合治疗似乎疗效更佳，但是 Venetoclax 对于 AML 治疗的相关研究仍处于临床试验阶段，其对于老年 AML 患者治疗的生存优势，仍有待于大样本的随访研究。

（血液科：雷芳）

29 非 HIV 感染人群确诊耶氏肺孢子菌肺炎 1 例

【病例资料】

患者，男，31岁，因"发热伴胸闷、气急3天"入院。2020-10-14起患者在无明显诱因下出现发热，体温最高38.3℃左右，无明显规律伴胸闷、气急，活动后加重，活动耐量显著下降，有阵发性咳嗽，偶有白痰，自行服用止咳、消炎药后仍发热，胸闷、气急进行性加重，不能下床，遂前往江苏大学附属医院急诊就治。查血气示 pH 7.444，PCO_2 32.1mmHg，PO_2 63.2mmHg（吸氧3L/分）；血常规+C-反应蛋白示 C-反应蛋白59.6mg/L，白细胞计数 $10.6×10^9$/L，中性粒细胞百分数78.5%，中性粒细胞绝对值 $8.3×10^9$/L；肝功能基本正常，白蛋白32.7g/L，肌酐125.7μmol/L。胸部 CT 可见两肺多发斑片及片絮影（见图1），提示炎性病变可能，以"社区获得性肺炎 I 型呼吸衰竭"收住入院。

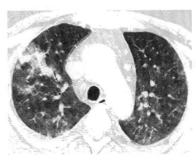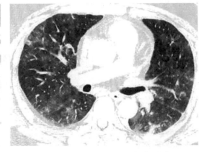

图1 胸部 CT 检查结果（2020-10-16）

患者1年余前因高血压危象、肾功能不全住院，予以控制血压后出院，后长期口服氨氯地平、可乐定控制血压，后多次在外院肾内科就诊，建议行肾穿刺明确病理，患者未行进一步检查，考虑肾病综合征可能，3月前于镇江市某医院就诊，予以口服甲泼尼龙16mg qd、骁悉1粒 bid 两月余。否认有粉尘接触史、特殊个人史，否认有遗传性疾病家族史，否认有活禽接触史。

入院体检 体温38.5℃，脉搏120次/分，血压130/88mmHg，急性病容，SPO_2 95%（吸氧5L/分）。神志清楚，精神萎，呼吸促，双侧胸廓无畸形，两侧呼吸动度一致，听诊双肺可闻及少许细湿啰音，未闻及干啰音。心律齐，心率120次/分，余无特殊。

辅助检查 2020-10-17入院时予以吸氧5L/分，SPO_2 为95%，血气分析示 pH

7.467，PCO_2 29.0mmHg，PO_2 51.5mmHg；血常规+C-反应蛋白示 C-反应蛋白91mg/L，白细胞计数 $9.3×10^9/L$，淋巴细胞百分数4.2%，淋巴细胞绝对值$0.4×10^9/L$，嗜酸性粒细胞绝对值$0×10^9/L$，中性粒细胞百分数93.4%，中性粒细胞绝对值$8.7×10^9/L$；肝肾功能、淋巴细胞亚群、抗结核菌抗体、T-SPOT、呼吸道病毒抗原检测均未见异常；血培养阴性；GM 试验阴性；自身抗体全阴性；巨细胞病毒 DNA 阴性；肿瘤指标示癌胚抗原 5.58ng/mL，鳞状细胞癌相关抗原 10.54ng/mL，神经元特异性烯醇化酶30.2ng/mL；G 试验结果>5000pg/mL；24h 尿蛋白 1780mg。

诊治经过 入院后予以比阿培南联合莫西沙星抗感染治疗，患者氧合进行性下降，10 月 18 日面罩吸氧 8L/分，SPO_2 85%，遂予以无创通气，FiO_2 60%，PSV 16mmH$_2$O，PEEP 6cmH$_2$O，SPO_2 94%左右。10 月 19 日行床边支气管镜肺泡灌洗及肺活检，肺泡灌洗液（Bronchoalveolar Lavage Fluid，BALF）G 试验结果为 2320pg/mL，GM 试验阴性，培养示白色假丝酵母菌生长，对氟康唑敏感，BALF 病原微生物高通量基因检测（Next Generation Sequencing，NGS）提示耶氏肺孢子菌（Pneumocystis Jirovecii，PJ）序列数 21805，肺活检病理（10 月 22 日）示六胺银染色找见肺孢子菌（见图 2）。10 月 20 日予以复方磺胺甲噁唑 3 片 tid+氟康唑 0.4 qd 治疗，患者体温很快降至正常，氧合显著改善，逐渐降低呼吸机参数。10 月 23 日停用呼吸机，改为鼻导管吸氧3L/分，SPO_2 维持在 95%以上，复查血气分析示 pH 7.382，PCO_2 21.9mmHg，PO_2 89.1mmHg（吸氧3L/分），反复复查血常规示白细胞及 C-反应蛋白逐渐降至正常，G 试验结果降至正常，痰病原学阴性。10 月 23 日复查胸部 CT 示双肺弥漫性磨玻璃影，较前实变范围明显吸收，部分磨玻璃改变进展（见图 3），考虑耶氏肺孢子菌肺炎（Pneumocystis Jirovecii Pneumonia，PJP）继发机化性肺炎的可能性大，建议行支气管镜肺活检予以病理支持，患者及其家属拒绝。予以加用甲强龙40mg qd，10 月 30 日复查胸部 CT 示双肺少许磨玻璃影改变，较前显著吸收（见图 4）。现患者已可正常下床活动，不吸氧情况下 SPO_2 为 98%，激素减量至 30mg qd，原发病方面联系肾内科建议再次肾穿刺明确诊断，激素暂缓慢减量，予以出院。

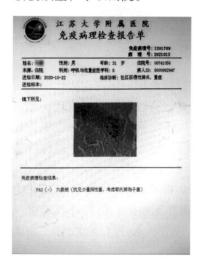

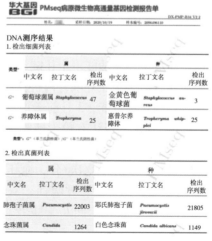

肺活检病理示六胺银染色找见肺孢子；BALF 高通量基因检测提示耶氏肺孢子菌序列数 21805。

图 2 肺活检病理

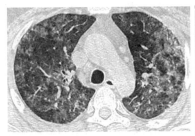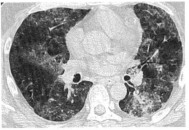

图 3　胸部 CT 检查结果（2020-10-23）

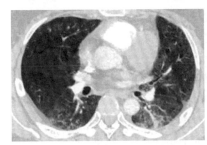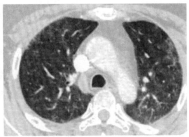

图 4　胸部 CT 检查结果（2020-10-30）

最后诊断　①重症肺炎（耶氏肺孢子菌）、继发机化性肺炎、Ⅰ型呼吸衰竭；②肾病综合征（?），慢性肾功能不全（CKD2 期）；③高血压Ⅱ级。

【病例讨论】

PJP 是一种发生于免疫功能受损个体中的感染，可能会危及患者生命。感染人类的肺孢子菌菌种的命名已从卡氏肺孢子菌更改为耶氏肺孢子菌。在非 HIV 感染患者中，发生 PJP 的最危险因素是使用糖皮质激素和细胞介导免疫力的缺陷。其他特定的危险因素包括使用其他免疫抑制药物、癌症（特别是血液系统恶性肿瘤）、实体器官移植、器官排斥反应、某些炎症性疾病的治疗，以及原发性免疫缺陷和严重营养不良。过去，发生 PJP 的非 HIV 感染者通常表现为暴发性呼吸衰竭伴发热和干咳。PJP 可能会在免疫抑制药物减量时发生，不太常见的情况下，还可在免疫抑制药物增量时发生。然而，随着对非 HIV 感染者发生 PJP 的临床认识不断加强，以及实验室诊断 PJP 方面的改善，非 HIV 感染者出现轻至中度 PJP 的情况如今十分常见，其表现为更惰性、严重程度更轻的呼吸困难和咳嗽。然而，某些患者仍表现为伴随呼吸功能损害的较严重感染。几乎所有 PJP 患者均存在静息时或运动时低氧血症，或者是肺泡-动脉氧分压梯度增加。

实验室检查方面，乳酸脱氢酶水平增加常作为 HIV 感染者疑诊 PJP 的临床标志。然而，在免疫功能受损的非 HIV 感染者中，LDH 几乎没有实用性，因为基础血液系统恶性肿瘤也可导致 LDH 水平升高。对于有危险因素且临床表现提示 PJP 的患者，如果 G 试验结果升高，则应进行特异性微生物或分子学诊断。典型 CT 表现为双侧弥漫性间质浸润，较少见的 CT 表现包括肺叶浸润，单个或多个结节（可能有空洞）、肺大疱、气胸。确诊 PJP 需要对呼吸系统样本进行六胺银染色、荧光抗体染色、基于 PCR 或 NGS 的检测来识别孢子菌。

对于非 HIV 感染者中任何程度的 PJP，复方磺胺甲噁唑（TMP-SMX）均为首选治疗药物。肾功能正常的患者 TMP-SMX 剂量为 $15\sim20mg/$（$kg\cdot d$），分 3 次或 4 次静脉给药或口服。由于 TMP-SMX 的生物利用度极好，所以胃肠道功能正常的患者都适合口服给药。对 TMP-SMX 过敏的患者最好予以脱敏处理，因为 TMP-SMX 是最有效的药物。若患者有严重过敏史，则不宜使用。无法使用 TMP-SMX 或 TMP-SMX 治疗 7 日症状无缓解时，采用治疗 PJP 的其他方案，包括克林霉素+博氯喹、TMP+氨苯砜、阿托伐醌，以及静脉用喷他脒。另外，耶氏肺孢子菌囊壁含有 β-D-葡聚糖，棘白菌素类如卡泊芬净能抑制其合成，也可考虑使用。如未给予适当的抗菌治疗，非 HIV 感染中 PJP 所致死亡率在 90%～100%，接受适当抗菌治疗死亡率为 30%～50%。

本例患者在肾脏基础疾病诊断不明的情况下，长期口服中等量激素及免疫抑制剂，存在免疫抑制状态。此次发病以发热伴胸闷、气急为主要表现，有短期内进行性加重的呼吸困难，胸部 CT 示双肺弥漫性磨玻璃影改变，伴部分实变，结合 BALF 高通量基因检测及病理组织六胺银染色结果，诊断肺部耶氏肺孢子菌感染明确，予以 TMP-SMX 治疗后短期内症状改善。但值得关注的是，患者在短期内症状改善，氧合显著改善，顺利脱机后，复查胸部 CT 示在原有病灶吸收的基础上，出现了新发病灶，考虑 PJP 继发机化性肺炎的可能性大，此时最佳方案为再次行纤维支气管镜肺泡灌洗、肺活检以寻求病理学依据，但患者未予配合，给予尝试全身糖皮质激素治疗后，短期内再次复查胸部 CT 提示病灶基本吸收，证实了 PJP 继发机化性肺炎的诊断。近年来，江苏大学附属医院呼吸与危重症医学科收治非 HIV 人群 PJP 感染患者增多，提示目前非 HIV 患者感染耶氏肺孢子菌的比例呈显著上升趋势。当遇到患者有免疫抑制状态，伴有发热、干咳、呼吸困难等临床表现，具有 PJP 的影像学特点的情况下，需考虑 PJP 感染的可能，并尽早、尽可能行支气管镜肺泡灌洗液送检高通量基因测序、活检肺组织行六胺银染色，以尽早诊断、尽早治疗。

参考文献

[1] 吴国云，田克凰. 艾滋病合并卡氏肺孢子菌肺炎患者影像表现分析 [J]. 检验医学与临床，2019，47(1)：75-76.

[2] 张江伟，薛武均，燕航，等. 肾移植术后合并耶氏肺孢子菌肺炎 20 例诊疗分析 [J]. 中华医学杂志，2020，41(7)：417-422.

[3] 姜辉，张秋彬，朱华栋. 非艾滋病患者中耶氏肺孢子菌肺炎的治疗进展 [J]. 中国急救医学，2017，49(1)：9-12.

[4] Shorr A F, Kollef M H. The quick and the dead: the importance of rapid evaluation of infiltrates in the immunocompromised patient[J]. Chest, 2002, 122(1): 9-12.

（呼吸与危重症医学科：朱黎容，钱粉红，李坚，姜贺果，周朦）

鹦鹉热衣原体致重症肺炎1例

【病例资料】

患者，男，75岁，退休教师，主诉"发热伴咳嗽、胸闷、气急3天"。2019-07-13起患者在无明显诱因下出现畏寒、发热，热峰39.2℃，伴干咳，胸闷、气急，活动耐量下降，全身乏力，走路不稳，无明显四肢酸痛，无咽痛，无鼻塞、流涕，无明显胸闷、气喘，无心悸、胸痛，无头晕、头痛，无腹痛、腹泻，伴尿频，无尿急、尿痛，自服莲花清瘟胶囊后体温未降，2019-07-16至江苏大学附属医院急诊科就诊。急查相关指标，结果如下：血气分析示 pH 7.495，PO_2 87.8mmHg，PCO_2 29.4mmHg，SaO_2 98.2%（吸氧3L/分）；血细胞分析+C-反应蛋白示 C-反应蛋白 264.0mg/L，白细胞计数 $9.7×10^9$/L，淋巴细胞绝对值 $0.2×10^9$/L，中性粒细胞绝对值 $9.3×10^9$/L；降钙素原 9.3ng/mL；尿常规示未见明显异常；肝肾功能+电解质+心肌酶谱示白蛋白30.6g/L，肌酸激酶（干式）645.0U/L，钠132.6mmol/L，乳酸脱氢酶（干式）694.0U/L，葡萄糖12.16mmol/L，尿素氮8.21mmol/L，其余指标未见明显异常。胸部CT示左肺感染、两肺少许条索，左侧胸膜稍增厚（见图1）。心电图示正常心电图。拟以"社区获得性肺炎"收治入院。

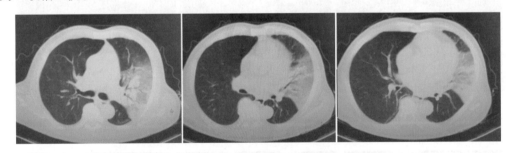

图1　胸部CT检查结果（2019-07-15）

既往有高血压病史十余年，平素口服卡托普利治疗，血压控制情况不详；有2型糖尿病病史1年余，平素口服二甲双胍缓释片治疗，血糖控制具体情况不详。否认有鸟类、禽类及野生动物粪便、血液等接触史。

入院体检　体温39.2℃，脉搏100次/分，呼吸28次/分，血压140/78mmHg。神志清楚，精神萎，全身浅表淋巴结未触及肿大，左肺呼吸动度减弱，左侧语颤减弱，右肺叩诊清音，左上肺叩诊浊音，左肺呼吸音偏低，可闻及少许细湿啰音。心率100次/分，律齐，各瓣膜听诊区未闻及病理性杂音。腹平软，双下肢无水肿。

入院诊断 ① 社区获得性肺炎（左肺肺炎），Ⅰ型呼吸衰竭；② 高血压；③ 2型糖尿病。

诊治经过 患者2019-07-16入院后感胸闷、气急明显加重，SPO₂85%（吸氧3L/分），急查血气分析示 pH 7.423，PO₂ 49.5mmHg，PCO₂ 35.5mmHg，SaO₂ 85.5%（吸氧3L/分），立刻予高流量氧疗（氧浓度70%，流速40L/分），SPO₂在95%左右，并予以比阿培南（0.3g q6h）联合多西环素（首剂0.2g，第二天起0.1g q12h）抗感染，加强补液，仍有反复高热，热峰39℃以上，氧合无改善，持续高流量氧疗。复查血细胞分析+C-反应蛋白示C-反应蛋白 183.9mg/L，单核细胞百分数1.2%，淋巴细胞百分数2.3%，中性粒细胞百分数96.4%；降钙素原6.93ng/mL；凝血常规示D-二聚体 2.03mg/L。2019-07-17查床边胸片提示左肺大片实变影，较前范围明显增大（见图2）。2019-07-18行床边支气管镜肺泡灌洗，送检肺泡灌洗液（Bronchoalveolar Lavage Fluid，BALF）行病原微生物高通量基因测序（Next Generation Sequencing，NGS）检测。NGS报告提示鹦鹉热衣原体（序列数238）、鲍曼不动杆菌（序列数9）。2019-07-18予以调整抗生素为替加环素（100mg q12h）联合左氧氟沙星（0.5g qd）治疗，后患者体温逐渐下降至正常。复查相关炎性指标呈持续下降趋势，血细胞分析+C-反应蛋白示C-反应蛋白 7.3mg/L，中性粒细胞绝对值 1.1×10⁹；降钙素原0.05ng/mL；氧合显著改善。2019-07-25起停用高流量氧疗，予鼻导管吸氧3L/分，SPO₂ 98%。2019-07-28不吸氧复查血气分析：pH 7.45，PO₂ 80mmHg，PCO₂ 40mmHg。2019-08-02复查胸部CT提示右肺渗出灶，较前显著吸收（见图3），予出院。2019-09-04后复查胸部CT提示病灶基本吸收（见图4）。

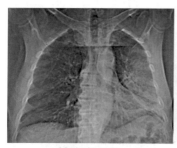 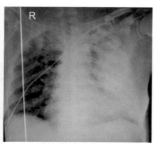 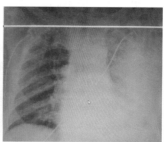

| 2019-07-15 | 2019-07-17 | 2019-07-22(复查) |

图2　胸片检查结果对比

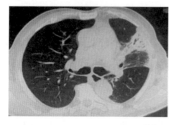 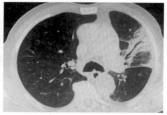 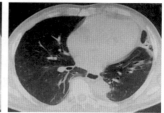

图3　胸部CT检查结果（2019-08-02）

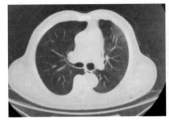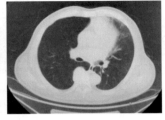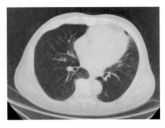

图 4   胸部 CT 检查结果（2019-09-04）

【病例讨论】

鹦鹉热肺炎由鹦鹉热衣原体引起。鹦鹉热衣原体是革兰染色阴性、细胞内寄生的病原体，主要寄生在鹦鹉、禽类、孔雀等的组织、血和粪便中，甚至环境中。人类感染该病原体的途径是经呼吸道吸入疫鸟排泄物气溶胶，病原体被吸入体内后首先进入肝脾的单核巨噬细胞进行增殖，再经血路进入肺和其他器官，所以人感染鹦鹉热既可以表现为呼吸道感染，也可能表现为以呼吸道感染为主的全身感染。反复追问病史，患者否认有家禽、鹦鹉及相关动物的粪便、血液等接触史，具体感染途径尚无法确定。

鹦鹉热衣原体肺炎约占社区获得性肺炎的 1%。鹦鹉热衣原体肺炎多发生于中青年人群，多有鸟类接触史。典型临床表现为高热、畏寒、头痛、肌痛、咳嗽和肺部浸润性病变等。病情严重者可发展至重症肺炎，出现呼吸困难、烦躁及昏迷等，预后不佳。其影像学缺乏特异性，CT 常见斑片状磨玻璃影或大片融合的实变影，沿肺段肺部，以下叶受累为主，肺门淋巴结肿大或胸腔积液少见。

以往确诊鹦鹉热衣原体肺炎至少需要在以下方法中选择一种检测：① 呼吸道标本分离到鹦鹉热衣原体；② 补体结合试验或微量免疫荧光法（MIF）检测双份血清，抗体滴度增加 4 倍或以上；③ MIF 法检测到鹦鹉热衣原体的 IgM 相对滴度 ≥1∶16。国内医院的微生物实验室常规不开展以上检查，衣原体培养要求非常高，一般实验室难以实现，故临床医生诊断鹦鹉热衣原体肺炎非常困难，对该病的认识存在严重不足。目前，NGS 检测尚未作为衣原体感染的常规病原体检测技术，但相比传统的 PCR 和基于培养的病原体检测方法更高效且无偏倚。尤其在一些传统检测手段无法明确病原体及新型或罕见病原体感染时，NGS 具有优越性，但其在病原体鉴定方面存在局限性，如缺乏公认的判读标准、测序结果与治疗关系不明确、耐药基因难以检测及检测费用明显高于传统检测手段等。

本例患者以高热、呼吸衰竭起病，病程较短，短时间内出现呼吸衰竭需机械通气，影像学检查提示短时间内肺部病灶进展极快，伴有肝肾功能损害等系统性疾病改变。入院后反复行血、痰、BALF 培养均未明确病原体，最终通过 BALF 的微生物 NGS 才检出相对纯粹的高序列数的鹦鹉热衣原体，支持重症鹦鹉热衣原体肺炎的诊断。

目前，鹦鹉热衣原体肺炎抗菌治疗首选四环素类药物。衣原体属于胞内菌，缺乏细胞壁，β-内酰胺类抗生素对其无效。本病的治疗应选择细胞内活性高的抗生素如四环素类、大环内酯类或喹诺酮类等抗菌药物,其中,四环素类和喹诺酮类不推荐应用于儿童。但近年来研究发现,衣原体属中的沙眼衣原体对四环素类的耐药性明显增加,尤其在我国,从不孕不育门诊妇女生殖道检测到的沙眼衣原体多数对四环素类高度耐药。考虑到我国缺乏鹦鹉热衣原体体外药物试验数据,且同属的沙眼衣原体对四环素类高度耐药,重症鹦鹉热衣原体肺炎死亡率高,且本例患者在使用多西环素的前提下短期内进展明显,因此确诊后给予替加环素联合左氧氟沙星治疗,达到了预期效果。鹦鹉热衣原体肺炎病原体诊断困难,二代测序作为新兴的病原体诊断技术,在诊断一些少见病原体感染方面有较好的应用前景。

参考文献

[1] Simner P J,Miller S,Carroll K C. Understanding the promises and hurdles of metagenomic next-generation sequencing as a diagnostic tool for infectious diseases[J]. Clinical Infectious Diseases,2018,66(5):778-788.

[2] Chiu C Y,Miller S A. Clinical metagenomics[J]. Nature Reviews Genetics,2019,20(6):341-355.

[3] 朱榕生,罗汝斌,王选锭. 鹦鹉热衣原体致重症社区获得性肺炎一例 [J]. 中华结核和呼吸杂志,2019,42(7):548-551.

(呼吸与危重症医学科:朱黎容,钱粉红,李坚,姜贺果,周朦)

31 机化性肺炎 1 例

【病例资料】

患者，女，64 岁，因"阵发性干咳 1 月余"于 2020-03-10 入院。患者入院 1 月余前于田间劳作受凉后出现鼻塞、流涕，伴阵发性干咳，夜间为著，无畏寒、发热，夜间无盗汗。自行服用感冒药（具体不详），鼻塞、流涕症状缓解，仍有干咳，伴活动后胸闷、气喘。2020-02-26 至当地医院就诊，查胸部 CT 示双肺多发斑片影，血常规未见明显异常。诊断肺部感染，予头孢唑肟、克林霉素、左氧氟沙星抗感染治疗 12 天。患者自觉干咳症状较前缓解，胸闷、气喘进行性加重，伴乏力、纳差。复查胸部 CT 提示双肺多发斑片影，较前进展。于 2020-03-09 至江苏大学附属医院就诊，血细胞分析示白细胞计数 $7.2×10^9/L$，血红蛋白 108g/L，血小板计数 $209×10^9/L$，中性粒细胞绝对值 $5.2×10^9/L$；胸部 CT（见图 1）示双肺多发斑片影，考虑肺内炎性病变。血气分析：pH 7.475，$PaCO_2$ 37.2mmHg，PaO_2 62.5mmHg。

既往有脑梗死病史 1 年，无后遗症；有丙型肝炎病史 10 余年；有卖血史，存在反复血液成分回输情况。

入院体检　神志清楚，精神萎，两肺呼吸音粗，未闻及干湿啰音。叩诊心界无扩大，听诊心率 80 次/分，律齐，各瓣膜听诊区未闻及病理性杂音。腹平软，无压痛及反跳痛。双侧第一指掌关节膨大，双下肢不肿。

辅助检查　（2020-03-11）血常规：白细胞计数 $6.4×10^9/L$，中性粒细胞绝对值 $4.5×10^9/L$，淋巴细胞绝对值 $1.1×10^9/L$。C-反应蛋白 23mg/L。降钙素原 0.02ng/mL。真菌 G 试验、GM 试验均为阴性。呼吸道合胞病毒八项联检：流感病毒 A 型 IgM 抗体（+），流感病毒 B 型 IgM 抗体（+），余项均为阴性。

（2020-03-12）结核感染 T 细胞检测示阳性。血沉：101mm/h（↑）。类风湿因子、抗链球菌溶血素 O 均在正常范围。自身抗体全套：抗 RO-52 抗体（+），余项均为阴性。

（2020-03-15）痰培养：无致病菌生长。痰涂片找抗酸杆菌：未找见。

心电图、腹部 B 超未见明显异常。

入院诊断　① 弥漫性肺实质病变，性质待查（社区获得性肺炎？隐源性机化性肺炎？）；② 脑梗死；③ 慢性丙型病毒性肝炎。

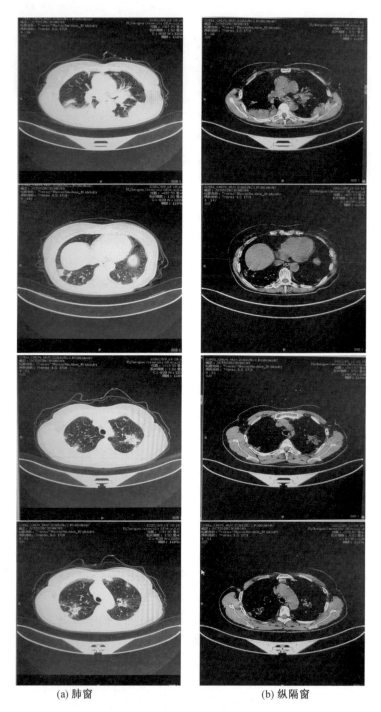

(a) 肺窗　　　　　　　　　　　　(b) 纵隔窗

图 1　入院时胸部 CT 检查结果（2020-03-09）

诊治经过　入院后予比阿培南 0.3g q6h、盐酸莫西沙星 0.4g qd、盐酸溴己新 4mg bid 静脉输液，同时予磷酸奥司他韦 75mg bid 口服治疗。

住院期间患者干咳症状稍有缓解，仍感胸闷、气喘，伴进行性加重乏力。监测指脉氧为96%（鼻导管吸氧3L/分）。治疗3天后复查血常规（2020-03-14）示白细胞计数5.7×10⁹/L，中性粒细胞绝对值3.9×10⁹/L，淋巴细胞绝对值0.9×10⁹/L；C-反应蛋白11mg/L；降钙素原<0.02ng/mL。C-反应蛋白较入院时下降。

患者入院后查自身抗体全套示 RO-52 抗体有反应（+）。联系风湿免疫科会诊，建议定期复查自身抗体。

继续抗感染治疗4天（方法同前），患者干咳症状进一步减轻，但仍有胸闷、气喘，活动后加重。监测指脉氧为94%（鼻导管吸氧3L/分）。复查胸部CT（2020-03-18）提示两肺多发斑片影，考虑肺内炎性病变（较前有所进展），需结合其他检查进一步明确诊断；双侧胸膜增厚；动脉粥样硬化；纵隔小淋巴结；肝内低密度影。（见图2）

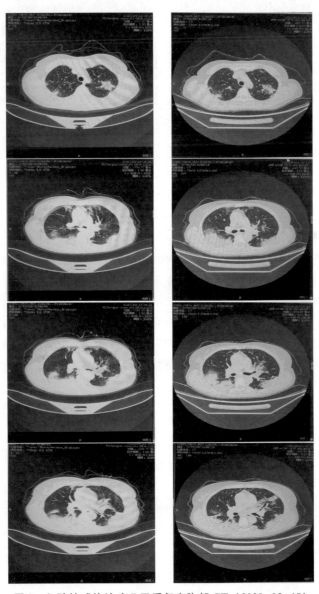

图2 入院抗感染治疗7天后复查胸部CT（2020-03-18）

2020-03-25 行 CT 引导下肺穿刺活检术：先用 20G 穿刺针垂直进针 4cm，抽吸出少量血性液体涂片，再用 18 活检枪在右下肺相同部位两次垂直进针 3cm，取出 2.3cm 组织送检。过程顺利，患者无气胸、出血。

术后病理：（右下肺穿刺）肺组织慢性炎，并见肺泡腔内机化灶形成（见图 3）。符合机化性肺炎病理表现。

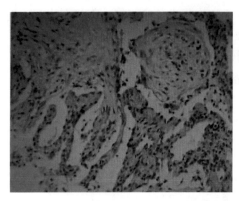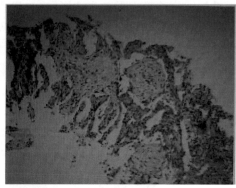

图 3　术后病理

诊断：① 机化性肺炎；② 脑梗死；③ 慢性丙型病毒性肝炎。

调整治疗方案：甲基强的松龙 40mg qd 静脉输液治疗；抗菌药物降级为头孢美唑 2g bid、阿奇霉素 0.5g qd 静脉输液。同时予抑酸、护胃、补钙治疗。

甲基强的松龙 40mg qd 静脉输液治疗 5 天，患者胸闷气喘明显缓解，指脉氧 100%（鼻导管吸氧 3L/分）。复查血常规示白细胞计数 $8.9×10^9$/L，中性粒细胞绝对值 $5.7×10^9$/L，淋巴细胞绝对值 $2.5×10^9$/L；C-反应蛋白<0.5mg/L；降钙素原<0.02ng/mL；血沉 22mm/h；血生化示肝肾功能、心肌酶谱、电解质均在正常范围。

患者出院后持续用药：醋酸泼尼松片 25mg po bid，雷贝拉唑肠溶片 10mg po qd。

2020-04-16 至江苏大学附属医院呼吸科门诊复诊，复查胸部 CT（见图 4）示双肺多发斑片条索影，较前吸收；两肺小结节伴部分钙化；双侧胸膜增厚，动脉粥样硬化；纵隔小淋巴结；肝内低密度影。继续醋酸泼尼松口服治疗，至截稿前一直跟踪随访中。

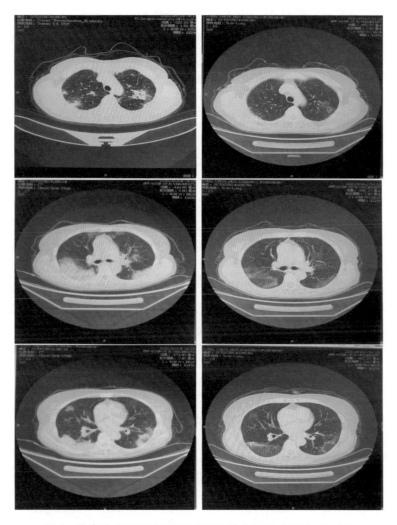

图4 激素治疗3周后复查胸部CT检查结果（2020-04-16）

【病例讨论】

纵观该患者整个病程，以鼻塞、流涕、干咳呼吸道感染症状起病，影像学以双肺多发斑片影为表现，斑片影密度从磨玻璃样改变到实变，在实变区可见支气管充气征。从临床表现及影像学上看，与普通肺炎的鉴别有一定困难。但患者无发热，白细胞计数正常，且抗生素治疗无效，则进一步支持机化性肺炎的诊断，最终确诊有赖于病理诊断。

机化性肺炎（Organizing Pneumonia，OP）是指肺部的炎症出于多种原因未得到彻底治疗，而导致病变不吸收或吸收延迟，是肺组织损伤后的一种非特异性的病理反应，其病理学以炎性细胞浸润、间质纤维组织及成纤维细胞增生，形成肉芽组织充满肺泡腔为特点。

该病可以为特发性，病因不明，也可有很多病因，如感染、药物反应、肿瘤放化疗、结缔组织疾病及器官移植等，前者称为隐源性机化性肺炎（Cryptogenic Organizing Pneumonia，COP），后者称为继发性机化性肺炎（Secondary Organizing Pneumonia，SOP）。在临床和放射学上，COP 与 SOP 没有明显差别。OP 的发病年龄以 50~60 岁为多，亚急性起病，主要临床表现有类似流感的症状，如咳嗽、咳痰、发热、周身不适、乏力、体重减轻、盗汗等。影像学表现多变，最典型的表现为斑片状实变影，通常为双侧、靠近胸膜下分布，多有游走性特点；也可表现为双侧弥漫性肺间质浸润影、孤立结节团块或伴空洞形成。该患者影像学以双肺多发斑片状影为表现，与慢性嗜酸性粒细胞性肺炎（Chronic Eosinophilic Pneumonia，CEP）的表现相似，但 CEP 患者的斑片影无游走性，复发时在原来部位出现，支气管肺泡灌洗液（BALF）以嗜酸性粒细胞增加为主，嗜酸性粒细胞占细胞总数的 25% 以上；而 COP 以淋巴细胞增加为主，嗜酸性粒细胞一般占总数的 5%（因新冠肺炎疫情防控，该患者住院期间未进行支气管肺泡灌洗）。病理学检查提示 CEP 患者肺泡、肺间质以嗜酸性粒细胞浸润为主，无机化性渗出物和肉芽肿组织增生，因此，病理学差异是二者鉴别的主要依据。

目前，应用糖皮质激素仍是机化性肺炎的标准治疗方法，临床表现通常在 48h 内改善，影像学上的完全吸收通常需要数周，大部分患者在治疗 1 周后有显著改善。糖皮质激素的合适剂量及疗程尚无定论，建议起始剂量为 0.75~1.5mg/（kg·d），服用 3 个月，然后减为 40mg/d 继续服用 3 个月，后逐渐减量为 20mg/d 或 20mg 隔日 1 次，总的疗程通常为 12 个月。激素减量或疗程短于 1 年时疾病常复发，一些患者经历数次复发，常需延长疗程。对于激素治疗不敏感的病例，具有免疫调节功能的药物如大环内酯类（阿奇霉素、克拉霉素、红霉素等）及免疫抑制剂（如环孢素等），尤其是大环内酯类可以作为二线药物。多数病例（80% 以上）预后良好，且少许病例可自愈；10%~15% 的病例可能对激素治疗不敏感，进而病情快速进展；有少于 5% 的病例因病情无法控制而死亡。

参考文献

［1］ Drakopanagiotakis F, Paschalaki K, Abu-Hijleh M, et al. Cryptogenic and secondary organizing pneumonia：clinical presentation，radiographic findings，treatment response，and prognosis［J］. Chest，2011，139（4）：893-900.

［2］ Ji H O，Dong J O，Koo S M，et al. Different responses to clarithromycin in patients with cryptogenic organizing pneumonia［J］. Tuberculosis and Respiratory Diseases，2015，78（4）：401-407.

［3］ 薛海仪，李为民 . 隐源性机化性肺炎的临床诊治探讨 ［J］. 西部医学，2014，26（9）：1131-1134.

（呼吸与危重症医学科：黄卉，杭建明，陈萍，黄汉鹏，庄琼馨）

32 晚期肺腺癌治疗1例

【病例资料】

患者，男，68岁，因"发现右肺占位1天"于2020-04-07入院。患者无明显咳嗽、咳痰，无胸痛、咯血。当天于江苏大学附属医院行胸部CT检查示"右肺上叶团块影"。为求进一步诊断，入住江苏大学附属医院。

既往有阑尾切除术手术史40余年；有肺结核病史40余年；有高血压病史20余年，平素口服盐酸贝那普利，自诉血压控制尚可。否认有烟酒嗜好，否认有药物过敏及遗传性疾病家族史。

入院体检 体温36.5℃，脉搏78次/min，呼吸18次/min，血压130/78mmHg。意识清楚，右肺呼吸音稍低，双肺未闻及明显干湿啰音。

辅助检查 胸部平扫CT（见图1）示右肺上叶软组织密度团块影（2.6cm×3.1cm），边界不清，局部见浅分叶及钙化，考虑恶性肿瘤的可能性大；两肺多发结节，边界模糊，考虑转移；纵隔及肺门多发淋巴结肿大；左侧肾上腺结节；右侧胸腔积液；心包少许积液。全身正电子发射计算机断层显像（PET-CT）示右上肺尖部占位伴周围炎症，代谢活性增高；两肺多发粟粒及结节影，右胸膜增厚，双锁骨区、纵隔、双肺门及腹膜后多发淋巴结肿大，左上臂肌间隙结节，肝右叶及左侧肾上腺多发结节，多发骨骼骨质密度不均伴部分骨质破坏，以上病灶代谢活性增高，考虑转移。心脏彩超示EF 67%，轻度二尖瓣反流，轻度三尖瓣反流，左心室舒张功能减退，少量心包积液。

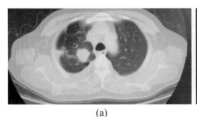
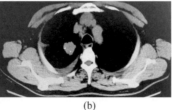

(a)   (b)

（a）：肺窗右肺上叶软组织密度团块影，边界不清，局部见浅分叶及钙化；

（b）：与（a）同层面平扫的纵隔窗图像，右上肺病灶内可见不均匀强化。

图1 胸部平扫CT检查结果（2020-04-07）

  诊治经过 行 CT 引导下经皮肺穿刺活检，病理提示（右上肺）腺癌。免疫组化：AE1/AE3（+），CK7（+），Napsin-A（+），CD56（-），Syn（-），CgA（-），P40（-），P63（-），CK5/6（-），Ki-67（75%+），TIF-1（+），考虑（右上肺）腺癌（见图 2），最终诊断为右上肺腺癌ⅣB 期。2020-04-17 行支气管动脉造影灌注化疗（吉西他滨 1g+顺铂 60mg），第 8 天予吉西他滨 1.4g 全身化疗。后行基因检测示 EGFR19 外显子突变（见图 3）。2020-05-11 查胸部增强 CT（见图 4）示右肺上叶软组织密度团块影（2.6cm×3.1cm，较前相仿），两肺多发结节（考虑转移，较前稍增大、增多）；右侧胸腔积液；心包少许积液；左侧肾上腺结节。05-24 查磁共振颅脑平扫示右侧额叶、双侧枕叶及左侧侧脑室前角旁强化结节，较大直径约 7mm，考虑转移。05-25 起规律口服奥希替尼（80mg，1 次/天）靶向治疗。05-28 患者因胸闷、气喘于江苏大学附属医院急诊科就诊，床边心包积液探查示大量心包积液，后转入呼吸与危重症医学科行心包穿刺引流术，引流心包积液 200mL。06-03、06-29、08-04、09-08 予贝伐珠单抗 500mg 抗血管生成治疗。期间 06-30 复查胸部增强 CT（见图 5）示右肺上叶软组织密度团块影（1.5cm×1.5cm，较前明显缩小），两肺多发结节（考虑转移，较前减少、缩小）；右侧胸腔积液及心包积液（较前减少）伴右肺部分萎陷；左侧肾上腺结节（较前缩小）。

  08-03、10-14 复查胸部平扫 CT 示右肺上叶软组织密度团块影较 2020-06-30 大致相仿。此外，10-14 胸部平扫 CT（见图 6）检查未见心包积液。

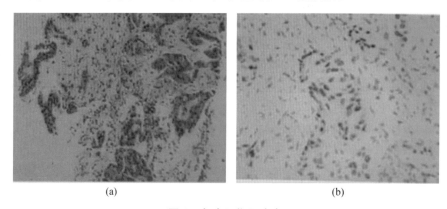

(a)   (b)

图 2 免疫组化示腺癌

基因变异	突变丰度/拷贝数	变异分级	可能敏感药物		可能耐药药物
			本癌种	其他癌种	
EGFR NM_005228.3 exon19 p.L747_P753d elinsS c.2240_2257d elTAAGAGAAGC AACATCTC	20.1%	I类	阿法替尼 (A级) 埃克替尼 (A级) 奥希替尼 (A级) 达可替尼 (A级) 厄洛替尼 (A级) 厄洛替尼＋ Ramucirumab (A级) 厄洛替尼＋贝伐珠单抗 (A级) 吉非替尼 (A级) AZD3759 (C级) Brigatinib (C级) Cabozantinib＋厄洛替 尼 (C级) Vandetanib＋多西他赛 (C级) 贝伐珠单抗＋奥希替尼 (C级) 索拉非尼＋厄洛替尼 (C级)	无	无
TP53 NM_000546.5 exon5 p.I162F c.484A>T	10.24%	II类	AZD1775 (C级)	无	无
EGFR mutant＋TP53 Exon 5 mutant	-	II类	无	无	埃克替尼 (C级) 奥希替尼 (C级) 厄洛替尼 (C级) 达可替尼 (C级) 阿法替尼 (C级) 吉非替尼 (C级)

图 3　基因检测示 EGFR19 外显子突变

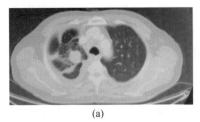
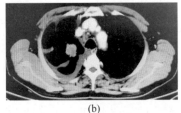

(a)　　　　　　　　　(b)

（a）：与图 1a 同层面平扫的肺窗图像，右上肺团块影较前相仿；

（b）：与图 1a 同层面平扫的纵隔窗图像。

图 4　胸部增强 CT 检查结果（2020-05-11）

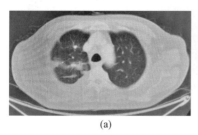
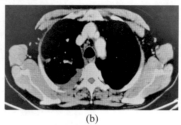

（a）：与图 1a 同层面平扫的肺窗图像，口服奥希替尼治疗 1 月余，右上肺病灶较前明显缩小；

（b）：与图 1a 同层面平扫的纵隔窗图像，右上肺病灶较前明显缩小。

（a）   （b）

图 5   胸部增强 CT 检查结果 （2020-06-30）

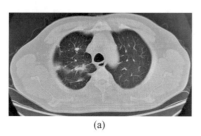
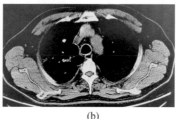

（a）：与图 1a 同层面平扫的肺窗图像，口服奥希替尼治疗 4 月余，右上肺病灶与之前 （2020-06-30）相仿；

（b）：与图 1a 同层面平扫的纵隔窗图像，口服奥希替尼治疗 4 月余，右上肺病灶与之前 （2020-06-30）相仿。

（a）   （b）

图 6   胸部平扫 CT 检查结果 （2020-10-14）

【病例讨论】

肺癌的发病率和病死率在全球范围内均位于恶性肿瘤的第 1 位，患者的 5 年生存率在临床上仅 18%，肺腺癌是 NSCLC 的常见病理类型。肺癌被诊断时常为局部晚期或伴转移，多采用放疗或化疗延长患者生存时间，靶向治疗的发展为肺癌的治疗提供了新的途径。

靶向治疗的靶点主要为驱动突变，高达 60% 的腺癌具有已知的肿瘤性驱动突变。目前，常见的靶向驱动突变主要有表皮生长因子（EGFR）突变、KRAS 突变和间变性淋巴瘤激酶（ALK）易位。目前，已有较多针对驱动基因阳性的 NSCLC 并能明显获益的靶向药物，如吉非替尼、厄洛替尼、阿法替尼等。在中国人群中，EGFR 合并突变发生率超过 55%。奥希替尼是 Astra Zeneca 公司开发的第三代不可逆 EGFR-TKI，其常见不良反应为腹泻、皮疹。

FLAURA 是一项国际多中心的 III 期临床研究，旨在评估奥希替尼与早期 EGFR-TKI 在局部晚期或转移性 EGFR 阳性 NSCLC 患者一线治疗中的安全性与疗效。该研究共纳入 556 例既往未接受任何治疗的局部晚期或转移性 EGFR 突变阳性的 NSCLC 患者，按照 1:1 的比例随机分为试验组（奥希替尼）和对照组（厄洛替尼或吉非替尼），研究显示两组的中位 PFS 分别为 18.9 个月和 10.2 个月，但亚裔 PFS 欠佳（16.5 个月）；两组 OS 分别为 38.6 个月和 31.8 个月，但亚裔患者 OS 无获益。同时，试验组患者的疾病进展或死亡风险显著降低，包括合并 CNS 转移的患者，也能观察到这一优势。在安全性方面，试验组表现出更好的耐受性，发生 3 级以上不良反应的比例更低（17.6% vs 28.2%），但奥希替尼的心脏毒性需引起重视。该研究提示，奥希替尼可推荐用于 EGFR 阳性晚期 NSCLC 患者的一线治疗。FLAURA 亚组研究显示，对于 EGFR19 外显子缺失突变的患者，试验组（奥希替尼）和对照组（厄洛替尼或吉非替尼）的 PFS 分别为 21.4 个月和 11 个月，OS 分别为 42 个月和 33 个月，提示奥希替尼一线治疗 EGFR19 外显子缺失突变的患者可达到 PFS 及 OS 显著获益。

目前，有研究表明抗血管生成靶向药物+EGFR-TKI（A+T）联合使用能够持续而显著地抑制肿瘤，延缓治疗耐药。国内一项 ARTEMIS 多中心临床研究纳入未接受过化疗的局部晚期、转移或复发且 EGFR 突变阳性的非鳞 NSCLC 患者共 311 例，按 1∶1 的比例随机分为试验组（贝伐珠单抗+厄洛替尼）和对照组（厄洛替尼），研究显示两组的 PFS 分别为 18.0 个月和 11.3 个月，且试验组安全性良好，主要不良反应为高血压、蛋白尿，可控可管理。该研究提示 A+T 联合治疗可作为 EGFR 阳性晚期 NSCLC 患者的一线治疗方法。

晚期肺癌常发生脑转移，晚期 NSCLC 患者的脑转移率高达 30%～50%。一些报道证实，奥希替尼对颅内病灶具有良好的作用。在临床研究中，奥希替尼表现出比吉非替尼、阿法替尼更强的血脑屏障渗透性。Jiang T 等报道的一项动物试验显示，奥希替尼在小鼠脑组织中的浓度远大于吉非替尼和阿法替尼。一项来自 AURA 试验的亚组分析显示，奥希替尼在中枢神经系统转移的患者中表现出了相关活性。一项 BLOOM 试验显示，奥希替尼对 EGFR 突变的晚期 NSCLC 软脑膜转移患者的安全性是可控的。上述研究结果支持奥希替尼作为一线用药治疗 EGFR 突变的 CNS 转移患者。

本例为晚期伴有 EGFR 突变阳性的肺腺癌患者，病程中并发心包积液，应用三代 EGFR-TKI（奥希替尼）联合贝伐珠单抗治疗。口服奥希替尼治疗 1 个月后右上肺病灶明显缩小，转移病灶（两肺多发结节、左侧肾上腺结节）均较前缩小，胸腔积液和心包积液较前改善。4 个月后心包积液消失。其疗效肯定，患者耐受较好。

综上所述，对于晚期或伴多发转移的 EGFR 突变的肺癌患者，选用三代 EGFR-TKI 奥希替尼作为一线治疗用药具有确切的疗效，且不良反应发生率低，可作为首选治疗。

参考文献

［1］ Ferlay J, Soerjomataram I, Dikshit R, et al. Cancer incidence and mortality worldwide：Sources, methods and major patterns in GLOBOCAN 2012［J］. Intenational Journal of Cancer, 2015, 136(5)：E359-E386.

［2］ Soria J C, Ohe Y, Vansteenkiste J, et al. Osimertinib in untreated EGFR-mutated advanced non-small-cell lung cancer［J］. New England Journal of Medicine, 2018, 378 (2)：113-125.

［3］ Proto C, Imbimbo M, Gallucci R, et al. Epidermal growth factor receptor tyrosine kinase inhibitors for the treatment of central nervous system metastases from non-small cell lung cancer：the present and the future［J］. Translational Lung Cancer Research, 2016, 5 (6)：563-578.

［4］ Jiang T,Zhou C. Clinical activity of the mutant-selective EGFR inhibitor AZD9291 in patients with EGFR inhibitor-resistant non-small cell lung cancer［J］. Translational Lung Cancer Research,2014,3(6):370-372.

（呼吸与危重症医学科：高蕾，丁明，马国尔，宋萍，张元元，魏森宇）

33 老年肺癌合并肺淋巴管癌病1例

【病例资料】

患者，男，73岁，因"咳嗽、咳痰3周伴胸闷1周"于2020-07-27入院。患者2020年7月初受凉后出现咳嗽、咳痰，干咳为主，呈阵发性，无畏寒、发热，无胸痛，无明显气喘，无潮热盗汗，无声音嘶哑，无头晕、头痛，无恶心、呕吐。未予重视，未特殊处理。近1周来患者咳嗽症状逐渐加重，出现胸闷不适，活动后明显，无自行缓解迹象。2020-07-24至江苏大学附属医院就诊，查血常规+C-反应蛋白示C-反应蛋白7.8mg/L，白细胞计数10.8×10⁹/L，淋巴细胞绝对值1.4×10⁹/L，中性粒细胞绝对值8.5×10⁹/L。胸部CT：① 两肺间质性肺病；② 右上肺团片影感染；③ 纵隔多发肿大淋巴结；④ 双侧胸腔积液伴局部肺不张，心包积液；⑤ 动脉粥样硬化。门诊予"头孢克洛、左氧氟沙星抗感染，酮替芬止咳"等治疗，上述症状稍减轻。2020-07-26予胸部增强CT（见图1）：① 右上肺团块影，两肺门及纵隔结节样肿大淋巴结；② 两肺间质性改变伴多发感染；③ 双侧胸腔积液伴局部肺不张，心包积液；④ 动脉粥样硬化；⑤ 肝内低密度影。为进一步诊治，门诊拟以"肺部阴影性质待查"收住院。

既往有2型糖尿病病史20余年，皮下注射精蛋白生物合成人胰岛素注射液（预混30R）降糖治疗；4年前因直肠癌手术治疗；2年前因左股骨粗隆间骨折手术治疗；有长期大量吸烟史，吸烟指数约120包年，有饮酒史30余年，每日饮酒约400g，现已戒烟、酒15年。

入院体检 体温36.8℃，脉搏108次/分，呼吸18次/分，血压132/78mmHg。神志清楚，精神萎靡，双侧胸廓饱满，呼吸动度减弱，双下肺叩诊呈浊音，听诊双下肺呼吸音低，可闻及少许湿啰音；心率108次/分，律齐；腹平软，全腹无压痛及反跳痛；双下肢无明显水肿。

辅助检查 凝血常规：血浆纤维蛋白原7.27g/L，D-二聚体0.91mg/L；入院生化免疫检查：白蛋白33.1g/L，总蛋白61.4g/L，乳酸脱氢酶314U/L；降钙素原<0.02ng/mL；血沉62mm/h；血气分析：pH 7.449，PCO_2 32.8mmHg，PO_2 58.1mmHg，$SaO_2$91.1%；肿瘤指标：癌胚抗原113.71ng/mL，CA125 735.7U/mL，CA15-3 51.2U/mL，细胞角蛋白十九片段67.8ng/mL；风湿四项：C-反应蛋白33.3mg/L，余项正常；自身抗体全套：抗中性粒细胞抗体（核周）有弱反应（±），余项正常；BNP+心梗三项、尿常规、粪便常规、T-SPOT、肺炎支原体抗体+抗结核菌抗体、呼吸道合胞病毒八项、输血八项、细菌内毒素、痰培养+痰涂片、痰找抗酸杆菌、MPO、PR3均未见明显异常。

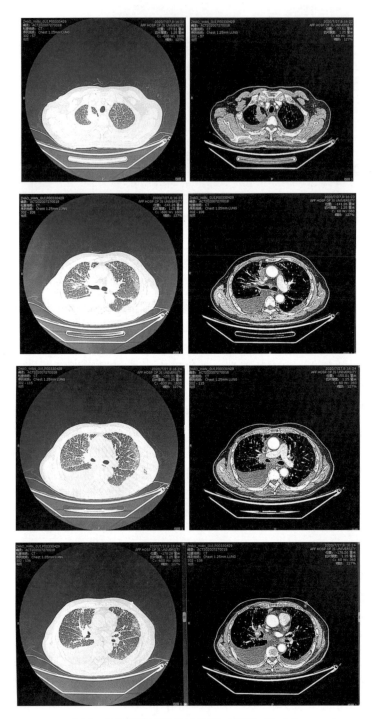

图 1　胸部增强 CT 检查结果（2020-07-26）

　　肝胆胰脾超声：血吸虫肝病。颈部淋巴结探查：双侧颈部淋巴结略增大。胸腔积液探查（坐位）：双侧胸腔积液（右侧 62mm，左侧 30mm）。心电图：窦性心动过速。

　　入院诊断　① 肺部阴影性质待查（肺癌?）；② Ⅰ 型呼吸衰竭；③ 2 型糖尿病；

④ 直肠癌术后。

诊治经过 入院后立即予多西环素+头孢美唑抗感染治疗。排除禁忌后，于 07-28 行右侧胸腔闭式引流，查胸腔积液常规示比重>1.018、李凡他试验（+）；肿瘤十一项：癌胚抗原 1194.93ng/mL、鳞状细胞癌相关抗原 3.89ng/mL、神经元特异性烯醇化酶 11.0ng/mL、CA125 >1000.00U/mL、CA15-3 80.20U/mL、CA724 >500.00U/mL、细胞角蛋白十九片段 799.2ng/mL。07-30 胸腔积液脱落细胞病理回报：涂片找到癌细胞，腺癌的可能性大（见图 2）。患者知情同意后，行胸肺癌相关基因检测、PD-L1 免疫组化检测。08-06 完善 PET-CT 检查：两肺弥漫性间质性病变及右上肺占位，代谢活性增高，考虑肺癌，需结合临床及组织学等检查；左下颈部、双锁骨区及左胸壁肌间隙、纵隔、双肺门、右前肋膈角、腹腔及腹膜后多发淋巴结肿大，全身多发骨骼病变，双胸膜多发增厚及两肺多发粟粒状结节；以上病灶代谢活性增高，均考虑转移；右肾上腺结节样增厚伴代谢活性增高，转移待排。

修正诊断：① 右肺癌Ⅳ期（腺癌可能）；② Ⅰ型呼吸衰竭；③ 2 型糖尿病；④ 直肠癌术后。

镜下所见：

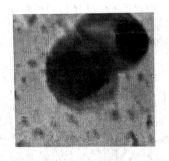

病理诊断：

定量检测结果：
　　查出 DNA 倍体异常细胞：　200 个.

细胞学诊断结果：
　　涂片内找见癌细胞。腺癌可能性大.

图 2　细胞病理

08-07 胸腔积液肺癌相关基因检测结果回报：EGFR 基因 p. L747_P753delinsS 第 19 外显子非移码缺失突变（见图 3）。08-08 胸腔积液 PD-L1 免疫组化检测结果回报：PD-L1 表达阴性（见图 4）。告知家属检测结果，家属拒绝化疗，遂于 08-08 起予以口服甲磺酸阿美替尼 110mg qd 治疗。

基因名称	突变	肺癌靶向药物
AKT1	未检测到	-
ALK	未检测到	-
BRAF	未检测到	-
EGFR	p.L747_P753delinsS第19外显子非移码缺失突变 c.2240_2257delTAAGAGAAG CAACATCTC (p.L747_P753delinsS) (胸水丰度15.7%)	Erlotinib 厄洛替尼 Gefitinib 吉非替尼 Icotinib 埃克替尼 Afatinib 阿法替尼 Dacomitinib 达可替尼 Osimertinib 奥希替尼 EGF816（临床Ⅱ期试验） (参与肿瘤的发生发展，并增加肿瘤细胞对 EGFR-TKIs 的敏感性)
ERBB2	未检测到	-
KRAS	未检测到	-
MAP2K1	未检测到	-
MET	未检测到	-
NF1	未检测到	-
NRAS	未检测到	-
PIK3CA	未检测到	-
PTEN	未检测到	-
RET	未检测到	-
ROS1	未检测到	-

图 3　胸腔积液肺癌相关基因检测结果

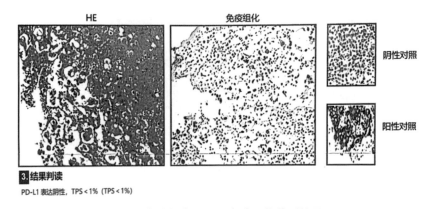

3. 结果判读

PD-L1 表达阴性，TPS < 1% (TPS < 1%)

图 4　胸腔积液 PD-L1 免疫组化检测结果

患者入院后监测指脉氧，波动较大，最低 88%。08-09 患者诉胸闷、气喘明显，指脉氧 85%，立即予鼻塞吸氧，指脉氧维持在 90%～96%。08-10 复查凝血常规：血浆纤维蛋白原 7.59g/L，D-二聚体 1.83mg/L；肝功能+肾功能+电解质：白蛋白 24.4g/L，总蛋白 49.9g/L，乳酸脱氢酶 356U/L；血气分析：pH 7.462，PCO_2 38.2mmHg，PO_2 60.4mmHg，SO_2 92.5%；血细胞分析+C-反应蛋白示 C-反应蛋白 35.8mg/L，白细胞计数 $11.1×10^9$/L，单核细胞绝对值 $0.8×10^9$/L，中性粒细胞绝对值 $8.9×10^9$/L；降钙素原 0.03ng/mL；BNP+心梗三项未见异常。

08-11 复查胸部 CT（见图 5）：两肺纹理增多，呈弥漫性网格样、磨玻璃密度改变，小叶间隔增厚，边缘模糊，右上肺团块影，边缘毛糙，大小约 2.2cm×3.0cm，较 7 月前片稍缩小；右上肺局部支气管管壁增厚。双侧胸腔积液伴局部肺不张（右侧胸腔积液较前减少，左侧胸腔积液较前增多）。心包见积液。气管及左右主支气管通畅，纵隔脂肪密度增高，纵隔内见多发肿大淋巴结，较大者位于隆突下，长径达 3.5cm，较前相仿；主动脉及冠状动脉见钙化。

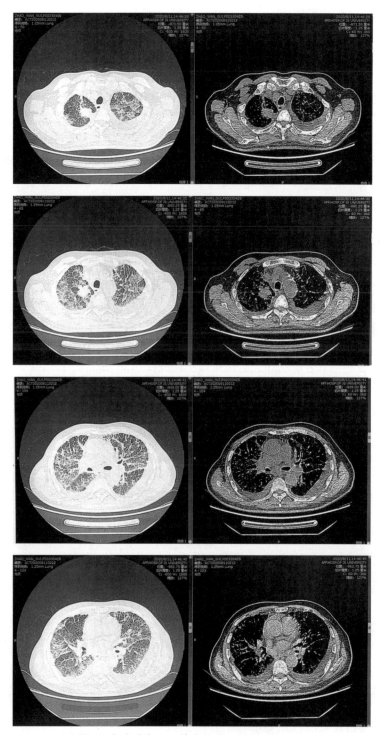

图 5　复查胸部 CT 检查结果（2020-08-11）

08-11 予告病重，调整治疗方案：停用甲磺酸阿美替尼，予人血白蛋白营养支持治疗；比阿培南 0.3g q6h+莫西沙星 0.4g qd+氟康唑 0.2g qd 静脉输液。

08-12 复查血气分析：pH 7.470，PCO_2 42.4mmHg，PO_2 47.4mmHg，SaO_2 86.4%；立即予调高鼻塞吸氧流量，予甲基强的松龙 40mg q12h 静脉输液治疗。

后经科内疑难危重病例讨论，考虑肺癌Ⅳ期（腺癌可能）合并肺淋巴管癌病，继续予甲磺酸阿美替尼 110mg qd 口服，同时予甲基强的松龙 40mg q12h。

治疗 4 天，患者自诉胸闷、气喘明显缓解，监测指脉氧 95%～99%（鼻导管吸氧 3L/分）。复查血气分析：pH 7.464，PCO_2 43.2mmHg，PO_2 87.5mmHg；血细胞分析+C-反应蛋白示 C-反应蛋白 14.7mg/L，白细胞计数 $16.7×10^9$/L，中性粒细胞绝对值 $15.5×10^9$/L；降钙素原<0.02ng/mL；肝功能+肾功能+电解质：丙氨酸氨基转移酶 97.5U/L，天门冬氨酸氨基转移酶 83.4U/L，白蛋白 30.6g/L。08-16 予激素减量，予甲基强的松龙 40mg qd 静脉输液治疗，同时加用异甘草酸镁、水飞蓟宾葡甲胺、谷胱甘肽保肝降酶治疗。

08-19 复查胸部 CT（见图6）：① 右上肺占位，较前稍缩小，左侧锁骨区及纵隔淋巴结肿大（部分较前稍缩小）；② 两肺间质性改变伴多发感染（较前吸收）；③ 双侧胸腔积液（较前减少）；④ 心包积液，动脉粥样硬化；⑤ 双侧胸膜增厚。复查血细胞分析+C-反应蛋白示 C-反应蛋白<0.5mg/L，白细胞计数 $11.6×10^9$/L，中性粒细胞绝对值 $9.5×10^9$/L；降钙素原 0.02ng/mL；肿瘤指标：癌胚抗原 88.76ng/mL，CA125 419.9U/mL，CA15-3 36.8U/mL，细胞角蛋白十九片段 11.4ng/mL。

出院后继续用药：甲磺酸阿美替尼 110mg qd 口服，醋酸泼尼松片 20mg bid 口服，雷贝拉唑肠溶片 10mg qd 口服，水飞蓟宾葡甲胺片 0.2g tid 口服，联苯双酯滴丸 15mg tid 口服。

2020-09-25 呼吸科门诊复诊，复查胸部 CT：① 右上肺占位，较前相仿，左侧锁骨区及纵隔淋巴结肿大（较前大致相仿）；② 两肺间质性改变伴多发感染（较前右肺局部稍改善、左上肺稍进展）；③ 双侧胸腔积液（较前减少）；④ 心包少许积液，动脉粥样硬化；⑤ 双侧胸膜增厚；⑥ 多个椎体密度增高（较前进展，考虑转移），胸骨及双侧多根肋骨多发斑点状高密度影。

继续甲磺酸阿美替尼、醋酸泼尼松口服治疗，至截稿前一直跟踪随访中。

【病例讨论】

随着肿瘤疾病谱的改变，肺癌发病率目前已居恶性肿瘤首位。2018 年，全球肺癌新发病例数达 210 万，死亡例数 180 万。肺癌主要分为非小细胞肺癌和小细胞肺癌，其中非小细胞肺癌占比较高，达 80%以上。

目前，针对晚期非小细胞肺癌的治疗有全身化疗、靶向治疗、免疫治疗及局部放射治疗等。与传统放化疗相比，靶向治疗更加精准、不良反应少。同时，靶向治疗以口服特定靶向药物为主，疗效显著，不良反应少，患者依从性高，分子靶向治疗成为存在驱

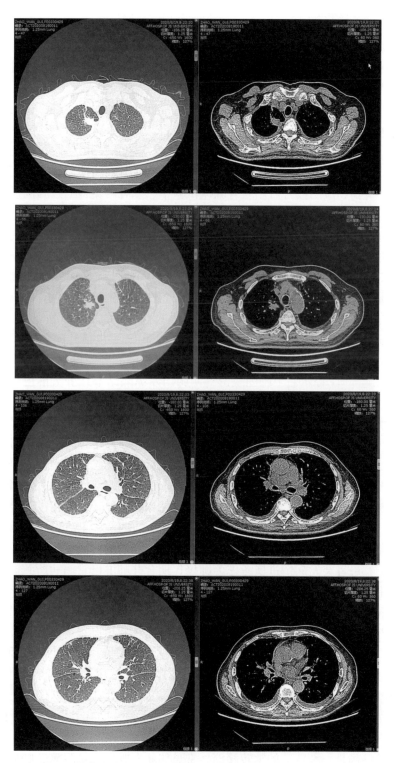

图 6　激素治疗 9 天后复查胸部 CT 检查结果（2020-08-19）

动基因阳性非小细胞肺癌的一线治疗选择。

依据病史特点及辅助检查结果，诊断该患者为右肺癌Ⅳ期（腺癌可能）。胸腔积液肺癌相关基因检测结果回报：EGFR基因 p. L747_P753delinsS 第19外显子非移码缺失突变，选用甲磺酸阿美替尼靶向抗肿瘤治疗。

阿美替尼治疗1天后，患者出现胸闷、气喘症状加重的情况，复查胸部CT示双肺间质性改变进展迅速，同时可见肺门向外血管增粗，肺门、纵隔淋巴结肿大，周围呈网格状阴影伴小结节影。分子靶向药物常见的不良反应包括皮疹、消化系统症状（如腹泻、肝功能异常），肺间质性改变少见。EGFR-TKI应用致间质性肺病加重概率较低，且多发生在相关药物应用数月后。现有临床试验中，未有阿美替尼致肺间质性改变或诱导间质性肺病急性加重的相关报道。

肿瘤在肺内转移多经血行和淋巴管途径，其中以血行转移为主。而肿瘤细胞经淋巴管转移并在淋巴管内弥漫性生长，称为肺淋巴管癌病（Pulmonary Lymphangitic Carcinomatosis，PLC），该类情况在临床上较少发生，易与间质性肺病相混淆。PLC常表现为无诱因的渐进性呼吸困难，极少情况下也会出现急性呼吸困难，该患者的临床表现与之相符。PLC时，胸部CT的主要表现如下：① 可见不均一的支气管血管束结节状增厚，由肺门向外周呈放射状，部分分支可直达胸膜；② 胸膜（包括叶间胸膜）不规则结节状增厚；③ 可见肺叶或肺段磨玻璃影改变，多伴有纵隔和肺门淋巴结肿大及胸腔积液。该患者入院时胸部CT提示右上肺团块影，两肺门及纵隔结节样肿大淋巴结，可见支气管血管束增厚，由肺门向外周呈放射状，两肺多发小结节影，小叶间隔增厚，叶间裂不规则结节状增厚。同时存在双侧胸腔积液，两肺多发磨玻璃影。PET-CT提示两肺弥漫性间质性病变及右上肺占位，代谢活性增高，考虑肺癌；左下颈部、双锁骨区及左胸壁肌间隙、纵隔、双肺门、右前肋膈角、腹腔及腹膜后多发淋巴结肿大，全身多发骨骼病变，双胸膜多发增厚及两肺多发粟粒状结节；以上病灶代谢活性增高，均考虑转移。上述影像学表现符合PLC特征。同时患者血和胸腔积液CEA显著升高；胸腔积液找到癌细胞，腺癌的可能性大；基因检测也发现EGFR基因 p. L747_P753delinsS 第19外显子非移码缺失突变。这些进一步证实肺癌合并肺淋巴管癌病的可能性大。

综合分析，患者突发病情进展考虑为肺癌Ⅳ期合并肺淋巴管癌病所致。目前，针对PLC的治疗主要是病因治疗和激素治疗。病因治疗就是针对原发病治疗，该患者确诊为肺癌，故需继续抗肿瘤治疗、激素治疗（可能的机理：PLC在淋巴转移及淋巴管阻塞的过程中，淋巴管及血管相关炎性介质激活，肺内淋巴管及小血管壁水肿，炎症细胞聚集黏附，而糖皮质激素可能对抑制淋巴管及小血管壁水肿具有一定作用）。因此，经科室讨论后建议继续予以口服阿美替尼抗肿瘤治疗，同时予以甲强龙静滴治疗。治疗4天后，患者胸闷、气喘症状减轻，氧合改善，复查胸部CT示右上肺占位性病变、双侧纵隔淋巴结较前缩小，双肺间质性病变明显改善。提示治疗有效，进一步验证之前的推断。

肺淋巴管癌病是一种特殊的肺转移癌，常见的原发肿瘤有乳腺癌、肺癌、胃癌、前列腺癌等，多伴有肺门淋巴结肿大，胸部CT可见双肺纹理不规则增粗、增厚伴多发小结节，出现由肺门向外辐射状分布的树枝状、条索状、串珠样或网状阴影。该疾病的病理基础是癌细胞将肺间质内的淋巴管堵塞，导致淋巴回流不畅，淋巴管逐渐发生扩张，癌细胞沿血管、淋巴管扩散，癌肿在淋巴通道形成，逐渐发展为癌性结节。该类疾病表现为"类"间质性疾病的临床—放射学表现，需与间质性疾病，如特发性间质性肺病、放射性肺炎、尘肺、结节病及药物相关性间质性肺病等相鉴别。如：① 结节病多呈双侧对称性改变，肺内侧段多见，且少有小叶间隔增厚；② 尘肺影像学改变多为沿淋巴管分布的小结节，肺门周围分布密集，可伴肺门淋巴结钙化，尘肺患者一般有明确的职业暴露史；③ TKI 相关性间质性肺病发病率较低，一般不超过 5%。基于目前的临床研究，易瑞沙（吉非替尼）所致间质性肺炎的发生率相对偏高，且 TKI 所致间质性肺病的发生时间至少大于 5 天。

肺癌合并 PLC 预后差，确诊后的生存期为 8~30 个月，5 年生存率极低。因此，临床工作中需要及时识别、精准用药，才能够有的放矢，挽救患者生命。

参考文献

［1］ World Health Organization（WHO）. World Cancer Report 2020.［2020-06-24］. URL：https：//www.iarc.fr/cardspage/world-cancer-report/.

［2］ Jemal A, Bray F, Center M M, et al. Global cancer statistics. CA：A Cancer Journal for Clinicians, 2011, 61（2）：69-90.

［3］ 王滨. 肺癌性淋巴管炎的病理机制及 CT 诊断探讨［J］. 中国药物经济学, 2013, 6（45）：306-307.

（呼吸与危重症医学科：庄琼馨，黄汉鹏，杭建明，陈萍，黄卉）

34 肺转移肿瘤伴胸腔积液 1 例

【病例资料】

患者，男，72 岁，因"体检发现肺结节一月余"于 2020-08-24 入院。患者入院一月余前体检发现肺结节，无咳嗽、咳痰，无痰中带血，无畏寒、发热，无胸闷、气喘，2020-07-11 至丹阳市某医院行胸部 CT 示两肺多发结节影，考虑转移瘤，右侧胸膜下多发结节状稍高密度影，考虑转移瘤，右侧胸腔中等量积液伴右肺下叶部分肺不张，胆囊切除术后，胆总管结石，胆总管远端管壁增厚伴稍高密度影，右肾未见，为明确诊断入江苏大学附属医院。入院后建议患者完善 PET-CT 及胸腔穿刺，患者拒绝后出院。后为再次治疗入江苏大学附属医院，病程中患者神志清楚，精神可，睡眠食纳可，大小便正常，体重无明显变化。

既往有高血压病史 10 余年，最高血压 170/101mmHg，口服复方利血平、卡托普利控制血压，控制可；否认有糖尿病、冠心病等其他慢性病病史；否认有肝炎、结核、伤寒等传染病病史；肾癌术后 5 年，胆囊切除术后 4 年。否认有其他手术外伤史，否认有输血史，否认有食物、药物过敏史。

入院体检 体温 37.2℃，脉搏 78 次/分，呼吸 20 次/分，血压 140/95mmHg。神志清楚，精神可，两肺听诊呼吸音清，未闻及干湿啰音，叩诊心界无扩大，听诊心率 78 次/分，律齐，各瓣膜听诊区未闻及病理性杂音，腹平软，无压痛及反跳痛，双下肢无水肿。

辅助检查 肿瘤十一项：SCC 3.17ng/mL，CA125 129.40U/mL，CA15-3 38.20U/mL；血常规+C-反应蛋白、降钙素原、尿常规、粪便常规、凝血常规、入院生化、输血八项未见明显异常。

胸腔积液定位：左侧未见明显液性游离暗区，右侧于肩胛线第 8-10 肋间可见无回声区，内未见异常回声，于体表标记处无回声区深约 31mm，距体表约 20mm。

心电图：窦性心律，ST-T 改变。

胸部增强 CT（见图 1）：两肺多发结节（考虑转移），右侧胸膜不均匀强化团块影（考虑胸膜转移），右侧少量胸腔积液，纵隔结节样淋巴结，食管下段旁淋巴结肿大，胆囊未见、右肾未见，胆总管轻度增宽。

入院诊断 ① 双肺多发结节，性质待查（肺转移癌？肺部感染？肺结核？）；② 右侧胸腔积液，性质待查（肺转移癌？肺部感染？肺结核？）；③ 高血压 Ⅱ 级（很高危）；④ 右肾癌切除术后。

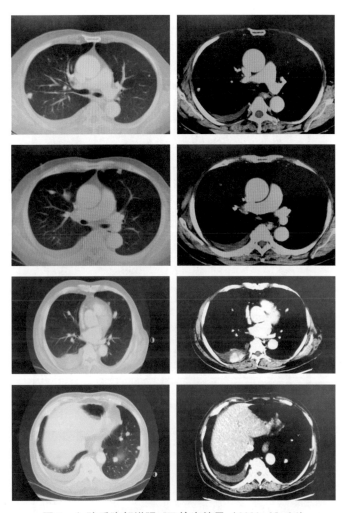

图1　入院后胸部增强CT检查结果（2020-08-26）

入院后查肿瘤十一项示多项肿瘤指标升高，既往有右肾癌手术史，双肺结节原因不能排除肾癌肺转移可能，且胸部CT示右侧胸腔积液。08-25行胸腔穿刺，胸腔积液送检找癌细胞，细胞病理示阴性。

2020-08-27行CT引导下经皮肺穿刺活检术：常规CT扫描，确定穿刺病灶，选择最佳穿刺层面，并摆放体表标志物。确定穿刺点后，测量进针深度。常规消毒、铺巾、局麻后，于定位点行细针针吸细胞学检查，术中穿刺顺利。

术后病理（08-28）：（胸膜穿刺活检组织）结合病史，符合转移性肾透明细胞癌（见图2）。

修正诊断：①肾透明细胞癌肺部转

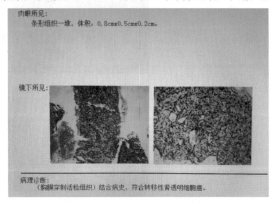

图2　经皮肺穿刺病理报告

移；② 右侧胸腔积液；③ 高血压 Ⅱ 级（很高危）；④ 右肾癌切除术后。

后患者口服安罗替尼抗肿瘤血管治疗，2020 年 11 月患者复查胸部 CT 较前明显改善（见图 3）。

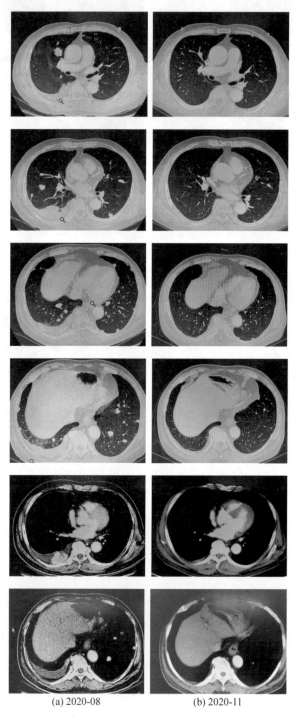

(a) 2020-08　　　　　　　　(b) 2020-11

图 3　两次胸部 CT 检查结果对比

【病例讨论】

肺是恶性肿瘤转移最高发的器官之一，恶性肿瘤的肺转移高达 40%～50%。在全部恶性肿瘤死亡病例尸检过程中发现约 30% 肺转移，肺是唯一转移部位的占 20%。肺转移的临床病例中，80%～90% 为多发性的，10%～20% 为局限性或孤立性的，可在原发性肿瘤发现前或同时发现，多数发现在原发性肿瘤后。20 世纪 80 年代前的报道认为，女性生殖器官肿瘤肺转移最多见，其次为消化道肿瘤。近年来认为，消化道肿瘤肺转移呈上升趋势，占据首位，妇科肿瘤肺转移为第二位。这可能与女性生殖系统肿瘤诊断水平和治疗效果提高、肝癌发病率上升有关。肺部富含血管，播散的肿瘤细胞易在此滞留，是肺转移癌多发的原因。

肺转移癌临床表现多样，以咳嗽、咯血、血痰、胸痛、气短、发热、音哑等为主。其典型 X 线表现为肺野外 1/3 有边界清晰的圆形实性结节影，单发或多发，分布于一侧或两侧肺野，中下肺多见。其特点大致如下：① 患者可无明显临床症状，一般表现为咳嗽、咳痰、咯血、胸痛和呼吸困难等；② 原发性肿瘤大多明确，有的先发现肺转移癌而后才发现原发灶；③ 如肿块较大侵犯肺门、纵隔，可出现相应的临床症状；④ 肺转移癌在 CT 图像上有多种表现，大部分没有特异性，最常见的是大小不等的球形病灶。尸检发现，82%～92% 的转移癌位于肺的周边。肺转移瘤往往被认为是边缘光滑且与周围组织分界清楚的结节，但实际上它也能侵入周围间质和肺泡腔导致肺实质破坏。尸检结果证明，仅有 40% 的转移瘤在高分辨率 CT 下有边界清楚的影像；原发瘤的组织学类型与 CT 表现存在某种相关。例如，肝癌肺转移表现为边界清楚且周围光滑的结节影；鳞癌与腺癌及化疗后肺转移癌表现为边界不清的不规则结节。肺出血能产生毛玻璃样或模糊的边缘，影响肺转移结节的形状，但这种改变并非特异性的，免疫抑制患者出现肺部感染时也会有这种现象出现。转移性血管肉瘤和绒癌由于微血管的破裂，出现绒毛状边缘和周围磨玻璃样改变。结节内钙化一般出现在肉芽肿及错构瘤等良性病变中；偏心性高密度和多中心钙化最常见于转移性骨肉瘤和软骨肉瘤；腺癌肺转移罕见钙化。肺转移结节中 4% 出现空洞，其中 70% 与鳞癌有关；转移性肉瘤也能引起空洞，气胸是相对常见的并发症。转移性腺癌易引起癌性淋巴管浸润，导致呼吸功能障碍（如呼吸困难），癌性淋巴管浸润在胸片上表现为非特异性索条状或结节状病变，同时伴肺门或纵隔淋巴结肿大和胸腔积液，CT 对判断癌性淋巴管浸润的准确性高于胸片，特征性的改变是肺叶间隔和胸膜下间质增厚。胸膜转移大多与血源性转移有关，但胸壁的直接浸润也能引起这一现象，CT 最常见的表现为不规则的胸膜增厚和胸膜结节，伴或不伴胸腔积液。

胸部 CT 具有较高密度分辨率，可发现肺内直径 2～6mm 微小的早期转移灶，其在普通胸片中却不易被发现，这说明 CT 能更清楚地发现隐匿部位的转移灶，如胸骨后、心脏后、横隔周围、贴近胸壁处及肺门部等，有利于提高肺转移癌的发现率。同时观察肺内多发较小结节，如转移癌的大小和数量变化，胸部 CT 无疑优于胸片。此外，胸部 CT 有助于观察临床疗效。

　　具有原发性恶性肿瘤的患者肺内出现结节影或间质病变时，应考虑转移癌。肺转移癌需与肺结核、肺炎、霉菌病、胶原病、肺尘埃沉着病（简称"尘肺"）、结节病等鉴别。肺结核是最常与转移癌鉴别的疾病。多发性肺结核球有时需与转移癌鉴别，肺结核无卫星灶时鉴别困难，要结合临床及化验诊断。

参考文献

　　［1］Cai M, Shen-Tu Y. Clinical diagnosis and therapy strategies of lung metastasis［J］. Chinese Journal of Lung Cancer,2014,17(3):282-285.

　　［2］李铁一. 更好地发挥胸片在胸部疾病诊断中的作用［J］. 中华放射学杂志，2000，34(3)：150.

（呼吸与危重症医学科：高蕾，丁明，马国尔，宋萍，张元元，魏森宇）

35 IgG$_4$相关性疾病 1 例

【病例资料】

患者，男，82 岁，因"浮肿 2 年，腰痛 1 年余，口干眼干 3 月"于 2018-04-26 入院。患者于 2016 年 1 月出现双下肢轻度对称性凹陷性浮肿，查肾功能示血清肌酐（SCr）147.0μmol/L；IgG 21.4g/L；尿常规正常，未重视。2016 年 11 月因腰痛行腰椎 MRI 发现左肾萎缩、积水；复查 SCr 162.8μmol/L；腹部 CT（见图 1）示左肾盂及上段输尿管扩张、积水；多发大动脉及胰腺病变。诊断为"泌尿系梗阻"并收住江苏大学附属医院泌尿外科，行"左侧输尿管双 J 管置入术"，术后复查血清肌酐较前轻度下降。2018 年 1 月开始出现口干、眼干、多饮、多尿，伴视物模糊、全身乏力，起初未重视。后上述症状逐渐加重，2018 年 4 月在江苏大学附属医院内分泌科检查，空腹血糖 6.58mmol/L，餐后 2h 血糖16.97mmol/L；给予诺和锐 30 皮下注射及阿卡波糖口服降糖，监测血糖控制不佳。2018-04-16 复查 SCr 241.2μmol/L，为进一步治疗至肾内科就诊。

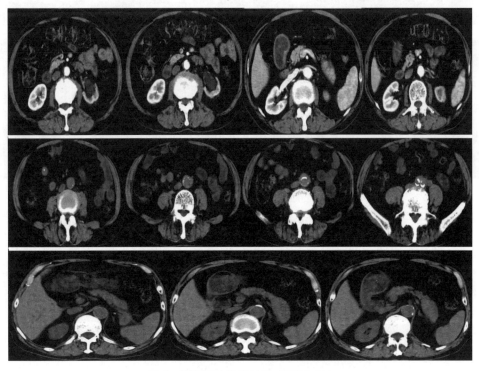

图 1　腹部 CT 检查结果（2016-11）

入院体检 生命体征平稳，浅表淋巴结未及肿大，腮腺未及肿大，肺、心查体未及异常，右侧腰部轻微叩击痛。双下肢不肿。既往体健。

辅助检查 尿常规：蛋白（−），隐血（−）；血常规：血三系正常；肝功能：肝酶及血清白蛋白正常；肾功能：血肌酐 274μmol/l；免疫指标：IgG 24.7g/L，IgG₄ 10.8g/L；ANA、GBM、ANCA、肿瘤指标等均正常。

腹部 CT（见图 2）：右肾萎缩，左侧肾盂及输尿管扩张积水，腹主动脉、髂动脉周围组织增生伴血管钙化，胰腺均匀增粗。

入院诊断 急性肾损伤：慢性肾脏病急性加重（IgG₄ 相关?）。

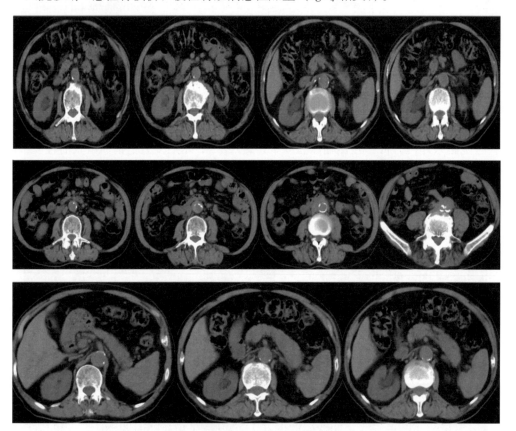

图 2　腹部 CT 检查结果（2018−04）

诊治经过 入院后予小剂量激素强的松 20mg/d 口服，阿卡波糖及胰岛素降糖，辅以护胃、保肾、通便等对症支持治疗。用药一周左右，患者体力、食欲逐渐恢复；口干、眼干好转；血糖逐渐控制并停用胰岛素。复查血肌酐由 274μmol/L 降至 175μmol/L，IgG 由 24.7g/L 降至 21.0g/L，IgG₄ 由 10.8g/L 降至 7.14g/L。

出院诊断 IgG₄ 相关性疾病（累及肾输尿管、腹膜后组织、内分泌腺）。

后续治疗： 激素缓慢减量，小剂量维持。患者定期复查血肌酐、IgG 及 IgG₄ 均维持在临界高值水平。2018 年 8 月再次复查腹部 CT（见图 3）示肾及肾盂、输尿管、胰腺、腹膜后组织均较前有所好转。

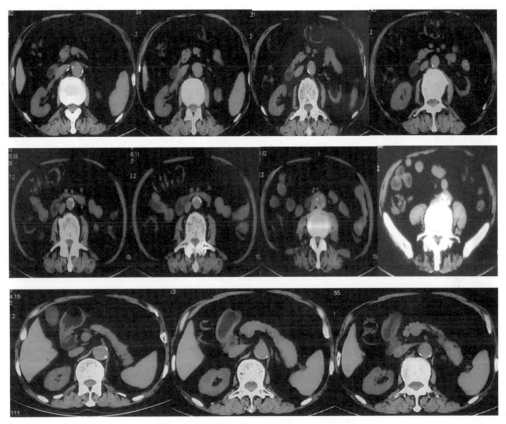

图 3　复查腹部 CT 检查结果（2018-08）

【病例讨论】

IgG₄ 相关性疾病（IgG₄-related Disease，IgG₄-RD）是近年来新认识的一种由免疫介导的慢性、系统性、自身炎症性疾病。该疾病的主要临床特征是多器官、多系统受累（包括胰腺、唾液腺和泪腺、甲状腺、胆道、肺、腹膜后组织、肾、主动脉、脑膜、垂体等）；受累器官或组织肿胀、纤维化、硬化；受累组织中大量淋巴细胞形成生发中心，特别是 IgG₄ 阳性浆细胞浸润突出；血清 IgG₄ 显著增高。2004 年，在世界范围内陆续有文献报道其可合并肾脏损害，称为 IgG₄ 相关性肾病（IgG₄-related Kidney Disease，IgG₄-RKD）。目前，该病尚无确切的诊断标准，采用最多的是美国及日本的诊断标准，均强调了病理诊断的重要性。

本例患者为老年男性，既往体健，病程 2 年。临床表现为多系统损害：① 肾脏：以单纯梗阻性肾病为表现：腰痛，肌酐高，多次复查均无血尿、蛋白尿，影像学检查提示上尿路梗阻。② 腹膜后组织：血管周围软组织增生。③ 多个内分泌腺受累：胰腺肿大、胰腺内分泌紊乱；患者临床表现出明显口干、眼干，考虑合并唾液腺、泪腺受累的可能性较大。④ 血 IgG、IgG₄ 升高。但因患者本人及其家属拒绝做侵入性检查而未取得病理诊断结果，在排除肾前、肾后性肾损伤因素的基础上，充分排除恶性肿瘤、系统性红斑狼疮、血管炎、多发性骨髓瘤等疾病后，结合患者典型病史及影像学特点，临床诊断为 IgG_4 相关性肾病。经过治疗及治疗后疗效观察进一步证实了该诊断。

因此，在临床工作中，遇到无明确原因的梗阻性肾病伴其他多个不能解释的器官、组织病变，血清球蛋白、IgG 升高，需警惕 IgG_4，应完善血清 IgG_4 检查，如高度怀疑 IgG_4 相关性肾病，建议行影像学检查，有条件的患者建议尽早行活检病理检查，无法取得病理的情况下，达临床诊断标准并做排他诊断后早期予以治疗。

（肾内科：程慧栋，何建强，司博林）

36 维持性腹膜透析合并 Sagliker 综合征 1 例

【病例资料】

患者，女，33 岁，因"维持性腹透 9 年，面部畸形加重 2 年，抽搐、胸闷 1 月"于 2019-11-26 入院。患者 9 年前开始规律腹膜透析 DAPD（1.5%×2L×1 袋+2.5%×2L×2 袋），目前已无尿。2013 年曾查 PTH 为 1000pg/mL，依从性差，一直未规律用药物控制，至 2017 年住院时查 PTH>3300pg/mL，拒绝手术，建议服用西那卡塞，短期服用后自行停药，后未再至江苏大学附属医院住院或门诊随访复查。2 年前起患者开始出现乏力症状，骨骼畸形逐渐加重，以面部为主，逐渐呈现狮面畸形（颧骨隆起，鼻骨下陷，下颌突出，上颚外翻，张口受限（见图 1），且畸形逐渐加重，患者仍未就诊。期间自行减少腹透量 DAPD（1.5%×1L×1 袋+2.5%×1L×2 袋），未记腹透超滤量。近 1 个月来患者感乏力症状较前明显，开始出现肢体抽搐、胸闷等不适，活动受限，平步百米以内即感乏力明显，多数时间卧床，仍未就诊。近一周来患者抽搐、肢体麻木、胸闷症状加重，遂于 2019-11-17 至江苏大学附属医院急诊就诊，查血红蛋白 90g/L、血钾 4.59mmol/L、血总钙 1.68mmol/L，予静脉补钙后患者自觉症状好转离院。此后患者症状仍反复加重，遂再次来院治疗，急诊收治入院。患者近 1 年食纳较差，无浮肿，体重下降 5kg。

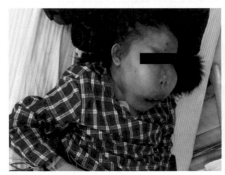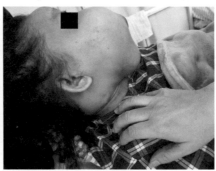

图 1　患者面容

辅助检查　甲状旁腺激素>3005pg/mL，血总钙 1.53mmol/L，血磷 2.17mmol/L，血钾 3.63mmol/L，碱性磷酸酶 926IU/L，血白蛋白 21.6g/L，红细胞计数 $2.38×10^{12}$/L，血红蛋白 74g/L。BNP 453pg/mL。

甲状旁腺彩超示甲状腺左叶上极背侧可探及一枚低回声结节，大小约 18mm×

10mm，内部回声稍欠均匀，与甲状腺分界清晰，其内部及周边可见丰富血流信号；甲状腺右叶上极背侧可探及两枚低回声结节，大小约 9mm×9mm、8mm×7mm，内部回声稍欠均匀，与甲状腺分界清晰，可探及少许血流信号，考虑甲状旁腺来源。

心脏彩超示二尖瓣及主动脉瓣增厚钙化，左心室增厚（室间隔厚度 15mm，左心室后壁厚度 16mm），左心室舒张功能减退，少量心包积液，EF 61%。

头颅及胸腹部 CT（见图 2）示颌下及颜面部高密度团块影；正常骨质破坏、骨密度减低；臀部皮肤软组织多发点状钙化；全身血管钙化明显。

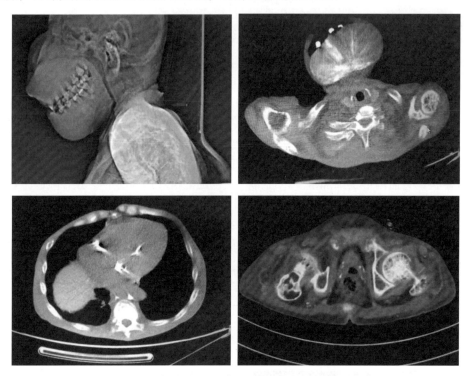

图 2　患者头颅及胸腹部 CT 检查结果

入院诊断　慢性肾脏病 5 期，继发性甲状旁腺功能亢进症（Sagliker 综合征）。

诊治经过　患者住院期间予增加腹透量（使用腹透机）、控制血压、吸氧、间断补钙等治疗。患者乏力、抽搐及胸闷症状有所缓解，住院期间曾反复建议患者手术治疗或至上级医院进一步诊治，患者均拒绝，仅同意西那卡塞药物治疗。出院后患者再次短期内停用西那卡塞，未规律至医院随访，仅维持腹透治疗。1 年后患者因心血管事件于院外死亡。

【病例讨论】

Sagliker 综合征是由土耳其医师在 2004 年对慢性肾衰竭并发严重继发性甲状旁腺功能亢进症（SHPT）患者的研究中提出的，突出表现为外表丑化、颅骨改变、身材矮小、显著上颌骨和颚骨的病变、口腔黏膜软组织良性增生、指尖变细、膝关节及肩胛骨畸形、听力异常和严重的精神心理问题等。慢性肾脏病（CKD）患者的 Sagliker 综合征发生率为 0.5% 左右，多见于欠发达国家，辅助检查表现为高血磷、低血钙、高碱性磷酸酶（ALP）和高甲状旁腺素（PTH）。

因 Sagliker 综合征多发生于青年期进展为 CKD 的患者，部分患者即使规律用药治疗，仍逐渐发展为 Sagliker 综合征，故有学者认为其发生可能与遗传背景（GNAS1、FGF23、FGFR3 基因）相关。

我国北京中日友好医院肾内科研究团队于 2011 年发表的对 10 例 Sagliker 综合征的回顾性研究显示，术后患者贫血、骨痛、营养不良等症状均得到不同程度的好转，但难以完全逆转骨骼畸形。其中，仅 1 例在术后 SHPT 复发后依从性不佳，后死于心力衰竭；其余 9 例患者在三年以上的随访中存活，这 9 例中 2 例行甲状旁腺不完全切除的患者 PTH 在术后再次升高。因此，此类继发性甲状旁腺功能亢进症手术方式选择建议选择完全甲状旁腺切除+不移植手术。

本例患者的透析方式为家庭腹膜透析，因患者依从性差，发展为继发性甲状旁腺功能亢进症，长期不进行药物治疗，且未至医院就诊，病情逐渐加重，病情进展后进一步拒绝积极治疗，导致患者预后极差。该病例提示，对于选择进行腹透治疗的患者，充分的宣教、规律的随访及早期针对患者依从性选择合适的透析方式尤为重要，并且应重视此类患者的心理问题。

参考文献

［1］Sagliker Y, Balal M, Sagliker Ozkaynak P, et al. Sagliker syndrome：uglifying human face appearance in late and severe secondary hyperparathyroidism in chronic renal failure［J］. Seminars in Nephrology, 2004, 24(5)：449-455.

［2］Giray S, Sagliker Y, Yildiz I, et al. Neurologic manifestations in Sagliker syndrome：uglifying human face appearance in severe and late secondary hyperparathyroidism in chronic renal failure patients［J］. Journal of Renal Nutrition, 2006, 16(3)：233-236.

［3］Demirhan O, Arslan A, Sagliker Y, et al. Gene mutations in chronic kidney disease patients with secondary hyperparathyroidism and Sagliker syndrome［J］. Journal of Renal Nutrition, 2015, 25(2)：176-186.

［4］张凌，姚力，花瞻，等. 甲状旁腺全切除术治疗 10 例 Sagliker 综合征疗效评估［J］. 中华内科杂志，2011，50(7)：562-567.

（肾内科：李婧，何建强，司博林，何阳）

37 腹膜透析并发包裹性腹膜硬化症 1 例

【病例资料】

患者，男，34 岁，因"维持性透析 8 年，腹部不适 5 天"于 2015-12-20 入院。患者既往有慢性肾炎病史十余年、冠心病病史一年，曾行内瘘成形术及甲状旁腺全切+胸锁乳突肌旁移植术。患者 8 年余前在江苏大学附属医院肾内科住院诊断为"慢性肾脏病 5 期"，给予腹膜透析（CAPD）、控制血压、纠正贫血及对症治疗，经治疗后病情稳定，出院居家腹膜透析 8 年，期间未发生过腹膜炎。3 个月前因纳差、恶心等不适就诊于江苏大学附属医院，行胃镜等相关化验检查排除消化系统疾病后，结合患者低浓度葡萄糖（1.5%及 2.5%葡萄糖腹膜透析液）基本无净超滤，其周 Kt/V1.6 提示透析欠充分，遂行左前臂内瘘成形术，术后一月余停腹膜透析，开始改行血液透析治疗，经治疗后纳差、恶心症状明显改善。2015-11-26 行腹膜透析管拔除术。术后第六天出现腹痛、发热，全腹有压痛、反跳痛、肌紧张，当时急查血常规示白细胞计数 10.6×10^9/L，中性粒细胞百分数 83.9%，红细胞计数 3.14×10^{12}/L，血红蛋白 88g/L，血小板计数 212×10^9/L；C-反应蛋白 200mg/L；降钙素原 5.06ng/mL；血淀粉酶、脂肪酶正常；腹水常规细胞数增多，腹水培养出表皮葡萄球菌。腹平片（见图 1）示小肠淤积表现。腹部 B 超示多囊肾。腹部 CT（见图 2）示符合双肾慢性肾功能不全 CT 表现（双肾多发囊样影，多发钙化）；腹盆腔腹膜广泛钙化并腹盆腔大量积液。

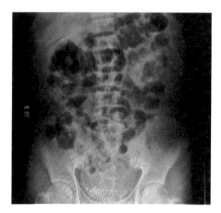

图 1　腹平片示小肠淤积

入院体检　体温 38℃，脉搏 80 次/分，呼吸 18 次/分，血压 170/90mmHg。发育正常，消瘦，推入病房，神志清楚，精神萎。全身皮肤黏膜无黄染及出血点，未及肝掌及蜘蛛痣。全身浅表淋巴结不大。心肺阴性。腹膨隆，无腹壁静脉曲张，未见肠型、蠕动波、瘢痕。脐周轻压痛，有反跳痛，肌卫征阳性，未及异常包块，肝、脾肋下未及，墨菲征阴性。全腹叩诊鼓音，肝、肾区无叩击痛，移动性浊音阳性，肠鸣音 2 次/分。

辅助检查　血常规：白细胞 9.4×10^9/L，中性粒细胞百分数 84.7%，血红蛋白 103g/L，血小板计数 265×10^9/L。肝肾功能+电解质：ALB 35.8g/L，BUN 10.37 mmol/L，SCr 736.6μmol/L，UA 179.0μmol/L，K^+ 4.22mmol/L。降钙素原 1.81ng/mL。

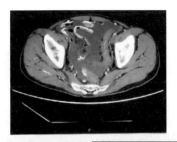

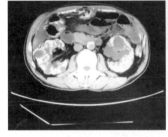 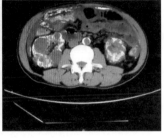

双肾多发囊样影，多发钙化，腹盆腔腹膜广泛钙化并腹盆腔大量积液。

图 2　腹部 CT 检查结果

血清淀粉酶 46U/L。

腹部平片：① 腹部未见明显梗阻征象；② 双肾钙化，盆腔钙化。

入院诊断　急性腹膜炎，不完全性肠梗阻。

诊治经过　入院后先后给予泰能、万古霉素、利奈唑胺、比阿培南、莫西沙星、哌拉西林舒巴坦、哌拉西林他唑巴坦、奥硝唑抗感染，同时给予胃肠减压、腹腔引流、中药灌肠、床旁 CRRT、营养支持、降压、纠正贫血等对症支持治疗。患者腹痛、腹胀及发热等症状逐渐好转至恢复正常后予以出院。

患者自 2015-12 至 2020-11-20（见图 3~图 6，2020-10-22）先后九次无明显诱因出现腹部不适、自觉排气增多、肠鸣音亢进等不完全性肠梗阻表现，腹部立卧位片提示小肠淤积，腹部 CT 提示腹部广泛钙化，诊断考虑包裹性腹膜硬化症，予以禁食、胃肠减压、肠外营养支持及对症治疗后好转。也曾建议患者至上级医院进一步手术治疗，患者先后就诊于上海及南京多家医院，因腹腔广泛钙化、手术风险高、难度大，予以小剂量激素及他莫昔芬治疗，自觉效果欠佳。

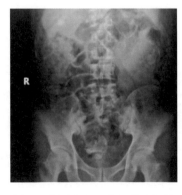 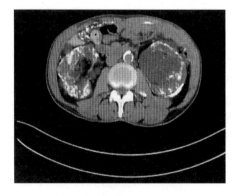

图 3　小肠淤积、腹部广泛钙化　　　　　图 4　肾脏及腹膜广泛钙化

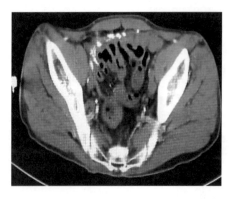

图 5　腹盆腔多发钙化灶

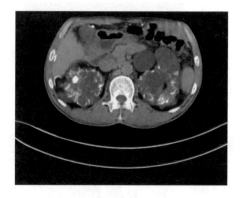

图 6　乙状结肠肠壁增厚

【病例讨论】

包裹性腹膜硬化症（EPS）是由腹膜广泛增厚粘连导致持续或反复出现肠梗阻的一组临床综合征，是腹膜透析的严重并发症之一。2004 年日本一项 1958 例的前瞻性大样本研究显示，腹膜透析超过 15 年的患者 EPS 的发生率为 17.2%，病死率达 100%，而腹膜透析时间少于 5 年的患者 EPS 的发生率为 2.1%，病死率为 8.3%。

EPS 的临床表现：进展缓慢，较长期无症状，首次症状可出现于腹膜透析开始 1 年后至肾移植或转血液透析数年后。最常见的症状为腹痛、食欲下降、恶心、呕吐、厌食、腹部肿块、严重蛋白丢失致营养不良、不全性或完全性小肠梗阻。临床表现呈间歇性。

EPS 的病理改变（肉眼观）：纤维素膜呈茧样包裹于肠管及脏腹膜，肠管粘连，局部出血，血性腹水，脏腹膜增厚、纤维化。其组织学表现：纤维素沉积，成纤维细胞增生、肿胀，毛细血管新生，单核细胞浸润，血管周围出血，脏腹膜增厚。

EPS 的危险因素：① 与腹膜透析治疗相关的危险因素：腹膜透析时间在 8 年及其以上，EPS 发病率 19.4%；腹膜感染病史；腹腔内化学物质使用（腹腔灌洗、抗生素）；高糖或高渗透析液的使用；腹透管相关的生物不相容性（塑料、消毒剂等）。② 与腹膜透析治疗无关的因素分为原发性和继发性。原发性包括特发性 EPS、未知原因的 EPS 等；继发性包括 β 受体阻滞剂使用、自身免疫性疾病、肿瘤、生殖系统疾病、胃肠道疾病、腹腔手术史等。

EPS 的诊断包括腹部平片、超声检查、CT、磁共振成像、结肠动力检查、腹腔镜和腹膜活检。从循证医学证据等级评分和重要性评估方面看，腹部 CT 提供最具特征的成像特征，灵敏度 100%、特异性 94%。其 CT 表现包括腹膜增厚、钙化、粘连，肠梗阻和液体的迹象凝聚/分隔。腹膜活检属于创伤性操作，不宜全面推广。

EPS 的诊断标准：2000 年 Kawaguchi 等提出 EPS 的诊断标准，即存在肠梗阻表现，伴或不伴有不同程度的全身炎症反应，如血清 C-反应蛋白升高；存在腹膜增厚和包裹、肠梗阻、茧样变化、腹膜钙化等影像学证实的情况。诊断标准主要依据临床表现和影像学表现。

EPS 的治疗：需按个体化原则分期治疗，拔除腹膜透析导管，让腹膜得到充分休息；全胃肠外营养（TPN），缓解症状，部分有效。

糖皮质激素能抑制腹膜炎症反应，减轻渗出及纤维素沉积，应在 EPS 前期和炎症期使用。如已发展至 3 期和 4 期，则腹膜炎症减轻，纤维蛋白和胶原蛋白已开始形成粘连、包裹，此时糖皮质激素将无法阻止 EPS 的发生。

他莫昔芬抑制腹膜纤维化可能的机制是通过上调 TGF-β，促进金属蛋白酶 9 对胶原蛋白的降解。腹膜纤维化动物模型研究发现，他莫昔芬可抑制腹膜增厚、抑制新生血管形成、降低透出液 VEGF 水平、保护腹膜。荷兰的一项多中心回顾性研究发现，口服他莫昔芬可降低 EPS 患者的病死率。

日本一项回顾性研究表明，退出 PD 后继续行腹腔冲洗可降低 EPS 的发生率。但是腹腔冲洗会增加腹膜炎发生的风险，应严格掌握进行腹腔冲洗的指征及冲洗时间。腹腔冲洗的指征包括：① PD 时间长（使用传统 PD 液透析 8 年以上）；② PET 证实腹膜转运功能为高转运（D/PCr>0.81）；③ 透出液中炎症标志物（如 IL-6 等）、凝固物、纤维蛋白降解产物（FDP）升高。腹腔冲洗仅适用于 EPS 的早中期，治疗过程中应注意复查 PET、透出液 CA125、FDP、MCA，如腹膜通透性下降，CA125 升高，FDP、MCA 下降，提示腹膜间皮功能改善，则可停止腹腔冲洗，拔除导管。

EPS 晚期可出现完全性肠梗阻、肠穿孔等严重并发症，需要外科手术治疗。最初的手术方式为切除粘连肠管后行肠吻合，然而大多数患者死于手术相关并发症，尤其是肠吻合失败。随着对 EPS 发生机制研究的深入，日本学者 Kawanishi 等提出了新的手术方式：尽量避免肠管切除和肠吻合术，以肠粘连松解为主，术中仔细地对每一处粘连进行分离。自 1993 年至 2014 年，Kawanishi 等所在 PD 中心采用该手术方法治疗了 218 例 EPS 患者，术后仅 15 例死亡，其他患者的病情均得到改善，术后 1、2、3、5、8 年患者总体存活率为 93%，83%，78%，71%，60%，较既往报道预后明显改善。德国斯图加特的两个转诊中心采用相同的外科手术原则治疗 EPS，Ulmer 等治疗 45 例 EPS 患者，其中 26 例行腹膜切开及肠粘连松解术，术后 1 年内的死亡率约 10%。Latus 等的研究随访时间更长，结果表明如能得到及时诊断和治疗，严重 EPS 组患者预后并不差于轻至中度 EPS 组［前者平均随访（45.6±39）个月，存活率 81%；后者平均随访（41.6±21.6）个月，存活率 73%］。此外，随着肠外营养支持等医疗技术的发展，包裹期和肠梗阻期 EPS 的预后已有较大改善。

本例患者在维持性腹膜透析 8 年后改行血液透析治疗，拔除腹透管后反复出现不完全肠梗阻，经腹腔引流、胃肠减压、中药灌肠、血液透析、营养支持治疗及积极抗感染治疗后好转，结合病史、相关检查，诊断"包裹性腹膜硬化症"明确，且为 EPS 3～4 期，先后就诊于上海及南京多家医院，因腹腔广泛钙化、手术风险高、难度大，应用激素及他莫昔芬治疗，效果欠佳。该病例提示临床医师，认识、预防及尽早处理该疾病，对患者的预后有重要影响。

参考文献

［1］ Kawanishi H, Kawaguchi Y, Fukui H, et al. Encapsulating peritoneal sclerosis in Japan:a prospective,controlled,multicenter study［J］. American Journal of Kidney Diseases, 2004,44(4):729-737.

［2］ Honda K,Oda H. Pathology of encapsulating peritoneal sclerosis［J］. Peritoneal Dialysis International,2005,25(Suppl 4)S19-29.

［3］ Kawaguchi Y,Kawanishi H,Mujais S,et al. Encapsulating peritoneal sclerosis:definition,etiology, diagnosis, and treatment. International Society for Peritoneal Dialysis Ad Hoc Committee on Ultrafiltration Management in Peritoneal Dialysis［J］. Peritoneal Dialysis International,2000,20(Suppl4):S43-55.

［4］ Vlijm A,van Schuppen J,Lamers A B G N,et al. Imaging in encapsulating peritoneal sclerosis［J］. Nephrology Dialysis Transplantation Plus,2011,4(5):281-284.

［5］ Habib S M,Betjes M G,Fieren M W,et al. Management of encapsulating peritoneal sclerosis:a guideline on optimal and uniform treatment［J］. Netherlands Journal of Medicine, 2011,69(11):500-507.

［6］ Kawanishi H,Shintaku S,Banshodani M,et al. Past and present perspectives on encapsulating peritoneal sclerosis［J］. Contributions to Nephrology,2015,185:87-97.

［7］ Jesús L, Pilar S, Gloria D P, et al. Tamoxifen ameliorates peritoneal membrane damage by blocking mesothelial to mesenchymal transition in peritoneal dialysis［J］. Plos One, 2013,8(4):e61165.

［8］ Korte M R, Fieren M W, Sampimon D E, et al. Tamoxifen is associated with lower mortality of encapsulating peritoneal sclerosis:results of the Dutch Multicentre EPS Study［J］. Nephrology Dialysis Transplantation,2011,26(2):691-697.

［9］ Yamamoto T,Nagasue K,Okuno S,et al. The role of peritoneal lavage and the prognostic significance of mesothelial cell area in preventing encapsulating peritoneal sclerosis［J］. Peritoneal Dialysis International,2010,30(3):343-352.

［10］ 周玉超，俞雨生. 包裹性腹膜硬化症的发病机制及防治 ［J］. 肾脏病与透析肾移植杂志， 2015， 24(6)： 573-577.

［11］ Kawanishi H,Shintaku S,Moriishi M,et al. Seventeen years' experience of surgical options for encapsulating peritoneal sclerosis ［J］. Advances in Peritoneal Dialysis, 2011, 27:53-58.

［12］ Ulmer C,Braun N,Rieber F,et al. Efficacy and morbidity of surgical therapy in late-stage encapsulating peritoneal sclerosis［J］. Surgery,2013,153(2):219-224.

［13］ Latus J,Ulmer C,Fritz P,et al. Encapsulating peritoneal sclerosis:a rare,serious but potentially curable complication of peritoneal dialysis-experience of a referral centre in Germany ［J］. Nephrology Dialysis Transplantation,2013,28(4):1021-1030.

（肾内科：吴其顺，何建强，司博林，罗燕萍，王晓明，朱文芳）

38 疑似浆细胞病 1 例

【病例资料】

患者，男，69 岁，因"发热，皮肤红斑 8 年，进行性贫血 4 年余"于 2019-09 收入江苏大学附属医院风湿免疫科。2012 年，患者无明显诱因下出现全身散在红斑样皮疹，有疼痛感，无瘙痒，伴发热，间歇性低中度发热多见，体温偶达 39℃，曾于江苏大学附属医院皮肤科及南京皮研所就诊，皮肤活检组织病理提示血管炎可能，给予糖皮质激素治疗，红斑可消退，体温正常，但激素量减为泼尼松 2.5 片/日，症状反复。2014-04 因"发热、红斑"于江苏大学附属医院皮肤科住院，查 C-反应蛋白 29.0mg/L、血沉 38mm/h，免疫球蛋白 A 6.28g/L，PPD 试验阴性；自身抗体：抗 β_2 糖蛋白 1 型抗体为弱阳性（±），余均为阴性；皮肤红斑病理检查提示真皮附件及血管周围炎症细胞浸润（其中周围血管浸润明显，嗜酸性细胞较多），考虑 Sweet 综合征，予以甲基强的松 40mg/d 输液，红斑渐消退，遗留色素沉着，体温正常。2016-07 因"发热、红斑"于外院就诊，行骨髓检查发现浆细胞增多，幼稚浆细胞占 2.8%，免疫球蛋白全套示 IgA 6.90g/L（参考范围：0.85~3g/L），免疫固定电泳见 IgA-κ 型 M 蛋白，血清游离 κ 轻链为 43.00mg/L（参考范围：3.3~19.4mg/L），FISH 检测结果提示 IGH 重排阳性，未能明确诊断，继续甲泼尼龙治疗。2016-10 患者因贫血入住江苏大学附属医院血液科。骨髓检查：成熟浆细胞 8.0%，多发性骨髓瘤之骨髓象不能除外；粒、红、巨三系可见轻度病态造血。骨髓活检：HE 及 PAS 染色示骨髓增生较活跃（70%），粒、红比例大致正常，粒系各阶段细胞可见，以中幼及以下阶段细胞为主，红系各阶段细胞可见，以中晚幼红细胞为主，巨核细胞不少见，分叶核为主；少量浆细胞散在分布。网状纤维染色（MF-0 至 1 级）。染色体分析：47XY，17[3]/46XY[7]。免疫分型：CD138+CD38+CD19-CD56- 细胞占该骨髓有核细胞的 0.2%，CD138+CD38+CD19-CD56+ 细胞占该骨髓有核细胞的 0.3%。诊断为"① 单克隆丙种球蛋白病；② 变应性血管炎"，予糖皮质激素治疗后体温下降，皮疹消退，但皮疹、红斑反复发作，伴间断低中度发热。2018 年 1 月 3 日、2 月 1 日因高热于镇江某医院予甲泼尼龙+环磷酰胺治疗。2018 年 2 月至苏州某医院就诊，发现贫血，当时红细胞计数 2.27×10^{12}/L、血红蛋白 77g/L、血小板计数 179×10^9/L，免疫固定电泳发现 IgA-κ 型 M 蛋白、IgG-λ 型 M 蛋白。尿 kappa 轻链 2.84mg/dL，尿 lambda 轻链正常，血清 β_2-微球蛋白 3.17mg/L，VEGF 188.80pg/mL，骨髓浆细胞疾病免疫分型可见单克隆性浆细胞。FISH 检测结果提示 13q14、Rb1、P53 缺失、1q21 扩增、IgH 重排、t(4；14)/t(14；16) 重排均阴性，继续予以泼尼松及环磷酰胺治疗。此后患者仍有反复发热，四肢及颜面皮疹间断出现，按照血管炎治疗，分别于 2018 年 9 月、11 月、12 月，2019 年 3 月、4 月及 6 月予 CTX 0.6g 每月一次及甲泼尼龙治疗。2019 年 7 月始口服泼尼松片早 12.5mg、晚 10mg，复方环磷酰胺片 100mg qd，沙利度胺 50mg qd，硫酸羟氯喹 0.2g qd 治疗。2019 年 7 月发现血小板降低，于江苏大学附属医院查血细胞分析示白细胞计数 $3.1×10^9/L$、红细胞计数 $2.41×10^{12}/L$、血红蛋白 87g/L、血小板计数 $51×10^9/L$，考虑单克隆丙种球蛋白血症、Schnitzler 综合征（？）。给予阿那白滞素（Anakinra）100mg 皮下注射 qd 及激素联合治疗，仍有新发红斑，偶有低热，伴口角、外阴表皮糜烂。2019 年 9 月患者无明显诱因下出现左膝关节胀痛，遂收住风湿免疫科。

否认有肝炎、结核病史，否认有药物过敏史。

入院体检 体温 37.9℃，血压 130/70mmHg。消瘦体型，颜面部、颈部及四肢散在类圆形红斑，有触痛，部分红斑顶部有脓头，部分已破溃、结痂，口角、外阴表皮少许糜烂，浅表淋巴结未及肿大，胸骨无压痛。心率 75 次/分，律齐，心肺听诊未闻及明显异常，腹软，无压痛及反跳痛，肝、脾肋下未及，双下肢无水肿。关节检查：左膝 S^+T^+，皮温升高，余关节 S^-T^-，无活动受限，左膝外侧可见一直径约 2cm 红肿包块，皮温高，有波动感。

辅助检查 血细胞分析+C-反应蛋白：C-反应蛋白 21.4mg/L，白细胞计数 $3.4×10^9/L$，血红蛋白 66g/L，血小板计数 $46×10^9/L$。补体免疫球蛋白轻链：补体 3 为 0.67g/L，IgA 6.94g/L，余正常。血沉：97mm/h。肿瘤十一项：CA15-3 42.10U/mL。补体免疫球蛋白轻链全套：κ-轻链 14.90g/L，补体 3 为 0.64g/L。

淋巴细胞亚群检测+B 细胞亚群：B 细胞（$CD19^+$）/淋巴细胞：0；抑制性 T 细胞（$CD3^+CD8^+$）/淋巴细胞：45%；总 T 细胞（$CD3^+$）/淋巴细胞：95%。

风湿四项：C-反应蛋白：30.3mg/L，抗链球菌溶血素 O、类风湿因子、抗环瓜氨酸肽抗体均正常。

自身抗体全套：抗 PM-Scl 抗体弱阳性（±），抗核孔复合物抗体阳性（+），抗结核杆菌抗体弱阳性（±），EB-DNA 定量 $2.29×10^3IU/mL$。

血免疫固定电泳：IgA 5.81g/L，血清游离 κ 轻链 29.18mg/L，M 蛋白类型为 IgA-κ 型。

尿轻链、24h 尿蛋白、24h 尿肌酐、AFP、CEA、PPD 试验、降钙素原、TORCH 系列、真菌 G+GM 试验、巨细胞病毒 DNA 定量未见异常。

免疫固定电泳提示 IgA 单克隆丙种球蛋白。

2019-08 贫血三项：铁蛋白 930.64ng/mL，叶酸>23.00ng/mL。

包块穿刺分泌物涂片找细菌：涂片未找到细菌。

免疫固定电泳：免疫球蛋白 G 阳性，免疫球蛋白 A 阳性，轻链 κ 阳性。

PET-CT：① 全身多发软组织局限性代谢活性增强，部分结节样稍增厚，考虑炎性病变的可能性大。② 全身骨髓代谢活性弥漫性增强，考虑反应性增生改变；左侧锁骨胸骨端代谢活性增强，未见明显骨质破坏。③ 右上肺后段斑点、斑片影，代谢活性增强，考虑炎性病变。④ 右侧腹股沟区结节样淋巴结，代谢活性增强，考虑炎性增生。

2019-07 磁共振全脊柱平扫：① 颈胸腰椎退变；② L5-S1 椎间盘轻度膨出；③ 颈胸腰椎多椎体异常信号（多发性骨髓瘤？）。

膝关节超声：双侧膝关节滑膜未见明显增厚，左侧腓骨长肌近端内见 13mm×31mm 不均质回声区，边界尚清晰，内部回声稍欠均匀。CDFI：周边见少许血流信号，提示"左侧腓骨长肌内不均质低回声（脓肿？）"，必要时做 FNA 检查。

入院诊断　① 皮肤软组织感染；② 浆细胞病，Schnitzler 综合征（？），多发性骨髓瘤（？）；③ 变应性血管炎；④ 贫血。

诊治经过　入院后给予左下肢皮下包块穿刺，抽吸出约 4mL 乳白色黏稠脓液，脓肿穿刺涂片见大量淋巴细胞浸润，可见中性粒细胞、少量嗜酸性粒细胞，提示脓肿形成，脓液涂片未见细菌，培养未见细菌生长。后行左膝扩创+闭式灌洗引流术/VAC 负压吸引术，创面分泌物培养检出诺卡菌属。2019-10-28 脓液培养液及红斑渗出液送检上海行高通量测序（2 次），均提示胞内分枝杆菌。2020-01-09 行颈部红斑活检，病理示真皮浅层胶原纤维变性、坏死，其中见多量细胞坏死后核碎片。

给予泰能+阿米卡星抗感染治疗后患者疼痛逐渐好转，体温正常，皮肤红斑及皮下包块消失，同时予泼尼松+他克莫司免疫治疗血管炎、丙种球蛋白增强免疫力、托珠单抗抗炎及输血支持。继续风湿免疫科随诊中。目前偶有发热，仍有皮疹发作，最近一次血常规示白细胞计数 $2.06×10^9$/L、血红蛋白 58g/L、血小板计数 $57×10^9$/L，口服泼尼松 10mg qd 维持，继续予以克拉霉素+莫西沙星抗感染治疗。

【病例讨论】

患者为老年男性，病程 8 年余，主要表现为反复发热、皮疹，后来出现血液系统损害、进行性贫血、血小板减少，入风湿免疫科时主要表现为皮肤红斑伴脓点及皮下脓肿。诊断方面需要鉴别以下疾病：

（1）小血管炎。累及皮肤或内脏器官的细小血管，特别是毛细血管后静脉的坏死性血管炎。临床上常有多形性皮损如红斑、丘疹、水疱、脓疱、血疱、紫癜、瘀斑、风团、水肿、网状青斑、浅表结节和溃疡，但以紫癜性斑丘疹为特征性表现，皮损好发于小腿、大腿、踝部和足背面，严重者可累及躯干和上肢，有发热、关节和肌肉疼痛、乏力等全身症状。可伴有系统性损害，以肾脏损害、肾小球肾炎多见。本病的病因为多种致病因素所导致的免疫复合物的沉积和淋巴细胞致敏，外源性诱发因素中最常见的为药物与感染，药物以抗生素类为多见，如青霉素、磺胺类、非甾体类药物等；感染因素中的咽部 A 族乙型溶血性链球菌感染最常见；内源性致敏为其他系统性疾病所伴发的血管炎，如类风湿性关节炎、系统性红斑狼疮，肿瘤患者见于淋巴细胞白血病等。该患者病初以反复发热、全身皮肤散在红斑为主，无肾脏损害，未见肺损害表现，结合 2 次皮肤红斑活检病理（提示真皮附件及血管周围炎症细胞浸润），故考虑皮肤血管炎，给予激素治疗好转，但激素减量困难，长期泼尼松 10mg/d 维持。

（2）Sweet 综合征（Sweet Syndrome）。本病是一种病因不明的慢性炎症反应性疾病，其发病机制尚未完全确定，可能是遗传因素、环境因素和感染因素相互作用，一部分病例已被证实与恶性肿瘤有关，尤其是血液病，发病机制涉及细胞因子和趋化因子，如粒细胞-巨噬细胞集落刺激因子及白细胞介素-1（IL-1）、IL-3、IL-6 和 IL-8。组织病理学特征为皮肤中弥漫性中性粒细胞浸润，偶尔可见嗜酸性粒细胞、淋巴细胞或组织细胞存在，无白细胞碎裂性血管炎。该病以面、颈和四肢突发疼痛性红斑、紫红色斑块或结节，伴发热为特征；也可影响皮肤之外的系统，如骨骼、中枢神经系统、耳、眼、肾、肝、心、肺、口腔黏膜、肌肉和脾脏等。Sweet 综合征的诊断标准：① 突然发生的触痛性红色斑块或结节；② 组织学上显示真皮内有致密的中性粒细胞浸润，无白细胞破碎性血管炎；③ 发热高于 38℃；④ 伴有潜在的血液系统或内脏的恶性肿瘤，炎症性疾病，妊娠之前出现呼吸道、胃肠道感染或中毒；⑤ 对系统性使用皮质激素或碘化钾治疗反应良好；⑥ 异常的实验室检测指标（4 项中须有 3 项）：ESR>20mm/h，C-反应蛋白阳性，外周血白细胞>8000，中性粒细胞>70%［诊断条件：符合 2 个主要标准（①、②）和 4 个次要标准（③~⑥）中的 2 项］。该患者于 2012 年起病时表现为痛性红斑（诊断标准①）；皮肤红斑病理见中性粒细胞浸润（诊断标准②）；体温高于 38℃（诊断标准③）；对糖皮质激素治疗有效（诊断标准⑤），符合 Sweet 综合征诊断标准（2 个主要标准①、②和 2 个次要标准③、⑤），故在江苏大学附属医院皮肤科住院诊断为 Sweet 综合征，给予糖皮质激素治疗后体温正常，红斑消失，但激素减量后再次出现红斑、发热，为此需要考虑恶性肿瘤相关性 Sweet 综合征，至 2018 年患者逐渐出现血液系统损害、骨髓异常、M 蛋白，而且血液系统损害成为主要问题，但无法明确骨髓异常病变性质，无法明确诊断血液系统恶性肿瘤，临床出现诊断困难，即该患者是 Sweet 综合征合并血液系统肿瘤或恶性肿瘤相关性 Sweet 综合征，还是 Schnitzler 综合征。

（3）Schnitzler 综合征（Schnitzler Syndrome）。它是一种以单克隆性免疫球蛋白（M 蛋白）血症及慢性荨麻疹为特征的罕见获得性自发性系统性炎症性疾病。

Schnitzler 综合征于 1972 年由 Schnitzler 首次报道，目前已有近 250 例个案报道，其中，国内报道 2 例，主要表现为反复发热、肌痛、关节痛、肝脾淋巴结肿大。本病临床常易漏诊，自身免疫性疾病、肿瘤及感染等常见病因排除后才会被考虑。1991 年 Saurat 等发现 Schnitzler 综合征患者血清中存在高滴度单克隆性抗 IL-1-IgG 型抗体，提示 IL-1 在 Schnitzler 综合征发病中起作用。多项研究发现脂多糖、ATP 等多路径造成的以 IL-1β 合成和释放紊乱为主要表现的全身性炎症紊乱激活也支持 IL-1 为 Schnitzler 综合征发病的关键，阿那白滞素等单克隆性 IL-1 抗体对 Schnitzler 综合征的治疗有效亦反证其作用。也有证据显示 IL-6、IL-18 可能参与发病过程。M 蛋白于真皮浅层血管周围及致密板下层等处的沉积或可触发局部炎症性反应而引起荨麻疹。也有研究发现，先天性补体 4 缺乏、干扰素、VEGF、NLRP3 基因突变等因素与 Schnitzler 综合征的发病相关。Schnitzler 综合征的诊断标准：①主要标准：慢性荨麻疹样皮疹，单克隆 IgM 或 IgG；②次要标准：反复发热伴或不伴骨痛的骨髓异常；皮肤活检提示真皮中性粒细胞浸润；白细胞增多症和（或）C-反应蛋白升高［诊断条件：符合主要标准+次要标准（至少两条）］。该患者存在皮肤红斑，多次发现单克隆 M 蛋白（符合主要标准），反复发热伴或不伴骨痛的骨髓异常；皮肤活检提示真皮中性粒细胞浸润（符合次要标准），符合 Schnitzler 综合征的诊断标准，故患者于 2018 年始诊断考虑 Schnitzler 综合征，但对照诊断标准，存在可疑情况：该患者不是慢性荨麻疹样皮疹，而是表现为圆形红斑；病理不是真皮中性粒细胞浸润，而是真皮附件及血管周围炎症细胞浸润（见淋巴细胞、嗜酸性细胞、少许中性粒细胞）。这样看来，患者仅符合次要标准中的一条（反复发热伴或不伴骨痛的骨髓异常），临床给予激素+阿那白滞素治疗无效，也不支持 Schnitzler 综合征的诊断，下一步需要动态观察血液系统损害的变化及骨髓异常的动态改变；多发性骨髓瘤或淋巴瘤等恶性血液病暂无依据。

（4）浆细胞病。多发性骨髓瘤（Multiple Myeloma，MM）是一种以单克隆浆细胞恶性增生并伴发大量单克隆免疫球蛋白（即 M 蛋白）为特性的恶性浆细胞增殖性肿瘤。临床普遍采用 WHO 制定的多发性骨髓瘤的确诊标准：① 骨髓中浆细胞>15%，并有异常浆细胞或组织活检，证实为浆细胞瘤；② 血清中出现单克隆 Ig（M 蛋白）：IgG>35g/L，IgA>20g/L，IgD>2g/L，IgE>2g/L，IgM>15g/L 或尿中单克隆 Ig 轻链（本周蛋白）>1g/24h，少数病例可出现双克隆或三克隆性；③ 无其他原因的溶骨病变或广泛骨质疏松。该患者多次发现 M 蛋白，但骨髓浆细胞比例未达到诊断标准，未见骨髓瘤细胞，外周血免疫球蛋白正常，未见溶骨性改变，目前尚不符合多发性骨髓瘤的诊断。

患者皮疹红斑上出现脓点，膝关节下方软组织出现包块脓肿，伴低中度发热，考虑软组织感染，脓肿穿刺为乳白色脓液，但脓液涂片染色未见细菌，脓液常规培养无细菌生长，万古霉素等抗生素治疗无效，后手术清除病灶，病理示真皮浅层胶原纤维变性、坏死，其中见多量细胞坏死后核碎片，创面分泌物培养检出诺卡菌属，予脓液培养液及红斑渗出液送检上海行高通量测序（2 次），发现胞内分枝杆菌。

患者以反复发热、皮肤红斑起病，结合皮肤活检病理检查，符合皮肤血管炎，给予激素治疗有效，但病因不清楚，激素减停困难，而后出现血液系统损害，外周血三系减少，发现 M 蛋白，骨髓浆细胞异常，基因重排异常，但难以诊断为某种浆细胞病，后期出现红斑伴发脓点，以及皮下脓肿，常规抗生素治疗无效，经特殊细菌培养发现诺卡菌属，2 次二代测序均提示胞内分枝杆菌，给予阿米卡星等治疗后红斑脓肿消失，因此非结核分枝杆菌感染是明确的。此菌属于机会致病菌，可能与患者长期使用激素、免疫抑制剂及贫血等因素有关。患者入风湿免疫科主要为胞内非结核分枝杆菌感染，但血液系统损害及皮肤血管炎的病因不详，血管炎的病因不排除继发性因素，由于患者多次骨髓检查均存在异常，但未达到骨髓恶性疾病的诊断标准，所以仍需要动态观察以监测血液系统损害的变化。下一步主要以控制血液系统损害、纠正贫血、防治机会性感染为主，治疗难度较大，预后不理想。

参考文献

[1] Gupta S, Handa S, Kanwar A J, et al. Cutaneous vasculitides: clinico-pathological correlation[J]. Indian Journal of Dermatology, Venereology and Leprology, 2009, 75（4）: 356-362.

[2] Cohen P R, Kurzrock R. Sweet's syndrome: a neutrophilic dermatosis classically asso-

ciated with acute onset and fever[J]. Clinics in Dermatology, 2000, 18(3):265-282.

[3] 韩跃东, 魏凯军, 张衍国, 等. 16 例 Sweet 综合征临床分析 [J]. 中国麻风皮肤病杂志, 2018, 34 (4): 197-198.

[4] Schnitzler L. Lésions urticariennes chroniques permanentes (érythème pétaloide？) [J].J Dermatol Angers,1972,28(10):46.

[5] 闫会昌, 张江安, 于建斌, 等. Schnitzler 综合征的临床特点 [J]. 中国皮肤性病学杂志, 2017, 31(9): 1033-1035.

[6] Simon A, Asli B, Braun-Falco M, et al. Schnitzler's syndrome:diagnosis, treatment, and follow-up[J]. Allergy, 2013, 68(5):562-568.

[7] Henkle E,Winthrop K L. Nontuberculous mycobacteria infections inimmunosuppressed hosts[J]. Clinics in Chest Medicine, 2015, 36(1):91-99.

[8] 叶素素, 刘晓清, 周宝桐, 等. 播散性非结核分枝杆菌病的临床和实验室检查特征 [J]. 中国医学科学院学报, 2019, 41(2): 242-247.

（风湿免疫科：芮金兵，汤郁）

39 输尿管结石合并糖尿病引起的脓毒症休克 1 例

【病例资料】

患者，女，70 岁，因"发现血糖升高 40 年，发热 3 天"于 2020-08-05 入江苏大学附属医院内分泌科。患者 40 年前因尿路感染至当地医院就诊，诊断为糖尿病，给予药物治疗，血糖控制欠佳；20 年前调整为胰岛素皮下注射，自述血糖控制一般。8 月 2 日因受凉后出现发热，最高体温 40℃，自行服用强的松、头孢克肟和左氧氟沙星治疗，效果欠佳，至当地医院查尿常规提示尿酮体阳性。8 月 5 日来江苏大学附属医院内分泌科门诊就诊，实验室检查示白细胞计数 22.8×10^9/L、中性粒细胞绝对值 21.5×10^9/L、C-反应蛋白 91.4mg/L、葡萄糖 21.34mmol/L、尿酮体阴性。肾脏超声示右肾结石，右肾积水。胸片示两肺斑片影，考虑炎性疾病。门诊拟以"2 型糖尿病，发热待查"收治内分泌科。

入院体检 体温 36.7℃，脉搏 79 次/分，呼吸 18 次/分，血压 126/78mmHg。神志清楚，精神可，两肺叩诊呈清音，未闻及干湿啰音及胸膜摩擦音。心率 79 次/分，律齐。腹平软，无压痛及反跳痛，无板状腹，右肾区叩击痛阳性，肠鸣音正常。四肢无活动障碍，生理反射存在，病理反射未引出。

辅助检查 尿常规：酮体弱阳性。血细胞分析+C-反应蛋白：C-反应蛋白 91.4mg/L，白细胞计数 22.8×10^9/L、中性粒细胞百分数 94.0%、中性粒细胞绝对值 21.5×10^9/L。胸部 CT：① 右肺底微小结节；② 两肺斑片条索影，考虑炎性病变；③ 双侧胸膜增厚；④ 主动脉壁钙化。肾脏彩超：右肾积水，右肾结石，双肾回声增强。

患者入内分泌科后诊断为感染性发热、2 型糖尿病。给予控制血糖、抗感染治疗，但当天晚间突发畏寒、寒战，随后体温升高达 39℃，呼吸急促达 38 次/分，心率增快达 138 次/分，指脉氧下降至 92%；给予降温、补液、雾化吸氧等处理后好转，同时留取相关检测。8 月 6 日患者再次呈现过度通气状态，血气分析提示 pH 7.270，BE −13.8mmol/L，PaCO$_2$ 3.36kPa，LAC 7.7mmol/L；降钙素原大于 100ng/mL；血培养见革兰阴性杆菌。请 ICU 会诊后考虑患者存在脓毒症，转至 ICU 监护治疗。

诊治经过 患者入 ICU 时神志不清，体温 39.3℃，心率 145 次/分，无创血压 94/50mmHg，呼吸 36 次/分，指脉氧 90%（面罩雾化吸氧）。考虑患者存在脓毒症休克，立即予以扩容补液、升压抗休克治疗，同时给予气管插管接呼吸机辅助通气，留取相关病原学证据，给予泰能抗感染治疗，后患者病情逐步趋于稳定。8 月 7 日复查 CT 提示右侧输尿管结石伴梗阻，与泌尿外科协商后手术置入双 J 管，术中见大量脓性分泌物引出，术后返 ICU 继续行抗感染、升压抗休克、脏器支持等对症处理。8 月 8 日血液及尿液培养均提示大肠埃希菌，对泰能敏感，泰能使用 1 个疗程后患者血及尿液培养均逐步转阴，降级为 3 代头孢菌素类药物后逐步撤离。患者入 ICU 时神志不清，后昏迷，多次脑部 CT 检查均排除脑血管意外，考虑患者出现感染中毒性脑病，在积极抗感染治疗的同时，加用维生素 B_1 改善脑功能，同时给予营养脑神经及促进脑代谢的药物治疗后，8 月 15 日患者意识逐步恢复。继续予以营养支持、肢体功能锻炼、保肝退黄、维持电解质及内环境稳定等对症处理。8 月 17 日拔除气管插管给予高流量氧疗，继续抗感染、营养支持、加强肢体功能锻炼等对症处理，后患者各项检查指标均趋于正常，8 月 26 日转出 ICU 至泌尿外科继续专科治疗。

转科诊断：① 脓毒症休克；② 右侧输尿管结石，右肾积水，急性肾损伤；③ 代谢性脑病；④ 肺炎，呼吸衰竭；⑤ 急性肝损伤；⑥ 急性心功能不全；⑦ 陈旧性脑梗死；⑧ 糖尿病；⑨ 多浆膜腔积液。8 月 28 日患者康复出院。

【病例讨论】

（1）输尿管结石合并糖尿病易发生脓毒症休克。糖尿病是一种以高血糖为特征的代谢性疾病，高血糖长期存在导致各种组织和器官发生慢性损害，并导致其功能障碍。近年来的研究显示，糖尿病患者的尿路感染率较正常人高 10 倍，严重威胁人民群众的生命及财产安全。

此患者有 40 余年的糖尿病病史，长期使用胰岛素控制血糖，血糖控制欠佳；既往有尿路感染和胆囊结石病史。因此，该患者为尿路感染的高危人群。此外，该患者尚具有其特殊的致病因素。首先，该患者为老年女性，尿路较短，阴道酸碱度失衡，易发生尿路感染；其次，患者发病前有受凉、体温增高病史，自行服用激素类药物，存在导致感染扩散的可能。

（2）脓毒症休克的救治。根据国内外脓毒症休克治疗指南（以下简称"指南"）所推荐的治疗方案，救治脓毒症休克患者时首先积极处理原发性疾病，解除梗阻，通畅引流，控制感染。其次，维持循环和呼吸稳定，预防器官功能衰竭，积极治疗已发生功能障碍的器官；最后，预防并治疗相关并发症。

（3）治疗原发性疾病。患者入院时泌尿系超声检查提示右肾结石伴积水，入院后患者病情加重转 ICU 监护治疗，入 ICU 后考虑为右肾结石引起的脓毒症休克，进行 CT 检查后提示右侧输尿管结石伴梗阻，与泌尿外科协商后手术置入双 J 管，后见大量脓性分泌物引出，迅速解除输尿管梗阻。

（4）器官支持治疗。指南建议对脓毒症休克患者进行扩容补液，同时使用血管活性药物维持循环稳定。此患者病程中血压下降，虽立即予以扩容补液，但效果欠佳，加用去甲肾上腺素提升血压，后患者循环逐渐趋于稳定，逐步撤离去甲肾上腺素。然而指南中关于扩容补液时晶体液和胶体液的选择未加以区别，有待进一步研究。

指南中建议对出现呼吸衰竭者进行呼吸支持治疗，该患者病程中出现呼吸急促、氧合下降，血气分析提示存在呼吸衰竭，考虑患者存在急性呼吸窘迫综合征（ARDS），给予气管插管、呼吸机辅助通气，通气参数参照 ARDS 通气标准（小潮气量，高呼气末正压），后患者呼吸功能逐渐恢复，拔除气管插管，撤离呼吸机。

患者病程中出现意识障碍、昏迷，多次脑部 CT 检查均排除脑血管意外，考虑患者出现感染中毒性脑病，在积极抗感染治疗的同时，加用维生素 B_1 改善脑功能，同时给予营养脑神经及促进脑代谢的药物治疗后，患者意识逐步恢复。

病程中患者出现急性肝损伤和急性肾损伤，住院期间在抗感染、清除炎症介质的同时给予保肝退黄等药物的治疗，避免使用会对肝脏和肾脏造成损伤的药物，后逐步好转。胃肠道的管理在脓毒症休克患者的救治中发挥重要的作用，指南建议对无肠内营养禁忌证的患者尽早开始肠内营养支持。而欧洲肠内肠外营养协会推荐对重症患者进行静息能量测定，并根据此进行能量供给。此患者入 ICU 立即进行了静息能量测定，并启动肠内营养支持，初期以小剂量滋养型为主，3 天后达到目标能量（1.5 倍的静息能量），同时补充蛋白。患者肠内喂养过程中未出现相关并发症，后逐步过渡至经口进食。

（5）并发症处理。血小板减少症是脓毒症休克患者的重要并发症之一。研究提示，血小板减少症的发生为脓毒症患者不良预后的重要指标。此患者病程中血小板进行性降低，在给予升血小板药物治疗的同时积极联系输血科，给予外源性血小板的输注。后患者血小板逐步升高。

ICU 获得综合征是脓毒症患者在 ICU 救治过程中不可避免的并发症，通常包含 ICU 获得性精神障碍和 ICU 获得性肌无力。ICU 获得性精神障碍的主要原因有以下两点：首先，患者病情重，机体呈现高代谢状态，机体消耗量大。其次，患者单独处于 ICU 环境中，远离家人，对疾病和未来不可知，以及 ICU 中昼夜颠倒、机器报警、频繁的有创伤操作，均对患者心理造成不同程度的打击。此患者在病程后期出现烦躁、不配合治疗的情况，给予适当的镇静镇痛治疗、增加家人探视时间、加强心理疏导后逐步好转。针对 ICU 获得性肌无力的预防，在患者生命体征稳定后，立即请康复理疗科协助患者进行肢体功能锻炼，但患者仍然出现了肌无力的情况，故增加肢体锻炼强度，同时协助患者下床活动，后患者肌肉力量逐步恢复。

胸腔积液通常为脓毒症休克急性期液体复苏后的并发症之一。指南中建议对少量胸腔积液者尝试内科保守治疗，待其自行吸收；对于大量胸腔积液者应给予穿刺引流。此患者经过液体复苏后出现胸腔积液，但经过控制液体摄入、补充胶体，并在循环稳定的前提下给予利尿处理，后逐步吸收。

褥疮和血栓栓塞为长期卧床患者的常见并发症，严重影响患者预后。此患者在治疗脓毒症休克的同时严格执行翻身制度，加强护理干预，初期机械预防血栓，后给予低分子肝素全身抗凝。幸运的是，此患者未发生褥疮和血栓栓塞并发症。

脓毒症休克是机体对感染的免疫失调所导致的涉及多器官且危及生命的临床综合征，其救治过程极其复杂，需要多部门协作进行。ICU 医师应该严密观察患者的病情变化，及时做出相应的调整；专科医师应了解脓毒症的相关知识，尽早发现脓毒症患者，积极开始相关治疗。

参考文献

［1］ Rhodes A，Evans L E，Alhazzani W，et al. Surviving sepsis campaign：international guidelines for management of sepsis and septic shock：2016［J］. Intensive Care Medicine，2017，43（5）：304-377.

［2］ 中国医师协会急诊医师分会，中国研究型医院学会休克与脓毒症专业委员会. 中国脓毒症/脓毒性休克急诊治疗指南（2018）［J］. 临床急诊杂志，2018，19（9）：567-588.

［3］ Singer P，Blaser A R，Berger M M，et al. ESPEN guideline on clinical nutrition in the intensive care unit［J］. Clinical Nutrition，2018，38（9）：48-79.

（重症医学科：刘大东，张德厚）

40 难治性重症多发性骨髓瘤 1 例

【病例资料】

患者，男，51 岁，既往体健，无基础疾病史，因"乏力一月余，加重伴恶心、呕吐 2 天"于 2020-08-25 入院。患者 1 个月前无明显诱因下出现乏力、低热，伴腹部轻微不适，无咳嗽、咳痰，无恶心、呕吐，无腹痛、腹泻，当时未重视。半个月后患者自觉症状加重，同时伴有腰部不适，来江苏大学附属医院就诊，血常规、肝肾功能均无明显异常，血清总钙 2.78mmol/L；腹部 CT 提示胆囊炎、胆囊结石。给予消炎补液等对症处理后，症状未缓解，乏力较前加重，入院前 2 天患者进食后呕吐，为胃内容物，伴有腹胀不适，遂拟"乏力待查"收住江苏大学附属医院消化科。入院后完善相关检查，肾功能示肌酐 427.9μmol/L，尿素氮 14.05mmol/L，乳酸脱氢酶 657U/L；血清总钙 3.49mmol/L；血 β_2-微球蛋白10.81mg/L；降钙素 48.66pg/mL；肾脏超声提示双肾增大，双肾实质回声增强。考虑患者出现肾功能异常，转至肾内科，并急查尿蛋白电泳、补体免疫球蛋白、骨髓穿刺、PET-CT 等以进一步明确病因。一天后 PET-CT 提示：① 全身多发骨髓穿凿样骨质破坏伴代谢活性增高，考虑骨髓瘤可能大；② 纵隔及右肺门钙化结节，两侧胸膜增厚。补体免疫球蛋白轻链：λ-轻链 1.36g/L，免疫球蛋白 A 0.54g/L，免疫球蛋白 M 0.36g/L；抗肾小球基底膜抗体 1.9U/mL；自身抗体均阴性。遂考虑多发性骨髓瘤，转至血液科，外发骨髓瘤国际分期体系（ISS）为Ⅲ期，外发骨髓瘤 Durie-Salmon（D-S）分期为Ⅲ期 B 组。复查血常规示白细胞计数 11.5×10^9/L，红细胞计数 3×10^{12}/L，血红蛋白 92g/L，血小板计数 251×10^9/L；B 型钠尿肽 1274pg/mL；肾功能电解质示肌酐 575.8μmol/L，尿素氮 22.83mmol/L，血 β_2-微球蛋白 17.03mg/L；血清总钙 3.47mmol/L；骨髓穿刺示增生明显活跃，局部极度活跃，见 79% 骨髓瘤细胞，见多核、双核、异形核瘤细胞，考虑多发性骨髓瘤之骨髓象。患者病情进展迅速，予以充分水化、碱化，行血液净化降钙治疗；加用硼替佐米 2.5mg 静推（d1，d4，d8，d11）；地塞米松磷酸钠注射液 20mg（d1，d4，d8，d11）；沙利度胺 50mg qd；联合达雷妥尤单抗 1200mg 静脉输注。患者在输注达雷妥尤单抗后胸闷、寒战、呼吸窘迫，听诊时发现两肺呼吸音粗，闻及散在湿啰音，监护提示经皮脉搏血氧饱和度 76%，患者出现心力衰竭、呼吸衰竭、急性肾功能损伤，考虑多器官功能衰竭，转至 ICU 监护治疗。

入院体检 体温 37.0℃，脉搏 80 次/分，呼吸 22 次/分，血压 159/95mmHg。神志清楚，精神一般，右颈部见一长 4~5cm 手术瘢痕。双肺叩诊呈清音，听诊呼吸音粗，未闻及干湿啰音。心率 80 次/分，心律齐，腹平坦，质地软，全腹无压痛及反跳痛，无肌卫，未及异常包块，肝、脾肋下未及，墨菲征阴性。叩诊未及移动性浊音，肝、肾区无叩击痛，肠鸣音约 4 次/分。四肢关节活动自如，生理反射存在，病理反射未引出。

辅助检查　血细胞分析+C-反应蛋白：白细胞计数 10.8×10⁹/L，红细胞计数 3.88×10¹²/L，血红蛋白 118g/L。腹部 CT 提示胆囊炎、胆囊结石。

诊治经过　患者入科后急查胸片（见图 1），结合患者病史，考虑为急性左心衰发作，给予行连续肾脏替代治疗（CRRT）进行容量管理，加用新活素强心。患者在治疗过程中出现心率下降，最低 30 次/分，逸搏心率，无创血压降至 77/46mmHg，立即给予胸外心脏按压及盐酸肾上腺素 1mg 静推，同时给予肾上腺素 1mg 加入 5% 葡萄糖溶液 50mL 中持续泵入，患者心率、血压渐恢复正常。考虑患者有心肌淀粉样变，建议行组织活检，因为创伤性操作，同时患者凝血功能差，患者及其家属拒绝。给予加用辅酶Q10、环磷腺苷葡胺营养心肌治疗。患者血小板低、凝血功能异常，给予间断输注血小板及凝血因子纠正治疗。患者在治疗过程中发热，炎症指标偏高，考虑与其基础疾病较重、免疫功能低下有关，给予丙种球蛋白、胸腺肽提高免疫力，亚胺培南/西司他丁抗感染，泊沙康唑预防性地抗真菌治疗。入院 72 天后，患者整体病情较前好转，复查相关指标均明显改善。

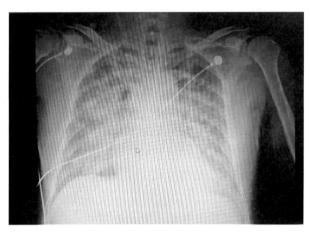

图 1　患者入 ICU 第一张胸片

【病例讨论】

多发性骨髓瘤（Multiple Myeloma，MM）是血液系统中常见的恶性肿瘤，在多数国家排在血液系统肿瘤中的第 2 位。多发性骨髓瘤恶性程度高，表现为克隆浆细胞的异常增殖。虽然目前针对该疾病有很多种治疗方案，但没有一种能够完全治愈。

由于多发性骨髓瘤具有高恶性、高死亡率，因而目前对于该病的研究越来越多。其典型的临床表现主要为疾病本身导致的器官功能损伤，典型的为"CRAB"症状，即血钙升高（Calcium Elevation）、肾功能损伤（Renal Insufficiency）、贫血（Anemia）、骨病（Bone Disease）；严重的会继发淀粉样变性（心脏、肝脏等）。实验室检查应包括基本的血液学项目，如血常规、肝肾功能、电解质（包括游离钙和总钙）、血清蛋白电泳（包括 M 蛋白含量）、免疫固定电泳［必要时加做免疫球蛋白 D（IgD）］、β_2-微球蛋白、外周血涂片（计算浆细胞百分数）、血清免疫球蛋白定量（包括轻链）；尿液检查应包括尿蛋白电泳、24h 尿轻链；骨髓穿刺检查应针对如下分子的抗体，如 CD19、CD20、CD38、CD56、CD138、κ 轻链、λ 轻链；典型的骨髓穿刺病理（见图 2）；全身 PET-CT 检查。

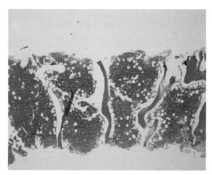
(a) 10倍，骨髓穿刺组织，肿瘤细胞弥漫浸润髓腔

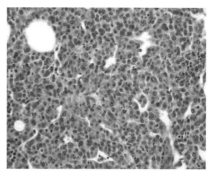
(b) 200倍，浆样细胞弥漫片状生长

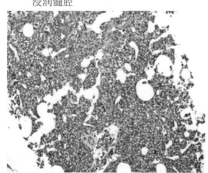
(c) 100倍，肿瘤细胞弥漫表达免疫球蛋白轻链 lambda亚型，有轻链限制性，提示为肿瘤性

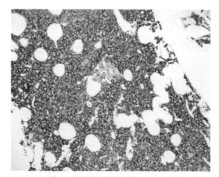
(d) 100倍，肿瘤细胞表达CD138，提示为浆细胞骨髓瘤

图 2　典型的骨髓穿刺病理

根据 M 蛋白的类型，MM 可分为 IgG 型、IgA 型、IgD 型、IgM 型、IgE 型、轻链型、双克隆型及不分泌型；根据 M 蛋白的轻链类型的区别，MM 可分为 κ 型、λ 型。分期可根据传统的 D-S 分期和修订的 ISS 进行。

对于多发性骨髓瘤的治疗，针对新发和复发患者的治疗原则不同。新发的患者：① 无症状骨髓瘤患者不推荐药物干预。② 孤立性浆细胞瘤首选对受累部位进行放疗（≥45Gy），根据病情决定是否手术治疗。③ 如果有 CRAB 表现，首选自体造血干细胞移植（ASCT）方案，在 ASCT 开始前，应经过有效的诱导治疗，目前诱导多以蛋白酶体抑制剂联合免疫调节剂及地塞米松的三药联合方案为主，且三药联合明显优于两药联合，加入达雷妥尤单抗可能提高诱导治疗的效果。硼替佐米可降低周围神经病变的发生率。④ 不适合接受 ASCT 的患者，如果诱导方案有效，可以继续使用有效方案至最大疗效，随后进入维持阶段治疗。⑤ 维持治疗可选择来那度胺、硼替佐米、伊沙佐米、沙利度胺等。

复发的患者：① 首次复发，治疗目标是使患者的病情得到最大程度的缓解，延长患者的无进展生存期。如果患者能够耐受，选用含蛋白酶体抑制剂、免疫调节剂或达雷妥尤单抗的 3~4 种药物联合。条件允许可序贯行 ASCT。② 多线复发，则以提高患者生活质量为主要治疗目标。③ 侵袭/症状性复发的患者应启动化疗；生化复发的患者仅在出现单克隆球蛋白增速加快时开始化疗。④ 复发后的再诱导治疗方案选择原则与初次诱导治疗相似或相同，对硼替佐米、来那度胺均耐药的患者，可考虑使用含有达雷妥尤单抗的联合化疗。⑤ 针对复发的患者，目前最新的观点是可使用 CAR-T 免疫治疗，有一定的疗效。

该患者以乏力、消化系统表现为初始症状，不是典型的多发性骨髓瘤的临床表现，也是导致病情延误的原因。后续患者病情急剧恶化，出现了 CRAB，同时伴有心肌的淀粉样变，但因未能行组织活检，所以没有能够明确。治疗的过程中，患者对于化疗药物有一定的不良反应，出现寒战、高热现象，及时调整药物的剂量和输液速度后，不良反应逐渐消失，这对后续再碰到类似情况有一定的指导意义。

参考文献

［1］ Wang S，Xu L，Feng J，et al. Prevalence and incidence of multiple myeloma in urban area in China：a national population-based analysis［J］. Frontiers in Oncology，2019，9：1513.

［2］ Liu W P，Liu J M，Song Y Q，et al. Mortality of lymphoma and myeloma in China，2004—2017：an observational study［J］. Journal of Hematology & Oncology，2019，12（1）：22.

［3］ Lu J，Lu J，Chen W，et al. Clinical features and treatment outcome in newly diagnosed Chinese patients with multiple myeloma：results of a multicenter analysis［J］. Blood Cancer Journal，2014，4：e239.

［4］ Palumbo A，Avet-Loiseau H，Oliva S，et al. Revised international staging system for multiple myeloma：a report from international myeloma working group［J］. Journal of Clinical Oncology，2015，33（26）：2863-2869.

（重症医学科：张建国）

41 喉癌术后转移再发感染性休克1例

【病例资料】

患者，男，68岁，因"喉癌术后2年"于2020-06-01入住江苏大学附属医院化疗科。患者既往有乙型病毒性肝炎病史，予口服抗病毒药物治疗。2018年5月患者因咽痛查喉镜示左侧劈裂可见新生物。2018-05-07在某大学附属五官医院行左改良根治性颈清扫+水平喉切除+喉功能重建，病理提示：① 部分喉鳞癌Ⅱ级；② 左侧颈部淋巴结转移性鳞状细胞癌Ⅱ级。送检标本共找到淋巴结21枚，其中5枚有淋巴结转移。2019-08-08患者在全麻下行右侧功能性颈部淋巴结清扫术。2020-04-27患者行左侧颈部选择性淋巴结清扫术，病理示（左颈部）淋巴结转移性鳞癌Ⅱ级，伴坏死，个别脉管内见癌栓。送检找见淋巴结9枚，其中1枚有转移，大小为2.5cm×2.0cm×1.5cm。

入院体检 体温36.6℃，脉搏74次/分，呼吸频率16次/分，血压129/71mmHg。神志清楚，浅表淋巴结未及肿大，心肺听诊无异常，腹软，无压痛，双下肢无水肿。

辅助检查 胸部+颈部CT（增强）：喉癌术后改变；口咽左侧组织增厚，左侧腮腺内侧强化灶；两侧肺气肿；右肺多发小结节；两肺少许条索；右下肺气囊；透明隔发育变异；胆囊结石；肝内致密点。

入院诊断 声门上型喉鳞癌术后，淋巴结转移；右肾囊肿。

诊治经过 入院后完善相关检查，启动DP（多西他赛联合顺铂）方案化疗：多西他赛120mg（d1），顺铂40mg（d1~3）延长生存期，同时止吐、补液等。入院第3天开始出现口腔溃疡、腹泻，予补液等。入院第5天骨髓抑制，予重组人粒细胞集落刺激因子对症处理；腹泻无缓解，予头孢他啶抗感染。入院第6天病情恶化，高热39.4℃，后续出现意识丧失，血压下降至70/45mmHg，心率123次/分，予补液、提升血压等处理，后意识恢复，沟通病情后转ICU监护治疗。入ICU后，立即给予充分液体复苏提升血压、抗休克治疗，送检大便、血液等标本，监测血乳酸水平约2.1mmol/L、降钙素原（PCT）23ng/mL，升级抗生素亚胺培南/西司他丁抗感染，监测其无创血压波动在70~80/40~50mmHg，予补液扩容（生理盐水、右旋葡聚糖、人血白蛋白），但其对液体反应不理想，予深静脉穿刺，去甲肾上腺素0.10μg/（kg·min）提升血压，后续血压维持在110~125/50~70mmHg；期间监测其肌酐155.5μmol/L，考虑急性肾损伤；患者在初始复苏后生命体征趋于稳定，后续在保证容量下仍存在血压波动，联合特利加压素稳定血压。患者查胸片未提示渗出，血培养、痰培养结果阴性，结合其化疗后粒细胞缺乏症，考虑肠源性感染，大便培养提示存在真菌孢子，查G试验>5000pg/mL，予联合卡泊芬净抗真菌治疗，后续体温呈下降趋势（36.0~37.7℃），腹泻较前改善，由水样便至糊状便，次数由 7~8 次/天减至 3~5 次/天。入院第 10 天患者体温出现波动（38.2℃），查体闻及两肺存在部分湿啰音，胸片提示两肺渗出，送检痰培养结果提示耐药肺炎克雷伯菌存在，调整为头孢他啶阿维巴坦联合替加环素/卡泊芬净抗感染，加强气道管理等，后续患者体温、炎症指标逐渐趋于正常，复查胸片提示两肺渗出较前减少，最终转至呼吸科继续专科治疗。

【病例讨论】

感染性休克（Septic Shock）是由感染引起的全身炎症反应，伴有器官功能障碍、组织灌注不良或低血压；在给予足量液体复苏后仍无法纠正持续性低血压、低灌注状态或器官功能障碍的危重综合征。国内外脓毒症休克治疗指南均提示 3h 目标：1h 内测量血乳酸，抗生素前留取病原学标本，广谱抗生素抗感染治疗，低血压和（或）乳酸大于 4mmol/L，输注 30mL/kg 液体，对液体无反应则联合血管活性药物；6h 目标：达到 CVP≥8mmHg，ScvO$_2$≥70%，在 CVP 达标，但 ScvO$_2$<70%时，输注浓缩红细胞使 Hct≥30%和/或输注多巴酚丁胺；最终目标：CVP 8~12mmHg，MVP≥65mmHg，尿量 0.5mL/（kg·h），ScvO$_2$≥70%。

本例患者因喉癌化疗入院，在治疗期间总体病情呈逐步恶化趋势，出现相关的休克表现，根据指南，应积极早期复苏，达到复苏目标。复苏期间患者对容量反应欠佳，联合去甲肾上腺素和特利加压素维持循环。检索国内外文献，脓毒症休克在液体复苏无法维持下多联合血管活性药物维持血压，逐步达到复苏目标。该患者因休克已引起脏器功能障碍，出现急性肾损伤，故提升血管，保证肾灌注压，避免进一步衰竭。针对病情恶化，临床考虑以下几种原因：① 感染性休克。对于其感染源有如下观点：查胸片未提示肺炎征象，且患者本身无咳嗽、咳痰等相关症状，不考虑肺炎所致；查 B 超未提示腹腔及其脏器问题；结合患者腹泻，且为稀水样便，考虑化疗后胃肠道反应引起腹泻致肠源性感染可能。② 低血容量性休克。本例患者多次腹泻，为稀水样便，且进食量少，引起机体有效容量减少，但其大便培养提示真菌，因此，低血容量性休克的可能性小。该患者在给予加强抗感染、扩容补液、维持循环、恢复肠道菌群等治疗后，腹泻稍有改善，间断为糊状便，循环指标逐步改善，体温未见波动。

在入院 10 天后患者体温再次波动，炎症指标高，感染再次反复，可能原因如下：① 肠源性感染。患者前期腹泻，在对症处理下，其腹泻次数减少，多为糊状便，考虑其应用抗生素、基础免疫力低下，不排除伪膜性肠炎可能。伪膜性肠炎是一种主要发生于结肠和小肠的急性纤维素渗出性炎症，多系应用抗生素后正常肠道菌群失调，难辨梭状芽孢杆菌大量繁殖，产生毒素而致病。腹泻是其最主要的症状，腹泻程度和次数不一。轻者大便 2~3 次/日；重者大量水样便，部分可排出板块状伪膜。腹泻常伴有腹痛，也可伴有腹胀、恶心、呕吐、发热，严重的还会发生水电解质紊乱、低蛋白血症、中毒性及低血容量性休克，甚至危及生命。本例患者后续以糊状便、软便为主，送检大便涂片找到真菌孢子，送检大便进行难辨梭菌谷氨酸脱氢酶检测示未见毒素，故此感染的可能性小。② 血源性感染及泌尿系感染。患者行深静脉置管，深静脉导管留置 4 天，尿管留置 7 天，不排除相关导管所致感染，但多次送检血培养、中段尿培养均提示阴性。③ 肺炎。前期患者无呼吸道症状，后续两肺闻及湿啰音，胸片提示右中下肺炎症，两侧胸膜增厚，考虑感染源变迁。变迁原因与其喉癌化疗致机体免疫力低下、前期进食少致肌力减退、气道自净能力差等均相关。感染源的明确带来另一个问题——抗生素的选择。送检的血培养为阴性，痰培养提示为近平滑假丝酵母菌（检出率为 10%），GM 试验阴性，真菌 D-葡聚糖检测 >5000pg/mL，予卡泊芬净联合前期的亚胺培南/西司他丁抗感染。新的痰培养结果给了我们新的判断——耐药肺炎克雷伯菌存在。再次调整为头孢他啶/阿维巴坦联合替加环素抗感染，卡泊芬净维持。后续多次培养均提示相关的病原学结果。

本例患者在住院期间因感染致感染性休克，且出现感染源、感染病菌的多次变迁。该病例提示在临床上应该重视查体的重要性，且重视留取痰、血液、尿液等相关病原学标本，动态监测其药敏结果，尽早进行针对性抗感染治疗。既要避免低估病情，又要防止过度治疗。针对患者病情恶化，应迅速做出应急反应，依据感染性休克复苏目标进行，充分保证脏器的血流灌注，避免器官功能进一步衰竭，甚至走到血浆置换、肾替代治疗的地步，从而导致医疗资源的浪费。

（重症医学科：袁娜娜，张德厚，尹江涛）

42 食道裂孔疝合并急性肠系膜上动脉栓塞1例

【病例资料】

患者，女，68岁，因"进食后腹痛、呕吐伴胸闷一小时"于江苏大学附属医院急诊科就诊。患者于入院一小时前进食后出现腹痛，呈持续性绞痛，程度较剧烈，定位不清，呕吐胃内容物2次，无咖啡样物，呕吐后腹痛无明显缓解，无腹泻及发热。同时伴有胸闷，无胸痛、咳嗽、咳痰、咯血等不适症状。

患者既往有冠心病、心房颤动（简称"房颤"）病史6年，不规则服用阿司匹林，否认有其他病史。

入院体检 体温36.6℃，脉搏78次/min，呼吸20次/min，血压125/75mmHg，$SPO_2$96%。神志清楚，痛苦貌。两肺听诊呼吸音粗，未闻及干湿啰音。心脏听诊发现呈房颤心律（心律快慢不齐，心音强弱不等，心率快于脉率）。腹平坦，腹壁无静脉曲张，未见肠型及蠕动波。腹软，无肌紧张，腹部无明确压痛点及反跳痛，肝、脾肋下未及，墨菲征阴性，肝区、肾区无叩击痛，移动性浊音阴性，肠鸣音减弱，1~2次/min。双下肢无水肿。

辅助检查 血常规+C-反应蛋白：白细胞计数$9.5×10^9$/L，中性粒细胞百分数67.5%，血红蛋白121g/L，血小板计数$163×10^9$/L；C-反应蛋白5.5mg/L。凝血常规：PT 10.7s，INR 0.84，APTT 32.2s，TT 10.7s，FIB 3.68g/L。D-二聚体270.5μg/L。血淀粉酶61U/L，血脂肪酶102U/L。心梗三项：cTn I 0.11μg/L，MYO 43μg/L，CK-MB 18U/L。BNP 95pg/mL。动脉血气分析：pH 7.41，PaO_2 81mmHg，PCO_2 42mmHg，BE -2.3mmol/L。

心电图示心房颤动，心室率84次/min。胸部、腹部CT平扫提示食管裂孔疝。

诊治经过 急诊科接诊该患者后，转抢救室监测其生命体征，完善相关实验室、影像学检查，做出初步诊断：腹痛伴胸闷原因待查（食管裂孔疝?）。请胸心外科会诊，建议予胃肠减压、解痉、抑酸、保护胃黏膜等治疗，经治疗后患者胸闷、呕吐症状缓解，腹痛不缓解。来诊2h后患者突然解暗红色血便约100mL，进一步行腹部增强CT提示肠系膜上动脉栓塞。联系介入科会诊后收住入院，急诊行选择性肠系膜上动脉造影证实诊断，予肠系膜上动脉输注罂粟碱扩血管治疗+rt-PA（阿替普酶特异性溶解血栓的药物）溶栓治疗，术后患者便血逐渐减少、停止，腹痛症状逐渐减轻、消失。术后一周复查腹部增强CT提示肠系膜上动脉大部分管腔通畅，患者临床治愈出院，并予口服华法林正规抗凝治疗，预防再次发生动脉栓塞事件。嘱患者心内科门诊随诊，定期复查凝血常规，必要时调整华法林用量，既要保证抗凝效果，又要防止出血事件发生。

出院诊断 ① 急性肠系膜上动脉栓塞；② 食管裂孔疝；③ 冠心病，心房颤动。

【病例讨论】

食管裂孔疝是指胃或其他腹腔脏器经食管裂孔突入胸腔纵隔内，多见于中老年者、肥胖女性、有慢性咳嗽及便秘习惯者，以及腹部手术后等情况，常伴有胃食管反流。病理分型分为四型：Ⅰ型为滑动型疝，约占食管裂孔疝的 90%，食管—胃连接处和近侧胃经裂孔疝入胸腔，其腹膜性疝囊不完全；Ⅱ型为裂孔旁疝，少见，食管—胃连接处、食管下段和膈食管膜保持正常位置，胃底、胃体经食管前面膈肌薄弱处疝入胸腔，疝囊完整，胃食管反流少，可产生扭转等并发症；Ⅲ型为Ⅰ、Ⅱ型混合，食管—胃连接处亦疝入胸腔，大部分胃疝入胸腔，贲门、幽门接近；Ⅳ型，除胃外，尚有结肠、小肠、大网膜、脾、胰等疝入胸腔。患者可有进食后饱胀、胸闷、呕吐等症状。Ⅰ型患者内科保守治疗效果良好，一般无须手术。食管裂孔疝手术指征包括：① Ⅱ、Ⅲ、Ⅳ型；② 伴严重反流性食管炎，内科治疗 6 个月以上无效；③ 有出血、梗阻、狭窄、嵌顿、穿孔等并发症者；④ 重度 Barrett 食管或疑有癌变者。本例患者属Ⅰ型食管裂孔疝，无明显并发症，无手术指征，内科保守治疗效果良好。

肠系膜上动脉栓塞，栓子多来自心脏，如心梗后、心瓣膜病、房颤、心内膜炎等附壁血栓，也可来自主动脉壁上的粥样斑块，由于肠管可能在短时间内广泛坏死，术前诊断困难，术中需切除大量肠管，术后导致营养吸收障碍，预后差，死亡率高。1975 年 Bergan 等提出剧烈急性腹痛、器质性心脏病和强烈的胃肠道排空症状（恶心、呕吐或腹泻）为急性肠系膜上动脉栓塞的三联征，这仍然是目前早期诊断的主要依据。患者早期腹部绞痛症状严重，而腹部体征与此不相称，即"症状重、体征轻"，这是急性肠缺血的特征之一，可有血性呕吐物或排出暗红色血便。选择性肠系膜上动脉造影对本病有较高的诊断价值，并可行血管内介入治疗。针对该病，临床医师需提高认识，争取早期诊断，及时进行血管内介入治疗或开放手术取栓治疗，提高缺血性肠管的成活率，从而改善预后。

临床上食管裂孔疝合并急性肠系膜上动脉栓塞极为少见，该患者有房颤病史，不规则服用阿司匹林，具有动脉栓塞的高危因素，且针对食管裂孔疝治疗后胸闷、呕吐症状缓解，但腹痛仍持续不缓解，故单用食管裂孔疝不能完全解释病情，此时临床医师一定要想到急性肠系膜上动脉栓塞可能。由于对该患者的诊断、治疗及时有效，因而避免了广泛肠缺血坏死的发生，极大地改善了预后。

（急诊科：梁亚鹏，刘志祯）

43 食管胃底静脉破裂大出血伴多器官功能障碍成功抢救1例

【病例资料】

患者，男，86岁，因"腹部不适伴呕血3h"于2020-04-17当日18时急诊入院。患者于入院3h前感上腹部不适，阵发性腹痛，伴呕血2次，初为鲜红色，后转为暗红色，量共约500mL，无黑便，感头晕乏力，无黑矇、晕厥，无胸痛、胸闷，无腹泻，无畏寒、发热，家属发现其呕血后立即将其送至江苏大学附属医院急诊科就诊，抢救室测血压为81/49mmHg，急诊行实验室检查提示白蛋白（干式）23.8g/L、总蛋白（干式）51.1g/L、白球比0.87；葡萄糖9.26mmol/L；钠134.0mmol/L、血清总钙1.96mmol/L；D-二聚体3.44mg/L、国际标准化比率1.29、血浆凝血酶原时间14.70s、凝血酶时间21.30s、血浆纤维蛋白原1.070g/L；C-反应蛋白<0.499mg/L、白细胞计数6.3×10⁹/L、红细胞计数3.06×10¹²/L、血红蛋白86g/L、血小板计数82×10⁹/L；心电图示ST-T改变；胸部及全腹CT示肝硬化、脾大、门脉高压、腹水、胆囊结石、肝内小囊样影、胃腔内高密度影，右中下肺结节、右肺多发钙化灶。急诊诊断为"上消化道出血，肝硬化失代偿期，食道胃底静脉曲张破裂可能"，初步处理后收住急诊科EICU。起病后，患者神志清楚，精神一般，无发热，未进食。

患者既往有高血压病史40余年，平素口服复方利血平，自诉血压控制可；20年前有戊肝、肝硬化病史；16年前曾出现消化道大出血，行胃镜检查提示食管胃底静脉曲张、门静脉高压，长期服用奥美拉唑、心得安（普萘洛尔）。

入院体检 体温36.1℃，脉搏70次/分，呼吸15次/分，血压94/57mmHg。神志清楚，精神一般。全身皮肤无黄染，浅表淋巴结未触及肿大。结膜无充血，巩膜无黄染，双侧瞳孔等大等圆，对光反射灵敏。双侧胸廓无畸形，双侧呼吸动度一致，语颤对等，双肺叩诊呈清音，听诊呼吸音清，未闻及干湿啰音。心率70次/分，律齐，各瓣膜听诊区未闻及病理性杂音。腹膨隆，未见腹壁静脉曲张，未见肠型及蠕动波。腹软，全腹无压痛及反跳痛，无肌紧张，未及异常包块，肝肋下未及，脾脏肋下2cm，墨菲征阴性。移动性浊音阳性，肝区叩击痛阴性，肾区无叩击痛，肠鸣音约5次/分。四肢关节活动自如，无畸形，肌力、肌张力正常，双下肢轻度凹陷性浮肿。生理反射存在，病理反射未引出。

诊治经过 入院后予禁食、止血、补液、保肝、护胃、抑酸抑酶、降低门脉高压、输注白蛋白、抗感染、化痰、维持内环境稳定、营养支持等综合治疗，未再呕血，入院前三天有黑便，后逐渐转黄成形，患者病情一度好转。4月24日夜，患者排出血便，给予止血、输血等治疗，便血不止，25 日凌晨呕吐大量鲜红色血液，予三腔二囊管压迫止血治疗，效果甚微，患者血压下降，意识模糊，即请消化科专科会诊（外院），行食管胃底静脉套扎止血术，胃镜检查发现食道下段黏膜撕裂，专科医生在内镜下逐步取出大量血凝块，找到出血部位后行静脉曲张硬化剂注射、套扎及黏膜撕裂缝合治疗。手术历时两个半小时，术前气管插管，术中置入黏膜下引流管和鼻肠营养管各一根，呼吸机持续呼吸支持，期间血压难以维持，持续半小时左右测不出，予输血补液，先后使用多巴胺、间羟胺、去甲肾上腺素、肾上腺素、特利加压素等，术后影像检查发现纵隔积气，考虑纵隔感染、食道纵隔漏，升级抗生素为泰能，积极抗感染治疗。4 月 25 日起患者先后并发 DIC、呼吸循环障碍（休克、NBP 升高）、胃肠功能障碍、肾功能障碍（肌酐、尿素氮升高）等多器官功能障碍，肝功能障碍较前加重。4 月 27 日因大量胸腔积液行胸腔闭式引流。4 月 29 日行 CRRT 治疗。5 月 1 日持续高热，白细胞增多，加用万古霉素，患者体温逐渐正常。经过脱机训练，5 月 6 日顺利拔除气管插管。由于患者咳嗽逐渐加重，多次痰培养提示白色念珠菌生长，5 月 14 日予卡泊芬净抗真菌治疗。治疗期间予漏道冲洗、持续引流，引流液及血液二代基因测序未见真菌生长，多次真菌 G 及 GM 试验阴性，5 月 21 日停用卡泊芬净。5 月 27 日胸腔积液培养发现鲍曼不动杆菌，多重耐药，改抗生素方案为头孢哌酮舒巴坦+多黏菌素 B，并联合吗啉硝唑抗感染。患者持续低热，改抗生素为头孢他啶阿维巴坦+吗啉硝唑+多黏菌素 B 联合抗感染，体温逐渐好转。6 月 16 日停用头孢他啶阿维巴坦，6 月 17 日拔除食管下段创面引流管，患者能够顺利经口进食，自行下地锻炼、行走。住院期间，患者分别因干咳服用酮替芬、睡眠差服用舒乐安定（艾司唑仑）两次出现肝性脑病，予乳果糖导泻、精氨酸+门冬氨酸鸟氨酸注射液降血氨等处理，患者意识逐渐转清。由于患者腹腔存在大量积液，多次行腹腔穿刺引流术。

出院诊断 ① 消化道出血；② 肝硬化失代偿期（食管胃底静脉曲张、门静脉高压、脾肿大、腹腔积液、肝性脑病）；③ 多器官功能障碍（呼吸功能、心功能、肾功能、胃肠道功能、凝血功能障碍）；④ 食管下段创面感染；⑤ 食管纵隔瘘，纵隔积气；⑥ 侵袭性真菌感染（？）；⑦ 双侧腹股沟疝；⑧ 胆囊结石；⑨ 高血压。

【病例讨论】

上消化道大出血是肝硬化发展至晚期最常见的并发症之一，其产生原因多是由门静脉高压对食管造成压力，致使食管胃底静脉曲张进而导致出血。肝硬化合并上消化道大出血极易导致患者休克，威胁其生命安全，因此需要及时进行治疗。文献证实，肝硬化合并上消化道出血的死亡率能够达到 32% 以上。这种情况会对病患的生命安全造成严重威胁。以往对于此类疾病，临床通常对患者使用三腔二囊管压迫止血法进行治疗，但这种方法存在很多弊端，有被临床弃用的趋势，当前临床通常使用药物或者行内镜下止血术进行治疗。

快速止血是临床治疗肝硬化合并上消化道大出血的原则之一，胃镜下止血术是实现快速止血的首选方案，但该治疗方式需要在患者各项生命体征稳定的前提下进行，因此，在治疗肝硬化合并上消化道大出血时，如果患者出血状况严重，需要先采用相应方式稳定患者各项生命体征，为行胃镜下止血术提供稳定的操作环境。限制性液体复苏是指患者处于活性出血且休克状态时，通过控制液体输入速度，保证患者血压维持在一个稳定的水平，直至止血成功。止血成功后，通过调节补液速度稳定患者各项生命体征，并促使其复苏。在此基础上，联合使用胃镜下止血术，止血效果更加显著。胃镜下止血术联合限制性液体复苏治疗肝硬化合并上消化道大出血患者，能提升止血速度，缩短止血时间，提高复苏成功率，降低患者死亡率，并缩短患者脱离呼吸机时间及转回普通病房时间。

临床发现，奥曲肽、奥美拉唑联合胃镜治疗肝硬化合并上消化道出血效果显著，对快速改善临床症状具有积极意义。奥曲肽是一种生长激素，其可以抑制消化液的分泌，有效控制门静脉高压与肝脏血流情况，从而快速改善出血症状，且用药后药效持续时间长，有利于持续起效。奥美拉唑是质子泵抑制剂，可以抑制胃蛋白酶的活性，有效降低胃液中 H^+ 的浓度，提高胃液的 pH 值，减少应激状态下炎性因子的释放，从而增强机体免疫功能及微循环，提高治疗效果，同时此药物还具有凝血效果，可改善出血部位酸性环境，使血小板快速聚集形成血栓，从而起到止血作用。食道静脉曲张套扎术可以直接对曲张的静脉进行结扎，避免血液流入套扎好的静脉中，在提高治疗效果的同时，可以促使平滑肌收缩，阻断内脏血管扩张，降低血液流动速度，从而降低门静脉压力，提高止血效果。奥曲肽、奥美拉唑联合胃镜下处理，可实现快速止血，改善临床症状，提高治疗效果。

本例患者为高龄老年人，经历了严重的大出血及失血后的失血性休克、纵隔感染、肺炎、肝性脑病、肝肾功能障碍、DIC、MODS 等，最终痊愈出院，实属不易。消化科专业人员及时进行胃镜下止血是此次抢救成功的前提，急诊科仔细观察病情变化、随时调整治疗方案、准确处理各种新问题是此次抢救成功的关键。

（急诊科：时伟伟，任国庆）

【病例资料】

患者，男，53 岁，因"持续性胸闷 36h，胸痛 24h 余"于 2020-09-27 至江苏大学附属医院急诊科就诊。患者于 2020-09-26 凌晨 3 时许出现持续性胸闷，心前区明显，无明显胸痛，无心悸，无大汗，无口唇发绀，无明显气促，无畏寒、发热，无恶心、呕吐，无咳嗽、咳痰，至 2020-09-27 16 时许感心前区疼痛明显，为持续性隐痛，呼吸时疼痛加重，端坐后疼痛稍缓解，无后背痛，无心悸，无大汗，无黑朦、晕厥，上述症状持续不缓解，于当日 18 时左右至当地医院就诊，查心梗三项正常，NT-proBNP 正常，心电图示窦性心律、ST 段抬高（下壁），予血塞通、泮托拉唑、单硝酸异山梨酯、硝酸甘油后左侧胸痛缓解，当地医院医师建议其住院行冠状动脉造影检查。为进一步治疗，于当日 21 时转入江苏大学附属医院，复查心电图示窦性心律，ST 段抬高；NT-proBNP、心梗三项正常；心肌酶及凝血功能未见明显异常；血细胞分析+C-反应蛋白（2020-09-27，江苏大学附属医院）示 C-反应蛋白 5.4mg/L、白细胞计数 13.8×10^9/L。心内科会诊后进一步完善胸痛三联检查，示胸主动脉轻度粥样硬化；肺动脉 CTA 未见明显异常；冠状动脉粥样硬化，左前降支中段显著，建议 DSA 检查；两肺肺气肿；两肺片絮条索状影；双侧胸膜增厚；纵隔内及双侧腋窝、锁骨区多发肿大淋巴结。心内科会诊考虑无须特殊处理，予止痛等对症处理后，患者仍感胸痛，为进一步治疗，排除新冠肺炎后，门诊拟"胸痛待查"收住入院。病程中，患者食纳差，睡眠一般，近 1 个月来体重下降 3kg 左右，小便如常，便秘。

患者否认有冠心病、高血压、糖尿病等慢性病病史；否认有乙肝、结核、血吸虫病等传染病病史；有"阑尾炎"手术史，否认有其他重大手术及外伤史；否认有输血及过敏史。

入院体检 神志清楚，精神可，发育正常，营养一般，推入病房，自主体位，查体合作。皮肤黏膜未见黄染及瘀斑、瘀点，无皮下结节及肿块，未见蜘蛛痣及肝掌，右侧腋窝可触及一淋巴结，约 2cm，无触痛，活动可，余浅表未触及肿大淋巴结。头颅无畸形，未及肿块及压痛，未见瘢痕。眼睑无水肿，眼球无突出，无震颤，巩膜无黄染，双侧瞳孔等大等圆，直径约 3mm，对光反射灵敏。耳部无畸形，外耳道无分泌物，乳突无压痛，鼻部无畸形，无出血及堵塞，鼻窦无压痛。口腔无异味，口唇无发绀，无张口呼吸，有义齿，齿龈无出血，伸舌居中，口腔黏膜无溃疡，咽不充血，扁桃体无肿大。颈软，无抵抗，颈静脉未见怒张，肝颈静脉回流征阴性，气管居中。胸廓双侧对称，左侧季肋区有压痛，未见胸壁静脉曲张。呼吸运动两侧一致，肋间隙正常。语音震颤正常，未闻及胸膜摩擦感及皮下捻发音。两肺叩诊呈清音，两侧肺下界在锁骨中线第六肋间、腋中线第八肋间、肩胛下角线第十肋间，呼吸移动度正常。两肺呼吸音清，未闻及明显干湿啰音，未闻及胸膜摩擦音。心前区无隆起，心尖搏动位于第五肋间左锁骨中线内侧0.5cm处。无抬举性搏动，各瓣膜区未触及震颤。心界正常，心率86次/分，律齐，各瓣膜听诊区未闻及病理性杂音。毛细血管搏动征阴性，未闻及枪击音、水冲脉及杜氏双重杂音。腹软，中上腹有轻压痛，无反跳痛，无板状腹，肝、脾肋下未及，墨菲征阴性，麦氏点压痛阴性，无移动性浊音，肾区叩击痛阴性，肠鸣音正常。四肢无畸形、无浮肿、无杵状指，四肢肌力及肌张力正常。

辅助检查 心梗三项（2020-09-27，外院）：正常。

NT-proBNP（2020-09-27，外院）：正常。

心电图（2020-09-27，外院）：窦性心律，ST段抬高（下壁）。

心电图（2020-09-27，江苏大学附属医院）：窦性心律，ST段抬高。

BNP、心梗三项（2020-09-27，江苏大学附属医院）：正常。

心肌酶及凝血功能（2020-09-27，江苏大学附属医院）：未见明显异常。

血细胞分析+C-反应蛋白（2020-09-27，江苏大学附属医院）：C-反应蛋白5.4mg/L，白细胞计数13.8×10^9/L，淋巴细胞百分数5.9%，中性粒细胞百分数88.1%。

新型冠状病毒核酸（2020-09-27，江苏大学附属医院）：未检出Copies/mL。

胸痛三联+胸部CT（2020-09-27，江苏大学附属医院）：胸主动脉轻度粥样硬化；肺CTA未见明显异常；冠状动脉粥样硬化，左前降支中段显著，建议DSA检查；两肺肺气肿；两肺片絮条索状影；双侧胸膜增厚；纵隔内及双侧腋窝、锁骨区多发肿大淋巴结。

诊治经过 患者此次以胸闷、胸痛不适为主要症状入住急诊内科，入院后进一步完善相关辅助检查。血气+电解质（2020-09-28）：pH 7.475，PCO_2 33.5mmHg，PO_2 55.8mmHg，Na 129.6mmol/L，K 3.87mmol/L，SO_2 93.7%，BE −1.03mmol/L，HCO_3^- 24.1mmol/L；BNP（2020-09-28）：160pg/mL。心梗三项（2020-09-28）：CKMB、TNI正常，MYO 287ng/mL。PCT（2020-09-28）：<0.1ng/mL。心电图示窦性心动过速。心脏彩超示轻度三尖瓣反流、轻度肺动脉高压（40mmHg）、EF 64%。肝肾功能+电解质+血糖+血脂（2020-09-29）：白蛋白33.6g/L，谷氨酰基转移酶91U/L，肌酸激酶29U/L，间接胆红素17.6μmol/L，钠134.8mmol/L，尿酸195μmol/L，葡萄糖6.17mmol/L，乳酸脱氢酶255U/L，载脂蛋白A1 0.76g/L，载脂蛋白B 0.51g/L，直接胆红素18.9μmol/L，总胆红素36.5μmol/L，总胆汁酸28.0μmol/L，总钙2.06mmol/L。凝血常规（2020-09-29）：活化部分凝血活酶时间34.70s，血浆纤维蛋白原7.993g/L。甲状腺三项（2020-09-29）：游离三碘甲状腺原氨酸2.35pmol/L。输血八项：无明显异常。尿常规+尿沉渣（2020-09-29）：红细胞计数71.6/μL，尿比重>1.030，余指标无明显异常。呼吸道合胞病毒八项+肺炎支原体衣原体抗体：正常。同型半胱氨酸、肿瘤十一项未见异常。肝胆胰脾肾输尿管超声：双肾小结晶。腋窝、颈部肿块及淋巴结超声：双侧腋窝淋巴结肿大（最大约29mm×10mm）。

患者入院时以胸闷、胸痛不适为主，多次复查心梗三项、心电图未见心梗样改变，胸痛三联未见冠状动脉、肺动脉堵塞等不良情况，急性心梗所致胸痛可能暂时排除。患者胸痛与呼吸运动相关，结合血象及体温升高，考虑心包炎或胸膜炎可能，予吸氧、双氯芬酸钠利多卡因镇痛、哌拉西林舒巴坦+多西环素联合抗感染、环磷腺苷葡胺营养心肌，辅以护胃、保肝、化痰等综合治疗，患者胸痛好转，体温逐渐降至正常，血象恢复正常。但患者胸闷症状逐渐加重，伴呼吸困难加重，末梢血氧饱和度维持在 90%（氧流量 5L/分）。

2020-10-02 复查胸部 CT：① 双侧锁骨区、两侧腋窝、纵隔及腹膜后结节样淋巴结，部分肿大；② 两侧胸腔积液伴局部肺不张；③ 两上肺局限性肺气肿；④ 两肺斑片条索灶，考虑炎症；⑤ 两侧胸膜增厚，心包积液；⑥ 前列腺钙化；⑦ 盆腔少量积液。提示存在多浆膜腔积液。

2020-10-06 床边胸片：① 两侧胸腔积液（较前增多）；② 两肺纹理增多。遂行双侧胸腔闭式引流术，胸腔积液提示渗出液。渗出性多浆膜腔积液的原因主要考虑与感染、结缔组织疾病、自身免疫性疾病相关，在维持当前治疗方案的同时，积极完善自身免疫性疾病等相关检查。

2020-10-07 复查心脏彩超：右心房增大（上下径×左右径：55mm×42mm）；轻度二尖瓣反流；中度三尖瓣反流；重度肺动脉高压（81mmHg）；少至中等量心包积液（心包腔探及少至中等量无回声区，内见条索样回声，右心室前壁前方液深为收缩期 9mm、舒张期 6mm，左心室后壁后方液深为收缩期 11mm、舒张期 7mm）；EF 74%。血气分析示 pH 7.38，PO_2 40.2mmHg，PCO_2 41.8mmHg，LAC 3.3mmol/L，SaO_2 70%，BNP 843pg/mL，PCT 正常。血细胞分析+C-反应蛋白：C-反应蛋白 152.0mg/L，白细胞计数 16.8×10^9/L，红细胞计数 3.62×10^{12}/L，血红蛋白 110g/L、血小板计数 469×10^9/L。肝功能：AST/ALT 0.5，白蛋白（干式）31.9g/L，白球比 0.94，谷氨酰转肽酶 254U/L，碱性磷酸酶 335U/L，尿酸 168.8μmol/L，球蛋白 34.1g/L。凝血常规：D-二聚体 6.16mg/L，血浆纤维蛋白原 7.450g/L。患者多浆膜腔积液进行性增多，氧饱和度持续下降，动态监测肺动脉压升高，原因不明，结合其 D-二聚体增高，怀疑肺栓塞，遂急查肺 CTA 鉴别。

2020-10-08 胸部 CT+肺 CTA：① 双侧锁骨区、两侧腋窝、纵隔及腹膜后结节样淋巴结，部分肿大；② 两侧胸腔积液伴局部肺不张；③ 两上肺局限性肺气肿；④ 两肺斑片条索灶，考虑炎症；⑤ 两侧胸膜增厚，心包积液；⑥ 前列腺钙化；⑦ 盆腔少量积液；⑧ 肺动脉 CTA 未见明显异常。自身抗体全套：抗-RNP/Sm 抗体有反应（+），抗 Ro-52 抗体有反应（+），抗 SS-A 抗体有反应（+），抗核抗体有反应（+），抗线粒体 M2-3E 抗体有弱反应（±），抗线粒体抗体-M2 有反应（+）。胸腔积液培养+鉴定+药敏：细菌培养示无细菌生长。补体免疫球蛋白轻链全套：抗 C1q 抗体 19.3U/mL，免疫球蛋白 M 0.45g/L；抗蛋白酶 3 抗体 1.4U/mL，抗髓过氧化物酶抗体 1.3U/mL；抗链球菌溶血素 O 25.0IU/mL；EB 病毒抗体 IgA 无反应；二代基因测序示未见明确致病菌。患者肺 CTA 未见明显异常，排除肺栓塞。患者多项自身抗体指标阳性，追问其病史，自诉有游走性大关节疼痛病史，查体可见义齿。给予持续高流量氧疗，以及呋塞米+螺内酯利尿、升级抗生素至泰能+莫西沙星抗感染、安立生坦降低肺动脉压、输注冰冻血浆等治疗，根据当前患者的临床表现、查体及辅助检查，请风湿科会诊后，考虑自身免疫性疾病可能，在抗生素保护下给予激素治疗，2周后患者胸闷症状改善，肺动脉压力下降，临床诊断为结缔组织病。

【病例讨论】

胸痛是门、急诊临床医师面临的巨大挑战，其鉴别诊断包括影响整个胸腔和腹部多种器官的疾病。不同疾病的预后差异很大，可能是良性的，也可能危及生命。胸痛常见的九大类原因包括：① 心肌缺血和损伤：心绞痛的位置通常位于胸骨后，常单独或放射至颈部、下颌、肩部或上肢，常发生在左侧，呈压迫感、紧缩感、压榨感、沉重感，可动态复查心电图及心梗三项鉴别。② 心包炎：心包炎的疼痛是由毗邻的壁层胸膜炎症所致，大多数是胸骨后疼痛，咳嗽、深呼吸和体位改变等都会加重疼痛。疼痛通常在仰卧时加重，而在坐直和向前倚靠时减轻。③ 主动脉疾病：急性夹层患者都有严重的胸痛症状，疼痛在短时间内立刻达到峰值，常由于疼痛剧烈出现心力衰竭症状。④ 肺栓塞：主要来自于肺动脉扩张或毗邻胸膜部分肺梗死。更常见的是小块血栓导致肺梗死产生的单侧胸膜疼痛，伴随症状包括呼吸困难，偶有咯血。⑤ 气胸：突然发生壁层胸膜疼痛和呼吸困难应考虑自发性气胸。⑥ 肺炎或胸膜炎：肺部损伤和胸膜炎常产生尖锐、刀刺样疼痛，呼吸及咳嗽后加重。⑦ 消化道疾病：由胃酸反流、痉挛、阻塞或损伤所致的食管疼痛与心肌缺血综合征难以鉴别。⑧ 神经肌肉骨骼疾病。⑨ 情感和精神性疾病状态。

该患者此次因胸闷、胸痛入院，尽管早期多次复查心电图提示Ⅰ、Ⅲ导联ST段抬高，但多次心梗三项检查均正常，胸痛三联未见冠状动脉、肺动脉堵塞等不良情况，请心内科会诊后，暂不考虑急性缺血性心脏病，无特殊处理。该患者胸痛与呼吸运动相关，结合其血象及体温升高，考虑机体存在感染导致的心包炎或胸膜炎，遂早期给予非甾体类药物镇痛、哌拉西林舒巴坦+多西环素联合抗感染等治疗。

在早期抗感染治疗后，患者感染指标恢复正常，但胸闷症状逐渐加重，伴呼吸困难，氧饱和度持续下降，末梢血氧饱和度维持在90%（氧流量5L/分），动态观察肺动脉压力升高，原因不明，结合其D-二聚体增高，怀疑肺栓塞，遂急查肺CTA，结果未见异常，可排除肺栓塞因素。而部分风湿免疫性疾病，如干燥综合征，亦可导致肺动脉高压。肺动脉高压的诊断标准为超声心动图示静息肺动脉平均压>25mmHg，或肺动脉收缩压（PASP）>40mmHg，或运动时平均压>40mmHg。重度肺动脉高压指PASP>75mmHg，伴有胸闷、呼吸困难或在上述基础上出现右心衰竭。肺动脉高压是结缔组织病的严重并发症之一。存在肺动脉高压的患者在临床上主要有活动性呼吸困难、胸闷、胸痛、咳嗽、乏力、晕厥、发绀、双下肢水肿等活动耐量降低的表现。

患者自2020-10-02以后胸闷症状逐渐加重，复查胸部CT及胸片均提示双侧胸腔积液、心包积液逐渐增多，考虑多浆膜腔积液。造成多浆膜腔积液的原因有以下几点：

① 特发性；② 感染性；③ 结缔组织病；④ 代谢性疾病；⑤ 自身免疫性疾病；⑥ 肿瘤性；⑦ 放射性。结合患者胸腔积液为渗出液的状况，主要考虑与感染、结缔组织病、自身免疫性疾病有关，因此，积极完善自身免疫性疾病等相关检查。结果患者多项自身抗体指标阳性，追问其病史，自诉有游走性大关节疼痛史，查体可见义齿，请风湿科会诊后，考虑自身免疫性疾病可能，在抗生素保护下给予激素治疗，2 周后患者胸闷症状改善，肺动脉压力下降，临床诊断为结缔组织病。

该患者病情发展迅速，由于早期机体存在感染，感染后释放的一些炎症因子启动了该患者的自身免疫系统，从而产生瀑布式应答，表现为多浆膜腔积液、肺血管内皮细胞损伤或痉挛致肺动脉压力进行性升高。结缔组织病的临床表现多样，肺动脉压力升高是结缔组织病平时不易观察到的现象。由于结缔组织病的临床表现特异性不强、症状不明显，因而往往容易被忽视，造成漏诊和误诊。因此，对胸痛、胸闷的诊断不能定格在常见病上，对于体检有 P2 亢进、三尖瓣听诊区闻及收缩期杂音、肝大、下肢水肿等表现，动脉血气分析示不明原因的低氧血症，不明原因发热及胸腔积液的患者，应尽早进行自身免疫抗体检测筛查结缔组织病。诊断明确后，给予激素及相应的免疫抑制剂治疗，部分患者的症状可得到有效缓解。

（急诊科：张玥〈规培生〉，任国庆）

45 免疫相关性间质性肺炎致呼吸衰竭1例

【病例资料】

患者，男，65岁，因"诊断右肺腺癌1年，乏力纳差伴发热2天"于2019-11-21入院。患者一年前于某大学附属肿瘤医院被诊断为"右肺腺癌"；2018年12月起予培美曲塞+卡铂化疗四个疗程，后予培美曲塞+阿替利珠单抗免疫治疗。2019-10-31查胸部CT示肺癌较前进展，存在大量胸腔积液，予抽取胸腔积液，2019-11-05改多西他赛+贝伐珠单抗治疗。2019-11-13于镇江市某医院查血常规示白细胞计数2.2×10^9/L、血红蛋白119g/L、中性粒细胞绝对值0.1×10^9/L，遂于2019-11-13至2019-11-15分别予重组人粒细胞刺激因子（洁欣）150，300，300μg升白细胞治疗。患者入院2天前出现乏力纳差，偶有头晕、头痛，伴口齿不清，声音嘶哑，饮水呛咳，感肢体麻木，恶心呕吐，呕吐物为胃内容物，伴发热，最高体温38.2℃，咳嗽，无咳痰，腹胀，无腹痛，无畏寒、寒战，无明显胸闷、气喘，无夜间阵发性呼吸困难，遂至江苏大学附属医院化疗科门诊就诊，查血细胞分析+C-反应蛋白示C-反应蛋白34.8mg/L、白细胞计数29.1×10^9/L、血红蛋白116g/L、血小板计数202×10^9/L、中性粒细胞绝对值23.2×10^9/L；降钙素原0.12ng/mL。予头孢他啶抗感染、补液等对症支持治疗后，患者仍有发热，症状无明显好转，复查白细胞计数31.4×10^9/L、中性粒细胞绝对值24.9×10^9/L。为求进一步诊断，门诊拟"发热待查"收住感染科。病程中患者神志清楚，精神一般，纳差，大小便正常，体重无明显减轻。

患者既往有高血压病史，曾予降压药控制血压，现已停药。否认有糖尿病、冠心病病史，否认有肝炎、结核病等传染病病史，否认有其他重大手术及输血史，否认有药物及食物过敏史；吸烟指数800年支，否认有饮酒史。

入院体检 体温38℃，血压120/90mmHg。神志清楚，精神一般，体型适中，伸舌左偏，呼吸平，胸部触诊语颤正常，双肺叩诊清音，双肺呼吸音稍粗，双肺未闻及明显干湿啰音。心前区无隆起，未触及震颤，心尖搏动位于第五肋间左锁骨中线内侧0.5cm，心尖搏动无弥散，心界叩诊正常范围，心率123次/分，律齐，各瓣膜听诊区未闻及病理性杂音，未闻及枪击音及水冲脉。腹平，无瘢痕及腹壁静脉曲张，未见肠型、蠕动波。腹软，全腹无压痛及反跳痛，无肌卫，未及异常包块，肝、脾肋下未及，墨菲征阴性。左上肢肌力Ⅲ级，左下肢肌力Ⅳ~Ⅴ级，双下肢无水肿。病理征未引出。

辅助检查 降钙素原检测（2019-11-21）：0.47ng/mL↑；凝血常规（2019-11-21）：D-二聚体19.00mg/L↑，血浆凝血酶原时间13.30s↑，血浆纤维蛋白原

7.590g/L↑；尿常规（2019-11-22）：蛋白质（+）↑，尿比重>1.030↑；尿微量白蛋白>150mg/L↑；真菌D-葡聚糖检测（2019-11-22）：102.20pg/mL↑；血气分析（2019-11-22）：二氧化碳分压4.46kPa↓，葡萄糖9.8mmol/L↑，乳酸2.6mmol/L↑，实际碱剩余-6.2mmol/L↓，氧分压9.51kPa↓；NAP积分（2019-11-22）：碱性磷酸酶积分284↑，碱性磷酸酶阳性率94%↑；血细胞分析+C-反应蛋白（2019-11-23）：C-反应蛋白143.4mg/L↑、白细胞计数32.8×10⁹/L↑、血红蛋白83g/L↓、中性粒细胞绝对值30.7×10⁹/L↑；肾功能+电解质（急诊）（2019-11-23）：肌酐（干式）192.8μmol/L↑，钠132.9mmol/L↓，尿素氮（干式）11.64mmol/L↑，葡萄糖7.75mmol/L↑，血清总钙1.99mmol/L↓；痰培养、血培养、痰找抗酸杆菌、粪便常规未见明显异常，呼吸道合胞病毒均阴性。

头颅+胸部CT（2019-11-22）：老年脑改变；左侧小脑半球及右侧基底节区腔梗，考虑右侧上颌窦炎症，右肺下叶小团片软组织灶，建议复查；两肺肺气肿伴肺大疱；两肺间质性改变伴左肺上叶感染，纵隔小结节样淋巴结；动脉粥样硬化，右侧胸腔积液；双侧胸膜增厚，双肾肾上腺增厚伴结节样改变；肝脏低密度灶，囊肿可能。（见图1）

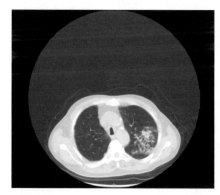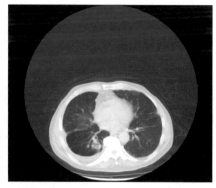

图1 胸部CT（部分）检查结果（2019-11-22）

入院诊断 ① 左上肺炎（社区获得性肺炎）；② 脑血管意外、肺癌脑转移待排；③ 右下肺腺癌Ⅳ期；④ 高血压。

诊断依据：患者为老年男性，起病急，病程短，因"诊断右肺腺癌1年，乏力纳差伴发热2天"入院。① 患者有肺癌抗肿瘤治疗病史，有骨髓抑制，免疫力较低，病程中以咳嗽、无咳痰为主要表现，查血细胞分析+C-反应蛋白示C-反应蛋白34.8mg/L、白细胞计数29.1×10⁹/L、血红蛋白116g/L、血小板计数202×10⁹/L、中性粒细胞百分数79.7%、中性粒细胞绝对值23.2×10⁹/L；降钙素原0.12ng/mL。予抗感染治疗后仍有发热，目前主要考虑社区获得性肺炎，可进一步完善痰培养、痰涂片、肺炎支原体抗体+抗结核菌抗体、GM试验等辅助诊断。② 患者病程中出现头晕、头痛，伴口齿不清，声音嘶哑，饮水呛咳，感肢体麻木，查体示伸舌偏左、左侧肢体肌力下降，既往有肺恶性肿瘤病史，不排除脑血管意外或者肺癌脑转移可能，予完善头颅MRI等检查。③ 肺癌及高血压诊断明确。

诊治经过 2019-11-23复查血细胞分析+C-反应蛋白：C-反应蛋白142.3mg/L↑，

白细胞计数 33.0×10^9/L↑，血红蛋白 86g/L↓，中性粒细胞绝对值 30.9×10^9/L↑；肾功能+电解质：二氧化碳结合力 18.5mmol/L↓，肌酐 146.4μmol/L↑，尿素氮 9.59mmol/L↑，尿酸 169.3μmol/L↓，葡萄糖 7.81mmol/L↑，血清总钙 1.90mmol/L↓；凝血常规：D-二聚体 2.26mg/L↑，国际标准化比率 1.24↑，活化部分凝血活酶时间 38.00s↑，血浆凝血酶原时间 14.20s↑，血浆纤维蛋白原 6.720g/L↑；心梗三项+BNP：BNP 138pg/mL↑，肌红蛋白 162ng/mL↑，余正常。肝胆脾胰肾输尿管、胸腹腔积液、腹腔淋巴结超声：脂肪肝，双肾小结晶，双侧胸腔积液，需结合临床。

2019-11-24 复查肾功能+电解质：二氧化碳结合力 17.8mmol/L↓，肌酐 111.2μmol/L↑，钠 133.7mmol/L↓，尿素氮 9.04mmol/L↑，血清总钙 1.98mmol/L↓；凝血常规：D-二聚体 2.77mg/L↑，国际标准化比率 1.27↑，活化部分凝血活酶时间 39.40s↑，血浆凝血酶原时间 14.50s↑，血浆纤维蛋白原 7.280g/L↑；肝功能：白蛋白（干式）25.2g/L↓，白球比 1.00↓，谷草转氨酶 64U/L↑，碱性磷酸酶 181U/L↑，总蛋白 50.4g/L↓；心梗三项+BNP：BNP 401pg/mL↑；大便杆球比 1∶5；大便找真菌：涂片找到真菌孢子。心电图正常。

入院后患者咳嗽、咳痰症状加重，血压偏低（92/69mmHg），查血 C-反应蛋白、白细胞、降钙素原等感染指标较前明显升高，考虑感染情况加重，不排除感染性休克可能，予升级抗生素美罗培南及利奈唑胺抗感染、多巴胺升血压，请神经内科急会诊，建议肝素抗凝、依达拉奉促进损伤细胞修复、丹参改善循环治疗，以及呋塞米利尿、营养支持等对症治疗。予双歧杆菌三联活菌改善肠道菌群环境、蒙脱石散止泻治疗。

2019-11-24 20 时 30 分，患者突然出现呼吸困难，端坐呼吸，吸氧状态下氧饱和度在 88%~94%，多巴胺维持血压，收缩压在 89~112mmHg，舒张压在 58~65mmHg，患者病情危重，随时有可能出现呼吸、心搏骤停及心脑血管意外、猝死风险，予呼吸机面罩辅助通气（ST 模式，氧浓度设置为 60%，设置呼吸频率为 12 次/分，吸气压 17cmH$_2$O，PEEP 8cmH$_2$O）。复查血气分析示 pH 7.308，二氧化碳分压 41.9mmHg，氧分压 76.3mmHg。

2019-11-25 复查血片检查：成熟单核细胞 1.0%，成熟淋巴细胞 1.0%，中性分叶核粒细胞 93.0%；血培养 5 天无细菌生长；11 月 25 日、11 月 26 日大便培养未检出沙门菌、志贺菌；降钙素原检测：1.37ng/mL↑；GM 试验：阳性。

2019-11-26 查胸片：① 左肺间质性病变伴感染；② 双侧胸腔积液（？）；③ 主动脉硬化。（见图 2）

2019-11-26 复查血细胞分析+C-反应蛋白：C-反应蛋白 114.4mg/L↑，白细胞计数 32.8×10^9/L↑，血红蛋白 81g/L↓；肝功能+肾功能+电解质：白蛋白 23.3g/L↓，钠 135.7mmol/L↓，尿素 9.37mmol/L↑，肾小球滤过率 73.3mL/（min·1.73m^2）↓，天门

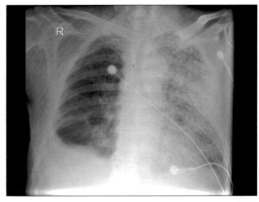

图 2　胸片（2019-11-26）

冬氨酸氨基转移酶76.9U/L↑，总胆红素3.4μmol/L↓，总钙1.95mmol/L↓；降钙素原1.77ng/mL↑；凝血常规：D-二聚体4.03mg/L↑，活化部分凝血活酶时间41.90s↑，血浆凝血酶原时间：13.50s↑，血浆纤维蛋白原6.085g/L↑；ABO+RH血型鉴定：A型、RH血型阳性（+）；结核感染T细胞检测（+-）。

结合患者肿瘤有免疫治疗史及胸片提示肺间质性病变。

分析病情加重的原因：（1）感染性因素。患者抗肿瘤治疗后，免疫力偏低，查血白细胞、C-反应蛋白、PCT等感染指标明显升高，血压偏低，感染性休克不能排除，病毒感染或细菌感染最常见；患者免疫力偏低，T-SPOT（+-），不能排除结核感染可能；GM试验阳性，不排除真菌感染可能。（2）非感染性因素。① 肺栓塞：患者突发胸闷、气喘，血液呈高凝状态，不排除肺栓塞可能。② 免疫治疗相关性间质性肺炎：免疫治疗可有引起免疫相关性肺炎的不良反应，常有气短、呼吸困难、咳嗽、发热和低氧。曾予患者免疫维持治疗，目前有咳嗽、呼吸困难、低氧血症表现，且胸片提示左肺间质性病变伴感染，较前明显进展，此诊断不排除。③ 结缔组织病相关性间质性肺炎：患者突发胸闷、气喘，呼吸困难，胸片示间质性改变，不排除结缔组织病或血管炎相关性间质性肺病可能，一般患者有结缔组织相关性疾病的临床表现，如皮疹、关节炎等症状，患者否认既往有相关病史，故该因素可能性不大，可完善自身抗体检查等协助诊治。④ 心肺功能衰竭：患者为肿瘤晚期，2019-10-31外院CT示肿瘤进展，现呼吸衰竭，不排除肿瘤恶性消耗进展致心肺功能衰竭可能。⑤ 癌性淋巴管炎：肿瘤细胞转移到肺淋巴管内引起的病变，属于肺转移癌的一种，主要表现为呼吸困难、咳嗽和胸闷等，结合病史及影像学资料可判断。⑥ 肿瘤转移：患者病情突然加重，因原有肿瘤病史，不排除肿瘤转移使肺部病情加重可能。

2019-11-27结合病史考虑诊断免疫相关性间质性肺炎的可能性大，调整甲泼尼龙用量为40mg q8h冲击治疗，继续予美罗培南抗感染、加用雾化等营养支持对症治疗。

2019-11-28复查血气分析：二氧化碳分压4.75kPa↓，葡萄糖6.4mmol/L↑，乳酸2.3mmol/L↑，氧饱和度0.86↓，氧分压6.90kPa↓，阴离子间隙18.0mmol/L↑；血细胞分析+C-反应蛋白：C-反应蛋白40.5mg/L↑，白细胞计数7.1×10⁹/L，血红蛋白76g/L↓，中性粒细胞百分数87.4%↑；凝血常规：D-二聚体3.76mg/L，活化部分凝血活酶时间32.80s↑，血浆纤维蛋白原4.087g/L↑。11月26日痰培养热带假丝酵母菌：检出20%；11月27日痰涂片找到真菌孢子（大量）。11月30日痰培养热带假丝酵母菌：检出60%；12月1日痰培养热带假丝酵母菌：检出50%。

患者病情明显较前好转，予抗生素降级至头孢噻利抗感染、氟康唑+大蒜素抗真菌，以及丙种球蛋白加强免疫力、EPO缓解贫血、低分子肝素抗凝、保肝等对症治疗。

2019-12-07激素治疗后复查肝功能+肾功能+电解质+血脂+心肌酶谱：白/球比值1.0↓，白蛋白31.5g/L↓，丙氨酸氨基转移酶148.6U/L↑，谷氨酰基转移酶117U/L↑，谷草/谷丙0.4↓，肌酸激酶20U/L↓，氯97.5mmol/L↓，钠131.7mmol/L↓，尿素9.18mmol/L↑，尿酸196μmol/L，葡萄糖3.76mmol/L↓，羟丁酸脱氢酶217U/L↑，乳酸脱氢酶264U/L↑，天门冬氨酸氨基转移酶52.7U/L↑，载脂蛋白A1 0.86g/L↓，总胆固醇5.42mmol/L↑，总蛋白64.5g/L↓；血细胞分析+C-反应蛋白：白细胞计数 17.6×10⁹/L↑，淋巴细胞百分数 6.0%↓，血红蛋白 111g/L↓，中性粒细胞绝对值 14.7×10⁹/L↑；凝血常规：D-二聚体 4.03mg/L↑，凝血酶时间 43.50s↑，血浆纤维蛋白原 1.886g/L↓；降钙素原检测：0.04ng/mL。

2019-12-03 复查胸部 CT：右肺下叶小团片软组织灶（较前变化不大）；两肺肺气肿伴肺大疱；两肺间质性改变伴左肺上叶感染（较前实变明显）；动脉粥样硬化；右侧胸腔积液（较前稍增多）；双侧胸膜增厚；双肾肾上腺结节样增厚；肝脏多发低密度灶，囊肿可能。（见图 3）

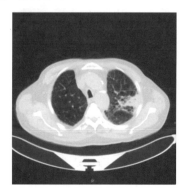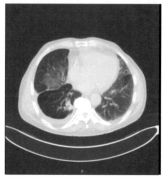

图 3　复查胸部 CT 检查结果（2019-12-03）

2019-12-08 胸片：① 左肺间质性病变伴感染（较前改善）；② 右下肺索条影；③ 右侧胸膜肥厚、粘连，少量胸腔积液（？）；④ 主动脉硬化。（见图 4）

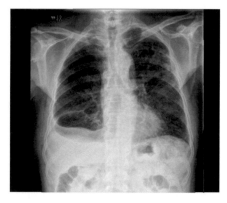

图 4　胸片（2019-12-08）

2019-12-09 患者咳嗽、咳痰及胸闷、气喘症状明显好转，能下地活动，影像学检查结果较前明显好转，遂将甲泼尼龙缓慢减量至 60mg qd，抗生素降级至头孢他啶。应家属要求，转至当地医院继续抗感染治疗。

【病例讨论】

本例患者首次起病时以咳嗽、发热为主，偶有头晕、头痛，伴口齿不清，声音嘶哑，饮水呛咳，入院后突发胸闷气喘、呼吸衰竭，予床边胸片显示肺间质性改变伴感染，患者急性肺损伤考虑如下原因：① 重症肺炎：患者白细胞计数高达 $32.8 \times 10^9/L$，C-反应蛋白、PCT 等炎症指标均升高，血压 80/50mmHg，指脉氧 86% ~ 95%，胸片提示左肺间质性病变伴感染、双侧胸腔积液，考虑重症肺炎引起感染性休克、呼吸衰竭的可能性大，予升级抗生素为利奈唑胺+美罗培南抗感染治疗，动态复查炎症指标并进行胸片、CT 等影像学检查评估病情。② 免疫治疗相关性间质性肺炎：免疫治疗可引起免疫相关性肺炎的不良反应，常有气短、呼吸困难、咳嗽、发热和低氧症状，曾一直予患者阿替利珠单抗维持治疗，有咳嗽、呼吸困难、低氧血症表现，且胸片提示左肺间质性病变伴感染，较前明显进展，此诊断不排除。③ 肿瘤：患者为肿瘤晚期，2019-10-31外院 CT 示肿瘤进展，入院后出现呼吸衰竭，不排除肿瘤进展致脏器功能衰竭的可能。

患者入院期间病情进展至重症肺炎，这就要求我们今后应注重重症肺炎的鉴别诊断，尤其是对合并基础疾病及有相关药物治疗史的患者。

免疫治疗相关性间质性肺炎的诊断：目前尚无统一标准，但如果出现以下情况，需考虑免疫治疗相关性肺炎的诊断：① 有免疫治疗病史；② 表现为气短、咳嗽、进行性呼吸困难，伴或不伴发热；③ 影像学表现为快速进展的磨玻璃影、实变，双肺同时受累常见；④ 抗感染治疗效果不佳，激素治疗有效。

（感染科：凌陈，包泉磊）

46 肺部真菌感染伴咯血1例

【病例资料】

患者，男，82岁，因"间断咯血20多天，加重一天"于2014-11-09入院。患者入院前20余天无明显诱因下出现咯血，为大口鲜血，量约500mL，无明显咳嗽，无咳大量脓痰，无胸痛，无呼吸困难，无低热、盗汗，无黑矇、晕厥，就诊于江苏大学附属医院，予止血治疗后出血止，查全胸片示"右肺散在絮状模糊阴影"，请呼吸科会诊，建议排除肺结核。患者遂至某院查胸部CT提示"右肺上叶部分支气管管径增宽，两肺肺气肿、肺大疱伴右肺感染"，PDD试验阴性，排除结核活动性病变，考虑"支气管扩张伴咯血"，予以止血对症治疗（具体不详），但患者仍每晚咯血，每晚量约20mL，偶有咳嗽，无明显咳痰，后出现咯血加重，量约100mL，遂至江苏大学附属医院就诊，予氨甲环酸止血。后为进一步治疗，拟"支气管扩张伴咯血"再收住入院。

既往有高血压病史20余年，最高血压180/90mmHg，服用尼群地平，血压未监测。

入院体检 体温36.5℃，血压167/80mmHg，神志清楚，精神可，全身浅表淋巴结未及肿大，全身皮肤黏膜无黄染及出血点，未及肝掌及蜘蛛痣。双肺叩诊呈正常清音，听诊两肺呼吸音粗，右肺闻及少量湿啰音。心率84次/分，律齐，各瓣膜听诊区未闻及病理性杂音，腹软，全腹无压痛及反跳痛，无肌卫，未及异常包块，肝、脾肋下未及，墨菲征阴性。

诊治经过 入院后查血生化示白蛋白38.3g/L、直接胆红素15μmol/L；血红蛋白107g/L；予降压、头孢替安抗感染、止血、增强免疫力等对症处理。痰培养示白色假丝酵母菌。胸腹部CT（平扫）：① 慢性支气管炎、肺气肿；② 两肺多发肺大疱；③ 右上肺感染伴曲球菌形成；④ 两肺陈旧性病灶；⑤ 双侧胸膜局部增厚；⑥ 纵隔内结节样淋巴结；⑦ 冠状动脉钙化；⑧ 动脉粥样硬化；⑨ 肝脏多发囊肿；⑩ 双侧肾上腺增厚；⑪ 双肾囊肿可能；⑫ 前列腺钙化。真菌1,3-β-D-葡聚糖：578.93pg/mL；GM试验：0.641。结合患者胸腹部CT、G试验、GM试验及呼吸科会诊，临床诊断如下：① 右上肺真菌感染；② 高血压Ⅲ级。因高龄不能手术切除肺部病灶，予伏立康唑抗真菌治疗；后患者再次出现咯血，经介入科会诊后予行支气管动脉造影加栓塞术，后患者出血停止，经抗感染、抗真菌、内科药物止血及支气管动脉造影加栓塞术治疗后，患者病情稳定，予出院。

【病例讨论】

近年来，真菌感染的发病率、诊断率及临床严重程度均显著增加。在深部真菌感染中，肺部真菌感染占据首位。临床中，真菌感染主要是条件致病性真菌感染，通常存在于皮肤、消化道、鼻咽、口腔、生殖道中，主要涉及肺孢子菌、念珠菌、结核分歧杆菌、隐球菌、曲霉菌等。老年科患者具有一定的特殊性，患者多合并基础性疾病，反复且长时间的呼吸道感染会使气道受到严重破坏，这也使得真菌感染的发生率提高。另外，长期反复使用抗菌药物，对肺部真菌感染有诱发作用。因此，患者肺部真菌感染需要与患者的个体情况相结合，对抗菌药物进行选择。伏立康唑属于常用抗真菌药物，其对光滑念珠菌及白色念珠菌均有良好的抗菌效果。另外，老年患者还应遵循综合治疗原则，不仅要将病因或诱因祛除，还需要进行支持治疗、抗真菌药物治疗及免疫治疗等。

本例患者在抗真菌治疗过程中出现咯血，引起咯血的原因很多，有感染、支气管扩张、肿瘤、炎症、尘肺、支气管动脉畸形等。本例患者被诊断为肺部真菌感染，真菌可引起刺激性咳嗽，常引起反复咯血。常见的治疗此类患者咯血的方法包括：① 手术治疗，这是预防及治疗咯血的有效的首选方法，早期手术彻底切除咯血血管及引起咯血的病灶，可有效治愈此症；但该患者为高龄患者，机体状态较差，无法耐受手术。② 应用止血药物治疗，但药物治疗效果差。③ 支气管动脉栓塞术，这是有效的止血方法。本例患者经支气管动脉栓塞后咯血停止，效果较好；但支气管动脉栓塞术只是对症治疗，并不能解决基础病因，有咯血复发的可能。

（老年医学科：严丽荣，候莉，于淑萍）

47 老年脓毒血症伴肾功能不全抢救成功1例

【病例资料】

患者，男，76岁，因"纳差伴胸闷、气喘1月"于2020-07-17入院。患者入院1个月前无明显诱因下出现纳差，伴胸闷、气喘，活动后加重，伴乏力，无明显咳嗽、咳痰，无胸痛，无发热，夜间可平卧，无尿频、尿痛、尿急，无少尿，患者未重视，后患者症状逐渐加重，伴发热，并出现尿量减少，就诊于江苏大学附属医院。

患者有冠心病、房颤病史2年，拒绝冠状动脉造影检查及相关手术治疗，反复因肺部感染、心衰于多家医院住院治疗，长期服用诺欣妥、美托洛尔缓释片、地高辛、达比加群酯，后自行停用达比加群酯（原因不详）。患者有高血压病史20余年，最高血压180/110mmHg，近期血压偏低，未服药。有糖尿病病史3年，未监测及治疗。5年前有脑梗死病史，未遗留肢体活动障碍。2018年4月于镇江市某医院住院期间发现梅毒螺旋体抗体阳性，皮肤科会诊无特殊处理。有痔疮病史。有"青霉素"过敏史。

入院体检 体温36.7℃，呼吸20次/分，血压112/62mmHg，BMI 20.0kg/m²。神志清楚，两肺呼吸音粗，未闻及干湿啰音，心率150次/分，律不齐，腹平软，无压痛及反跳痛，双下肢无水肿。

辅助检查 血细胞分析+C-反应蛋白：C-反应蛋白104.2mg/L，白细胞计数22.9×10⁹/L，中性粒细胞百分数96.7%，血红蛋白104g/L。降钙素原：1.01ng/mL。NAP积分：碱性磷酸酶阳性率66%。G试验、GM试验阴性。结核感染T细胞γ干扰素释放试验：阴性。大便找真菌：涂片未找到真菌孢子；大便杆球比：10∶1。血培养、鉴定、药敏：大肠埃希菌。中段尿培养：大肠埃希菌阳性。痰培养+鉴定+药敏+痰涂片检查：大肠埃希菌阳性。真菌1,3-β-D-葡聚糖：269.80pg/ml。心梗三项：未见异常，BNP 170pg/mL。

胸部CT：① 两上肺淡片影，考虑炎性病变；② 右上肺小结节；③ 两肺少许索条；④ 动脉粥样硬化，心影增大；⑤ 胆囊结石可能；⑥ 双侧肾上腺稍增厚；⑦ 双侧肾盂稍饱满，贲门部组织增厚。

心电图：心房颤动，低电压，T波改变。

心脏彩超：LAD 47mm，IVSTD 8mm，LVDD 56mm，LVEF 40%，左心室壁搏动普遍减弱，主动脉增宽，轻度主动脉瓣反流，中度二尖瓣反流，中度肺动脉高压伴中重度三尖瓣反流。

肝功能+肾功能+电解质+血脂+心肌酶谱：白/球比值0.7，白蛋白28.8g/L，肌酐

543.4μmol/L，氯117.4mmol/L，钠153.4mmol/L，尿素58.65mmol/L，尿酸710μmol/L，葡萄糖10.01mmol/L，前白蛋白109mg/L，球蛋白41.6g/L，肾小球滤过率8.1mL/（min·1.73m²），天门冬氨酸氨基转移酶8.3U/L，载脂蛋白A1 0.67g/L，载脂蛋白B 0.36g/L，总胆固醇1.88mmol/L，总钙1.96mmol/L。

甲状旁腺激素：168.00pg/mL。抗肾小球基底膜抗体测定、自身抗体全套：未见异常。补体免疫球蛋白轻链全套：补体3为0.77g/L。

血气分析：pH 7.182，二氧化碳分压12.3mmHg，氧分压125.5mmHg，氧饱和度0.97，乳酸1.2mmol/L，碳酸氢根4.5mmol/L，实际碱剩余-21.63mmol/L。

尿常规：白细胞计数2653.7/μL，白细胞酯酶（+++），蛋白质（++），红细胞计数959.3/μL，尿肌酐≥26.4mmol/L，尿潜血（+++），维生素C（+），亚硝酸盐（+）。

超声：双肾积水，输尿管扩张，尿潴留。

肿瘤十一项：癌胚抗原8.74ng/mL，鳞状细胞癌相关抗原9.25ng/mL，CA125 40.20U/mL，CA15-3 46.20U/mL，细胞角蛋白十九片段11.2ng/mL。前列腺癌两项：总前列腺特异抗原4.741ng/mL。促红细胞生成素：4.44mIU/mL。贫血三项：铁蛋白>2000.00ng/mL。

甲状腺三项：促甲状腺激素0.145μIU/mL，游离三碘甲状腺原氨酸1.79pmol/L。

凝血常规：D-二聚体2.75mg/L，国际标准化比值1.34，血浆凝血酶原时间15.00s，血浆纤维蛋白原8.431g/L。

输血八项：抗梅毒螺旋体抗体阳性、抗乙型肝炎病毒核心抗体4.76PEIU/mL，梅毒螺旋体抗体明胶凝集试验阳性。

入院诊断 ①肺部感染；②泌尿系感染；③脓毒血症；④冠心病，重度二尖瓣疾病，中度三尖瓣疾病，中度肺动脉高压，房颤，心功能Ⅲ级；⑤肾衰竭；⑥前列腺增生；⑦2型糖尿病；⑧高血压Ⅲ级（极高危）；⑨脑梗死。

【病例讨论】

（1）感染。患者纳差，经查血常规、降钙素原等，考虑存在感染，当时有尿常规异常、肺部感染影像学表现，考虑可能存在肺部感染、尿路感染。入院时予头孢他啶联合多西环素抗感染，表现欠佳，并出现发热、低血压，经血培养示大肠埃希菌，中段尿培养示大肠埃希菌阳性，痰培养+鉴定+药敏+痰涂片检查示大肠埃希菌阳性。考虑患者全身血运感染。药敏提示仅替加环素敏感。最终予以泰能联合替加环素广覆盖、强效联合抗感染治疗，并给予升压、补液等治疗，最终感染得到控制，患者体温正常、食欲改善、血压平稳，复查炎性指标恢复正常，复查血培养、痰培养、尿培养均为阴性。老年患者的感染往往没有咳嗽、咳痰、尿频、尿痛、尿急、腹痛、腹泻等典型症状，仅仅表现为纳差，往往未能及时得到患者及其家属的重视，临床医生应警惕。此外，老年人因免疫力低下等可能存在非常见细菌、耐药菌的感染，且感染情况往往比炎症指标所表现的严重，要注意抗生素的选择，应尽快控制感染。

（2）共患病。本例患者有糖尿病、高血压、冠心病、房颤、瓣膜病、前列腺增生等多数老年人常见的基础性疾病，且经查，心、肺、肾、肝等多脏器衰竭，这种情况在老年人中普遍存在，在治疗上需积极治疗基础性疾病，积极抗感染、补液等，又要兼顾可能对患者造成的危害，应注意调整药物用量、用药品种，特别是抗生素的选择及用量、补液的速度等。有时对于老年患者，过度的治疗可能使病情恶化。

（3）营养。患者查前白蛋白、白蛋白等数值低，经 NRS 2002 评分为 5 分，说明患者有营养不良的风险，需营养支持治疗。很多老年患者平素处于衰弱状态，因消化系统功能减退、合并疾病等，他们可能存在营养风险，对疾病的恢复影响巨大，营养支持应当作为治疗的重要一环，而不是辅助治疗。本例患者入院后，予以口服能全力、乳清蛋白等治疗，白蛋白较前有所上升。

（4）肿瘤。肿瘤是老年患者不可忽视的问题，该患者的肿瘤指标数值明显升高，故肿瘤的可能性不能完全排除，但家属考虑患者后续治疗困难，拒绝进一步明确。

（5）肾衰、酸碱失衡、电解质紊乱。患者入院后反复查肾功能，提示肾功能不全，考虑患者基础肾功能已有受损，此次急性加重原因考虑有感染、尿路梗阻、容量不足等，予以积极抗感染、解除梗阻、补液、补碱治疗，同时，因患者已出现严重的内环境紊乱且心功能较差，联系肾脏科予以床边透析治疗，维持患者内环境平衡、水平衡。经治疗后，患者尿量恢复，酸碱失衡、电解质紊乱较前纠正，肌酐较前下降明显。

老年患者及其家属在治疗的目的、诉求上可能与普通患者有所差别，他们的治疗目的往往不是单纯的治愈疾病，因为老年患者的诸多疾病存在难以治愈的问题，长期带病生存是常态，所以在治愈的同时，需兼顾生存质量、治疗费用等诸多问题，要注意患者的心理状态。

（老年医学科：严丽荣，王祖彬，赖书苑）

48 2型糖尿病伴肾周脓肿、肾功能不全 1例

【病例资料】

患者，男，58岁，2019-06-07因"纳差伴乏力一周"入院。既往有"2型糖尿病"病史多年，平素皮下注射"门冬胰岛素30R早16U、晚14U"控制血糖，血糖控制欠佳。患者入院1个月前在无明显诱因下出现纳差，伴乏力，无发热、畏寒，偶有咳嗽，无咳痰，无胸闷、气喘，无腹痛、腹泻，睡眠可，二便无异常。患者为进一步诊治，至江苏大学附属医院就诊，门诊拟"糖尿病"收住入院。病程中患者神志清楚，精神萎，无发热、畏寒，饮食较差，睡眠尚可，二便如前述。

入院体检 体温37.2℃，血压85/51mmHg，神志清楚，精神萎，扶入病房，自动体位，查体合作。全身皮肤黏膜无黄染，无出血点，未及肝掌及蜘蛛痣。扁桃体无肿大。两肺听诊呼吸音粗，未闻及明显湿啰音，心脏听诊无异常，腹平坦，未及胃肠型及蠕动波，无腹壁静脉曲张，全腹软，无压痛及反跳痛，无肌卫。肝、脾肋下未及，未及明显肿块，墨菲征阴性，未触及包块，肝肾区无叩击痛，移动性浊音阴性，肠鸣音约4次/分，未闻及血管杂音。生理反射存在，病理反射未引出，双下肢不肿。

辅助检查 凝血常规：D-二聚体3.05mg/L，血浆凝血酶原时间13.2s，血浆纤维蛋白原7.53g/L；血常规+C-反应蛋白：C-反应蛋白124.3mg/L，WBC 17.4×10^9/L，L 0.6×10^9/L，N 16.2×10^9/L，中性粒细胞百分数93.2%，RBC 2.46×10^9/L，HB 71g/L，血小板计数5×10^9/L，降钙素原>100ng/mL。床边B超：肝内增强回声，拟血管瘤；胆囊略增大；胆囊结石；脾肿大；双肾结石；左肾轻度积水；双肾慢性损害性改变。胸腹部CT平扫（见图1）提示两肺散在斑片影，考虑感染，双侧胸腔积液，中隔淋巴结增大，脾脏增大，左侧输尿管及肾盏增宽伴积气；左肾周围少许渗出；膀胱积气；胆囊结石，动脉粥样硬化。尿常规：蛋白（++），葡萄糖（+），红细胞1~6个/HP，余正常。凝血常规：13.2s，D-二聚体3.05mg/L，血浆纤维蛋白原7.53g/L。生化：总胆红素28.5μmol/L，直接胆红素27.2μmol/L，转氨酶轻度升高，白蛋白26.5g/L，肌酐1001.5μmol/L，尿素氮48.53mmol/L，尿酸460μmol/L。尿微量白蛋白1185.6mg/L，尿微量白蛋白/肌酐1976mg/g。血气分析示代谢性碱中毒，C-反应蛋白124.3mg/L。

诊治经过 入院后经验性予以哌拉西林钠舒巴坦联合多西环素抗感染，胰岛素泵控制血糖，纠正代谢性碱中毒，对症治疗；抗炎治疗三天效果差，血常规示白细胞计数13.6×10^9/L、中性粒细胞百分数93.3%，请感染科、血液科会诊，感染科会诊后予以泰能联合多西环素抗感染，血液科会诊后考虑目前全血细胞减少与感染有关，同意感染科

治疗方案，同时予以输血小板、补液加强营养等对症支持治疗。2019-06-08 出现血便，予以止血治疗。2019-06-11 粪便常规+隐血：阴性；血气分析：标准碱剩余-6.6mmol/L，PCO_2 4.47kPa，标准碳酸氢盐 19mmol/L，血糖 20mmol/L，碳酸氢盐 18.2mmol/L，实际碱剩余 -6.3mmol/L，阴离子间隙 19.9mmol/L。肾功能电解质：二氧化碳结合力 16.7mmol/L，肌酐 404.3μmol/L，尿素氮 36.5mmol/L，钠 135.6mmol/L，血糖 18.13mmol/L，尿酸 169.6μmol/L。血常规+C-反应蛋白：C-反应蛋白 31.2mg/L，WBC 11.1×10⁹/L...

血常规+C-反应蛋白：C-反应蛋白 31.2mg/L，WBC $11.1×10^9$/L，L $0.9×10^9$/L，N $9.6×10^9$/L，RBC $2.57×10^9$/L，HB 74g/L，血小板计数 $5×10^9$/L。血培养阴性。CT：两肺散在条片影，考虑感染；双侧胸腔积液；纵隔淋巴结增大；脾脏增大；左侧输尿管及肾盏增宽伴积气；左肾周围少许渗出；膀胱积气；胆囊结石；动脉粥样硬化；左胫骨平台结节（多系良性）。予以胰岛素泵控制血糖；患者尿量少，肾内科会诊后予以床边血液透析。2019-06-12 患者出现血尿，24h 尿量约 1000mL。查尿常规：蛋白（++），红细胞满视野，红细胞计数 57531.1/μL，尿酮体弱阳性，尿潜血（+++）；血红蛋白降至 61g/L，PCT 7.25ng/mL，泰能降级为哌拉西林钠舒巴坦。

2019-06-19 患者出现反复发热，伴呕吐 1 次，呕出胃内容物，24h 尿量 300mL。急查肾功能+电解质：二氧化碳结合力 17.8mmol/L，肌酐 604.9μmol/L，尿素氮 29.02mmol/L，钠 133.7mmol/L，血糖 3.64mmol/L。血常规+C-反应蛋白：C-反应蛋白 82.9mg/L，WBC $17.6×10^9$/L，L $1.0×10^9$/L，N $16×10^9$/L，RBC $2.27×10^9$/L，HB 64g/L，血小板计数 $61×10^9$/L。血培养阴性。感染科会诊后继续升级抗生素为泰能。

2019-06-24 复查胸腹部 CT 平扫（见图 2）：两下肺部分不张伴斑片条索灶，考虑炎症可能；双侧胸腔积液；纵隔淋巴结增大；脾脏增大；双肾饱满伴密度不均，周围少许渗出（感染?）；左侧肾盂及输尿管扩张、膀胱壁增厚（炎症?）；胆囊结石；腹盆腔积液。血常规+C-反应蛋白：C-反应蛋白 118.8mg/L，L $0.8×10^9$/L，RBC $1.74×10^9$/L，HB 50g/L，血小板计数 $25×10^9$/L。肾功能+电解质：白蛋白 21.2g/L，肌酐 679.2μmol/L，尿素氮 32.52mmol/L，钠 133.3mmol/L，血糖 9.13mmol/L。PCT 9.71ng/mL。血培养阴性。

患者感染再次加重，请泌尿外科会诊后考虑肾盂肾炎、肾周感染，于 2019-06-25 行膀胱镜下双侧输尿管支架植入术，术中见输尿管有少量脓液流出。继续予以血液透析、输血治疗，以及补充热卡及蛋白等营养支持对症治疗。术后患者出现血尿，予以止血、输血等治疗。同时加用左氧氟沙星抗感染。2019-07-03 患者出现抽搐，考虑药物副作用，改为哌拉西林钠舒巴坦联合多西环素抗感染。2019-07-06 患者出现周身皮疹，且仍反复发热，停抗生素，临时予以激素抗过敏治疗，请皮肤科会诊。皮肤科考虑红皮病，加强免疫治疗及予以激素治疗。

2019-07-12 患者仍反复发热，复查中段尿培养阴性，血液透析静脉导管培养细菌阴性；血常规+C-反应蛋白：C-反应蛋白 19mg/L，RBC $1.87×10^9$/L，HB 52g/L，血小板计数 $86×10^9$/L。肾功能+电解质：肌酐 627.9μmol/L，血钾 6.0mmol/L，钠 133.9mmol/L，血糖 21.7mmol/L。PCT 1.97ng/mL。GM 试验及真菌 1,3-β-D-葡萄糖 789.7pg/mL。患者反复发热，C-反应蛋白及 PCT 高，再次予以左氧氟沙星抗感染，加用抗真菌药物；余继续予以血液透析、控制血糖等治疗。

2019-07-08 患者复查胸腹部 CT，见图 3。

2019-07-18 患者出现呼吸浅慢、心率减慢，给予呼吸机辅助呼吸、呼吸兴奋剂、肾上腺素等治疗，但家属拒绝进一步抢救治疗要求出院，遂予以出院。

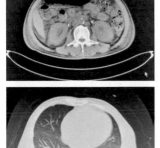
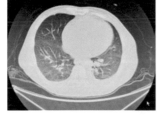
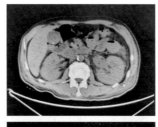
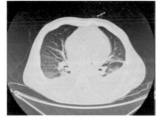
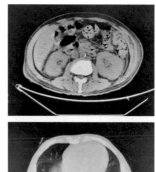
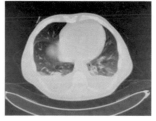

图 1　胸腹部 CT 平扫检查结果　　图 2　胸腹部 CT 平扫检查结果　　图 3　胸腹部 CT 平扫检查结果
　　　（2019-06-10）　　　　　　　　　（2019-06-24）　　　　　　　　　（2019-07-08）

【病例讨论】

患者有糖尿病病史多年，血糖控制不佳，入院结合体征和实验室检查考虑为肺部感染，肾功能不全。常规抗感染、控制血糖、对症治疗，胸腹部 CT 平扫从第一次就提示肾周有少量渗出，是否有肾脏感染不是非常明确，肾功能下降直至予血液透析，予以抗炎治疗后肾周饱满，提示肾周脓肿形成，行输尿管引流后症状无明显改善，病程中感染指标一直较高且发热，升级抗生素后效果仍然较差，最后患者家属主动要求出院。

考虑患者为 2 型糖尿病、肾周脓肿、肾功能不全，临床上肾周脓肿较少见，容易被忽视，且抗炎效果差，死亡率高。

（老年医学科：严丽荣，苗曼悌，蒋丹）

49 晚期乳腺癌治疗 1 例

【病例资料】

患者，女，42 岁，既往病史无特殊。2007 年 4 月于江苏大学附属医院行左乳腺癌根治术。组织病变考虑为大汗腺样癌；腋窝 LN（5/18）转移；免疫组化：ER（-），PR（-），HER2 阳性（+++）。

诊治经过 术后行 CE 方案四程序贯 DOC 化疗四程，并行局部放疗。2008 年初出现左胸壁复发，2008 年 1 月至 4 月予曲妥珠单抗+NVB+DDP 化疗，后予手术切除复发灶，继予曲妥珠单抗维持治疗至 2009 年 1 月，2009 年 5 月出现胸壁红斑、右乳肿块，患者在某肿瘤医院入组拉帕替尼临床试验，2011 年 5 月疾病进展（PD）后予艾力替尼，维持近 1 年；2012 年 4 月 PD 后予呋喹替尼，11 月再次进展；2012 年 12 月给予曲妥珠单抗+周剂量 GT 方案化疗，胸壁破溃好转；2013 年 8 月 CEA 升高，复查 CT 提示 PD，改用曲妥珠单抗+NX 方案治疗八程，疗效评价病情稳定（SD）。

2014 年 4 月复查 PET-CT 示右侧乳腺多发结节及团块影，右前胸壁及腋窝多发软组织肿块，腹膜后多发淋巴结，病情进展。

2014 年 4 月予曲妥珠单抗+拉帕替尼+紫杉醇+卡铂方案治疗，2014 年 8 月复查 CT，疗效评价 PD。2014 年 9 月改予 mFOLFOX6+曲妥珠单抗治疗；2015 年 3 月后胸壁病灶 PD，改予曲妥珠单抗+卡培他滨+复方环磷酰胺治疗，后肿瘤指标上升；2015 年 6 月改予曲妥珠单抗+脂质体阿霉素+环磷酰胺治疗；2015 年 7 月复查 PET-CT，疗效评价 PD，后改予依维莫司+紫杉醇+吉西他滨+曲妥珠单抗，定期复查 CT，疗效评价 SD；2016 年 9 月停止化疗，予伊维莫司+曲妥珠单抗治疗，直至 2017 年 6 月疾病 SD，当时患者胸壁仍有破溃；2017 年 9 月患者自行入组 T-DM1 临床试验，2017 年 12 月复查 CT 示右侧乳腺区及前胸壁见结节及团样不规则软组织块影，最大截面约 2.3cm×14.0cm，边缘呈分叶样，累积胸壁全层；右侧腋窝多发结节，最大径约 3.0cm，前上纵隔见直径约 1.7cm 结节强化灶，左侧腋窝未见异常（病灶较前增大超过 15%）。

2017 年 12 月患者自行退出临床试验。

2017 年 12 月予吡咯替尼+卡培他滨，2018 年 3 月复查 CT 示右侧前胸壁局部组织增厚，未见明显异常强化影，右侧胸部皮下见环形斑点状密影，双侧腋窝未见明显异常，前上纵隔见直径约 1.7cm 结节强化灶，疗效评价部分缓解（PR）（见图 1）。

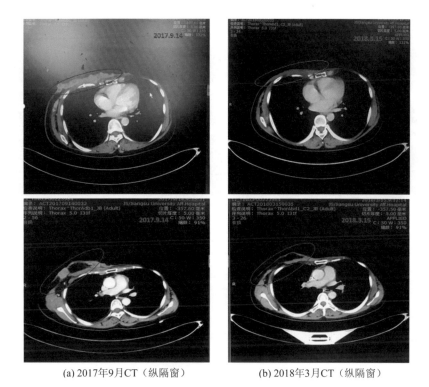

| (a) 2017年9月CT（纵隔窗） | (b) 2018年3月CT（纵隔窗） |

图 1　CT 检查结果

2018 年 6 月复查 CT 示右侧前胸壁局部组织增厚，未见明显异常强化影，右侧胸部皮下见环形斑点状密影，双侧腋窝未见明显异常，前上纵隔见直径约 1.5cm 结节强化灶。

2018 年 12 月外院 CT 示右前胸壁局部组织增厚较前增大，疗效评价为 PD。

中位无进展生存期（PFS）：一年，2019-01-23 入组某大学附属肿瘤医院临床试验；2019-03-13 因 PD 出组；2019-06-03 患者自行咨询上海某医院意见，予白蛋白紫杉醇+曲妥珠单抗+帕妥珠单抗；2019-07-23 复查 CT，疗效评价为 PD，病情进展。

2019 年 CSCO BC 指南中，晚期二线抗 HER2 治疗，吡咯替尼替代含曲妥珠单抗方案；同时指南也推荐了 TKI+其他化疗药方案。（见图 2）

CSCO-BC 2019 v1

分层	Ⅰ级推荐	Ⅱ级推荐	Ⅲ级推荐
抗HER-2 二线治疗	LX（拉帕替尼+卡培他滨）（1A）	1. 吡咯替尼联合卡培他滨（2A） 2. T-DM1（1A）	1. TKI+其他化疗药（如长春瑞滨）（2B） 2. HL（曲妥珠单抗+拉帕替尼）（2B） 3. H+更换化疗药（2B）

图 2　2019 年乳腺癌 CSCO 推荐方案

2019-08-08 开始予吡咯替尼+长春瑞滨软胶囊；2019-12-04 复查 CT，疗效评价为 SD。（见图 3）

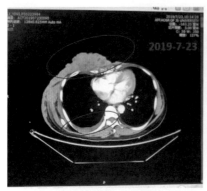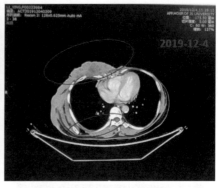

(a) 2019年7月CT（纵隔窗）　　　　　　(b) 2019年12月CT（纵隔窗）

图3　复查 CT 检查结果

【病例讨论】

本例患者为 HER2 阳性晚期乳腺癌患者，复发后使用曲妥珠单抗过程中产生了耐药。曲妥珠单抗耐药分为 2 种：

（1）曲妥珠单抗原发性耐药。① 曲妥珠单抗一线治疗转移性乳腺癌后 3 个月内或在治疗 8~12 周进行首次影像学评估时进展；② 曲妥珠单抗辅助治疗中或后 12 个月内出现复发转移。

（2）曲妥珠单抗获得性耐药。含曲妥珠单抗方案首次影像学评估时初始获得疾病缓解或稳定，之后疾病进展，该患者属于曲妥珠单抗获得性耐药。

HER2 基因突变在复发转移灶的比例高于原发灶（11% vs 2%），且既往用过曲妥珠单抗的患者 HER2 基因突变概率更高（17%），此类患者对曲妥珠单抗和拉帕替尼均反应较差，只对不可逆 TKI 反应好，所以临床试验时曲妥珠单抗用于晚期二线，mTTP 仅 8 个月。

基于吡咯替尼联合卡培他滨治疗 HER2 阳性晚期乳腺癌 Ⅱ 期的研究结果，吡咯替尼组 PFS、客观缓解率（ORR）均显著优于拉帕替尼组（指南推荐曲妥珠单抗耐药的二线治疗）；目前吡咯替尼联合卡培他滨方案已被纳入 CSCO 针对晚期 HER2 阳性乳腺癌二线治疗的推荐方案，具有前瞻性。初次使用该方案中位 PFS 为一年。

就本例患者而言，吡咯替尼能够有效控制疾病进展，在临床上获益，且不良反应轻微、可控。

再引入吡咯替尼，仍然能够控制疾病进展，疗效评价为 SD。

2019 年 HER2 阳性晚期乳腺癌的治疗进展颇丰，通过一年临床研究和实践的发展，抗 HER2 治疗的产品更加丰富，HER2 阳性晚期乳腺癌的治疗选择也越来越多，患者有更大的可能被治愈。

第一，得益于曲妥珠单抗和帕妥珠单抗的上市和医保准入，让更多的患者实现了产品可及，曲妥珠单抗和帕妥珠单抗双靶一线治疗将给患者带来更高的缓解率和更多的生存获益。2019 年 ASCO 会议报道了 CLEOPATRA 研究的最新随访结果，中位随访 99 个月发现帕妥珠单抗+曲妥珠单抗+多西他赛（PHD）组一线治疗 HER2 阳性晚期乳腺癌显著改善患者生存质量，双靶一线治疗较对照组中位总生存期（OS）显著改善（57.1 个月 vs 40.8 个月），PHD 组 8 年 OS 达到 37%，对照组仅为 23%。

类似地，我国设计了 CLEOPATRA 的 mimic 研究——PUFFIN 研究，并同步于 2019 年 ASCO 发布，该研究共纳入 243 例患者，随机分配至 PHD 组（$n=122$）或安慰剂+HD 组（$n=121$），结果显示 PHD 组患者中位 PFS 为 14.5 个月，安慰剂+HD 组为 12.4 个月，PHD 组和安慰剂+HD 组 ORR 分别为 79.0% 和 69.1%，大大降低了 31% 的死亡风险。这再次说明曲妥珠单抗联合帕妥珠单抗在中国晚期乳腺癌患者中同样具有良好的获益，奠定了双靶联合治疗 HER2 阳性晚期乳腺癌的地位。

第二，随着吡咯替尼、奈拉替尼等更多 TKI 的出现，经曲妥珠单抗治疗的患者未来有机会选择 TKI 单药、联合化疗或其他药物的新疗法，已有临床研究证实可以很好地获益。2019 年 ASCO 会议报道了 NALA 研究的结果，提示奈拉替尼联合卡培他滨对比拉帕替尼联合卡培他滨治疗既往经 2 种以上抗 HER2 靶向治疗方案的 HER2 阳性晚期乳腺癌具有一定的 PFS 获益。该研究共纳入 621 例患者，随机分配至奈拉替尼+卡培他滨组或拉帕替尼+卡培他滨组，奈拉替尼组和拉帕替尼组 6 个月的 PFS 率分别为 47.2% 和 37.8%，12 个月的 PFS 率分别为 28.8% 和 14.8%，18 个月的 PFS 率分别为 16% 和 7%，奈拉替尼联合卡培他滨为 HER2 阳性晚期乳腺癌三线治疗提供了新的选择。

第三，ADC 药物 T-DM1 即将在国内上市，而新的 ADC 药物 DS-8201 也崭露头角，被 FDA 批准治疗无法切除或转移性 HER2 阳性乳腺癌患者。2019 年 SABCS 公布了 DS-8201 的最新研究进展——DESTINY-Breast01 研究。该研究探索了 T-DM1 耐药或难治性的 HER2 阳性晚期乳腺癌患者使用 DS-8201 的初步疗效和安全性。对中位治疗线数 6 线且均接受过曲妥珠单抗和 T-DM1 治疗的 184 例患者给予 DS-8201，显示 112 例（60.9%）患者达到客观缓解，中位 PFS 为 16.4 个月，中位 OS 尚未达到，疗效理想。安全性显示间质性肺病是其重要的不良反应，致死性（5 级）间质性肺病的发生率为 2.2%。期待未来有更多Ⅲ期研究来进一步验证 DS-8201 的疗效并探索其安全性管理的有效方法。

由此可见，新药领域的探索越来越丰富，有结构改变的、有双抗的、有 ADC 的，无论是国外还是国内，都在如火如荼地开展相关临床研究。所以，对于抗 HER2 的治疗，从 20 年前几乎无药可用，到 10 年前从新辅助到晚期基本只有曲妥珠单抗，再到 5 年前有了帕妥珠单抗、拉帕替尼，又到今天吡咯替尼、T-DM1 的相继上市，未来 HER2 阳性晚期乳腺癌患者将有更丰富多样的治疗选择。

2020 年 1 月 4 日，CSCO BC 指南进行了更新。更新后的指南充分体现出最新的学术进展和产品的可及性：对未用过曲妥珠单抗的患者，可以首选曲妥珠单抗+帕妥珠单抗双靶联合紫杉类；对用过曲妥珠单抗且无耐药的患者，可以考虑曲妥珠单抗的再使用，也可以考虑联合帕妥珠单抗、紫杉类或其他化疗药物；根据患者既往治疗情况，对曲妥珠单抗治疗中进展的患者，应尽早改用 TKI 联合卡培他滨等化疗药物。此外，我们也期待 DS-8201 尽早在国内上市，从而使曲妥珠单抗治疗失败的患者得到适合的治疗。

需要注意的是，乳腺癌早期抗 HER2 治疗对晚期是有影响的：早期新辅助有效的，复发转移可以继续采用原有抗 HER2 方案；辅助治疗停药后间隔较长的，复发转移仍可以使用原方案；原有抗 HER2 治疗有效，因为非医保等经济因素或其他因素停药的，也可以恢复使用；但对于足量足疗程抗 HER2 治疗的患者，在治疗过程中或停药不久进展的，则应考虑更换药物，避免选择作用在同一个信号通路中的药物。所以在多元化的产品选择中，我们更应该考虑到持续抑制 HER2 全程管理过程中的合理用药，灵活切换，保障疗效。

随着真实世界研究的丰富、大数据的积累和更多的精准检测，我们将找到更多、更合适的道路。回望整个 2019 年，全球在这个领域的发展非常好，给了我们更多的选择，可以让患者获得更长的生存期，并进一步得到治愈。

（化疗科：李峰清）

50 中药治疗口腔扁平苔藓1例

【病例资料】

患者，女，59岁，2015年3月初诊。

首诊 患者两侧颊黏膜疼痛破溃反复发作三月余。辗转南京、上海等地医院诊断为口腔扁平苔藓，口服及含漱多种西药均无明显改善。来诊时患者面色萎黄，乏力倦怠，口腔黏膜有疼痛、灼热感，口苦，纳谷不香，脘腹饱胀，夜眠欠佳，易醒难再入寐，大便溏薄，舌淡红苔白，边有齿痕，脉象濡数。口腔望诊见两侧颊黏膜有灰白色网状的条纹，局部潮红糜烂。四诊合参，证属祖国医学"口藓"范畴，乃脾虚运化失健，湿热内蕴，上蒸于口所致。治以健脾清化护膜，拟方如下。

处方：金银花15g，炒黄芩10g，木蝴蝶10g，防风10g，炒薏仁20g，白鲜皮10g，地肤子10g，茯苓10g，炒枳壳10g，炒白术10g，甘草6g，郁金10g，陈皮10g，炙鸡内金10g。

二诊 服用上方七剂后，患者口腔黏膜灼热疼痛减轻，口苦好转，脘腹饱胀缓解，纳谷渐香，大便渐成形，夜眠仍欠实、易醒，舌淡红苔薄白，边有齿痕，脉象细缓。拟方继以健脾宁神，佐以清化护膜。

处方：金银花10g，炒黄芩10g，木蝴蝶10g，茯神20g，白鲜皮10g，煅龙骨20g，珍珠母20g，玉竹10g，炒薏仁20g，炒白术10g，炒枳壳10g，郁金10g，淮山药15g，紫苏梗10g，甘草6g。

三诊 患者连服上方十四剂，自觉口腔黏膜疼痛明显减轻，已无灼热感，精神渐振，纳谷正常，无腹胀，口苦未作，夜眠改善，大便欠实，日行一次，小便正常。口腔黏膜视之：局部无潮红，糜烂已愈，两侧颊黏膜仍有灰白色网状的条纹。舌淡红苔薄白，边有齿痕，脉细缓。湿热已除，证候重点为脾虚运化失健，拟方健脾助运，化湿护膜。

处方：党参10g，炒白术10g，银花10g，茯苓神^各20g，木蝴蝶10g，白鲜皮10g，地肤子10g，炒薏仁20g，珍珠母20g，淮山药15g，凤凰衣10g，玉竹10g，甘草6g。

随后的三月余，在上述的基础方上随症加减，患者口腔黏膜灼热疼痛悉除，无潮红破溃，诉局部舔之有毛糙感，纳谷及二便正常，睡眠改善，视之两侧颊黏膜灰白色网状的条纹逐渐减少。病情明显好转，嘱其秋冬季继以膏方调治。

2015-11-09患者如约来诊，诉口腔黏膜无明显不适，无破溃，面色萎黄，易疲劳，纳谷可，大便成形，便次偏多，日行2~3次，夜眠欠佳，舌淡红苔薄白，边有齿痕，脉细缓。四诊合参，予以膏方调治。

处方：北沙参 100g，太子参 120g，麦冬 100g，五味子 30g，珍珠母 200g，煅龙骨 100g，阿胶 250g，茯苓神^各100g，木蝴蝶 100g，金银花 60g，防风 100g，地肤子 100g，淮山药 150g，炒薏仁 200g，砂仁 30g，炒白术 100g，酸枣仁 100g，鸡血藤 150g，陈皮 60g，炙鸡内金 100g，桑葚子 100g，夜交藤 200g，红曲 60g，炒谷麦芽^各60g，白鲜皮 100g，槲寄生 100g，川断 100g，枸杞子 100g，天花粉 100g，制黄精 150g，百合 100g，生甘草 30g，金樱子 100g，山茱萸 100g，杜仲 100g。

上方浓煎加蜂蜜 200g、冰糖 200g、银耳 200g、红枣 200g 收膏，每次 20mL，每日 2 次，早晚空腹温水调服。

患者服用膏方后病情平稳，分别于 2016-11-24、2017-12-07、2018-12-27 连续三年来诊，继续开具膏方服用，随诊至今，患者精力明显好转，面色红润，纳谷及二便正常，口腔扁平苔藓一直未复发，两侧颊黏膜光滑，灰白色网状条纹亦消失。

【病例讨论】

口腔扁平苔藓是一种口腔黏膜表浅性、非感染性慢性炎症性疾病，易反复发作，有恶变倾向，不仅严重影响患者口腔的正常功能，还对患者的心理状态造成干扰，极大地降低了患者的生活质量。中医在历代医籍中没有相应的记载，在一些文献中多称为口藓或口蕈。该病常因风热湿毒之邪侵袭口腔，搏结于黏膜，流连不去，致使气血失和而致；或因久病伤阴，血虚风燥，黏膜失于濡养而致；或因阴虚内热，虚火上炎，耗伤阴精，黏膜失于濡养所致；或因情志不舒，肝气郁结，导致气滞血瘀而发生；或因脾湿不运，湿热上蒸于口，而致黏膜充血、水肿、渗出、糜烂。

本例患者口腔黏膜有疼痛、灼热感，伴有面色萎黄、乏力倦怠、口苦、纳谷不香、脘腹饱胀、大便溏薄等症，结合舌苔脉象，辨证为脾虚湿热内蕴，上蒸于口。脾为后天之本，气血生化之源，主运化水谷，主升清，喜燥而恶湿，体阴而用阳。脾虚运化失职，水反为湿，谷反为滞，脾为湿困，正虚邪恋，湿郁日久化热，逐渐形成湿热内蕴之证。湿热上蒸于口，而致黏膜充血、水肿、渗出、糜烂。

中医理论认为"正气存内，邪不可干"，"四季脾旺不受邪"。脾气不旺，各种外邪则乘虚而入，正气不足，不能驱邪外出，正邪相持，导致疾病久延不愈。近年来，对中医之"脾"与免疫功能关系的研究发现，"脾"不但和机体的非特异性免疫功能有关，而且和细胞免疫、体液免疫的多个环节都有密切联系，对维持机体免疫防御功能有重要作用。正虚邪恋，脾虚时机体免疫功能低下。故治疗予以中药汤剂健脾助运、清化护膜，后辅以膏方综合调理后，获得了满意疗效。

（中医内科：钱华）

51 中药治疗不孕症 1 例

【病例资料】

患者，女，31岁，长期居住上海，因"婚后 3 年余未避孕、未怀孕"于 2020-07-21 来诊。

患者婚后 3 年余夫妻生活正常，未避孕，未怀孕。平素月经周期较长：35 天至 90 天，量中等，色暗红，无明显痛经，末次月经时间为 2020-06-25。带下欠清，大便易溏，日解 1~2 次。易疲劳，多梦。患者曾在上海某医院就诊予以炔雌醇环丙孕酮片（达英-35）、地屈孕酮片（达芙通）及中药治疗，测性激素提示雌激素水平偏低。2020 年 5 月在某医院生殖中心查子宫输卵管超声造影示子宫附件未见明显异常，双侧输卵管通而欠畅；HPV 检测示 HPV59 型轻度感染；阴道超声示月经周期第 14 天，双侧卵巢未见优势卵泡。患者无腹痛，无发热，体型中等，纳可，睡眠尚可，舌淡有齿印，苔薄腻，脉细。

诊治经过 西医诊断：原发性不孕。中医诊断：不孕症，辨为脾肾不足，湿热血瘀证。治疗以健脾补肾，化湿祛瘀为法。同时停服所有西药。

处方：当归 10g，川芎 10g，泽兰 10g，陈皮 10g，炮姜 6g，益母草 15g，茯苓 10g，炒白术 12g，生黄芪 10g，防风 10g，紫苏叶 10g，甘草 5g，桂枝 5g。7 剂，水煎服。

后继服：生晒参 2g，炒白术 12g，陈皮 10g，茯苓 10g，肉桂 5g，月季花 6g，菟丝子 15g，鹿角片 6g，当归 10g，川芎 10g，生地 10g，炒白芍 10g，甘草 5g。7 剂，水煎服。

透骨草 30g，伸筋草 30g，花椒 20g，苏木 20g，艾叶 30g，桂枝 20g，莪术 20g，络石藤 20g。腹部熏蒸 14 天。

2020-08-04 复诊，患者月经 2020-07-22 来潮，量可，色暗红，5 日净。带下量不多但欠清，余症如前，苔脉同前。治疗予益肾健脾，活血通络。

处方：生晒参 2g，炒白术 12g，茯苓 10g，菟丝子 30g，桂枝 6g，鹿角片 6g，当归 10g，川芎 g，泽兰 10g，莪术 10g，陈皮 10g，水蛭 3g，甘草 5g。6 剂，水煎服。

后继服：生晒参 2g，生黄芪 15g，炒白术 10g，陈皮 10g，生地黄 10g，菟丝子 30g，淫羊藿 10g，大血藤 10g，黄芩 10g，当归 10g，川芎 10g，月季花 6g，甘草 5g。7 剂，水煎服。

中药熏蒸原方继用。

2020-08-18 复诊，患者精神可，纳便调，带下不多较清，月经未来潮。舌淡苔薄，脉细。

处方：生地 10g，菟丝子 30g，当归 10g，莪术 10g，陈皮 10g，川牛膝 10g，水蛭 5g，大血藤 15g，川芎 10g，泽兰 10g，淫羊藿 10g，甘草 5g。7 剂，水煎服。

后继服：生晒参 2g，黄芪 10g，生地 15g，菟丝子 15g，炒白术 10g，炒白芍 10g，陈皮 10g，淫羊藿 10g，月季花 6g，当归 10g，川芎 10g，紫苏叶 10g，甘草 5g。7 剂，水煎服。

中药熏蒸原方继用。

2020-09-29 复诊，月经 2020-08-26 来潮，量可，6 日净，2020-09-10 查彩超未见优势卵泡。带下不多，睡眠可，苔脉如前。

处方：生晒参 2g，生地 15g，菟丝子 30g，当归 10g，川芎 10g，鹿角片 6g，水蛭 5g，桂枝 6g，北沙参 15g，泽兰 10g，甘草 5g，月季花 6g，川牛膝 10g，莪术 10g。10 剂，水煎服。

2020-10-10 在上海某医院查阴超示月经第 45 天，发现优势卵泡。予绒促性素 6000 单位肌内注射；2020-10-16 阴超示卵泡未排出，期间夫妻正常同房。

2020-10-20 来诊，月经未来潮，无腹痛，无异常阴道出血，余无明显异常。

处方：黄芪 10g，炒白芍 10g，黄芩 10g，生地 10g，紫苏叶 10g，月季花 6g，菟丝子 15g，陈皮 10g，川芎 6g，炒白术 10g，防风 10g，甘草 5g。10 剂，水煎服。

2020-10-27 在上海某医院查血孕酮 25.67ng/mL，绒毛膜促性腺激素 743.5mIU/mL；2020-11-02 复查血孕酮 26.26ng/mL，绒毛膜促性腺激素 7758mIU/mL。提示早期妊娠。

【病例讨论】

本例年轻女性婚后 3 年余夫妻生活正常，未避孕，未怀孕。西医诊断为原发性不孕。其子宫输卵管超声造影示子宫附件未见明显异常，双侧输卵管通而欠畅。月经不规则，延期明显，性激素水平异常，排卵异常。病因考虑输卵管性不孕及排卵障碍。

本例当属祖国医学"不孕""无子"范畴。男女双方在肾气盛、天癸至、任通冲盛的条件下，女子月事以时下，男子精气溢泻，两性相合，便可媾成胎孕，不孕主要与肾气不足、冲任气血失调有关。临床常见有肾虚、肝郁、痰湿、血瘀等类型。本例中医诊断为不孕症。辨证主要属于虚实夹杂，其大便易溏、日解 1～2 次、易疲劳、多梦、舌淡有齿印、苔薄腻、脉细等征象，均为脾虚所致。月经不规则，婚久未孕，中医认为肾为先天之本，主生殖，故肾虚，患者为脾肾不足。患者带下欠清，结合临床检查，其存在输卵管通而不畅，HPV 轻度感染，辨证与辨病相结合，四诊合参，邪实为湿热和血瘀。

治疗以扶正祛邪为原则，予益肾健脾、祛瘀化湿贯穿整个治疗过程。同时根据月经各阶段的生理变化特点、各阶段的阴阳变化规律，以及月经周期的不同阶段，即行经期、经后期、经间排卵期、经前期，给予相应的治疗，因势施治，从而达到调理月经周期、培育优势卵泡、疏通输卵管、顺利排卵等治疗目的。

具体用药：益肾多用菟丝子、鹿角片、淫羊藿、生地黄、山药等；健脾补气血予生晒参、炒白术、茯苓、桂枝、当归、莪术、陈皮、甘草等；活血祛瘀通络使用川芎、泽兰、莪术、陈皮、益母草、水蛭、红花等；给予大血藤、蒲公英、败酱草、黄柏、紫苏叶等化湿清热。同时给予透骨草、伸筋草、花椒、苏木、艾叶、桂枝、莪术、络石藤等温通驱邪之中药少腹部熏蒸，使得清利活血之效直达患处，以起到事半功倍的作用。

经过中医辨证论治，结合西医相关检查、检测，比如卵泡监测等，结合辨病，主要使用中药口服及中药熏蒸，使患者恢复正常月经周期及排卵，并顺利怀孕。

中医妇科诊治精华在于严格认真的辨证论治，同时运用现代医疗手段完善相关检查，本例中有关性激素的检测、卵泡检测、输卵管造影等，为辨病提供了依据，亦使辨证更准确、施治更确当，预期效果较好。

（中医内科：周亚平，朱晓奕）

【病例资料】

患儿，男，出生8天，因"呻吟伴呼吸急促、反应差半天"入院。患儿系母亲第1胎第1产，胎龄 35^{+5} 周，因孕母有妊娠高血压综合征、蛋白尿至当地医院行剖宫产所生，出生体重2250g，羊水清，Apgar评分正常。入院前半天家长发现患儿在无明显诱因下出现呻吟伴呼吸急促，吃奶差，哭声弱，无发热、惊厥、呼吸暂停，门诊拟"新生儿肺炎"收住入院，生后母乳喂养，大小便正常。

入院体检 体温不升，脉搏140次/分，呼吸80次/分，体重2.22kg，血压80/45mmHg，嗜睡状，反应差，刺激后哭声弱，面色苍白，皮肤黄染，呼吸急促伴吸凹，前囟平软，心前区无隆起，心率140次/分，心律齐，在胸骨左缘三—四肋间可及SMII，P2亢进，主动脉第一心音减弱，双肺呼吸音低，未闻及啰音，腹平软，肝在肋下4cm，质Ⅱ°，脐部干燥，脐轮无红肿，肠鸣音弱，四肢肌张力低，原始反射减弱。

辅助检查 血气分析：pH 7.04，PCO_2 26mmHg，PO_2 107mmHg，BE -22.3mmol/L，SO_2 97.4%。微量血糖3.8 mmol/L。

血生化：TB 189.1μmol/L，DB 94.1，IB 95.0，ALT 30U/L，AST 369U/L，K^+ 5.3，Na^+ 125.0，Cl^- 91.1，BUN 7.90，Cr 94.6，CDK-MB 961U/L，cTcⅠ（-）。

凝血四项：APTT 51.3s，PT 14.8s，TT 25.0s，PF 0.8g/L，D-二聚体2.6mg/L。

EKG：Ⅰ、Ⅱ导联ST-T波改变，ST段抬高，T波倒置，PⅡ高尖，右心室增大。

腹部B超：肝脏右叶肋下斜径45mm，左叶剑下厚度27mm，肝区回声均匀，见细小光点，肝右叶略增大，脾脏肋间厚度20mm，腹腔内未见明显液性暗区。

心脏彩超：主动脉弓离断（A型），室间隔缺损15mm，心室水平双向分流，动脉导管未闭3.5mm，双向分流，升主动脉发育不良，卵圆孔未闭，心功能不全（EF 35.5%，LVES 16.1%），肺动脉高压88mmHg。

诊治经过 入院后予无创辅助通气，纠酸，亚胺培南、西司他丁抗感染，多巴胺改善微循环，补液支持等治疗。入院14h无创辅助通气下血氧饱和度仍不稳定，经皮血氧饱和度80%左右，时有烦躁，心率快，170~200次/分，心音低，双下肢不肿，皮肤花纹，肢端冷，毛细血管充盈时间大于4s，血压56/31mmHg（平均压32mmHg），14h尿量40mL，给予苯巴比妥镇静、呋塞米利尿、西地兰强心、多巴胺及多巴酚丁胺改善循环、血浆提高血容量并补充凝血因子、丙种球蛋白增强免疫力等治疗。经上述治疗，入院第二天在机械通气下，氧饱和度96%，心率165~180次/分，血压75/50mmHg，尿量少，气管插管内吸出粉红色液体，12h 小便 4.5mL，继续上述治疗，并加用米力农降低肺动脉压。入院第四天，呼吸困难较前好转，尿量及血压渐正常，心率 154 次/分，律齐，胸骨左缘第 3、4 肋间闻及 2/6 级收缩期杂音，P2 亢进，A1 减弱，肝脏仍肿大，肝肋下 4cm，质地中等，阴囊水肿，双下肢水肿较前减轻。撤出呼吸机，头罩吸氧，氧浓度 40%，经皮血氧饱和度波动于 95% 左右。建议转外地手术治疗。

【病例讨论】

主动脉弓离断（Interruption of the Aortic Arch，IAA）是指主动脉弓与降主动脉之前有连续性中断，为少见的先天性心脏畸形，占先心病 1%。如同本例，本病常合并其他复杂畸形，有 96% 的概率合并动脉导管未闭和室间隔缺损，故又称为 Steidele 复合症。多数患儿在出生后一周内出现症状，新生儿期死亡率达 80%。

该病的血流动力学是左心室血流泵入升主动脉，右心室血流进入肺动脉，通过动脉导管进入降主动脉，临床上常出现差异性青紫，若合并室缺，左心室血流通过室缺到右心室，经肺动脉、动脉导管到降主动脉，差异性发绀不明显。

患儿出生后迅速出现进行性心衰。若离断在左锁骨下动脉起始部远端，上肢动脉搏动强，血压高，则股动脉搏动弱或摸不到。所以该病单独存在时，动脉搏动在诊断上具有主要意义。

本病常合并肺动脉高压，心脏听诊 P2 亢进，并闻及其他畸形的相关杂音。由于脏器缺血，因而会发生严重酸中毒及肝肾功能损害。

心脏 CDE 可探及在主动脉弓离断部位无血流通过，这是诊断本病的主要指征。左心室或升主动脉造影可显示升主动脉及中断的主动脉弓远端而确诊。（见图 1）

可静滴前列腺素 E 治疗，维持动脉导管开放（最好在出生后 4 天内），积极纠正心衰、酸中毒和心律失常。由于本病早期死亡率高，建议尽早行手术治疗。

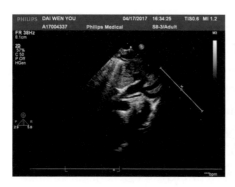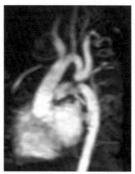

图 1　显示升主动脉及中断的主动脉弓

（新生儿科：王秋霞，卢红艳）

53 先天性肺囊肿 1 例

【病例资料】

患儿，男，出生 1 小时，因"胎龄 33^{+6} 周生后呻吟 1 小时"于 2019-05-15 入院。患儿系母亲第 6 胎第 3 产，胎龄 33^{+6} 周，因"前置胎盘"于丹阳市某医院剖宫产所生，出生体重 2200g，羊水清，Apgar 评分 6 分，皮肤颜色扣 2 分，肌张力扣 1 分，呼吸扣 1 分，立刻予吸氧处理，5 分钟评分 9 分。生后即出现呻吟、呼吸困难，立即联系 120 转入江苏大学附属医院，病程中患儿无惊厥及激惹，无呼吸暂停，以"早产儿"收住入院。生后未开奶，大小便未解。

入院体检 体温 35.5℃，脉搏 145 次/分，呼吸 50 次/分，体重 2.1kg，神志清楚，反应尚可，呻吟，哭声响，早产儿貌，皮肤欠红润，乳头可见，乳晕小，指（趾）甲未达指（趾）尖，足底纹理前半部红痕明显，建议胎龄评估 33 周。面色苍白，口周青紫，前囟平软，呼吸费力伴有呻吟，可见明显吸气性三凹征，双肺呼吸音低，无啰音。心率 145 次/分，律齐，心音有力，无杂音。腹平软，肝脾无肿大，脐部干燥，脐轮无红肿，肠鸣音正常，四肢肌张力尚可，原始反射稍减弱。

辅助检查 血气分析：pH 7.16，PCO$_2$ 70mmHg，PO$_2$ 40mmHg，BE −4.9mmol/L，SO$_2$ 58%。微量血糖 3.6mmol/L。

复查血气分析：pH 7.30，PCO$_2$ 47mmHg，PO$_2$ 75mmHg，BE −3.3mmol/L，SO$_2$ 93%。监测血糖 5.7mmol/L。

血常规+C-反应蛋白（2019-05-15）：C-反应蛋白 <0.499mg/L，Hb 143g/L，WBC 12.4×10^9/L，L 29.5%，N 56.6%，PLT 389×10^9/L。

血常规+C-反应蛋白（2019-05-16）：C-反应蛋白 3.8mg/L，Hb 126g/L，WBC 24.6×10^9/L，L 4.6%，N 85.6%，PLT 313×10^9/L。

血常规+C-反应蛋白（2019-05-17　03:20）：C-反应蛋白 8.1mg/L，Hb 148g/L，WBC 21.8×10^9/L，L 6.8%，N 88.1%，PLT 268×10^9/L。

血常规+C-反应蛋白（2019-05-17　11:20）：C-反应蛋白 2.0mg/L，Hb 144g/L，WBC 17.5×10^9/L，L 8.9%，N 81.2%，PLT 297×10^9/L。

血常规+C-反应蛋白（2019-05-18　11:23）：C-反应蛋白 1.3mg/L，Hb 135g/L，WBC 13.3×10^9/L，L 17.9%，N 68.9%，PLT 286×10^9/L。

血常规+C-反应蛋白（2019-05-20）：C-反应蛋白 <0.5mg/L，Hb 135g/L，WBC 14×10^9/L，L 15.7%，N 68.8%，PLT 361×10^9/L。

血常规+C-反应蛋白（2019-05-27）：C-反应蛋白＜0.499mg/L，Hb 150g/L，WBC 10.9×10⁹/L，L 35.1%，N 46.2%，PLT 296×10⁹/L。

血清（2019-05-15）：TB 53.4μmol/L，DB 3.5μmol/L，IB 49.9μmol/L，ALT 18U/L，AST 41U/L，K⁺ 4.30mmol/L，Na⁺ 139.7mmol/L，Cl⁻ 109.6mmol/L，BUN 2.44mmol/L，Cr 48.3μmol/L，CK 732U/L，CK-MB 300U/L。

血清（2019-05-27）：TB 144.8μmol/L，DB 43.1μmol/L，IB 101.7μmol/L，ALT 30U/L，AST 367U/L，K⁺ 5.05mmol/L，Na⁺ 138.6mmol/L，Cl⁻ 104.8mmol/L，BUN 3.77mmol/L，Cr 54.2μmol/L，CK 67U/L，CK-MB 34U/L，白蛋白 23.5g/L。

血培养未见细菌生长，气管插管培养未见致病菌生长。

床边胸片（2019-05-15）：两肺纹理模糊，呈磨玻璃样密度，可见支气管充气征，心影形态、大小未见明显异常。膈面光整。符合新生儿呼吸窘迫综合征。（见图1）

床边胸片（2019-05-16）：两肺纹理模糊，呈磨玻璃样密度，右下肺见大片状高密度影，心影形态、大小未见明显异常。膈面光整。印象为右下肺实变，新生儿呼吸窘迫综合征复查。（见图2）

床边胸片（2019-05-17）：两肺纹理模糊，透亮度减低，呈磨玻璃样改变，右下肺见斑片状模糊影，左肺见充气支气管征，心影形态、大小未见明显异常。右侧膈面模糊，左侧肋膈角锐利，膈面稍显模糊。印象为右下肺渗出病变，新生儿呼吸窘迫综合征复查。（见图3）

床边胸片（2019-05-18）：新生儿呼吸窘迫综合征气管插管后，导管头位于第3胸椎水平，两肺纹理模糊，右肺野透亮度减低，呈毛玻璃样改变，下肺病灶较前稍吸收。两肺见支气管征。心影形态、大小未见明显异常。右侧膈面稍模糊，左膈面光整，肋膈角锐利。印象为新生儿呼吸窘迫综合征气管插管后复查。（见图4）

胸片（2019-05-28）：新生儿呼吸窘迫综合征治疗后复查，两肺纹理模糊，两肺野散在斑片状模糊影，右下肺囊状薄壁阴影，心缘模糊，两侧膈面模糊。印象为新生儿呼吸窘迫综合征气管插管后复查，两肺渗出性改变，右下肺囊状薄壁阴影。（见图5）

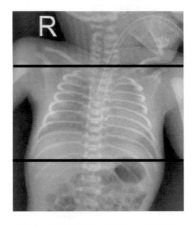 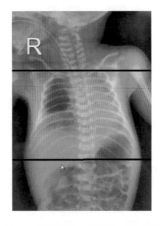

图1　床边胸片（2019-05-15）　　图2　床边胸片（2019-05-16）

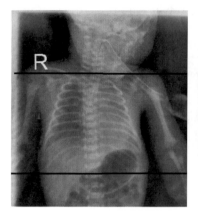
图3　床边胸片（2019-05-17）

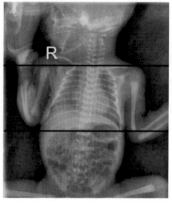
图4　床边胸片（2019-05-18）

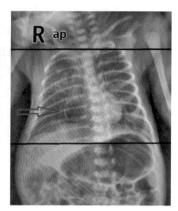
图5　胸片（2019-05-28）

诊治经过　入院后予呼吸机辅助通气，牛肺表面活性剂气管内滴入，头孢地嗪和哌拉西林舒巴坦静滴抗感染，静脉营养支持，多巴胺改善微循环，适当镇静、纠酸等治疗。入院第2日再次予牛肺表面活性剂气管内滴入、输红细胞纠正贫血、对症补钙等治疗。完善床边心脏彩超（2019-05-16）示动脉导管未闭；房间隔缺损；肺动脉高压，55mmHg，予西地那非口服降低肺动脉压。入院第3日再次予牛肺表面活性物质210mg气管内滴入，对症退黄、保暖、维持血糖和水电解质平衡等。住院第6日拔出气管插管，改无创呼吸机辅助通气，逐渐增加奶量。入院第9天停无创呼吸机辅助通气，改箱内吸氧；第13日停箱内吸氧。第14天复查胸片示右下肺囊状薄壁阴影。

完善胸部CT（2019-05-30）：两肺纹理稀疏，两肺透亮度减低。两肺见多发片状稍高密度影，边界模糊。右下肺见大小约为1.7cm×1.3cm的类圆形囊样伴薄壁，边界尚清晰。气管及主支气管显示通畅。两侧胸腔未见明显积液影。两侧胸膜未见明显增厚。纵隔未见明显肿大的淋巴结影。印象为右下肺囊样影（考虑先天性肺囊肿），两肺多发片状稍高密度影（考虑感染可能，建议复查）。（见图6）

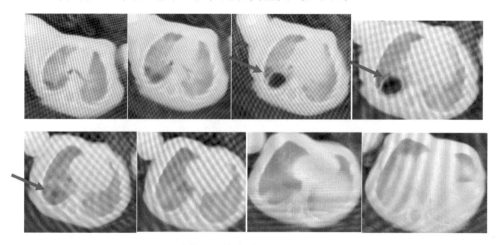
图6　胸部CT检查结果（2019-05-30）

住院 20 天后治愈出院，出院诊断如下：① 早产儿；② 低出生体重儿；③ 新生儿呼吸窘迫综合征；④ 新生儿贫血；⑤ 新生儿窒息；⑥ 动脉导管未闭；⑦ 房间隔缺损；⑧ 肺动脉高压；⑨ 低钙血症；⑩ 先天性肺囊肿。

【病例讨论】

先天性肺囊肿（Congenital Pulmonary Cysts）是在胚胎发育过程中一段支气管从主支气管芽分隔出，其远端支气管分泌的黏液聚集而成的，如只有一支气管芽隔断，即形成一孤立性囊肿，若几个支气管芽同时隔断，即形成多发性囊肿。

支气管源性囊肿多位于纵隔，肺泡源性肺囊肿则多位于肺周围部分或肺实质内。囊肿 70%分布在肺内，30%在纵隔，2/3 在下叶，两肺发生率相等，并且囊肿可以为单个或多个存在。囊肿壁结构有很大不同，可呈支气管、细支气管或肺泡之结构，支气管囊肿之囊肿壁由支气管壁的组织组成，内层为柱状上皮细胞及假复层纤毛上皮，外层为弹力性组织，常有肌纤维、黏液腺或软骨。一般囊肿不与支气管相通，故无炭末沉着。肺泡源性肺囊肿则多无肌纤维，囊腔内充满黏液，逐渐膨胀后可向支气管破溃，与支气管沟通，此时囊肿内同时存在液体和空气。肺泡源性肺囊肿较少见，多为含气囊肿，可占一大叶。

先天性肺囊肿的临床表现悬殊，小的囊肿可没有任何症状，只有在 X 线检查时才被发现，较大囊肿多于继发感染或突然胀大压迫周围组织时才出现不同症状。如压迫支气管可产生喘鸣、干咳或不同程度的呼吸困难，甚至发绀。压迫食道可致吞咽困难，并发感染时可出现发热、咳嗽、咯痰，甚至咯血。在控制感染及准备输血的情况下行手术治疗，不论年龄大小，均可手术。如果迁延不做手术，容易发生反复感染，以致严重胸膜粘连。肺叶边缘的囊肿可行囊肿剥离术；肺叶中部的囊肿则需做肺叶切除术，一般效果良好。

（新生儿科：卢红艳，王秋霞）

54 小儿心肌桥 1 例

【病例资料】

患儿，男，11 岁，因无明显诱因于安静状态下间歇性胸痛 24h 于 2020-07-07 当日 20 时入院。胸痛持续时间可达数小时，疼痛时烦躁不安、出汗，伴有头痛及腹部不适，发病约 18h 于当地医院就诊，ECG 示 ST 段抬高，CK-Mb 及 cTn I 增高转入江苏大学附属医院。发病以来患儿精神差、睡眠不安。以往未患过川崎病，无遗传性疾病家族史。

入院体检 体温 37℃，脉搏 90 次/分，呼吸 22 次/分，血压 100/65mmHg，体重 32kg。神志清楚，痛苦貌，肤色正常，两肺呼吸音清，心率 90 次/分，第一心音低钝。腹软，肝、脾肋下未及。

辅助检查 血常规：WBC 7.3×10^9/L，N 65.7%，RBC 4.86×10^{12}/L，Hb 236g/L，PLT 246×10^9/L，C-反应蛋白 4.53mg/L。

心电图：I、II、V4、V5、V6 导联 ST 段抬高，T 波高尖。

心肌酶：CK-Mb 18.62ng/mL（参考范围：0~4.3ng/mL），cTn I 1.28ng/mL（参考范围：0~0.05ng/mL）。

胸片：无明显异常。

诊治经过 入院当天夜间患者胸痛加剧伴左上肢酸痛，疼痛剧烈，难以忍受，经含服硝酸甘油后缓解，疼痛约持续 15 分钟缓解。患儿有心前区疼痛，心电图有 I、II、V4、V5、V6 导联 ST 段抬高，T 波高尖。

入院第三天经冠状动脉 CT 成像提示左冠状动脉回旋支肌桥，故诊断为左心室侧壁心肌梗死，左冠状动脉回旋支肌桥。入院后予静脉滴注丹参等治疗，患儿病情好转，随访 3 个月未再有胸痛发作。

（1）住院期间检查心肌酶。

7 月 8 日：CK-Mb 22.7ng/mL（参考范围：0~4.3ng/mL），MYO 31.7ng/mL（参考范围：0~107ng/mL），cTn I 2.48ng/mL（参考范围：0~0.05ng/mL）。

7 月 15 日：CK-Mb<1.0ng/mL（参考范围：0~4.3ng/mL），MYO 29.2ng/mL（参考范围：0~107ng/mL），cTn I <0.05ng/mL（参考范围：0~0.05ng/mL）。

（2）住院期间观察心电图动态变化。

7 月 8 日：I、II、V4、V5、V6 导联 ST 段抬高，T 波高尖。（见图 1）

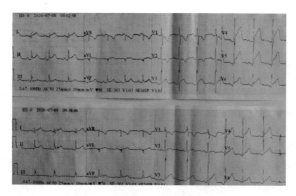

图 1　心电图（2019-07-08）

7 月 9 日：抬高的 ST 段回落，T 波变为低平、倒置。（见图 2）

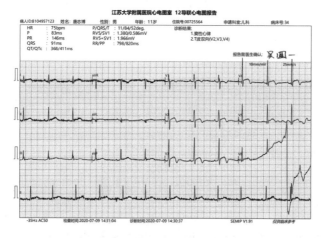

图 2　心电图（2019-07-09）

7 月 15 日：ST 段回到基线，T 波低平。（见图 3）

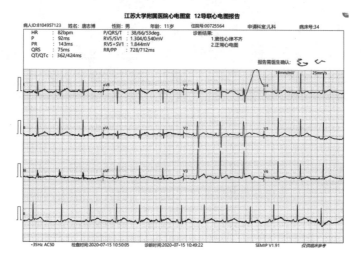

图 3　心电图（2019-07-15）

7月18日：ST 段和 T 波恢复正常。

（3）冠状动脉 CT 成像（7月9日）：左冠状动脉回旋支肌桥。（见图4）

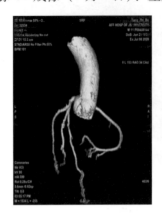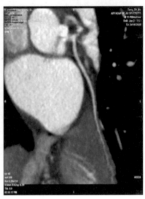

图 4　冠状动脉 CT 成像（2019-07-09）

（4）心肌灌注显像（7月13日）：左心室侧壁血流灌注减低。（见图5）

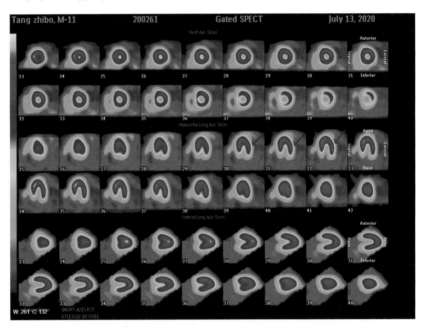

图 5　心肌灌注显像（2019-07-13）

【病例讨论】

该患儿无明显诱因下于安静时突发心前区疼痛，疼痛程度较重，持续时间较长，可达数小时，伴有烦躁不安、出汗、恐惧，疼痛放射至左上肢，同时有头痛、上腹部不适，心电图早期表现为Ⅰ、Ⅱ、V4、V5、V6 导联 ST 段抬高，T 波高尖，故诊断为左心室侧壁心肌梗死。患儿心肌酶异常增高，且心电图 ST 段及 T 波的动态变化均支持心肌梗死诊断。

入院后的冠状动脉 CT 成像存在左冠状动脉回旋支肌桥，心肌灌注显像显示左心室侧壁心肌缺血，心电图的 ST 段抬高及 T 波改变的部位与左冠状动脉回旋支的供血区域一致，故引起心肌梗死的病因应为左冠状动脉回旋支肌桥。

小儿心肌梗死少见，先天性冠状动脉畸形是主要的病因。冠状动脉先天性畸形包括：① 冠状动脉起源异常，如左冠状动脉主干起源于右乏氏窦，右冠状动脉起源于左乏氏窦，冠状动脉起源于肺动脉等；② 冠状动脉解剖结构异常，如冠状动脉发育不良、冠状动脉肌桥等；③ 冠状动脉终止异常，如冠状动脉瘘等。

正常情况下，冠状动脉主干及其分支通常走行于心脏表面的心外膜下脂肪中或心外膜深面，然而，在冠状动脉发育过程中，冠状动脉或其分支的某个节段可被浅层心肌覆盖，在心肌内走行，被心肌覆盖的冠状动脉段称为壁冠状动脉，覆盖在冠状动脉上的心肌称为心肌桥（Myocardial Bridge，MB）。心脏收缩时被心肌桥覆盖的这段冠状动脉受到压迫，出现收缩期狭窄，导致局部心肌缺血，严重缺血时表现为心绞痛、急性心肌梗死、房室传导阻滞、心力衰竭、猝死。临床上心肌桥的严重症状多在成人期出现，在儿童时期出现心肌梗死者少见。

心肌桥的治疗原则是减轻心肌桥下壁冠状动脉的压迫，对有症状的心肌桥及心肌桥处有动脉粥样硬化斑块者可采用药物或手术治疗。对心绞痛频繁发作者，药物治疗包括 β-受体阻滞药、钙离子拮抗剂（如维拉帕米和地尔硫䓬）和抗血小板药物。药物治疗难以控制者应行手术治疗，可选择心肌桥切除术或冠状动脉搭桥术。该患儿虽起病即表现为心肌梗死，但冠状动脉无明显狭窄征象，观察 3 个月亦未有心绞痛再发作，所以需继续观察，暂未予特殊治疗。

（儿科心血管组：李红〈研究生〉，吕进泉）

55 小儿 FLT3-TKD 阳性的急性早幼粒细胞白血病伴噬血细胞 1 例

【病例资料】

患儿，男，10岁，因"发现粒细胞减少半月"于2020年6月收入江苏大学附属医院儿科。入院前半月因感冒至江苏大学附属医院儿科门诊就诊，查血常规示中性粒细胞降低明显（$0.4×10^9/L$），予利可君口服治疗，复诊时发现中性粒细胞较前继续降低（$0.2×10^9/L$），无发热，无贫血，皮肤及黏膜无出血点，无胸骨及关节疼痛，精神可，食纳及睡眠可，大小便正常。患儿为母亲第1胎第1产，足月剖宫产所生，出生史、生长发育史无异常，平素体质良好，无特殊病史，无遗传性疾病家族史。

入院体检 体温36.3℃，脉搏82次/分，呼吸22次/分，血压97/52mmHg，体重34kg。神志清楚，反应可，营养良好，面色红润，全身皮肤无瘀点、瘀斑，双侧瞳孔等大等圆，对光反射正常，口唇红润，咽无充血，全身浅表淋巴结未触及，心肺无异常，肝肋下2cm，质软，脾肋下未触及，四肢及神经系统均无异常。

辅助检查 血常规示白细胞计数$0.9×10^9/L$ [参考范围：$(3.5\sim9.5)×10^9/L$]，中性粒细胞$0.2×10^9/L$ [参考范围：$(1.8\sim6.3)×10^9/L$]，血红蛋白120g/L（参考范围：$130\sim175g/L$），血小板计数$129×10^9/L$ [参考范围：$(125\sim350)×10^9/L$]，血片未见异常，胸片示心肺无异常，血生化未见明显异常，凝血功能示D-二聚体1.78mg/L（参考范围：<0.55mg/L），血沉、降钙素原及呼吸道病毒等检测未见异常。

诊治经过 骨髓细胞学检查示急性早幼粒细胞白血病之骨髓象，当天立即予口服全反式维甲酸（All-trans Retinoic Acid，ATRA）诱导早幼粒细胞分化成熟，防止DIC出现。白细胞免疫分型示骨髓系白血病，表达cMPO、CD13、CD117、CD33、CD9、CD64，部分表达CD15、CD56，不表达HLA-DR、CD34等，提示骨髓有核细胞中有82%的异常早幼粒细胞。荧光原位杂交（Fluorescence in Situ Hybridization，FISH）检测融合基因PML-RARα阳性，阳性信号百分率88%（见图1），加用三氧化二砷（Arsenic Trioxide，ATO）（江苏大学附属医院为亚砷酸氯化钠注射液）诱导早幼粒细胞分化及凋亡（疗程第4天）。髓系白血病16种融合基因筛查示送检标本中融合基因PML-RARα阳性，其他融合基因阴性或低于监测灵敏度；融合基因定量PML-RARα-L阳性，拷贝数1820000copies，PML-RARα-S阴性。基因突变筛查检测示FLT3-TKD突变，结合患儿入院时血常规及其他各项化验指标，临床危险度分层定为高危组，加用柔红霉素化疗（疗程第14及16天），整个诱导治疗中，每天检测患儿凝血常规及血常规，监测体重及腹围防止DIC及分化综合征的出现，定期复查心脏彩超及心电图防止药物引起心脏毒性。

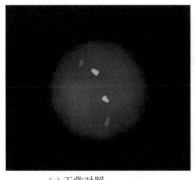
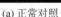
(a) 正常对照

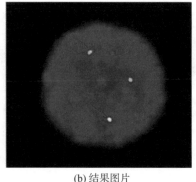
(b) 结果图片

箭头所指为阳性。

图 1　FLT3-TKD 阳性的急性早幼粒细胞白血病伴噬血细胞患者 FISH 结果
（阳性率 88%）

诱导治疗第 28 天复查骨髓特殊检查示急性早幼粒细胞白血病（AML-M3）完全缓解伴噬血细胞可见骨髓象。复查血常规示白细胞及中性粒细胞降低，分别为 $1.4 \times 10^9/L$、$0.4 \times 10^9/L$。融合基因 PML-RARα-L 阳性，拷贝数 114000copies；FISH 示融合基因 PML-RARα 阳性，阳性信号百分率 66%（见图 2）。继续予维 A 酸及亚砷酸诱导治疗，同时给予阿糖胞苷联合地塞米松鞘内注射一次预防脑白血病。

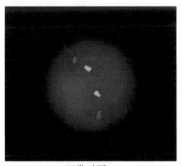
(a) 正常对照

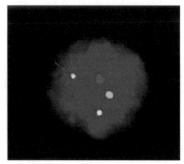
(b) 结果图片

箭头所指为阳性。

图 2　FLT3-TKD 阳性的急性早幼粒细胞白血病伴噬血细胞患者 FISH 结果
（阳性率 66%）

疗程第 38 天再次行骨髓穿刺术，骨髓特殊学检查示急性早幼粒细胞白血病（AML-M3）完全缓解伴噬血细胞可见骨髓象；FISH 示融合基因 PML-RARα 阴性（见图 3）；融合基因定量 PML-RARα-L 阳性，拷贝数 195copies。PML-RARα 耐药突变基因检测阴性。第 1 疗程结束，共 40 天，患儿病情稳定，予出院。

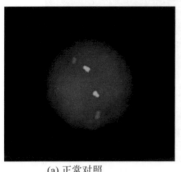
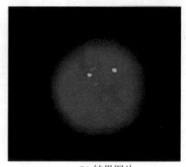

(a) 正常对照   (b) 结果图片

图 3　FLT3-TKD 阳性的急性早幼粒细胞白血病伴噬血细胞患者 FISH 结果

休息 5 天后进行巩固治疗，ATRA 口服 14 天、停 14 天，ATO 静脉泵入 14 天、停 14 天，疗程中加用伊达比星化疗（第 1 天及第 3 天），第 28 天进行骨髓穿刺评估。

骨髓特殊检查示急性早幼粒细胞白血病（AML-M3）完全缓解伴噬血细胞可见骨髓象，FISH（PML-RARα）阴性（见图 3），融合基因 PML-RARα 定量检测阴性，提示血液学及分子生物学均达完全缓解。故进入维持治疗阶段，维 A 酸口服一周、停一周，依次循环；亚砷酸静滴两周、停两周，依次循环。每 8 周一个疗程，共 4 个疗程。每个疗程结束进行评估，予骨髓穿刺涂片及 PML-RARα FISH 与融合基因定量检测，患儿目前进入第二个维持治疗中，血液学及生物学均保持完全缓解状态。

【病例讨论】

急性早幼粒细胞白血病（Acute Promyelocytic Leukemia，APL）属于急性髓系白血病（AML），占急性髓系白血病的 10%～15%，是 FAB 分型中的 M3 亚型。APL 是一类以急性出血为主要临床特征的白血病，在 ATO 与 ATRA 联合治疗出现前死亡率极高，被认为是最凶险的白血病亚型，患者以 20 岁以下的儿童和青少年为主。其他典型症状为发热、骨关节疼痛、感染及肝脾等器官浸润。该患儿为 10 岁的青少年，仅表现为中性粒细胞绝对值进行性减少，病程短，无任何 APL 典型症状，但为慎重起见，江苏大学附属医院的医生努力征得该患儿家属同意，完善相关检查。因此，尽管无症状白血病患儿极其少见，但仍需高度重视，做到早诊断、早治疗，极大地改善患儿的预后，提高其生活质量。

典型的 APL 具有较高比例的异常早幼粒细胞，染色体核型 t(15；17)(q22；q21) 阳性及 PML-RARα 融合基因阳性，典型免疫表型：CD13$^+$CD9$^+$CD38$^+$CD33$^+$CD117$^+$CD64$^+$CD11b$^-$CD34$^-$HLADR$^-$。因此，APL 的诊断包括细胞形态学、免疫分型、细胞遗传学及分子生物学四个方面，具体检测方法分别为骨髓特殊检测、流式细胞术（FCM）、染色体 G 带或 R 带分析及染色体荧光原位杂交（FISH）。FCM 能够快速诊断 APL，伴有额外染色体异常患者和单纯 t(15；17)(q22；q21) 患者 FCM 免疫表型没有明显差异；遗传学是诊断 APL 的金标准，免疫分型中约 10%的患者依赖于分子遗传学来确诊。该患儿初次进行以上四个方面检查示较高比例的异常早幼粒细胞，染色体核型 t（15；17）阳性及融合基因 PML-RARα 阳性，免疫表型 CD13$^+$ CD9$^+$ CD33$^+$ CD117$^+$ CD64$^+$ CD34$^-$ HLADR$^-$，均提示急性早幼粒细胞白血病。

APL 主要表现为未成熟的粒细胞在发育早期分化阻滞，故通过促进 APL 细胞分化的治疗可降低死亡率，延长持续缓解时间。ATO 与 ATRA 联合治疗可诱导早幼粒细胞分化，使 APL 成为第一个可被基本治愈的白血病，研究表明 APL 的完全缓解率已高达 90%~100%，总生存率高达 86%~97%。但也有一定的副作用，分化综合征（如发热、体重增加、肌肉骨骼疼痛等）是最常见的不良反应，发生率为 15.4%~20.6%，且 ATO 也会引起一些毒副反应（如高白细胞血症、心脏毒性作用和肝肾损伤等）。ATRA／ATO 联合羟基脲或去甲氧柔红霉素可以控制白细胞增多，研究发现，去甲氧柔红霉素诱导治疗控制白细胞增多 [8~10mg/（m^2·天），2 天] 对儿童 APL 是安全有效的。从该患儿规范治疗起，予口服维生素 C 片、碳酸氢钠及复方氯己定含漱液口腔护理，高锰酸钾坐浴，记 24h 出入量，每日测体温、血压、体重及腹围，观察眼睑及双下肢水肿情况，每日查血常规、血片及凝血功能，定期查血生化、心电图、心脏超声等，在患儿转氨酶升高时及时予保肝对症治疗，中性粒细胞降至 1.0×10^9/L 及以下时，立即予重组人粒细胞刺激因子注射液对症治疗，体温升高时立即予抗生素预防感染。在患儿诊治的整个病程中，未出现高白细胞血症、感染、DIC 及分化综合征等情况，目前其肝肾功能正常、心脏功能正常（仅有微量心包积液）、体重正常增长、生活质量佳。因此，对治疗可能引起的毒副反应，或可通过强化护理、及时对症治疗来减轻或预防。

最新研究表明，急性髓系白血病患者血浆中分离到的外显子数量显著且呈剂量依赖性地抑制正常造血祖细胞的集落形成，逆转外显子对 AML 造血的抑制作用或可成为治疗 AML 的新途径。

（儿科血液组：朱章华）

以性早熟为首发症状的颅内混合性生殖细胞瘤1例

【病例资料】

患儿，男，4岁，因"发现阴茎增粗、增长伴胡须、阴毛生长2个月"于2015-11-16收入江苏大学附属医院儿科。患儿于2015年9月无明显诱因下出现阴茎增粗，长约4cm，有勃起现象，睾丸双侧对称，无增大，无明显触痛，伴胡须、阴毛生长，不伴头痛、呕吐，无视力异常，未予重视，后症状越发明显遂入院。患儿系母亲第1胎第1产，足月顺产所生，出生史、生长发育史及家族史均无异常。

入院体检 体温36.5℃，脉搏95次/分，呼吸30次/分，血压90/55mmHg，身高110cm，体重27kg。神志清楚，反应可，查体合作，营养良好，全身皮肤无皮疹，可见胡须及阴毛，阴茎长约4cm，睾丸双侧对称，无明显触痛，心、肺及其他系统均未见明显异常，生理反射存在，病理反射未引出。

辅助检查 血清性激素检测：卵泡刺激素（FSH）、黄体生成素（LH）、睾酮（T）、雌二醇（E2）、孕酮（P）、垂体泌乳素（PRL）均处于正常范围，行戈那瑞林激发试验，结果显示LH峰值0.30mIU/mL，LH/FSH峰值为0.32。血清甲胎蛋白（Alphafetoprotein，AFP）5.25ng/mL（参考范围：0~9ng/mL），β-人绒毛膜促性腺激素（β-human Chronic Gonadotropin，β-hCG）32.10mIU/mL（参考范围：0~3.5mIU/mL）。查左手及腕部骨龄片报告示骨龄4岁。血常规、肝肾功能及心肌酶谱大致正常，肝胆胰脾肾上腺及阴囊睾丸超声未见明显异常，家长拒绝颅脑CT（Computed Tomography）和磁共振成像（Magnetic Resonance Imaging，MRI）检查，遂要求出院观察。

患儿于2015-11-30因出现呕吐及嗜睡再次入院，且患儿第二性征发育较第一次入院更明显，阴茎长约7cm。急诊CT示脑积水（见图1），遂行右侧脑室腹腔分流术，术后患儿情况良好，病情稳定。颅脑MRI检查示第三脑室囊性扩张，第三脑室后占位，考虑颅内肿瘤（见图2）。于2016-02-17在全麻下行右额开颅经胼胝体穹窿间入路三脑室后部病变切除术，切除病变组织大小约3.0cm×3.0cm×3.0cm，术后病理示混合性生殖细胞瘤，主要为未成熟畸胎瘤成分，免疫组织化学染色结果OCT3/4（+）、人胎盘碱性磷酸酶PLAP（+），考虑含有

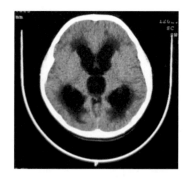

图1 术前CT示梗阻性脑积水

生殖细胞瘤成分（见图 3）。术后于 3 月 15 日开始接受以异环磷酰胺、依托泊苷和奈达铂为主的联合化疗 4 个周期。接受根治性手术治疗及联合化疗至今，患儿各项检测指标已达到正常水平，且身体状况良好，智力及体格发育正常，上小学四年级，成绩中等。

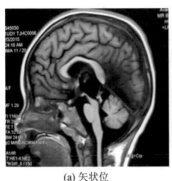
(a) 矢状位

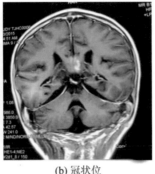
(b) 冠状位

图 2　术前 MRI 示第三脑室后占位

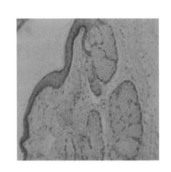

图 3　术后病理图

【病例讨论】

　　混合性生殖细胞瘤是一类少见的生殖细胞源性肿瘤，身体中线部位相对常见，多发于 5 岁之前及 15 岁之后，儿童颅内生殖细胞肿瘤较为罕见，发生率仅占儿童颅内肿瘤的 0.5%～1.9%，且男性居多。2016 年世界卫生组织（WHO）将生殖细胞肿瘤分为生殖细胞瘤、胚胎性癌、卵黄囊肿瘤、绒毛膜癌、畸胎瘤、畸胎瘤恶性变及混合性生殖细胞瘤 7 种。颅内混合性生殖细胞瘤极为罕见，好发部位为松果体区，脑室相对少见。本例混合性生殖细胞瘤发生在第三脑室后部，第三脑室位置深且与下丘脑等重要的内分泌中枢毗邻，因此该区域发生的生殖细胞瘤可因肿瘤的大小及侵犯部位不同而出现不同的神经系统及内分泌系统表现。位于第三脑室的生殖细胞瘤主要引起以下三个方面的表现：① 颅内压增高症状：患者往往在早期出现头痛、恶心和呕吐，进一步发展会出现嗜睡、视乳头水肿及视力视野异常等表现，婴幼儿则可表现为头围增大及前囟饱满。② 邻近组织受压表现：肿瘤压迫四叠体及内侧膝状体导致眼球运动障碍和听力能力下降；压迫到小脑则出现共济失调等运动功能障碍。③ 内分泌紊乱表现：当生殖细胞瘤侵犯到丘脑和松果体时，其内分泌功能可能会受到影响。肿瘤破坏下丘脑—垂体轴会引起性早熟和特发性发育迟缓等内分泌系统紊乱症状，严重者会导致垂体功能衰竭。松果体在黑暗的条件下分泌的褪黑激素可抑制促性腺激素及其释放激素的合成与分泌，对生殖系统的发育起抑制作用，因而可防止儿童性早熟。

　　儿童性早熟是指女孩 8 岁前、男孩 9 岁前出现第二性特征及内外生殖器官的快速发育。男孩性早熟的发病率低且病因多样，发生性早熟的男孩中 25%～90% 存在器质性病变，且 50% 由中枢神经系统肿瘤引起，出现性早熟表现的所有男孩及不足 6 岁的女孩均应行颅脑 MRI 检查，以排除神经系统病变。本例患儿早期表现为性早熟第二性征发育首次入院，后期伴颅高压相关症状，因出现呕吐及嗜睡而二次入院，后检查出脑积水及颅内占位性病变。因肿瘤出现在第三脑室后部，且患儿早期出现性早熟相关表现，分析可能原因为以下两方面：一是肿瘤组织压迫到松果体导致激素分泌紊乱；二是部分肿瘤细胞具有内分泌功能，如含有合体滋养层巨细胞可分泌 β-hCG 促进性早熟的发生，本例 β-hCG 水平明显升高，推测可能与肿瘤组织含有合体滋养层巨细胞有关。Balmaceda 等提出血清或脑脊液 β-hCG>50mIU/mL 或高于当地正常水平，或（和）AFP＞10ng/mL 或高于当地正常水平的颅内生殖细胞瘤可定义为分泌型肿瘤，这一类肿瘤易造成内分泌系统激素分泌紊乱。颅内肿瘤是引起儿童外周性性早熟的主要因素之一，性早熟同时也可以是颅内肿瘤的早期突出表现，因此早期病因诊断尤为重要，特别是男童及小于 6 岁的女童出现性早熟时。

病理学检测在颅内生殖细胞瘤的定性中发挥重要的作用，β-hCG、AFP、CEA 及 PLAP 等是常见的颅内生殖细胞瘤的标记物。β-hCG 是一种糖蛋白激素，由含有合体滋养层巨细胞的生殖细胞肿瘤分泌，可通过血脑屏障，β-hCG 升高会导致儿童性早熟。AFP 是一种糖蛋白，主要为肝细胞源性肿瘤分泌，因此对于颅内生殖细胞瘤，AFP 的升高常缺乏特异性。CEA 的升高常见于消化系统肿瘤，目前发现在具有内胚层的颅内畸胎瘤或绒癌等中其值升高。PLAP 对于确定未成熟畸胎瘤具有一定的特异性，转录因子 OCT3/4 表达阳性为生殖细胞瘤免疫组织化学的恒定特征。病理分析结合免疫组织化学检测可对肿瘤进行准确分型，对术后的治疗起关键的指导作用。未成熟畸胎瘤分化欠佳，镜下可见未成熟的原始神经管上皮组织及菊花团样组织。生殖细胞瘤镜下可为巢状排列、大小一致的细胞群体，且可见淋巴细胞浸润。本例患儿术前血清 β-hCG 达 32.10mIU/mL，并出现相关内分泌紊乱表现，免疫组织化学检测 PLAP 和 OCT3/4 均为阳性，而 AFP 及 CEA 未见升高，这与肿瘤组织学分型相吻合。

影像学检查在协助诊断颅内肿瘤的定位方面具有积极作用。混合性生殖细胞瘤中未成熟畸胎瘤成分在 CT 中多表现为囊性和结节状肿物，常无钙化、骨化和脂肪。MRI 检查常表现为混杂长 T1、长 T2 信号，多数边界清楚，可见多房囊性变，部分存在瘤周水肿。本例患儿 CT 可见明显的第三脑室及侧脑室脑积水表现，占位形状不规则且密度不均，未见钙化。MRI 检测显示为第三脑室囊状扩张，后部囊实性占位，T1 及 T2 均为稍长信号影，FLAIR 为高信号，病变区增强扫描明显强化，因肿瘤含有不同组织成分，因此出现强化不均的表现（见图 2）。

手术切除并结合放疗和（或）化疗为当前治疗颅内发生的混合性生殖细胞瘤的共识。本例混合性生殖细胞瘤的主要成分为未成熟畸胎瘤，含有生殖细胞成分，提示可能存在预后不良。虽该肿瘤对放疗敏感，但考虑到患儿年龄小，仅 4 岁，可能难以忍受放疗带来的不良反应，故选择其相对能接受的化疗，综合权衡后采用以异环磷酰胺、依托泊苷和奈达铂为主的 4 个周期的化疗，随访至今，未发现肿瘤复发及转移。

综上所述，低龄儿童出现性早熟时要警惕肿瘤可能，肿瘤为儿童性早熟的原因之一，应及时查找性早熟的病因，做到早诊断，以期在早期进行合理有效的治疗。本例患儿首先出现性早熟表现，并在进行系统检查后发现存在颅内占位，及时行手术治疗后结合患儿情况选择进行联合化疗，并定期复查，到目前为止，未发现肿瘤复发及转移，且患儿身体状况良好，智力及体格发育正常。期望该低龄儿童颅内混合性生殖细胞瘤的成功治疗能够为以后的诊疗过程提供一些经验。

参考文献

[1] Georgiu C, Opincariu I, Cebotaru C L, et al. Intracranial immature teratoma with a primitive neuroectodermal malignant transformation—case report and review of the literature [J]. Romanian Journal of Morphology and Embryology,2016,57(4):1389−1395.

[2] Louis D N, Perry A, Reifenberger G, et al. The 2016 World Health Organization Classification of Tumors of the Central Nervous System:a summary[J]. Acta Neuropathologica, 2016,131(6):803−820.

[3] Ng S M, Kumer Y, Cody D, et al. Cranial MRI scans are indicated in all girls with precious puberty[J]. Archives of Disease in Childhood,2003,88(5):414−418.

[4] Balmaceda C, Finlay J. Current advances in the diagnosis and management of intracranial germ cell tumors[J]. Current Neurology and Neuroscience Reports,2004,4(3): 253−262.

[5] Hattab E M, Tu P H, Wilson J D, et al. OCT4 immunohistochemistry is superior to placental alkaline phosphatase(PLAP) in the diagnosis of central nervous system germinoma [J]. American Journal of Surgical Pathology,2005,29(3):368−371.

[6] Juliano J, Melamed E, Christian E, et al. Imaging features predictive of recurrence in pediatric intracranial germ-cell tumors[J]. Pediatric Neurosurgery,2019,54(3):1−8.

[7] Abdelmuhdi A S, Almazam A E, Dissi N A, et al. Intracranial teratoma:imaging, intraoperative, and pathologic features:AIRP best cases in radiologic-pathologic correlation [J]. Radiographics,2017,37(5):1506−1511.

[8] Fetcko K, Dey M. Primary central nervous system germ cell tumors:a review and update[J]. Medical Research Archives,2018,6(3):1−15.

[9] Calaminus G, Frappaz D, Kortmann R D, et al. Outcome of patients with intracranial non-germinomatous germ cell tumors-lessons from the SIOP-CNS-GCT-96 trial[J]. Neurooncology Oncol,2017,19(12):1661−1672.

（儿科内分泌组：田佳梅〈研究生〉，刘欢〈研究生〉，王锁英）

57 小儿红斑狼疮伴肾炎1例

【病例资料】

患儿，女，11岁，于入院前1个月无明显诱因下出现手足皮疹，至当地医院就诊，予药物（具体不详）口服及外涂患处，有所好转，半个月前皮疹颜色逐渐加深，继予自备药物口服、外涂治疗，未见效果；1周前发现患儿双足浮肿，予药物（具体不详）口服及外涂治疗6天，仍未见好转，昨日复诊查末梢血未见明显异常，尿常规提示存在红细胞及尿蛋白阳性，未予特殊处理；今日出现发热，体温最高39.8℃，伴畏寒、寒战，无抽搐，至江苏大学附属医院就诊，查尿常规提示存在红细胞、白细胞及蛋白质，为进一步诊治收住入院。患儿入院时仍有发热，自述双下肢疼痛数天。病程中，患儿无咳嗽，无鼻塞流涕，无盗汗，无腹痛、腹胀，精神可，食欲一般，尿量正常，大便正常。

入院体检 体温39.8℃，脉搏115次/分，呼吸25次/分，体重25kg。神志清楚，反应可，营养良好。双面颊部潮红，双手指端、足底部可见斑片状暗紫色皮疹，双侧眼睑无浮肿，浅表淋巴结未及，双侧瞳孔等大等圆，对光反射正常，口唇红润，咽充血，颈软。双肺呼吸音粗，未闻及啰音。心率115次/分，律齐，心音有力，无杂音。腹平软，肝、脾肋下未及，肾区无明显叩击痛，肠鸣音可。双足可见浮肿，双上肢及下肢未见明显浮肿，四肢肌张力可，生理反射存在，病理反射未引出。

辅助检查

（1）入院前

血常规（外院）：中性粒细胞百分数42.4%，白细胞计数7.00×10^9/L，C-反应蛋白<0.500mg/L，血小板计数108×10^9/L。尿常规（外院）：红细胞157.5/μL、尿蛋白（+++），隐血（+++）。尿常规（江苏大学附属医院）：蛋白质（++），尿潜血（+++），红细胞计数187.9/μL，白细胞计数29.5/μL，红细胞离心镜检8~10/HP。

（2）入院后

血常规及血生化未见明显异常，粪常规未见异常。尿微量蛋白分析：尿N-酰-β-D-氨基葡萄糖（NAG）35.2U/L，尿β_2-微球蛋白1.29mg/L，尿微量白蛋白4550.0mg/L，视黄醇结合蛋白2.27mg/L。尿常规：白细胞计数50.6/μL，白细胞离心镜检3~5/HP，蛋白质（++），管型计数15.65/μL，红细胞离心镜检150~180/HP，颗粒管型1~2个/LP，尿微量白蛋白>150mg/L。24h尿蛋白测定：24h尿总蛋白7182mg，尿总蛋白4788mg/L。肾功能血β_2-MG（β_2-微球蛋白）6.23mg/L；肾功能尿β_2-MG（β_2-微球蛋白）5289.6μg/L；

κ-轻链：24.80g/L；λ-轻链：14.80g/L；补体 3：0.15g/L；补体 4：0.02g/L；免疫球蛋白 G：35.30g/L。

抗核抗体滴度：1∶1000；抗核抗体核型：颗粒型（斑点型）+均质型；抗核抗体：有反应（+）；抗核小体抗体：有反应（+）；组蛋白：有反应（+）；抗核糖体 P 蛋白：有反应（+）；抗中性粒细胞抗体：核周型（甲醛敏感）有反应（+）；抗双链 DNA 抗体：有反应（1059IU/mL）；抗心磷脂抗体：有弱反应（±）。

腹部彩超：脾脏肿大。心电图（2020-01-20）：① 窦性心动过速；② T 波改变。心脏超声：轻度二尖瓣反流、轻度三尖瓣反流、微量心包积液。胸片：两肺渗出病变、心影增大。

肾活检病理：肾小球基底膜无明显增厚，足突弥漫融合，肾小球毛细血管袢基底膜皮下、系膜区可见电子致密物沉积，个别毛细血管袢偶见上皮下、基底膜内电子致密物沉积。病理诊断：弥漫性增殖性狼疮性肾炎Ⅳ-G（A）。（见图 1）

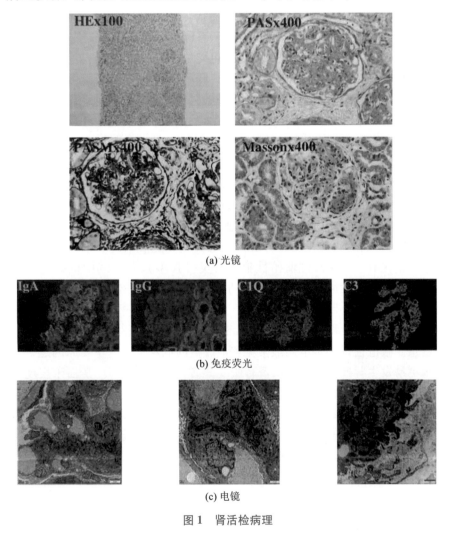

(a) 光镜

(b) 免疫荧光

(c) 电镜

图 1　肾活检病理

诊治经过 入院后暂予哌拉西林舒巴坦静滴抗感染、维生素 C 减轻血管脆性等支持治疗，行肾穿刺后加用甲强龙 0.5g 冲击治疗，3 天后停用；患儿血压偏高，最高达 157/111mmHg，加用马来酸依那普利片 2.5mg；加用肝素 0.25 万 U 静滴抗凝，后加用吗替麦考酚酯联合泼尼松 15mg tid，患儿血压控制不佳，加用苯磺酸氨氯地平片 2.5mg 口服治疗。经上述治疗后，患儿临床症状逐渐减轻，病情好转。

【病例讨论】

系统性红斑狼疮（Systemic Lupus Erythematosus，SLE）是一种侵犯多系统和多脏器的全身结缔组织的自身免疫性疾病。本病可见于小儿各个年龄段，但 5 岁以前发病者很少，至青春期明显增多，在小儿中男女之比为 1∶4.3。

SLE 的临床特点为多器官、多脏器损害，临床表现多样，首发症状各异，除少数病例呈急性起病外，早期表现多为非特异性的全身症状，如发热（尤以低热常见）、全身不适、乏力、体重减轻、关节酸痛等；也可能是以某一系统或某一器官的征象为早期表现，如皮疹、雷诺现象、贫血、口腔溃疡、紫癜等；也可能是以某一项或几项实验室指标异常为早期表现，如血尿或蛋白尿、不明原因血沉增快、肝功能某一项或几项数据异常、心电图异常等。上述某一特殊表现可以单独存在并持续数月或数年，而其他系统表现并不出现。

儿童 SLE 的诊断标准（1997 年美国风湿病学会推荐的系统性红斑狼疮诊断标准）：① 颊部红斑；② 盘状皮疹；③ 光过敏；④ 口腔溃疡；⑤ 关节炎；⑥ 浆膜炎；⑦ 肾脏病变；⑧ 神经病变；⑨ 血液学改变；⑩ 免疫学改变；⑪ 抗核抗体阳性，符合 11 项中的 4 项才可诊断。结合本患儿的临床表现有颊部红斑、关节炎、浆膜炎、肾脏病变、免疫学改变、抗核抗体阳性，诊断符合儿童 SLE。

近 30 年来本病的 5~10 年病死率有显著下降的趋势，该病 15 年存活率目前为 >80%。其预后与疾病的活动程度、肾脏损害的类型和进展情况、临床血管炎的表现及多系统受累的情况有关，弥漫性增殖性狼疮肾炎（Ⅳ型）和持续中枢神经系统病变预后最差。该病常见的死亡原因为感染、肾功能衰竭、中枢神经系统疾患和脑血管意外、肺出血、肺动脉高压及心肌梗死等。

本例患儿累及肾脏，病程中出现少尿，同时伴有蛋白尿、血尿及氮质血症，提示肾功能受损严重。狼疮性肾炎是本病最常见和最严重的危及生命的主要原因之一。与成人相比，儿童更易发生肾损害，临床出现肾脏受累者占 50%~80%。其临床表现可以是无症状蛋白尿和血尿、急性肾炎综合征及急进性肾炎、慢性进展性肾炎、肾病综合征和终末期肾病（ESDR），其中以 Ⅳ 型临床症状最为严重。狼疮肾炎一旦出现持续的氮质血症、血肌酐（SCr）≥88.7μmol/L（发病 2 个月内），内生肌酐清除率（CCr）明显下降，大量蛋白尿、红细胞管型和蜡样管型或有持续性高血压 [舒张压 > 12kPa（90mmHg），>4 个月]，均提示肾脏损害严重，预后不良。

（儿科肾脏组：葛新〈规培生〉，朱海涛）

58 顺向型房室折返性心动过速1例

【病例资料】

患儿，女，11岁，因"心前区不适6h"于2017-11-22入院。患儿跳绳后突然出现心悸达6h，无发热，无头晕、头痛，无恶心、呕吐，无视物模糊，无黑矇，无晕厥，于当地医院就诊，查心电图（2017-11-22，外院）示阵发性室上性心动过速（PSVT）、电轴右偏，建议转上级医院就诊，遂来江苏大学附属医院门诊就诊，为进一步诊治收住入院。病程中患儿精神尚可，食纳欠佳，大小便正常。患儿自4岁起有类似症状，反复发作十余次。

入院体检 体温36.3℃，脉搏180次/分，呼吸24次/分，血压97/60mmHg，体重48kg。神志清楚，反应好，营养良好。全身皮肤无皮疹，双侧瞳孔等大等圆，对光反射正常，口唇红润。双肺呼吸音粗，未闻及干湿啰音，心率180次/分，律齐，心音有力，无杂音。腹平软，肝、脾肋下未及，肠鸣音正常。

辅助检查 心电图（2017-11-22，外院）：阵发性室上性心动过速，电轴右偏。

诊治经过 入院后立即予20mg三磷酸腺苷快速静推后心率降至114次/分，数秒后心率再次升至184次/分，15min后再次予15mg三磷酸腺苷快速静推，转复为窦性心律，心率波动在75~95次/分。入院第三天予食道心脏调搏术，测定起搏电压阈值20V能有效带动心房起搏。采用S1S1分级递增刺激法，起始频率130次/分，每次递增10次/分，每次持续时间30s，间隔2min递增一次。当频率递增为160次/分时出现文氏现象；当频率递增为170次/分时出现2:1传导；当频率递增为190次/分时诱导出阵发性室上性心动过速（简称"室上速"），食道导联心电图显示R-P′等于90ms，R-P′<P′-R，为顺向型房室折返性心动过速（OAVRT）（见图1）。食道调搏给予280次/分超速抑制2次，未能终止室上速。予静推20mg三磷酸腺苷转为窦性心律。根据食道电生理检查结果，诊断为阵发性室上性心动过速（顺向型折返旁路）。

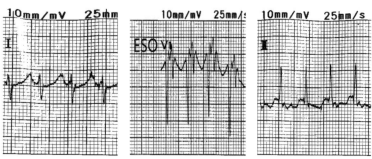

图1 食道心脏调搏心电图

【病例讨论】

房室折返性心动过速（AVRT）是儿童 PSVT 的常见类型，占 PSVT 的 40%～60%，其中绝大部分表现为 OAVRT。OAVRT 的折返环路顺序为心房→房室结→心室→房室旁路→心房。OAVRT 有 5 个亚类：① 旁道前向有效不应期长于房室结—希浦系统；② 旁道前向有效不应期短于房室结—希浦系统；③ 隐匿性房室旁道；④ 慢旁道；⑤ 1：2 房室传导。其中，慢旁道发生心动过速时逆行 P 波出现在 QRS 波群前，常表现出 R-P′> P′-R；1：2 房室传导是指 1 次心房激动同步不等速，分别沿两条应激性和传导性不同的传导路径下传，并引起 2 次心室激动，可发生在预激综合征合并房室结双径路患者，此时心房激动经房室结快径和慢径分别激动心室，心室激动经旁道逆传至心房形成 AVRT，由于快、慢径应激性不等，心电图上表现为 P′-R 间期短长交替、R-R 间期短长交替。本例患儿 R-P′<P′-R，R-R 间隔匀齐，故不属于慢旁道及 1：2 房室传导所致 AVRT，而属于前三种亚类中的一类。

OAVRT 治疗的靶点是房室结，可刺激迷走神经，药物有地高辛、维拉帕米、β-受体阻滞剂、腺苷和地尔硫䓬，年长儿仍反复发作者可做射频消融。

（儿科心血管组：吕进泉）

59 儿童重症支原体肺炎 1 例

【病例资料】

患儿，男，5 岁，因"发热伴咳嗽一周，加重伴气急一天"于 2017-01-25 入院。患儿一周前无明显诱因下出现发热，热型不规则，热峰 39.5℃，无明显畏寒、寒战，伴有咳嗽，阵发性，渐加剧，有黄痰，不易咳出，无咯血，无气喘，无呕吐、腹泻，由于咳嗽加重伴气急 1 天入院。精神萎，食纳欠佳。小便正常，大便少。病后在当地医院就诊，查全胸片示右下肺大片密度增高影、右侧胸膜病变（见图 1）。血 C-反应蛋白为 81.9mg/L，在当地医院住院治疗，予头孢及阿奇霉素静脉滴注 2 天，仍有高热，且病情加重，后转入江苏大学附属医院。入院后胸部 CT 示两肺肺炎、右侧胸腔积液、右下肺实变（见图 2）。患儿既往体质好，无特殊病史。患儿系母亲第 2 胎第 2 产，出生史无特殊，计划免疫，否认有肝炎、结核、麻疹、水痘等感染性疾病史，否认有药物、食物过敏史，否认有外伤手术史。父母为来镇打工人员，因春节返乡，故老家中还有另外两个孩子有同样肺炎症状，仍在当地医院住院诊治中。

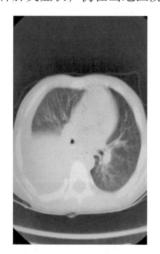

图 1　胸部平片

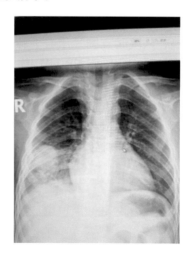

图 2　胸部 CT 检查结果

入院体检　体温 36.7℃，脉搏 120 次/分，呼吸 35 次/分，血压 90/60mmHg，体重 24kg。神志清楚，精神萎，营养中等，浅表淋巴结未见肿大，皮肤光滑，未见皮疹，呼吸稍费力，有轻度三凹征，口周无发绀，咽部充血，扁桃体不肿大，两侧胸廓基本对称，右侧呼吸运动度减弱，右肺叩诊浊音，右侧呼吸音低，闻及两肺细湿啰音，心音

227

可，心前区未闻及杂音。腹部平软，无压痛，反跳痛，肝肋下 2cm，质软，边缘锐利，脾脏肋下刚可及，四肢活动度正常，肌张力正常，神经系统检查（－），卡介苗接种后瘢痕可见。

辅助检查 血常规（2017-01-25）：C-反应蛋白 217.1mg/L，红细胞计数 3.99×10^9/L，血小板计数 327×10^9/L，淋巴细胞百分数 6.5%，中性粒细胞百分数 87.5%，白细胞计数 9.9×10^9/L。

生化及免疫检查：肝肾功能+电解质+心肌酶谱（2017-01-25）示谷丙转氨酶 85.6U/L、谷草转氨酶 124.4U/L、肌酸激酶同工酶 28U/L、乳酸脱氢酶 921.0U/L；降钙素原（2017-01-25）1.19ng/mL；血沉（2017-01-26）65mm/h；支原体 IgM 抗体（2017-01-26）阳性（1∶320）；呼吸道合胞病毒八项联检（2017-01-26）示流感病毒 A 型和 B 型 IgM 抗体阳性，肺炎支原体 IgM 抗体阳性。

凝血功能系列（2017-01-26）：D-二聚体 21.54mg/L，活化部分凝血酶（APTT）30.2s，血浆凝血酶原时间（PT）12s。

胸腔积液检查：胸腔积液常规（2017-01-25）示色黄、透明，有凝块，比重<1.018，有核细胞计数 1400×10^6/L，李凡他试验（++）；胸腔积液生化（2017-01-26）示胸腔积液腺苷脱氢酶 77.7U/L、胆固醇 1.81mmol/L、葡萄糖 6.05mmol/L，乳酸脱氢酶 2408U/L，总蛋白 42.7g/L；胸腔积液培养（2017-01-28）示无细菌生长；胸腔积液涂片（2017-01-28）未见抗酸杆菌；胸腔积液结核杆菌 DNA 检测（2017-01-28）阴性。复查胸腔积液常规（2017-02-01）：血性，浑浊，有小凝块，比重>1.018，有核细胞计数 6000×10^6/L，李凡他试验（+）。

肺泡灌洗液：涂片未见真菌及抗酸杆菌，细菌培养示无细菌生长。

诊治经过 患儿发热，咳嗽，伴有气促，查体示右侧呼吸音低，可闻及明显中细湿啰音，查血象高，入院时查胸片示右下肺炎、右下肺实变（右肺不张？）、右侧胸腔积液，诊断为重症肺炎。病原体 MP IgM 1∶320 阳性，考虑支原体肺炎合并细菌感染。予胸腔穿刺，并行支气管镜冲洗促进肺扩张恢复，甲强龙减轻炎症反应。监测生命体征及凝血功能，D-二聚体持续增高，加用肝素钠抗凝预防血栓，患儿精神转好，咳嗽气促症状较前减轻，复查胸片示右下肺不张、右侧胸腔积液。复查胸腔积液定位超声示胸腔积液较前减少，提示治疗有效。

【病例讨论】

肺炎支原体肺炎是由肺炎支原体引起的急性呼吸道感染伴肺炎，在中国儿童呼吸道感染中患病率呈上升趋势，近几年肺炎支原体已经成为在中国儿童社区获得性肺炎中的各年龄组的常见病原，重症肺炎支原体肺炎和难治性支原体肺炎的增多也给临床带来了挑战。重症支原体肺炎是指大环内酯类抗生素治疗效果不佳，合并肺外系统并发症，病情重（除严重肺部病变外，还伴有肺外多系统损害），病程较长（一般可有 3~4 周），甚至迁延不愈。肺炎支原体是介乎细菌和病毒之间的一种无细胞壁的原核细胞微生物，对呼吸道上皮有特殊亲和力，可穿过宿主呼吸道黏膜表面的黏液纤毛层，黏附于黏膜上皮细胞，释放有毒代谢产物导致纤毛运动减弱，细胞损伤。支原体的感染发病途径，除了病原体的直接侵袭，自身抗体的形成及免疫损伤也起重要作用。免疫炎症反应产生的细胞因子及体液因子几乎可以侵犯全身每一个器官和组织，是引起肺外并发症的主要原因。黏液纤毛系统的损伤引起气道炎症和黏液高分泌，在气道形成大量黏液，而患儿摄入量不足及经过呼吸道大量不显性失水导致黏液痰栓堵塞气道，引起肺不张、低氧血症等合并症。本例患儿出现大量胸腔积液及两侧肺炎、右侧肺不张。肺炎支原体已经证实可直接侵袭宿主细胞，而引起肺外严重表现的主要因素是免疫损伤机制。直接免疫型MP 播散到机体各组织器官，通过脂蛋白诱导产生细胞因子，引起一系列炎症，而间接免疫型指 MP 抗原与人心、肝、肾、脑及平滑肌存在相同抗原结构，当 MP 感染机体后可生成相应组织的自身抗体，并形成免疫复合物，引起交叉免疫反应，导致肺外其他靶器官病变。MP 在血源性转移过程中能诱导产生细胞因子及趋化因子，最终导致局部血管炎或血栓性血管堵塞，而全身高凝状态可通过激活化学介质（如补体）引起血栓性血管闭塞。本例患儿凝血常规检测 D-二聚体一直处于高值，有发生凝血异常的高风险。本例重症支原体肺炎患儿存在低氧血症、全身中毒征象明显、高凝状态，在积极应用大环内酯类药物抗感染治疗的同时，应予以糖皮质激素。血浆 LDH 可以间接反映 IL-18 的水平，根据 Oishi 和 Inamura 等先后报道的预测开始使用糖皮质激素的临界值为 302～364U/L，而该患儿血浆 LDH 水平为 921U/L，已明显高出上述临界值。IGIV 常用于治疗重症并发高细胞因子血症，有缓解病情、阻断疾病进展的作用。重症 MP 肺炎常有支气管黏膜病变和黏液栓堵塞、分段支气管通气不良，该患儿为重症支原体肺炎，入院时已形成大片实变、肺不张、胸腔积液。软式支气管镜在儿童呼吸系统重症和疑难杂症的诊断、鉴别诊断及治疗中的作用日益显著，本例患儿进行了 2 次纤维支气管镜术，进行气道内膜的观察、肺泡盥洗、清除黏液痰栓。患儿经过以上联合治疗后，预后良好，未出现肺梗死及其他脏器梗死的严重并发症，治疗 20 天后肺部影像改善，一般情况好转，体温平稳，出院随访，活动耐受，未出现肺部后遗症如闭塞性细支气管炎。

（儿科呼吸组：忻悦）

60 小儿脊髓性肌萎缩伴肺炎、呼衰1例

【病例资料】

患儿，男，3岁，因"发热伴咳嗽2天，呼吸困难3h"入院。

患儿入院前2天出现发热，为中低等热，伴有咳嗽咳痰，入院前3h出现呼吸困难，面色及指端发绀，气促。

2年余前发现双下肢无力，进行性加重，主动运动减少，肌张力极低，肌肉萎缩松弛，现手足仅有轻微活动，不能抬头、独坐。既往有重症肺炎病史。

入院体检 神志清楚，精神萎靡，蛙腿样姿势，呼吸急促，呼吸50次/分，面色苍白，三凹征阳性。两肺呼吸音粗，左肺闻及密集中细湿啰音。心率160次/分，心音有力，未闻及杂音，肝、脾未触及肿大。双下肢肌肉萎缩，腱反射消失，四肢肌张力低下，痛温觉正常，肌力Ⅰ级，克氏征、布氏征及巴氏征均阴性。

辅助检查 全胸片：右侧肺不张，左肺见点片状模糊影。

心电图：窦性心动过速；P波高尖。

外周血常规：WBC 31.4×10^9/L，N 74.8%，L 15.9%，RBC 4.65×10^{12}/L，Hb 128g/L，PLT 446×10^9/L，C-反应蛋白 25.15mg/L。

血清（2017-03-06）：降钙素原 1.99ng/mL；免疫球蛋白、C3及C4基本在正常范围内。肝肾功能正常，肌酸激酶及肌酸激酶同工酶正常。

血气分析（吸氧状态下）：pH 7.13，PCO_2 94mmHg，PO_2 165mmHg，BE -0.1mmol/L，SO_2 100%，GLU 6.8mmol/L。

神经元存活基因（SMN）检测结果：患儿为SMN1和SMN2杂合缺失；其母亲为SMN1杂合缺失。

入院诊断 ① 脊髓性肌萎缩；② 重症肺炎；③ 右侧肺不张；④ 呼吸衰竭。

诊治经过 入院予心电监护，吸痰、吸氧，监测生命体征，记出入量，美罗培南静滴抗感染，氨溴索化痰，对症止咳等治疗。患儿存在Ⅱ型呼吸衰竭，建议呼吸机辅助通气，家长拒绝，予加强吸痰及拍背护理。经治疗，患儿仍有呼吸衰竭，拟予呼吸机辅助通气及人血丙种球蛋白静滴提高免疫力，患儿家长拒绝，病情危重，家长要求放弃治疗，遂予自动出院。

【病例讨论】

本例患儿患肺炎后出现呼吸困难、发绀，且既往史中有近 2 年余肌无力、肌张力低下，故临床医师需要注意与肌迟缓型脑性瘫痪、慢性炎症性脱髓鞘神经病及先天性肌病等鉴别。

脊髓性肌萎缩是由脊髓和脑干运动神经元变性导致的常染色体隐性遗传病。其致病基因为运动神经元存活基因（SMN），故基因检测是目前主要的确诊手段，该患儿母亲为 SMN1 杂合缺失，该患儿为 SMN1 和 SMN2 杂合缺失。SMN 蛋白的缺失导致肌动蛋白的减少和运动神经元的生长障碍，从而导致脊髓性肌萎缩的发生。

脊髓性肌萎缩临床上以进行性、对称性、近端为主的肌张力减低、肌无力为主要特征，但智力发育正常，感觉无受累。根据起病年龄、肌力减低程度及进展速度、预后，将其分为三种不同的临床类型，即婴儿型、中间型和少年型，其中以婴儿型最为多见。该患儿为婴儿型，是最严重的亚型，常在胎儿期已有症状，如胎动减少，生后有明显的四肢无力，为对称性肌无力，首先双下肢受累，进展迅速，最终仅手足有轻微活动；肌肉松弛，肌张力极低，两下肢卧位时呈蛙腿体位，腱反射减低或消失；肌肉萎缩可累及四肢、颈、躯干及胸部肌肉，但由于婴儿皮下脂肪多，故早期不易发现；肋间肌麻痹轻症者可有明显的代偿性腹式呼吸，重症除有严重的呼吸困难外，还可见胸式矛盾呼吸，即吸气时可见胸骨上凹陷；该病预后不良，多在 2 岁以内死亡，呼吸系统并发症如肺炎是最常见的死亡原因。该病目前无特效治疗方法，主要为对症支持治疗。

（儿科神经组：李玉勤，凌亚平）

61 Kasabach-Merritt 综合征 1 例

【病例资料】

患儿，男，2013 年 3 月出生。2015-06-02 因发热 2 天第一次入院。入院诊断为上呼吸道感染，患儿入院时无出血表现，肝、脾不大。血常规：血小板计数 $31×10^9/L$。6 月 3 日即入院第二天患儿双下肢有少许出血点，复查血小板示计数为 $10×10^9/L$，诊断为血小板减少性紫癜，给予地塞米松 10mg ivgtt×3 天，3 天后即 6 月 5 日测得血小板计数为 $17×10^9/L$，同时颈部抽血部位出现约 4cm×6cm 血肿，给予输血小板 10 单位，输血小板后血小板计数为 $99×10^9/L$。考虑患儿对地塞米松不敏感，6 月 6 日始用甲强龙 200mg ivgtt×3 天，同时予丙种球蛋白 10g ivgtt×2 天，6 月 8 日血小板计数为 $311×10^9/L$。后给予出院，出院后口服强的松继续治疗，但疗效不能维持，血小板计数渐有进行性下降。家长诉患儿 2014 年 5 月因跌跤而摄片，偶然发现左下肢胫骨良性肿瘤，于上海手术治疗。

2015-07-24 患儿又因颈部出血点入院，血小板计数为 $10×10^9/L$，入院后予丙种球蛋白静滴，骨髓穿刺后予甲强龙冲击，6 月 28 日血小板计数为 $144×10^9/L$。骨髓报告：符合血小板减少性紫癜。出院后仍服强的松治疗，疗效仍不能维持，建议去苏州、上海再诊。在随后的 2 年中患儿曾在省内外等多家医院治疗，做过基因检测、WAS 蛋白检测等，排除了"湿疹血小板减少伴免疫缺陷综合征"等疾病，尝试过多种治疗方法，患儿血小板计数始终波动于（5~20）×$10^9/L$。

2016 年 12 月，左下肢胫骨片未见异常，见图 1a。2017 年 11 月，再行摄片复查时，意外发现左股骨下段骨质缺损而再次手术，手术后病理检查为骨良性血管瘤。手术后患儿血小板数量渐上升，近 4 个月来血小板数量始终正常，至撰文时复查血小板计数为 $131×10^9/L$。图 1b 和图 1c 为良性血管瘤手术前、后的左下肢胫骨正位片。

诊断 血管瘤合并血小板减少，又称为 Kasabach-Merritt 综合征。

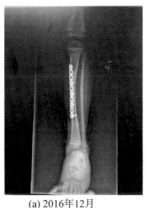
(a) 2016年12月

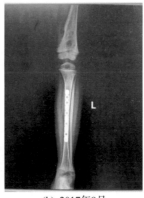
(b) 2017年8月

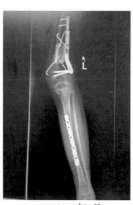
(c) 2018年3月

图 1　左下肢胫骨正位片

【病例讨论】

Kasabach-Merritt 综合征是血管瘤的一种罕见形式，是指血管瘤合并血小板减少，伴有全身出血表现的综合征。血管瘤可发生在颈部、躯干、四肢及肝脏、脾脏、胃、盲肠、膀胱等部位。发生于颈部、躯干、四肢等浅表部位的血管瘤易于发现，其他部位的血管瘤在瘤体较大时可引起压迫症状，在早期多无症状而难以发现，多在因其他原因做检查时偶然发现。

Kasabach-Merritt 综合征引起血小板减少的机制为血管瘤本身导致的血小板捕获、破坏，并可消耗凝血物质，引发全身活动性出血，严重时可导致弥漫性血管内凝血，引起死亡。

该病的治疗方案包括外科肿瘤切除、血管栓塞、放疗，以及应用激素、普萘洛尔、丙种球蛋白等内科治疗。治疗的目的是提升血小板数量、纠正凝血功能障碍、清除瘤体。

Kasabac-Merritt 综合征的血管瘤发生于骨较为少见，该患儿血小板数量减少 2 年，在多家医院就诊均未能发现该病，后因其他原因摄片意外发现骨肿瘤手术后确诊。

（儿科心血管组：吕进泉，顾兆坤）

62 幼年特发性关节炎全身型（Still 病）1 例

【病例资料】

患儿，男，3 岁，因发热 3 周入院。患儿于 3 周前无明显诱因下出现发热，为弛张热，下午为著，热前手脚冰凉，无明显寒战，无抽搐，予退热药或物理降温后体温可完全降至正常，热退精神可，病后多次至外院就诊，查血象偏高，胸片提示支气管炎，先后予多种抗生素治疗，发热间隔有延长。病程中，患儿无皮疹，无咳嗽，无气喘、气急，无呼吸困难，无鼻塞、流涕，无盗汗，无腹痛、腹胀，无呕吐，无尿频、尿急、尿痛，精神及食欲尚可，睡眠佳，大小便正常。患儿平素体质良好，无特殊疾病史。患儿系母亲第 2 胎第 2 产，足月顺产所生，否认有窒息抢救史，生后母乳喂养，按时添加辅食。3 月抬头，1 岁会走，体重身高增长如同龄儿。父母体健，非近亲结婚，患儿姐姐正常。家族中无遗传性疾病患者。

入院检查 患儿神志清楚，反应可，营养良好。全身皮肤无皮疹，双侧瞳孔等大等圆，对光反射正常，口唇红润，咽稍充血，颈软，可触及肿大淋巴结。双肺呼吸音粗，未闻及明显干湿啰音。心率正常，心律齐，心音有力，无杂音。腹平软，肝、脾肋下未及，肠鸣音可，四肢肌张力可，无关节肿胀，生理反射存在，病理反射未引出。

辅助检查 血常规：白细胞 18.4×10^9/L，C - 反应蛋白 22.3mg/L，谷丙转氨酶 245U/L，谷草转氨酶 101U/L，血沉 26mm/h。中段尿培养：铜绿假单胞菌。自身抗体全套：抗核抗体有反应（+），抗心磷脂抗体有反应（+）。基因检测：人类博卡病毒 1 型。TORCH：抗巨细胞病毒抗体 IgM 阳性。血液疟原虫：阴性。类风湿因子（RF）：阴性。GM 试验阴性。抗"O"、EB-DNA、TSPOT 阴性。

胸片：支气管肺炎。

B 超：肠系膜淋巴结增大，颈部淋巴结增大，肾输尿管膀胱正常。

心电图正常。

入院诊断 ① 幼年特发性关节炎全身型（Still 病）；② 支气管肺炎；③ 巨细胞病毒感染；④ 泌尿道感染。

诊治经过 患儿入院后予美罗培南静滴抗感染、氨溴索化痰、谷胱甘肽保肝、丙种球蛋白增强免疫力等治疗；后予地塞米松静滴抗炎，待体温有效控制后，改泼尼松口服。

【病例讨论】

目前，幼年特发性关节炎全身型的诊断标准为：（1）发热≥2 周。（2）关节炎≥1个。（3）伴有以下 1 项或以上的症状：① 短暂的、非固定性的红斑样皮疹；② 全身淋巴结肿大；③ 肝脾增大；④ 浆膜炎。（4）并除外下列情况：① 银屑病患者或一级亲属有银屑病病史；② >6 岁、HLA-B27 阳性的男性关节炎患者；③ 患强直性脊柱炎、附着点炎症相关的关节炎、伴炎症性肠病的骶髂关节炎、赖特综合征或急性葡萄膜炎，或一级亲属中有上述疾病之一；④ 至少两次类风湿因子（RF）IgM 阳性，两次间隔至少3 个月。大多数此病患儿有 WBC 增多、PLT 增多、ESR 和 CRP 明显升高、贫血表现。但这些检测结果均无特异性，特别是对全身表现先于关节炎表现的患儿，诊断还是很困难，需严格排除其他疾病，如：① 全身感染性疾病，如败血症、病毒血症；② 血液肿瘤性疾病，特别是对有白细胞数明显增高，严重贫血等症状；③ 感染性关节炎，尤其是以关节炎症状为突出表现的疾病；④ 其他自身免疫性疾病，对于全身多脏器损害明显的病例要注意其他结缔组织病，如系统性红斑狼疮等。该患儿长期发热，抗生素治疗无效，查自身抗体阳性，肝功能异常。故考虑诊断为幼年特发性关节炎全身型（Still 病）。

根据中华医学会儿科学会免疫学组起草的方案，针对以不同临床表现为主的 Still 病，治疗首选药物略有不同。主要的药物治疗包括：① 非甾体类抗炎药（NSAIDs），本类药物能缓解症状，如抗炎、止痛、解热，但不能阻止疾病进展。应用原则：本类药物的不良反应常无法预测，儿童较易有皮肤过敏反应与耳鸣，重者可听力丧失；亦可有恶心、呕吐，甚或诱发溃疡、出血等。故勿长期应用，亦不应同时使用 2 种非甾体类药物。该患儿使用布洛芬类非甾体类抗炎药进行解热抗炎，但效果不佳，患儿反复发热症状无明显缓解。② 改善病情药物。③ 免疫抑制剂，应用较多的是氨甲蝶呤等。该患儿无浆膜炎表现，且应用糖皮质激素效果好，故未用 DMARDs 及免疫抑制剂。④ 糖皮质激素，该药具有强效的抗炎、免疫抑制作用，可全身或局部应用，适用于全身型 JIA 或JAS 伴难治性葡萄膜炎患儿。⑤ 其他：静脉注射人免疫球蛋白、生物制剂等。⑥ 植物药，如雷公藤多苷等。对于有合并重要脏器及多脏器损害者，目前主张早期联合用药，以便及时控制病情的发展，改善预后。大量临床实践证明，早期和强化治疗可长期控制和缓解病情，降低死亡率和致残率。

本例患儿治疗早期应用丙种球蛋白增加抵抗力，应用糖皮质激素抗炎，治疗效果好，体温很快得到控制。该病常呈活动与缓解交替发作，可延绵终身，致残率高。该患儿目前体温已正常，无其他阳性症状，故嘱其出院后继续口服糖皮质激素，门诊定期复诊。

参考文献

[1] 何晓琥. 幼年特发性关节炎. 加拿大埃得蒙顿 2001（国际风湿病学联盟新的分类标准讨论稿）[J]. 中华风湿病学杂志，2002，6(1)：62-63.

［2］殷蕾，周玮，金燕樑，等. 幼年特发性关节炎全身型早期诊断标准探讨［J］. 临床儿科杂志，2013，31(1)：10-13.

［3］侯勇，张奉春，黄烽，等. Infliximab 治疗类风湿关节炎的随机、双盲、平行、多中心临床试验［J］. 中华风湿病学杂志，2006，10(11)：658-663.

［4］刘嘉玲. 儿童青少年骨关节病的疑难问题及解答［J］. 中国实用儿科杂志，2005，20(10)：588-590.

（儿科：乔瑜，吴丽华，韩晓玲，顾兆坤）

63

以心外症状为首发表现的暴发性心肌炎 2 例

【病例资料】

病例1 患儿，男，9岁，因"腹痛，呕吐伴精神萎靡，少尿2天"入院。入院2天前患儿阵发性腹痛，部位在脐周，不剧烈，自行缓解伴呕吐2~3次/日，为胃内容物及水，进食甚少，精神极差，明显乏力，伴尿少，入院前已有8h未解小便，大便未解，无发热，无咳嗽、头痛，无心悸不适，一周前有上呼吸道感染史。

入院体检 体温36.5℃，脉搏148次/分，呼吸35次/分，血压78/50mmHg。神志清楚，精神萎，烦躁，痛苦貌，面色苍白，呼吸稍急促，口唇轻度发绀，皮肤干燥，眼眶凹陷。心前区无隆起，心尖搏动不明显，心界不扩大，心率148次/分，第一心音低钝，未闻及杂音。肺部听诊无杂音，腹平软，全腹无压痛及反跳痛，肝、脾未及，神经系统检查无异常，肌力、肌张力正常。

辅助检查 EKG：多个导联（Ⅰ Ⅱ V$_{456}$）T波低平倒置（见图1）。

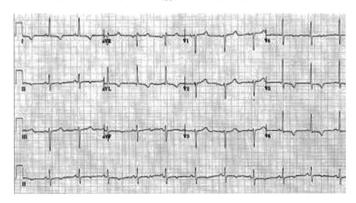

图1 EKG提示多个导联T波低平倒置

心脏X光：普大型，以左心室明显，肺水肿。

心脏超声（CDE）：左、右心室增大，搏动减弱，心功能减退。

心肌酶谱：LDH 1036U/L，CPK 45U/L，CPK-MB 102U/L，ALT 621U/L。

入院诊断 暴发性心肌炎，心衰，心源性休克。

诊治经过 入院后请普外科会诊排除急腹症。入院当天患儿一直有腹痛、双下肢肌肉疼痛、出汗多、频繁呕吐、尿少症状。住院期间意识清楚，但面色苍白，四肢冷，脉搏、血氧、血压一直逐步下降，虽然给予强心、利尿、大剂量激素、扩容、纠酸、使用扩血管药（多巴胺、多巴酚丁胺）及肾上腺素等药物治疗，始终无效，于次日凌晨5时呼吸心搏骤停死亡。

病例2 患儿，女，2岁，因频繁抽搐伴昏迷1天入院。患儿入院当天在家突然出现四肢频繁抽搐，7~8次，每次4~5min，伴大小便失禁，意识丧失，有呼吸急促，面色苍白，口唇发绀，无发热、咳嗽、呕吐，胃纳差，精神差，大小便正常。

入院体检 体温37.2℃，脉搏39次/分，呼吸52次/分，血压75/54mmHg。神志不清，营养发育良好，呼吸急促，面色苍白，口唇发绀，前囟闭合，双侧瞳孔3mm，对光反射减弱。心前区无隆起，心界不扩大，心尖搏动不明显，心率39次/分，第一心音低钝，强弱不等，未闻及杂音。肺部有较多痰鸣音，腹部膨胀，肝至肋下1.5cm，质地软。双下肢肌张力增高，双膝反射及跟腱反射活跃。颈软，布氏征（-），克氏征（-），右侧巴氏征（+）。

辅助检查 EKG：完全性房室传导阻滞，心房率110次/分，心室率39次/分（见图2）。

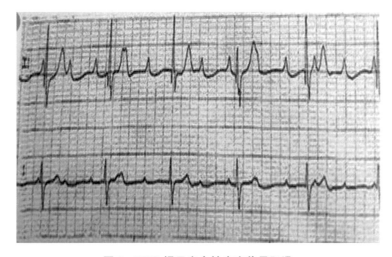

图2 EKG提示完全性房室传导阻滞

心肌酶谱：AST 392U/L，ALT 489U/L，LDH 698U/L，CPK 105U/L，CPK-MB 40U/L。

入院诊断 暴发性心肌炎，心律失常（完全性房室传导阻滞），阿-斯综合征。

诊治经过 入院后患儿频繁四肢抽搐，反复呼吸心跳停止，经复苏治疗，并立即安装小儿临时起搏器，设定心室率120次/分，次日患儿意识清楚，无抽搐动作，按心肌炎治疗，给予激素、能量合剂、大剂量维生素C等治疗，第5天恢复窦性心率，第7天撤出起搏器，半个月后复查心电图、心肌酶谱恢复正常，予以出院。

【病例讨论】

1991 年 Licberman 首次将心肌炎分为暴发性心肌炎、急进性心肌炎、慢性活动性心肌炎和慢性持续性心肌炎 4 种类型。暴发性心肌炎又分成以下两种类型：

① 急性泵衰竭型，即突然心衰或心源性休克，并发肝肾等多脏器衰竭。病例 1 即为该型。

② 心动过缓或心动过速型，即突然迅速起病，表现为晕厥、意识障碍，伴抽搐及大小便失禁，听诊心动过缓（完全性房室传导阻滞），或表现为阵发性室上性心动过速（简称"室上速"）、室性心动过速（简称"室速"），多为一过性。病例 2 即为该型。

此两例确诊为暴发性心肌炎，该病起病急骤，发展迅速，预后凶险，常合并致命性心律失常、心源性休克、充血性心力衰竭，甚至猝死，死亡率高。由于该病早期无特异性，常以心脏外症状为主，若不早期诊断，常在数小时至 3 日内死亡，并极易发生误诊和漏诊，因此，早期诊断和治疗是抢救的关键。

暴发性心肌炎的临床特点如下：

① 起病急骤，由于病情恶化可致猝死。

② 起病症状多样，以心外症状为突出表现，如以腹痛、食欲不振、恶心呕吐等消化系统症状为主，上述病例 1 就以消化系统症状突出；又如以精神萎或烦躁不安、意识障碍、抽搐等神经系统症状为主，类似上述病例 2；其他还有以呼吸急促、发绀等呼吸系统症状为主等。

③ 病情发展迅速，短时间内发生严重心衰、心源性休克、阿-斯综合征等心脏受累等。

④ 心电图有明显异常改变是诊断的必备条件，其敏感性高、特异性不强，可表现为 ST-T 改变、异常 Q 波、完全性传导阻滞、短阵室速等。

⑤ 大部分病例有心肌酶谱升高，肌钙蛋白阳性，胸片和心脏超声提示心影增大、室壁增厚、心功能指数下降的表现。

最后，我们要警惕患儿有以下症状不能解释或症状和体征明显不符：如症状重，体征少；呼吸和心率、体温和心率呈"背离"现象；呼吸不快，体温不高，但心率快。或有以下症状不能解释者，如精神极差，明显乏力，面色苍白，四肢多汗，末梢循环不良的患儿，一定要严密观察体温、脉搏、心率、血压及一般情况，并要及时检查心电图、心脏超声、心肌酶谱等，避免误诊、漏诊，争取早期诊断及治疗。

（儿科心血管组：顾兆坤）

64 罕见腹膜后支气管源性囊肿 1 例

【病例资料】

患者，男，49 岁，因"体检发现腹膜后占位 2 周"于 2019-11-01 入院。患者入院 2 周前参加体检发现腹膜后有一占位，无腹痛、腹胀，无恶心、呕吐，无高热、寒战，无胸闷、气急。后进一步查全腹部增强 CT 示腹膜后占位增强不明显。病程中患者胃纳可，睡眠正常。神志清楚，精神可。无腹泻、腰痛、血尿、尿频、尿痛、低热、盗汗、咳嗽、咯血、消瘦等其他不适。大小便如常，近期体重无明显减轻。既往体健。

入院体检 体温 36.7℃，脉搏 78 次/分，呼吸 20 次/分，血压 130/80mmHg。神志清楚，精神可，发育正常，营养中等，步入病房，自动体位，查体合作。腹平，未见胃肠型及蠕动波，无腹壁静脉曲张，移动性浊音阴性。腹软，无压痛、反跳痛，无肌卫，未及异常包块，肝、脾肋下未及，墨菲征阴性。肝、肾区无叩击痛，移动性浊音阴性，肠鸣音约 4 次/分。肛门指检未及肿物，指套无染血。

辅助检查 血常规、肿瘤标志物等未见异常。入院后全腹部 CT 增强提示胰体部后上方间隙内见类圆形软组织影，大小约 8.8cm×7.5cm×2.5cm，增强扫描未见强化，局部与后腹膜关系较密切。（见图 1）

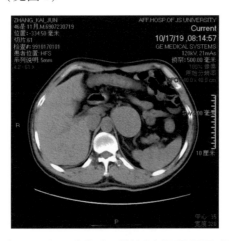

图 1　全腹 CT 平扫示腹膜后、脊柱左侧可见卵圆形囊性病变

入院诊断 腹膜后占位。

诊治经过 于 2019-11-03 行腹腔镜腹膜后肿物切除。术中探查胰腺后上方见一大小约 8.8cm×7.5cm×2.5cm 的囊性类圆形肿物，边界清晰，完整切除。（见图 2）

术后病理提示囊性肿物，内壁光滑，囊内含白色黏稠液体，镜下囊壁内衬假复层纤毛柱状上皮，内含腺体、软骨和平滑肌（见图3）。病理诊断为支气管源性囊肿。

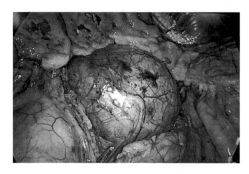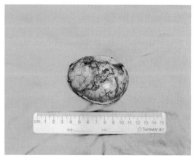

图 2　腹腔镜下可见腹膜后、脊柱左侧有类圆形囊性病变

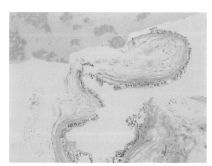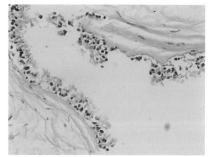

图 3　术后病理

【病例讨论】

支气管源性囊肿是一种罕见的先天发育异常性疾病，发病原因不明，为先天性肠源性囊肿的亚型之一，多发生于纵隔，偶可见于其他部位，如皮肤、胸骨前组织、横隔内及腹腔，发生于腹膜后者较罕见。对于腹膜后支气管源性囊肿，国内外文献仅见少量报道。腹膜后区域的支气管囊肿是由 Miller 等于 1953 年首次报道的，极为罕见。没有术前诊断腹膜后支气管囊肿的具体影像学方法，在术前影像学中可将其误诊为肾上腺肿瘤。

部分患者因囊肿挤压周围脏器、血管或继发感染出现腰背部胀痛。腹膜后支气管源性囊肿可发生于任何年龄，男女发病率无明显差异。腹膜后支气管源性囊肿以左肾上腺区多见，大多无临床症状，容易误诊，应与肾上腺腺瘤、肾囊肿、囊性畸胎瘤等鉴别。目前认为腹膜后支气管源性囊肿源于胚胎时期的前肠，由早期形成的一部分畸形的原始的气管、支气管树的胚芽脱落后种植腹腔发育而成。腹膜后支气管源性囊肿好发在左侧的原因推测是脱落的胚芽并不随前肠转位而残留在左侧。也有报道血清 CA19-9 明显升高的腹膜后支气管囊肿，这是一种罕见的情况，CA19-9 升高背后的机制尚不清楚，需要进一步研究。

本例患者因腹部体检入院，行腹部 CT 发现腹膜后肿物，后经手术切除，术后病理证实为支气管源性囊肿。腹膜后支气管源性囊肿术前诊断主要依靠影像学检查，超声检查可以观察肿物的位置、大小、血供等情况。CT 检查通常表现为低密度类圆形囊性病灶，增强扫描多无强化，部分病灶可因其内囊液含有蛋白成分或伴有感染出血而导致 CT 值升高，表现为软组织密度，这是导致误诊的原因之一。MRI 常表现为 T1 加权像呈低信号、T2 加权像呈高信号，其囊内容物不会出现脂肪抑制 T1 加权像，可据此与其他胚胎性囊肿如畸胎瘤和皮样囊肿相鉴别。腹膜后支气管源性囊肿术前难以确诊，随着病变增大，存在发生感染、穿孔和出血的可能，且有恶变的报道，因此在治疗上主张手术切除，需根据病变大小、位置及与周围器官的关系决定具体手术方式。腹腔镜手术具有创伤小、恢复快、术后住院时间短等优点，现在被认为是治疗腹膜后支气管源性囊肿的首选方法。有报道认为残存的囊壁组织易复发，且存在恶变可能，因此术中应尽可能完整切除。

（胃肠外科：瞿建国，党胜春，孙康，崔磊）

65

在腹腔镜下行胆囊切除、左半肝切除和经左肝管胆道镜取石术 1 例

【病例资料】

患者，女，52 岁，因"右腹部反复胀痛 6 年"于 2016-09-18 入院。患者入院 6 年前出现右腹部疼痛，呈持续性胀痛，向腰背部放射，该症状反复发作，2~3 月一次，且腹痛逐渐加剧，曾多次到当地医院就诊，被诊断为"肝内胆管结石"，予"抗炎、解痉、对症治疗"后可好转。

入院体检 神志清楚，精神可，右中上腹压之稍不适，未触及明显包块，无反跳痛，无肌卫。肝、脾肋下未及，墨菲征阴性。

辅助检查 腹部 B 超：① 脂肪肝；② 左肝内胆管结石；③ 胆囊局灶型腺肌症可能。腹部 CT：① 肝左叶胆管扩张伴多发结石；② 胆总管结石伴扩张；③ 胆囊炎；④ 肝右叶钙化点。

MRCP：左肝内胆管及胆总管内多发结石、胆囊炎、肝顶小囊肿可能。

诊治经过 患者于 2016-09-21 全麻下行腹腔镜下胆囊切除+左半肝切除术+经左肝管胆道镜取石术。术中探查示胆囊底部隆起性病变，肝与周围有粘连，结石位于肝左叶，直径约 5cm，胆总管宽约 1.5cm，内可及多枚结石。手术顺利，术后予监测生命体征、抗炎、补液及支持等治疗。术后病理示肝内胆管扩张伴管壁炎症细胞浸润及多量结石形成、慢性胆囊炎。

患者术后 9 天恢复良好后出院，出院后 8 个月回访，总体情况良好。

【病例讨论】

肝内胆管结石是指肝管分叉的肝内胆管中形成的结石，可以下降至胆总管或因为有肝胆管的结石阻塞和肝管狭窄而停留在肝内胆管系统内。临床上肝内胆管结石以肝左叶较为多见，其临床症状常有肝区、胸背部深在的持续性的疼痛，伴急性梗阻时可有寒战、高热等化脓性胆管炎表现。本例患者临床上以右上腹慢性疼痛为主要表现，发作频繁，保守治疗后反复发作。

肝内胆管结石的治疗一直是胆道外科治疗的困难点，治疗原则应是彻底清除结石、去除病灶、通畅引流。目前，肝内胆管结石的治疗方式主要有胆管探查取石、胆肠内引流、肝叶切除术等。肝内胆管结石在肝内有很强的阶段性分布，所以往往只有切除病变

含石的肝段或肝叶后，才能达到彻底清除病灶的目的。

本例患者为混合性结石，肝内外胆管广泛结石，为彻底清除病灶，遂行左叶切除+胆道镜取石术。以往肝内胆管结石行肝切除之开腹手术，创伤较大、术中出血多，术后患者恢复缓慢，现腹腔镜技术的应用使得此类患者能在短时间内获得良好收益。

（肝胆外科：徐三荣）

66 胃浆母细胞性淋巴瘤伴出血手术1例

【病例资料】

患者，男，61岁，因"面色苍白、黑便一月余"于2016-02-22入院，在常州某院查胃镜示胃窦、胃角、胃体小弯见新生物，表面见巨大不规则溃疡，境界不清，周边堤状隆起，表面覆白苔，组织硬。胃镜诊断为胃恶性肿瘤可能；病理示（胃体）恶性肿瘤，建议必要时进行免疫组化CD20、CD3、Ki-67、AE1/AE3、CK8/18等鉴别诊断。

入院体检 贫血貌，Virchow淋巴结阴性，腹平软，全腹无压痛、反跳痛，无肌卫，未及异常包块，全腹叩诊呈鼓音，肝、肾区无叩击痛，移动性浊音阴性，肠鸣音约4次/分。

血常规：红细胞比容17.5%，血红蛋白49g/L。

CT：① 胃窦部恶性肿瘤伴腹腔淋巴结肿大；② 肝脏及双肾多发囊肿。

入院诊断 胃恶性肿瘤，上消化道出血。

诊治经过 由于患者贫血严重，先后予四次输血，共输少浆血1600mL。2016-02-29在全麻下行根治性全胃切除术（食管—空肠Roux-en-Y吻合术）。术中探查示腹腔约200mL腹水，盆腔、肝脏未及明显转移灶；肿瘤位于胃体后壁近小弯侧，约8cm×6cm大小，溃疡型，侵犯浆膜层；胃左、胃窦周围、肝动脉旁可见肿大淋巴结，最大约1.5cm×0.5cm。患者术后恢复良好，2016-03-10顺利出院。术后病理：胃体中部组织病变结合免疫组化符合浆母细胞性淋巴瘤，肿瘤组织侵及胃壁全层，送检两侧切缘阴性。胃小弯侧淋巴结3/15枚，大弯侧淋巴结5/10枚累及；（肝动脉旁）淋巴结一枚，未见肿瘤累及。术后患者未行放化疗。

【病例讨论】

浆母细胞性淋巴瘤（PBL）是淋巴瘤中较少见的一类弥漫性大B细胞淋巴瘤亚型，具有高侵袭性，肿瘤细胞表现出类似B免疫母细胞的大细胞弥漫性增殖和浆细胞相关抗原表达。PBL多见于成年男性，特别是HIV阳性患者；少数发生在免疫缺陷的儿童。免疫表型特征具有终末分化B细胞免疫表型，一般不表达或弱表达成熟B细胞的标志物和成熟T细胞的标志物，而常表达浆细胞的标志物。该肿瘤最初在HIV感染患者口腔中发现，随后在中枢神经系统、肺、肝、睾丸等部位均有报道，原发于胃的PBL在国内外的文献中罕见报道。PBL 的病因和发病机制仍未阐明。目前认为 PBL 起源于生发中心后的终末分化期的活化 B 细胞，可能处于免疫母细胞发育转化成浆细胞阶段，这些细胞已经历过体细胞、高频突变和免疫球蛋白（Ig）的类别转换。在此过程中，细胞内分子信号通路和染色体异常可导致细胞恶变。MYC 基因重组可能是 PBL 具有高度侵袭性的原因之一。

　　PBL 的组织学形态范围变化较大，从弥漫和镶嵌样排列的免疫母细胞到具有显著浆细胞性分化的相似于浆母细胞性骨髓瘤的细胞。瘤细胞胞质丰富，强嗜碱性，明显浆样分化，细胞核偏位，核仁明显，核分裂象易见，细胞间的黏附性较强，极易被误诊为低分化腺癌。肿瘤细胞表达浆细胞免疫标记，如 CD38、CD138、MUM-1、EMA 和 CD30 常阳性，CD45、CD20 和 PAX5 阴性或弱阳性，Ki-67 增殖指数一般较高，60%～75% 的病例 EBER 原位杂交检测 EB 病毒阳性。PBL 在形态学上需要与浆细胞性骨髓瘤、弥漫性大 B 细胞淋巴瘤、间变性大细胞淋巴瘤、Burkitt 淋巴瘤、淋巴母细胞性淋巴瘤相鉴别。本例发生于胃，还需要与低分化或未分化癌相鉴别。

　　PBL 恶性程度高，预后极差。化疗是 PBL 的一线治疗，但目前没有标准的化疗方案。未化疗患者的中位生存期仅为 3 个月。由于病例数较少，目前缺乏大规模前瞻性研究，除常规的 CHOP 方案，NCCN 建议使用更强烈的化疗方案，如 CODOX-M/IVAC、长春新碱、多柔比星、大剂量甲氨蝶呤与异环磷酰胺、剂量调整的 EPOCH、Hyper-CVAD 等。PBL 属于侵袭性淋巴瘤，HIV 阳性和阴性患者的中位 OS 分别为 14～15 个月（5 年存活率 31%）和 9 个月。

　　　　　　　　　　　　　　　　　　　　　　（胃肠外科：瞿建国，党胜春，孙康）

67 腰 5 骨折伴腰 4-5 神经卡压的治疗 1 例

【病例资料】

患者，女，79 岁，因"突发腰腿痛 1 月"于 2019-07-10 入院。患者 1 个月前无明显诱因下出现腰腿疼痛，尤以左侧臀部明显，伴双下肢麻木感，伴行走活动受限，遂至外院检查，给予补钙及营养神经等对症治疗后症状无明显缓解。近日患者自觉腰腿部症状逐渐加重不能缓解，遂来江苏大学附属医院门诊就诊，行腰椎 X 线检查，结果提示胸腰椎多发性椎体压缩性骨折，建议患者进一步检查及治疗，门诊以"胸腰椎多发椎体压缩性骨折"收住脊柱一科，患者自起病以来，精神、食欲及睡眠欠佳，体重无明显变化，大小便正常。

患者既往有高血压病史 10 余年，长期口服厄贝沙坦降压治疗；有糖尿病病史 8 年，间断口服药物治疗（具体药物不详），自行停药。否认有心脏病等其他疾病史；否认有结核、乙肝、伤寒等传染病接触史；否认有其他手术及外伤史；预防接种史不详。

入院检查 神志清楚，生命体征平稳，心肺查体（-）。专科情况：脊柱侧弯畸形，下腰部压痛及叩痛（+），左侧臀部压痛（+），胸腰椎活动受限。双下肢感觉活动良好，肌张力正常，鞍区、会阴部感觉正常，肛门括约肌张力可。双侧 Babinski 征（-），踝阵挛（-）。

辅助检查 胸腰椎 X 线（2019-07-10）：① 胸 12，腰 2、3、5 椎体压缩性改变；② 腰椎退行性变，腰椎侧弯；③ 腰椎、骨盆诸骨骨质疏松。（见图 1）

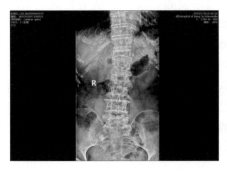
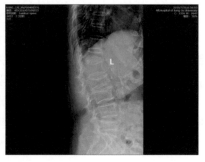

图 1　腰椎正侧位 X 线检查结果（2019-07-10）

MRI（2019-07-12）：① L5 椎体压缩性骨折；② T12 及 L2 椎体压缩性改变；③ L2-5 椎间盘膨出（见图 2）。

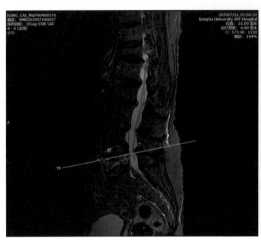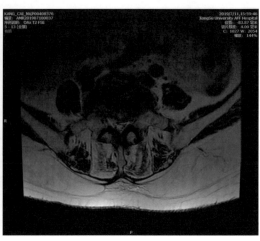

图 2　MRI 检查结果（2019-07-12）

入院诊断　（1）L4-5 椎间隙、L5 椎体骨质破坏：① 结核（?）；② 骨质疏松性骨折（?）；③ 肿瘤（?）。（2）高血压。（3）2 型糖尿病。（4）骨质疏松症。

诊治经过　患者入院后，完善相关检查，排除手术禁忌，于 2019-07-15 在基础麻醉加局麻下行椎间孔镜下 L4-5 探查+穿刺活检+神经根管减压+髓核摘除术。术中镜下行椎间孔成形，去除 L4-5 左侧部分上关节突，显露黄韧带、硬膜囊、神经根及后纵韧带，摘除突出的髓核，掏出椎间盘内严重退变的髓核组织及部分钙化组织，探查后纵韧带切口左右纤维环，见韧性好、完整性好，神经根管无压迫。术后病理示（腰 4-5）退变的髓核组织；穿刺活检病理示骨及骨髓造血组织，未见病理性骨破坏。

患者术后左下肢放射痛明显缓解，但仍有明显的腰背部疼痛，病理报告未见明显的病理性骨破坏。遂于 2019-07-19 在局麻下行"腰 5 椎体骨折后凸成形术"。术中经球囊扩张后，注入骨水泥 6mL，患者术后腰痛明显缓解，予 2019-07-23 出院。

2020-09-10 患者来江苏大学附属医院门诊复查，诉又出现明显的左下肢放射痛。专科查体：腰椎生理曲度变直，棘突间压痛、叩痛（-），腰椎活动受限；右下肢肌张力正常，左下肢肌力轻微减退；双下肢肌力、肌张力正常，双下肢直腿抬高试验（-），股神经牵拉试验（-）；下肢疼痛区域为左侧大腿外侧，双侧膝踝反射正常，下肢麻木区域为左小腿外侧及足背；余肢体无明显异常，病理反射未引出；会阴部感觉正常，肛门括约肌张力可。复查腰椎 MRI（见图 3）：① L4-5 水平椎管狭窄；② 腰椎退行性变。复查腰椎 CT（见图 4）：L4-5 水平椎管变窄。

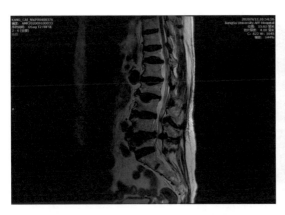
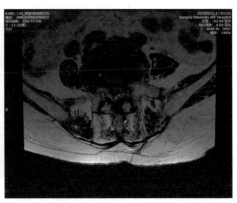

图 3　腰椎 MRI 示 L4-5 水平椎管狭窄（2020-09-10）

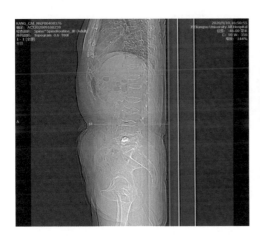
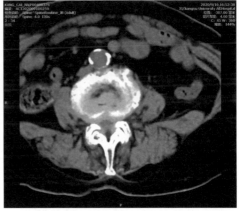

图 4　腰椎 CT 示 L4-5 水平椎管狭窄（2020-09-10）

为明确诊断，经科室讨论后，于 2020-09-11 先在局麻下行腰椎选择性神经根造影+阻滞术，明确疼痛原因，术中在 S1 左侧椎弓根体表投影外上方局部麻醉后，调整穿刺方向，透视下穿刺至正位 L5 椎弓根下缘中点，侧位至 L5 椎间孔上中央，穿刺到位后注射造影剂 1mL，诱发患者出现臀部及放射至足背的疼痛，C 臂透视见神经根，显影满意，但患者诉疼痛部位与平时疼痛不一致，再注入 1% 利多卡因 1mL，疼痛明显缓解。调整穿刺点，透视下穿刺至正位 L4 椎弓根下缘中点，侧位至 L4 椎间孔上中央，穿刺到位后注射造影剂 1mL，诱发患者出现臀部及大腿的疼痛，C 臂透视见神经根，显影满意，患者诉疼痛部位与平时疼痛一致。遂于 2020-09-15 在全麻下行后路 L3-4 左侧椎板开窗减压+L4-5 椎管减压椎间植骨融合内固定术，患者术后恢复良好，双下肢感觉运动可。

术后胸片见图 5。

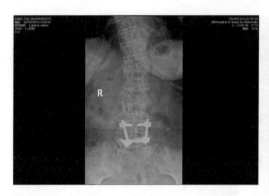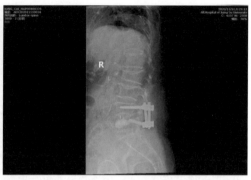

图 5　术后胸片

（脊柱一科：黄永辉，孙继芾，孟晨，江潮）

68 大面积氢氟酸烧伤伴多脏器功能障碍救治 1 例

【病例资料】

患者，男，46 岁，因"全身多处被高浓度（50%）氢氟酸烧伤一小时伴疼痛"于 2014 年 6 月入院。患者于工作中不慎打翻高空中的氢氟酸桶，致全身多处被氢氟酸烧伤，现场当即用冷水冲洗半小时后送江苏大学附属医院急诊科抢救。

入院体检 脉搏 102 次/分，呼吸 28 次/分，血压 102/68mmHg。神志不清，精神差，呼吸浅快，双肺呼吸音低，未闻及干湿啰音，烧伤创面分布在面颈部、背部、臀部、会阴及双侧手臂、手、双下肢，伤口潮红，出现分散的水泡和破溃，占 30% 的体表面积（其中，深二度烧伤 5%，三度烧伤 25%）。

辅助检查 血气分析提示血氧饱和度逐渐降低，血钙水平下降至 0.17mmol/L（参考范围：1.15~1.35mmol/L），心肌坏死标志物水平无升高。没有肝或肾功能不全的迹象。心电图显示窦性心动过速。

入院诊断 ① 全身多处氢氟酸烧伤 30%（5% 深二度和 25% 三度烧伤）；② 低钙血症；③ 窦性心动过速。

诊治经过 入院时，患者已神志不清，昏迷，抽搐，呼吸微弱。在急诊室立即行深静脉置管、气管插管、液体复苏和钙补充。待病情稳定后迅速进行手术清创，削除坏死组织，并用生物敷料覆盖创面。电解质治疗采用连续静脉或伤口皮下注射 10% 葡萄糖酸钙，纱布浸泡 10% 葡萄糖酸钙溶液局部应用于所有烧伤部位。手术顺利完成，术中血钙水平达 1.6mmol/L，患者转入重症监护病房。入院后第一个 24h 共予患者 1720mL 10% 葡萄糖酸钙（静脉输液 120mL，切口注射和湿敷 1600mL）用于结合氟离子。

急诊治疗后患者出现严重的并发症，病情突然恶化。夜间，患者开始出现以下凝血异常：凝血酶原时间 26.4s（参考范围：9~13s）；凝血酶时间 60.8s（参考范围：14~21s）；D-二聚体 202.79mg/L（参考范围：<0.55mg/L）；活化部分凝血活酶时间不可检测（参考范围：23.3~32.5s）；血浆纤维蛋白原水平不可检测（参考范围：2~4g/L）。采用输血、血小板输注、纯化凝血酶输注等方式促进凝血。患者的血钙水平下降到 0.37mmol/L，再次进行钙补充。入院后第 2 天出现肾功能不全、心功能不全、肺功能不全、消化功能紊乱，给予泰能、克林霉素和甲强龙，以及持续肾脏替代治疗（CRRT）和呼吸辅助以维持生命。入院后第 4 天，伤口从红色变为黑色，并显示凝血坏死和烧伤焦痂。入院后第 6 天，再次进行手术治疗，以清除四肢坏死组织。病情进展顺

利，但患者迅速苏醒后心功能不全加重，脑利钠肽水平>5000pg/mL（参考范围：<100pg/mL）。由于感染严重，患者肾功能不全进行性加重，直到入院后第20天，患者出现运动功能障碍伴皮肤硬化、胸廓运动受限、板状腹。

至2015年6月前后，患者病情逐步稳定，伤口开始愈合，至2015年9月创面完全修复。肌痛逐渐恢复，肌肉力量在2015年11月前后恢复到4级。

【病例讨论】

氢氟酸（Hydrofluoric Acid，HFA）是一种危险的无机酸，广泛应用于化工、电子制造、冶炼、除尘等行业。HFA具有很强的腐蚀性，它可以通过皮肤黏膜、消化道和呼吸道渗透进人体。根据美国国立卫生研究院（NIH）的数据，HFA烧伤大致可分为三度，包括<20%、21%~50%和>50%。高浓度（>50%）HFA会立即造成组织损伤，患者会很快感到疼痛。在中间浓度（21%~50%）下由HFA引起的疼痛将延迟1~8h，在低浓度下由HFA引起的疼痛延迟将超过24h。HFA烧伤的临床表现错综复杂，及时治疗可改善预后。低浓度HFA烧伤的预后比高浓度烧伤的预后差，因为没有异常的临床表现立即出现。

HFA损伤的机制是氢离子（H^+）的释放和氟离子（F^-）的吸收。一方面，高浓度的HFA可以释放高浓度的H^+，引起蛋白在暴露部位变性，直接损伤组织。另一方面，低浓度的HFA是弱酸性的，伤口主要是红斑，没有明显的皮肤损伤。分子形式的HFA具有较强的组织穿透性，能释放大量的F^-，消耗钙离子（Ca^{2+}）和镁离子（Mg^{2+}），会引起严重的疼痛、坏死、脂肪溶解、骨组织脱钙。HFA的典型皮肤病变因边界不清而加重。F^-可以被吸收到血液循环中，并导致电解质紊乱，严重的病例可能发生心律失常并导致死亡。钾离子（K^+）拮抗剂、Ca^{2+}的衰竭会导致患者凝血功能障碍，因此，HFA烧伤很容易与出血同时发生。钙也可以通过影响乙酰胆碱代谢和激活特异性酶系统来抑制神经肌肉反应或增加神经肌肉反应的应激和收缩能力。高浓度HFA烧伤覆盖仅1%的TBSA时具有致命作用。广泛的HFA烧伤表现出急性发作、快速进展、高并发症和死亡率的特点。

低钙血症是HFA烧伤非常常见的并发症，在大多数情况下发生。常用的治疗方法是静脉注射葡萄糖酸钙，严重低钙血症患者可通过一次性注射获得Ca^{2+}。低钙血症是心肌收缩力下降和心律失常的原因，它还会导致神经元和肌肉兴奋性增加，肺毛细血管通透性增强，从而导致肺水肿。在一例15%HFA烧伤患者中存在手足抽搐和牙关紧闭，急诊常规血检示钙水平0.79mmol/l，静脉注射20mL 100g/L葡萄糖酸钙后病情好转。一例由55% HFA引起的12%化学烧伤，其血钙水平为0.4~0.6mmol/l，患者出现心率下降和肢体痉挛，快速静脉注射100g/L葡萄糖酸钙后，血清钙水平升高。

对于人体表面的HFA烧伤，一般采用中和剂葡萄糖酸钙治疗，以缓解局部疼痛和组织损伤。除低钙血症外，在某些病例中还检测到低镁血症和低钾血症。高钾血症仅见于19岁的患者，其在7%的TBSA上被未知的HFA浓度烧伤，并通过呼吸吸入和胃肠道摄入而遭受额外的 HFA 损伤，伤后 2h 出现典型心电图。这意味着监测血清 Ca^{2+} 浓度、心电图表现和肾功能，以及维持水电解质平衡是至关重要的。氧气吸入和雾化治疗通常用于体表烧伤合并吸入性损伤的患者，如病情危重或突发气道梗阻等紧急情况下则进行气管插管和气管切开。考虑到深度的伤口，削切痂手术应尽快进行，根据患者的基础情况移除坏死组织和修复创面，从而缩短病程，减少功能障碍的发生。

在一些具有大量血液循环的皮肤区域，如面部和颈部，F^- 将以更高的速度被吸收到血液循环中，引起全身毒性，甚至死亡。吸收的 F^- 主要由肾脏排出，对肾脏有毒性作用。F^- 抑制肾小管 Cl^- 和 Na^+ 的重吸收。因此，减少 F^- 的数量是治疗的关键。在临床上，利尿剂通常用于促进 F^- 的排泄。在某些情况下，透析和血液灌流为采取的特殊措施。与本文病例一样，有研究显示，3 例患者接受了 CRRT 治疗，所有患者均有面颈部烧伤。透析液中 Ca^{2+} 含量较高，在所有这些情况下都取得了良好的治疗效果。因此，CRRT 是治疗急性 HFA 损伤的有效方法。研究表明，标准血液透析可以将血清氟化物浓度降低 30%~70%。不幸的是，我们没有在大面积 HFA 烧伤进行 CRRT 治疗的情况下监测到透析液中的氟化物。本例患者出现肾功能不全时，进行 CRRT 治疗 23 天，以减少进一步的损害。一些学者坚持认为，延长 CRRT 治疗可以延缓 F^- 释放所造成的损害。当常规治疗不能改善氧合和（或）二氧化碳滞留时，应尽快进行体外膜氧合。

室性心律失常是 HFA 烧伤患者的致命并发症。就本例患者而言，并发症包括室性早搏、室性心动过速、心动过缓及心室骤停，大多数这些节律在抢救治疗后恢复正常。没有 HFA 烧伤诱发心律失常的确切机制。一方面，心律失常可能与严重的电解质失衡有关。另一方面，也可以通过抑制腺苷酸环化酶直接毒害心肌细胞。

综上所述，本例是成功治疗 HFA 所致重大烧伤的案例。HFA 是一种危险的无机酸，HFA 烧伤是一种严重的情况，具有急性开始、快速进展、并发症多和死亡率高的特点。成功的治疗依赖于及时抑制烧伤创面对 H^+ 和 F^- 的吸收，这是与损伤相关的关键因素。对不同部位的 HFA 烧伤的治疗不同，且管理策略也不同。本例为主要 HFA 烧伤提供了相对完善的危重护理管理建议，重点是电解质紊乱的纠正。

（烧伤整形外科：石磊，刘昌）

69 高龄后腹膜巨大肿瘤手术1例

【病例资料】

患者，男，81岁，因"右侧腰背部不适伴全身乏力，纳差1月余"于2019-05-13入院。患者入院1个多月前无明显诱因下出现腰背部不适伴全身乏力，纳差，无泛酸、嗳气，无进食哽咽，无畏寒、发热，无恶心、呕吐，无低热、盗汗，至金坛市某医院予上腹部CT示右侧腹膜巨大占位，左肾高密度囊肿可能。

既往无高血压、糖尿病、心脏病等慢性病病史，无腹部手术史。

入院体检 发育正常，营养差，贫血貌，两肺呼吸音清，未闻及干湿啰音。叩诊心界无扩大，听诊心率66次/分，双肾区平坦、对称，未见异常隆起，右侧腹部膨隆，可触及巨大包块。

辅助检查 血细胞分析：红细胞计数 $2.82×10^9$/L，血红蛋白63g/L，血小板计数 $558×10^9$/L。生化检验：白蛋白22.9g/L，钠128.1mmol/L，氯94.9mmol/L。凝血常规：血浆纤维蛋白原7.920g/L，D-二聚体0.87mg/L。

胸片：右侧膈面抬高，右侧胸腔积液。心电图：未见明显异常。

肺功能：FEV 11460mL，通气功能重度降低。

心脏彩超：轻度二尖瓣反流，轻度主动脉瓣反流，轻度三尖瓣反流，左心室舒张功能减退，微量心包积液。

入院诊断 右侧后腹膜占位，低蛋白血症，低钠血症，中度贫血。

入院后进一步完善全腹部CT（平扫+增强）示右侧腹膜后占位，考虑MT（纤维肉瘤?），邻近器官、组织及血管受压移位。（见图1）

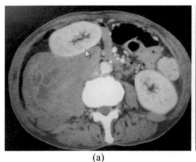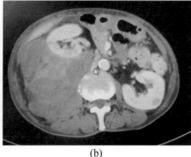

（a）：箭头所指为被后腹膜巨大肿瘤顶至腹前壁的肾脏。

（b）：箭头所指为被肿瘤挤压变形的下腔静脉。

(a)   (b)

图1 全腹部CT（平扫+增强）检查结果

进一步查 PET-CT 示右侧腹膜后占位，FDG 代谢增高，考虑 MT。

诊治经过 入院后予浓氯化钠补钠治疗，同时给予多次输血、输注人血白蛋白等对症治疗，积极术前准备。

术前复查血细胞分析示红细胞计数 3.80×10^9/L、血红蛋白 92g/L，血小板计数 567×10^9/L；生化检验示白蛋白 24g/L、钠 138.6mmol/L、氯 102.8mmol/L。

于 2019 – 05 – 28 在全麻下行后腹膜肿瘤切除+右肾切除术。

术后常规性抗炎、补液、营养支持治疗，患者逐渐恢复，适时拔除引流管。术后病理示多形性梭形细胞肉瘤，不能完全排除去分化脂肪肉瘤。(见图2)

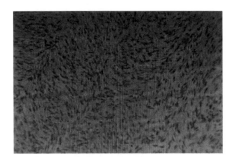

图 2　术后病理

【病例讨论】

后腹膜肿瘤是起源于腹膜后间隙的间皮（如脂肪、结缔组织、肌肉、血管等）、神经组织及胚胎的残留组织，广义上还包括腹膜后的器官转移性肿瘤。因其位置特殊，术中显露困难，紧邻或侵犯腹腔内主要动静脉，压迫其他脏器移位等因素，导致手术难度增大。本例患者后腹膜肿瘤的诊断本身并不存在难点，结合 CT 图像可见明显后腹膜巨大占位。短时间内肿瘤生长迅速，预估肿瘤恶性的可能性大，但术前的 PET-CT 检查未发现明显全身转移，所以治疗上还是以手术切除为首选方案。

本例患者的肿瘤体积巨大，长达 20cm。肾脏、下腔静脉、肝脏、肠道均遭受挤压，发生移位或变形。患者腹腔的胃肠脏器被长时间压迫，导致患者纳差，加上肿瘤消耗，患者营养状态较差，近期体重下降 7.5kg，出现低钠血症、低蛋白血症及贫血。这些因素如果得不到纠正，将严重影响患者术后的恢复。

考虑肿瘤和腹腔脏器从位置上关系密切，且患者无腹部手术史，最终选择剑突下至右侧髂前上嵴的经腹斜形切口，考虑肿瘤的体积巨大，该切口也可以提供良好的暴露视野。由于腔静脉自左肾血管水平至髂血管分叉处全程受压变形，腔静脉和肿瘤的分离成为手术中遇到的一大难点。分离过程中发现右侧肾脏被肿瘤挤到腹前壁，影响腔静脉分离，遂将右肾一并切除。本例患者肿瘤和肝脏粘连紧密，也对术中肿瘤完整分离构成挑战。在面对体积巨大的肿瘤时，经验不足的外科医生往往难以下手，这个时候需要保持冷静，先从容易分离的部分着手，钝性分离和锐性分离相结合，尽量保持良好的术野暴露。

（泌尿外科：成康）

Ⅰ型颅外颈动脉瘤破裂开放手术1例

【病例资料】

患者，女，46岁，因"发现颈部左侧包块伴胀痛、声嘶1周"入院。既往史无特殊。

入院体检 血压180/90mmHg，神志清楚，精神萎，两肺呼吸音清，未闻及干湿啰音。叩诊心界无扩大，听诊心率90次/分，律齐，各瓣膜听诊区未闻及病理性杂音。腹平软，双下肢不肿。颈部左侧下颌角以下可触及4.0cm×5.0cm搏动性包块，搏动频率与心率一致，伴有收缩期杂音。

辅助检查 C-反应蛋白、血沉、梅毒螺旋体抗体等均无明显异常。颈动脉CTA示左侧颈总动脉分叉处见大小约3.6cm×4.7cm略低密度影伴中央略高密度影，边缘伴斑点状钙化，增强后略低密度影区呈类似血管内对比剂充盈样表现，中央略高密度影区未见明确对比剂充盈；左侧颈总动脉分叉受压分离，伴局部管腔变窄；余左侧颈总动脉管壁稍增厚，管腔未见明显狭窄。（见图1）

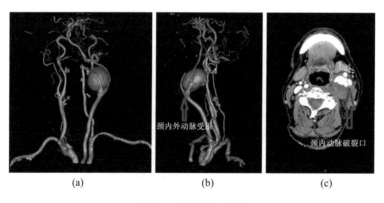

颈内外动脉受压　颈内动脉破裂口

（a）（b）（c）

（a）、（b）：瘤体压迫颈内、颈外动脉；（c）：颈内动脉破裂口。

图1　术前CTA图像

入院诊断 颈部左侧包块：左颈内动脉假性动脉瘤。

诊治经过 考虑患者存在迷走神经受压，于2019-10-23在全麻下行颈部左侧包块探查。手术经过：术中探查颈部包块为颈内动脉瘤，瘤体破裂，大小约3cm×4cm，组织水肿严重，有包裹的血凝块，遂决定行左颈内动脉瘤切除+人工血管置换术。将远端颈外动脉、颈内动脉游离，全身肝素化。阻断颈总动脉、颈外动脉后，颈内动脉反流血良好。颈内动脉瘤体予切除，清除血凝块，见瘤体有一5mm破口。查颈内动脉缺损约3cm长，裁剪Gore-Tex（6~40mm）人工血管，分别与近端颈总动脉、远端颈内动脉吻合。夹闭人工血管，先开放颈总动脉、颈外动脉，再开放颈内动脉，吻合口通畅，无漏血。清点器械纱布无误，缝合切口（见图 2）。术后标本及病理见图 3。

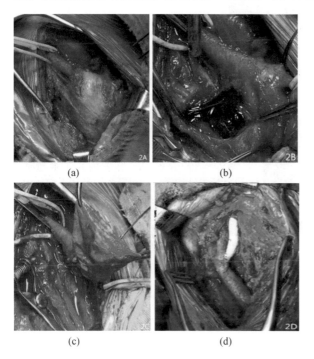

（a）：巨大颈动脉包块；（b）：颈内动脉破口处，血栓包裹；（c）：巨大颈内动脉瘤；（d）：人工置换完成后。

图 2　术中解剖图

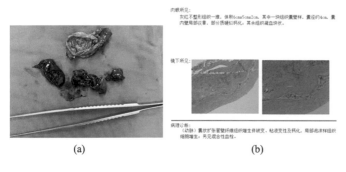

（a）：巨大颈内动脉瘤囊壁及血栓；（b）：病理为颈内（动脉）囊状扩张管壁纤维组织增生伴玻变、黏液变性及钙化。

图 3　术后标本及病理

复查颈动脉 CTA 及脑 CTP 示：人工血管血流通畅（见图 4）。术后患者好转出院，继续口服西洛他唑、阿司匹林治疗。

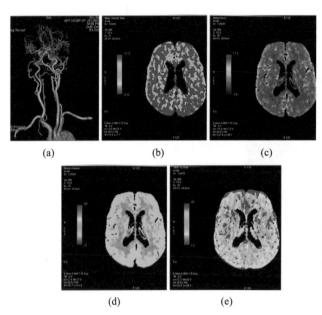

(a)　　　　　　　　(b)　　　　　　　　(c)

（a）：颈内动脉置换人工血管通畅；（b）~（e）：双侧大脑半球平均通过时间（MTT）、血流量（CBF）、脑血容量（CBV）及达峰时间（TTP）大致相仿，未见明显延长。

(d)　　　　　　　　(e)

图4　术后复查 CTA 及脑 CTP

【病例讨论】

颅外颈动脉瘤（ECCA）属于临床上的少见病，占所有动脉瘤的1%以下。根据病理分类，ECCA 可分为真性、假性和夹层动脉瘤；根据受累部位，Attigah 等将 ECCA 分为 I 型颈内动脉孤立性动脉瘤、II 型颈内动脉多发性动脉瘤、III 型颈动脉分叉处动脉瘤、IV 型颈总和颈内动脉联合动脉瘤、V 型颈总动脉孤立性动脉瘤。目前发现，其发病原因主要与动脉粥样硬化、外伤、炎性疾病、肌纤维发育不良、结缔组织疾病、先天性发育畸形、放疗等密切相关。其中，动脉粥样硬化是真性动脉瘤的最常见原因。对于感染性 ECCA，原发性感染多导致真性动脉瘤，继发性感染多导致假性动脉瘤。有文献报道，非外伤性颅外颈动脉夹层动脉瘤病例中，约30%发展成为假性动脉瘤。

ECCA 患者查体通常可触及下颌角以下的颈部搏动性包块，可闻及收缩期血管杂音。动脉瘤较大或破裂压迫周围组织或神经，会出现相应的临床症状，作为早期的预警信号，可尽早发现，及时诊治，如舌咽神经受压可导致耳痛；舌下神经受压可引起伸舌偏斜伴功能减退；迷走神经受压可引起声嘶；交感神经受压可导致霍纳（Horner's）综合征；咽部肌肉受压可引起吞咽困难。此外，ECCA 患者还可能存在神经系统症状，如压迫引起的短暂性脑缺血发作，瘤腔内斑块或血栓脱落导致脑卒中。若 ECCA 患者合并局部疼痛、压痛、声音嘶哑、饮水呛咳、吞咽困难等症状，高度怀疑动脉瘤存在破裂、夹层形成的风险，应给予积极治疗。本例患者以近期突发局部肿胀、疼痛伴声音嘶哑就诊，高度怀疑动脉瘤破裂导致周围组织、神经受压。对于 ECCA 患者的诊断，相较于 B 超，CT 或 MRI 能够更加清晰地显示动脉瘤与周围组织的关系，为选择正确的治疗方式排查相关危险因素。随着影像学技术的进步，动脉造影已很少单纯用于诊断，但对于硬件设施齐全的单位，动脉造影仍是诊断的金标准，同时可行球囊阻断试验评估颅内循环代偿情况。本例患者术前 CTA 并未明确显示动脉瘤腔，考虑假性动脉瘤的可能性大，术中探查明确为真性动脉瘤破裂，可见动脉造影在特殊病例的诊断中仍发挥了重要作用。

目前治疗破裂颅外颈动脉瘤的方法包括开放手术、血管腔内修复术及复合手术。开放手术方式主要有颈动脉结扎术、颈动脉瘤切除术和颈动脉重建。颈动脉结扎术主要用于动脉瘤破裂发生难以控制的大出血及合并真菌感染的动脉瘤切除后无法行动脉旁路重建的患者。颈动脉瘤切除术和颈动脉重建术是最常规的开放手术方法，若颈动脉足够长，可行近远端直接吻合；若颈动脉瘤瘤体范围较广，无法直接吻合，可取自体大隐静脉或人工血管行间位移植。开放手术容易造成颅神经损伤，Garg 等报道 ECCA 患者行开放手术治疗后，颅神经损伤的发生率达 5%～44%，晚期卒中发生率为 0～6.2%。Attigah 等报道的一项研究显示，纳入研究的 57 例开放手术患者中，有 20.3% 发生暂时性神经功能障碍，6.3% 发生永久性神经损伤。血管腔内修复术包括覆膜支架植入、裸支架植入（必要时加弹簧圈栓塞瘤腔）。Donas 等报道的研究显示，覆膜支架组的动脉瘤腔内血栓形成率增加，并发症发生率及再介入率显著低于裸支架组，并且颅神经的损伤率为 0.5%，晚期卒中发生率为 1.8%。与开放手术相比，腔内修复术后的并发症较少，但会发生如支架闭塞、移位、断裂、内漏，甚至动脉瘤破裂等并发症。此外，腔内手术无法解除较大或者破裂动脉瘤引起的占位压迫症状，此时便显现出复合手术的优势，即先腔内隔绝瘤腔，后小切口开放清除瘤腔内血栓，因此，复合手术具有很好的应用前景。因 ECCA 在临床上较为罕见，由于各种限制，复合手术治疗颅外颈动脉瘤仅在个别中心少量开展，仍需纳入更多的病例及随访来证明复合手术的优越性。本例患者在江苏大学附属医院血管外科急诊行开放手术，切除巨大颈内动脉瘤，因自体大隐静脉过细，行 Gore-Tex 人工血管置换术，术中阻断颈总动脉、颈外动脉后，颈内动脉返血良好，仔细游离瘤壁，可减少神经损伤等并发症的发生。

由于破裂 ECCA 十分少见，且病因多样化，因此虽然行开放手术后发生并发症的可能性较大，但它仍是临床一线主流的治疗方法。腔内修复及复合手术在具体治疗过程中仍存在操作技术细节、适应证及远期支架相关并发症等问题，仍需要长期大量样本的临床研究并总结经验。

参考文献

［1］ Attigah N，Külkens S，Zausig N，et al. Surgical therapy of extracranial carotid artery aneurysms：long-term results over a 24-year period［J］. European Journal of Vascular and Endovascular Surgery，2009，37（2）：127-133.

［2］ Mccollum C H，Wheeler W G，Noon G P，et al. Aneurysms of the extracranial carotid artery. Twenty-one years，experience［J］. The American Journal of Surgery，1979，137（2）：196-200.

［3］ Pirvu A，Bouchet C，Garibotti F M，et al. Mycotic aneurysm of the internal carotid artery[J]. Annals of Vascular Surgery,2013,27(6):826-830.

[4] Beietsky V,Norris J W. Spontaneous dissection of the carotid and vertebral arteries [J]. The New England Journal of Medicine,2001,345(6):467.

[5] Guerola M,Vicente C,Mulet J. Extracranial internal carotid artery aneurysms [J]. The Thoracic and Cardiovascular Surgeon,1986,34(3):182-184.

[6] 辛世杰，段志泉，张强，等. 颅外颈动脉瘤的外科治疗分析 [J]. 中华外科杂志，1998，36(1)： 18-19.

[7] 包俊敏，景在平，赵志青，等. 颅外颈动脉瘤的手术治疗 [J]. 解放军医学杂志，2001，26(9)： 667-669.

[8] Garg K,Rockman C B,Lee V,et al. Presentation and management of carotid artery aneurysms and pseudoaneurysms[J]. Journal of Vascular Surgery,2012,55(6):1618-1622.

[9] Donas K P,Schulte S,Pitoulias G A,et al. Surgical outcome of degenerative versus postreconstructive extracranial carotid artery aneurysms[J]. Journal of Vascular Surgery,2008, 49(1):93-98.

（血管外科：刘彬，陶政）

术前提示卵巢肿瘤、术中发现小肠间质瘤1例

【病例资料】

患者，女，33岁，2019-02-18因"腹痛后发现盆腔包块半月余"入院。患者2019年2月初感下腹隐痛、坠胀不适，自服抗生素后腹痛较前稍缓解。02-16至德清县某医院查B超示右侧卵巢旁探及稍强回声包块，大小约9.1cm×7.0cm×7.9cm，边界尚清，内回声不均，见不规则小暗区，内见血流信号。02-18至江苏大学附属医院就诊，查下腹部CT（平扫+增强）于盆腔内见8.8cm×9.4cm×10cm等低密度影，提示盆腔占位、左侧附件区畸胎瘤；查妇科肿瘤八项示鳞状细胞癌相关抗原3.19ng/mL、CA125 46.20U/mL；余在正常范围内。为进一步诊治，收住妇科。

入院体检 一般情况良好，生命体征平稳，心肺听诊大致正常，腹软，无压痛、反跳痛及肌卫，肝、脾肋下未及。妇检：外阴发育正常；阴道通畅，分泌物少；宫颈轻度糜烂，无举痛；宫体、附件示盆腔偏右侧可扪及大小约8cm×7cm囊性包块，活动度欠佳，无压痛。

辅助检查 下腹部CT（2019-02-18，见图1）：盆腔内见大小为8.8cm×9.4cm×10cm等低密度影，内见点状致密影，增强呈轻度不均匀强化，周围结构受压、分界尚清；后位子宫，子宫形态及密度未见明显异常；左侧附件区见大小为2.8cm×2.3cm椭圆形囊样影，增强可见花环样强化，考虑生理性改变；另外，左侧附件区又见大小为2.1cm×1.9cm脂肪样低密度影，边界清晰，未见强化。提示：盆腔占位，左侧附件区畸胎瘤，乙状结肠系膜脂肪密度增高。妇科肿瘤八项示鳞状细胞癌相关抗原（SCCA）3.19ng/mL、CA125 46.20U/mL；余在正常范围内。

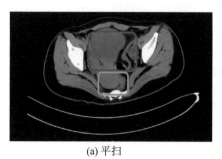 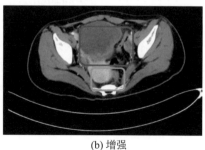

(a) 平扫   (b) 增强

图1 下腹部CT检查结果（2019-02-18）

注：红框为肿瘤；蓝框为子宫。

诊治经过 2019-03-08 在全麻下行腹腔镜探查，术中见腹腔内少量淡黄色腹水，肝、脾、胰、十二指肠未见明显异常；子宫外观正常，宫体上方盆腔可及占位性病灶，质地偏硬，囊实性，大小为 10cm×8cm，与肠管关系密切，稍活动，与腹壁、肠系膜无明显固定及浸润；右侧卵巢大致正常，左侧卵巢可及占位，囊实性，大小为 3cm×3cm，活动。手术台上请胃肠外科党胜春主任医师会诊，结合术前影像学表现诊断为：① 小肠肿瘤：间质瘤可能；② 左侧卵巢畸胎瘤。与患者家属沟通病情，拟行进腹小肠肿瘤切除术+左侧卵巢畸胎瘤剥除术。

术后病理示：AE1/AE3（−），VIM（+），SMA（−），DES（−），CD34（少+），CD117（+），DOG-1（−），S100（−），KI67（热点区 20%+），SDHB（+）。结合 HE 切片，考虑为（小肠）间质瘤（高危险度）。（小肠）结合免疫组化 I190445，组织病变考虑间质瘤（高危险度），肿块最大径约 11cm，核分裂<2 个/50HPF。标本两侧切除缘阴性，（左侧卵巢）卵巢组织及局部呈单纯性囊肿。

术后诊断：小肠间质瘤。

【病例讨论】

"胃肠道间质瘤"（GIST）是医学上的新词，是 21 世纪初才正式命名和普遍使用的医学新概念。可以说，胃肠道间质瘤是直到 21 世纪才被重新认识的"新"疾病。

胃肠道间质瘤是一类起源于胃肠道间叶组织的肿瘤，它可以发生在消化道的所有部位，但主要发生于胃和小肠，其中，发生于胃的概率为 50%~60%，发生于小肠的概率为 20%~30%。

胃肠道间质瘤是一种具有潜在恶性倾向的侵袭性肿瘤，有学者评价它"尽管不是癌，却一样可以夺人性命"。该肿瘤的恶性程度与肿瘤的大小密切相关，如果不予以重视，肿块逐渐增大，会对患者的生命健康造成严重的损伤，所以早发现、早治疗对于间质瘤的治疗十分重要。

胃肠道间质瘤在早期较小时基本无症状，即使后期瘤体增大，亦无特异性症状，所以该病极容易被忽视和漏诊，很多患者都是在肿瘤筛查、体检或其他手术时无意中发现罹患此病。对于怀疑有胃肠道间质瘤的患者，需要完善消化道内镜、超声内镜检查、CT 或 PET-CT 检查。

胃肠道间质瘤不同于其他种类的肿瘤，对放化疗都不敏感，因此主要治疗方式是手术治疗和靶向药物治疗。靶向药物有伊马替尼和舒尼替尼。本例患者术后未予靶向药物治疗，普外科门诊随诊至今，定期复查全腹部 CT 增强，均未见肿瘤复发。

（妇科：张煜）

72 凶险性前置胎盘抢救 1 例

【病例资料】

患者，女，28岁，因"剖宫产术4年，停经34^{+4}周，确诊凶险性前置胎盘2月余"于2019-04-19入院。患者平素月经规则，末次月经（LMP）为2018-08-20，预产期（EDC）为2019-05-27。停经40天查尿hCG阳性，早孕反应轻微，后自行消失。孕早期否认有保胎史，否认有病毒感染史，无放射线与有害物质接触史。孕早期B超提示双胎妊娠。2月余查B超证实一胎存活。停经18周开始自觉胎动活跃至今。孕10^{+2}周建卡，定期产前检查9次，胎心、胎动均正常，血压、血糖波动在正常范围之内。孕中期唐氏筛查低风险，四维彩超示完全性前置胎盘，胎盘植入子宫下段肌层可能。OGTT正常。甲状腺功能减退，内分泌科就诊，予优甲乐0.5片qd，复查在正常范围之内。孕中晚期无头昏、眼花、视物模糊等，无黄疸及全身皮肤瘙痒等。B超（2019-04-12）提示完全性前置胎盘，胎盘植入可能。2019-04-19无腹痛、腹胀，无阴道流血、流水，收入江苏大学附属医院待产。近期纳可、眠佳、二便正常，自数胎动如常。

入院体检 一般情况好，体温37.4℃，脉搏76次/分，呼吸20次/分，血压110/67mmHg，身高160cm，体重72kg。心肺听诊无异常。腹隆，扪及不规则宫缩，无腹壁静脉曲张，肝、脾触诊欠佳。产检：宫高34cm，腹围109cm，LOA位，胎心135次/分，先露肩，浮，未做阴道检查，骨盆外测量在正常范围内。

辅助检查 B超（2019-04-12）：双顶径91mm，头围323mm，腹围327mm，股骨径68mm，胎心145次/分，羊水指数108mm；胎盘附于子宫前壁，Ⅱ级，厚38mm，胎盘下缘完全覆盖宫颈内口，于子宫前壁下段剖宫产瘢痕处胎盘明显增厚，约62mm；胎盘内可见多量血窦回声，子宫前壁下段肌层与胎盘分界不清，可见丰富血流信号；胎儿颈部见彩色血流信号。提示：晚期妊娠，完全性前置胎盘，胎盘植入可能；胎儿脐带绕颈一周。

入院诊断 ① 凶险性前置胎盘；② 第三胎一产，孕34^{+4}周，LScA待产；③ 瘢痕子宫；④妊娠合并甲状腺功能减退。

诊治经过 入院后完善常规检查，予期待及促胎肺成熟等治疗。2019年4月26日01:00开始出现阴道流血伴不规则腹痛，MRI已预约未做，予完善术前准备，请泌尿外科、麻醉科、介入科参与术前讨论，制订手术方案。告知产妇有大出血、切除子宫可能。于11:20先在腰麻下行子宫体部剖宫产术，胎儿娩出后产妇因"产后出血"在全麻下行胎盘在位的全子宫切除术+双侧输尿管支架植入术+膀胱修补术。术中见子宫下段膨大、满布怒张的血管，凹凸不平有海绵感，见胎盘穿透宫颈达到膀胱，胎盘植入明确，避开胎盘选择子宫体部横切口，破膜、吸尽羊水，LScA 位，牵引胎儿双足行内倒转术，按臀位分娩机转娩一活女婴，体重 2910g，1 分钟评 6 分（呼吸 -2、肌张力 -1、皮肤颜色 -1），立即给予气管插管吸痰、正压给氧 + 胸外心脏按压等抢救措施后，5 分钟评 8 分（皮肤颜色 -1、肌张力 -1），新生儿出现自主呼吸，予拔管后转新生儿科。胎盘附着于子宫切口瘢痕处，完全覆盖宫颈内口，胎儿娩出后胎盘部分剥离，子宫出现喷涌状出血，立即用止血带捆绑子宫下段、中心静脉置管，改全麻行子宫切除术，子宫大如孕 5$^+$ 月大小，质软，表面光滑，双侧附件外观未见异常。下推膀胱过程中，膀胱破坏损伤，立即请泌尿科潘鹏主任上台行膀胱双侧输尿管支架植入术 + 膀胱修补术，手术顺利，麻醉满意。术中最低血压 70/42mmHg、最低 SPO_2 59%、心率 80～140 次/分，尿管通畅、血尿，尿量约 450mL，出血共计约 4800mL，输晶体液 3000mL、胶体液 1000mL、少浆血 3100mL、血浆 2000mL、冷沉淀 10U。术毕血压 140/60mmHg，SPO_2 97%，心率 80 次/分，转入 ICU 监护治疗。该"凶险性前置胎盘、产后出血、失血性休克"患者抢救成功。

患者经 ICU 监护治疗 2 天后生命体征平稳，于 04-28 转回产科继续抗炎、促宫缩及对症支持治疗，患者恢复好，术后第 9 天带尿管出院。术后病理结果提示组织病变符合前置胎盘，可见胎盘组织植入子宫体下部肌层及宫颈壁肌层，并从子宫前壁穿出子宫壁。临床表现与病理符合，胎盘植入已侵及膀胱。

【病例讨论】

本病例产前诊断"凶险性前置胎盘"明确，属产科危重症病例，科主任赵小苏精心组织科室进行病情讨论并制订治疗方案，做好产后大出血及邻近脏器损伤的应急预案。术前将手术指征、手术方式及手术风险充分告知患者及其家属，发挥综合性医院多学科合作优势，术前充分准备、术中沉着应战、术后妥善治疗和护理，使患者得到成功救治。

（产科：徐正芳）

73 外伤性外展神经完全麻痹手术治疗1例

【病例资料】

患者，女，61 岁，曾因车祸右眼向内偏斜，视物重影，代偿头位，生活极受干扰。眼科检查：右眼视力 4.3、左眼视力 4.8，双眼结膜无充血，角膜透明，前房深浅正常，瞳孔圆，直径约 3mm，对光反射灵敏，晶状体、玻璃体透明，眼底检查未见明显异常。右眼压 12mmHg，左眼压 13mmHg。眼球转动：右眼外上、外侧、外下转动均受限。三棱镜检查+角膜映光检查：33cm 右眼内斜 120°，>6m 右眼内斜 90°。主动牵拉试验：右眼外直肌收缩无力。被动牵拉试验：阴性。右注视时：右眼不能过中线，提示右眼内直肌挛缩。术前眼眶 CT 提示右眼眶壁无明显骨折，右眼外直肌萎缩。（见图 1）

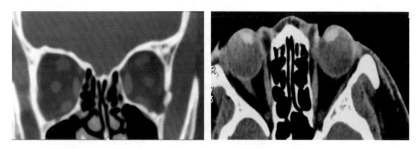

图 1　术前眼眶 CT 检查结果

术前 9 个诊断眼位见图 2。

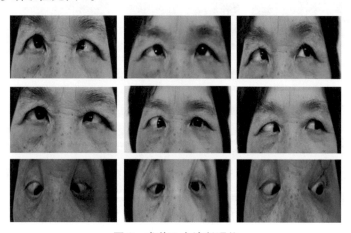

图 2　术前 9 个诊断眼位

　　本次手术的目的是恢复患者正前方及下方生活视野，术中采用创新方式——右眼外直肌折叠+上、下直肌联扎+内直肌超常规量后徙术。上、下直肌联扎+外直肌折叠术可以避免损伤上、下直肌及外直肌部分滋养血管，避免眼前段缺血的发生。术后第一天检查右眼轻度外突，睑裂轻度闭合不全，角膜透亮，右眼眼压 10mmHg，无眼前节缺血综合征的临床表现。患者正前方及下方复视消失。正前方眼位见图 3。

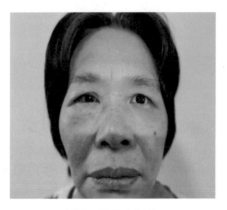

图 3　正前方眼位

术后第 10 天 9 个诊断眼位见图 4。

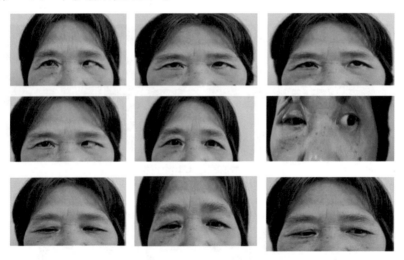

图 4　术后 9 个诊断眼位

【病例讨论】

　　外展神经在颅内的走行最长，最容易受损伤，患病机会也较多。外展神经麻痹在颅神经麻痹中占首位，大多是由炎症和外伤引起的，比如颅底的炎症和颅底受损，以及脑膜的炎症或某些传染性疾病引起的颅内压升高都会引起外展神经麻痹。此外，血管性疾病和糖尿病也易引起外展神经麻痹，还有一种比较常见的病因就是颅脑肿瘤，如鼻咽癌。外展神经麻痹有完全麻痹，也有部分麻痹；可单侧发病，也可双侧发病。

外展神经麻痹引起的麻痹性内斜视的临床表现有哪些呢？其一，外展神经麻痹使外直肌的功能受损，外展受限，外直肌拮抗肌内直肌的力量就会增强，即出现内斜视，就会出现代偿头位，面向患侧转，视线向健侧注视，利于克服复视。其二，复视，表现为同侧复视。复视对生活有很大的影响。

完全性外展神经麻痹的临床表现：内斜角度一般偏斜大于 40 个三棱镜度数，同侧复视，代偿头位，面向患侧转，视线向健侧，眼球运动外转受限且不能过中线，企图外转时出现眼球上下跳动。术前牵拉试验示外直肌主动收缩无力，在手术中也可证实外直肌无力。

外展神经麻痹的治疗：如果是先天性的，应早期手术；如果是后天性的，首先以病因治疗和药物治疗为主，经过 6~8 个月的药物治疗无效后可采取手术矫正。手术方式的选择直接影响术后的效果。

明确诊断后，病情要稳定半年以上才能行手术治疗，要做颅脑影像学检查排除中枢疾病、被动牵拉试验看是否有限制因素、主动牵拉试验判断是部分麻痹还是完全麻痹，以及是否存在眼前节缺血的风险。

手术的目的是消除或改善复视，矫正原在位的内斜视，改善患眼的外展运动；最大限度地改善原在位和阅读位的双眼视功能，扩大双眼注视野。根据部分和完全麻痹及牵拉试验眼球运动合理选择手术方式。针对完全性的外展神经麻痹，按照常规患眼内直肌后徙+外直肌加强术，仅部分改善眼位，效果不佳，复发率高，为二次手术增加了难度。

完全麻痹性内斜视手术方法：① 超常规量外直肌缩短+超常规量内直肌后徙术（外直肌缩短 10mm；内直肌后徙 8mm）≤70°；② Knapp 手术；③ Jensen 直肌联结术。Jensen 术是一种经典的手术，将上直肌、下直肌各 1/2 与外直肌联扎术联合内直肌后徙，但纠正斜视角应<90°。本次手术创新方式：外直肌折叠缩短，上、下直肌 1/2 肌束与外直肌缝线联扎，不截断外直肌，避免了截断 2 条以上的直肌引起眼前段缺血的发生，并且能在最大程度上增强外直肌的外转功能。

（眼科：邹美波，钱汉良）

74 口腔颌面部多间隙感染致纵隔脓肿 1 例

【病例资料】

患者，男，37岁，因"右颌下肿痛4天，加重2天"于2016-08-15入院。

入院体检　颜面部左右不对称，右颌下区及颈部弥漫性肿胀，皮温高，皮肤色泽偏红，压痛明显，局部凹陷性水肿，局部皮肤紧张，无破溃（见图1）。双侧颞下颌关节区无明显压痛，张口约一指，张口型正常。口内卫生情况差，8⌐ 近中阻生，7⌐ 松动度 Ⅰ°，周围牙龈肿胀，口底抬高。口内其他黏膜未见明显异常，咬合关系好。双侧颌下腺导管口未见明显红肿及脓性分泌物。面神经各支功能良好，无闭眼不全，鼻唇沟正常存在，鼓腮功能良好。

辅助检查　白细胞计数 $12.0×10^9$/L，中性粒细胞绝对值 $10.6×10^9$/L，血红蛋白 107g/L。ECG：窦性心律，正常心电图。胸片：纵隔明显增宽（见图2）。腹部 B 超：肝肾未见异常。入院急查 CT（见图3），结果显示左侧颌下及颈部多处积气感染。

入院诊断　右颌面颈部多间隙感染。

诊治经过　入院当天在急诊全麻下行右侧口腔颌面部多间隙感染切开排脓术，术中引出约 50mL 黄褐色黏稠伴酸臭，且带气的脓性液体，脓腔分布于右侧颊下、颌下，术中取脓液做细菌培养及药敏试验，放置引流皮片，术后转入 ICU 监护，并给予亚胺培南抗感染及术腔反复冲洗换药等对症治疗。术后第二天，拔除经鼻气管插管，病情平稳，转回口腔科，给予抗感染、抗炎对症治疗，选择的抗生素为头孢美唑+奥硝唑联合用药。2016-08-20复查 CT（见图4），结果显示右颊下、右颌下及右侧颈部间隙感染，积气较之前（见图3）明显吸收、减少，纵隔组织增厚较之前明显，脂肪密度增高伴积气，气体量较之前减少。复查血常规提示白细胞计数 $21.8×10^9$/L，中性粒细胞绝对值 $19.6×10^9$/L，血象呈上升趋势，血红蛋白 129g/L，前白蛋白（PA）18.8mg/L，均较术前降低。同时患者出现感染性休克前期表现，如头痛不适、呼吸稍有困难、胸膜刺激征阳性、心率加快，联系全院（ICU、胸外科、神经内科、呼吸内科）会诊，根据会诊结果建议行纵隔脓肿切开引流术，并加强抗生素联合应用。

于 2018-08-15 夜晚在急诊全麻下行右颌面颈部脓肿切开排脓术+纵隔脓肿切开排脓术，术中见右侧颊下、颌下、气管前间隙及纵隔内大量暗灰色稀薄脓液排出，予以双氧水及生理盐水交替冲洗，于右颌下至颈前部放置一贯通引流管（见图5），予以双氧水及生理盐水交替冲洗。经气管前间隙达胸骨柄内侧进入纵隔间隙，并于纵隔间隙内置一负压引流管（见图5），引流纵隔内脓液。术后第二次 CT 检查结果见图6。

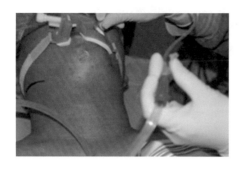

图 1　术前临床照片

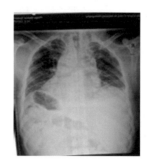

图 2　术前胸片

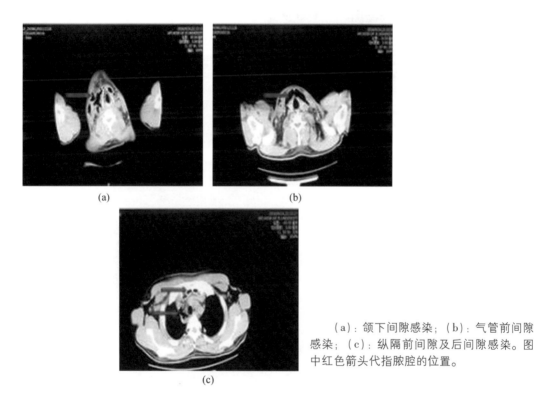

（a）

（b）

（c）

（a）：颌下间隙感染；（b）：气管前间隙感染；（c）：纵隔前间隙及后间隙感染。图中红色箭头代指脓腔的位置。

图 3　术前 CT 检查结果

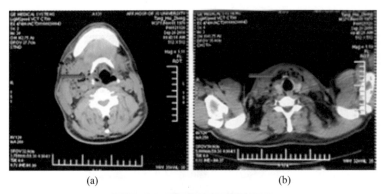

(a)   (b)

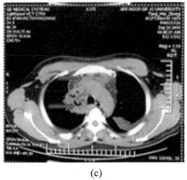

（a）：颌下间隙脓腔明显缩小；（b）、（c）：图中的脓腔与图 3 中的（b）、（c）相比，变化不大。

(c)

图 4　术后第一次 CT 检查结果

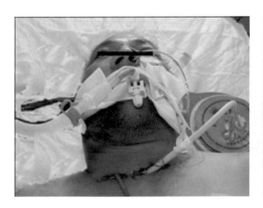

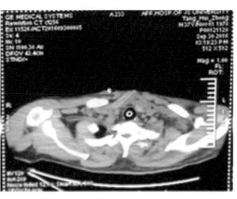

图 5　右颌下至颈前部及纵隔间隙放置引流管　　图 6　术后第二次 CT 检查结果

术后带管转入 ICU 治疗。术后给予亚胺培南+替加环素+左氧氟沙星抗感染、补钾补钙纠正电解质紊乱、营养支持等对症治疗。术后加强颌下区及颈部换药，并监测血常规及肝功能变化，及时纠正低蛋白血症。术后第三天复查胸部 CT（见图 7 和图 8），显示双侧胸腔积液，行左侧胸腔闭式引流。复查胸片（见图 9）提示左肺野透亮度低，不排除胸腔积液，左下肺可疑密度影。脓性分泌物及痰液培养细菌为泛耐药鲍曼不动杆菌，药敏结果显示此菌对头孢哌酮舒巴坦中度敏感，对其余广谱抗生素均有耐药性，故停用目前抗生素，给予头孢哌酮舒巴坦静脉输液治疗。术后第八天患者呼吸功能恢复，给予拔除气管套管。术后第十一天患者体内的电解质、血红蛋白及白蛋白均恢复正常。术后两周复查 CT（见图 10），提示左胸腔积液较之前明显减少，右颌面部脓腔消失，纵隔处脓液基本排出。术后第二十天胸腔无引流物引出，颌下切口无渗出，给予拔出引流管(见图 11)，术后三十日康复出院。

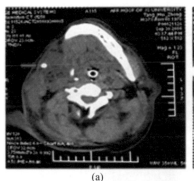 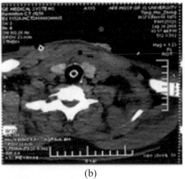
(a)　　　　　　　　　　(b)

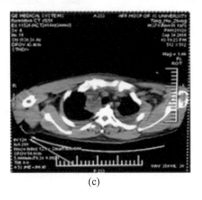
(c)

（a）：颌下间隙感染；（b）：气管前间隙感染；（c）：纵隔前间隙及后间隙感染。图中红色箭头指引流管位置。

图 7　术后复查胸部 CT 检查结果

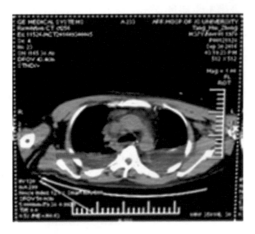
图 8　复查胸部 CT 示双侧胸腔积液

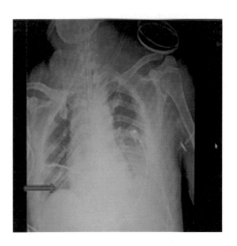
图 9　术后复查胸片

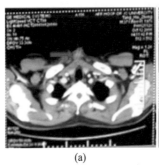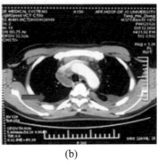
(a)　　　　　　　(b)

图 10　术后两周复查 CT 示胸腔积液基本吸收

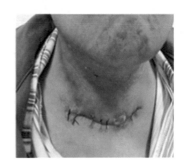
图 11　患者拔管后

【病例讨论】

口腔颌面颈部间隙感染近年来发生率呈上升趋势，特别是以牙源性为起因的感染病例数所占比例大为提高。口腔颌面部多间隙感染导致纵隔脓肿情况，临床发生率相对较低，但致死率却较高。颌面间隙感染诱发纵隔脓肿发生率低的原因如下：感染病灶若下达至纵隔间隙需经过多个间隙，而一般患者在出现颌下肿胀或颈部肿胀时已及时就诊，并可通过脓肿切开引流等方法很快控制住感染。

纵隔脓肿一旦形成，对机体的危害性较大，对于局部组织而言，纵隔脓肿使周围组织变脆，破坏血管内皮，可引起纵隔周围大血管出血。Jun Ho Yhang 报道强调纵隔脓肿是一种致命性的疾病。董武医师曾报道一例因纵隔脓肿诱发主动脉大出血而死亡的病例，更加强调了纵隔脓肿的危险性。同时，纵隔脓肿会造成全身脓毒败血症、多脏器功能衰竭，治疗不及时多可导致死亡。可见，纵隔脓肿是一种致死率较高的感染形式。

因此，患者出现颌面颈部多间隙感染时，医治的关键是尽早行间隙感染脓肿切开引流术，抑制感染继续发展，尤其是当感染细菌为产气细菌类时，感染发展会十分迅速，尽早行广泛性脓肿切开引流术，对疾病的控制起到至关重要的作用。如感染通过颈深筋膜引起气管前间隙、内脏旁间隙和脏器血管间隙感染，则针对感染的手术切开方式是广泛切开引流，清除坏死组织，再加以大剂量有效抗生素治疗。如有纵隔脓肿形成，开胸或胸腔镜下脓肿切开引流，并建立长期有效的引流通道则极为重要，如对本例患者使用纵隔内负压引流法。

口腔颌面部感染所致纵隔脓肿多为厌氧菌及需氧菌的混合感染，宜选用高效广谱抗生素，联合胸外科行脓肿切开引流术。颈部多间隙感染并发纵隔脓肿时，机体有不同程度的衰竭、脓毒血症和败血症，能量消耗很大，恢复过程较为缓慢，因此，在给予高效、敏感、足量的抗生素的同时，需加强营养及全身支持治疗，增强患者抵抗力，加快患者康复。

综上所述，对口腔颌面颈部多间隙感染的患者及时行有效的手术切开引流，并建立长期有效的引流通道至关重要；同时，术后给予高效、敏感、足量的抗生素，补充充足营养，维持电解质平衡，增强患者抵抗力，是治愈口腔颌面颈部多间隙感染的重要基础。

（口腔科：丁凤，杨细虎，周飞军，陈腊凤，许建辉）

75 母细胞性浆细胞样树突状细胞肿瘤治疗 1 例

【病例资料】

患者，男，73 岁，因"腰背部皮肤肿块 6 月，胸背部无痛性丘疹 2 月"于 2020 年 1 月至江苏大学附属医院血液科门诊就诊。患者于入院前 6 个月无诱因下腰背部皮肤出现约 2.0cm×2.0cm 暗红色斑块样肿物，不伴疼痛和瘙痒。2 个月前胸背部皮肤出现红色或紫红色瘀斑样损害，压之不褪色，无明显疼痛、脱屑和破溃。病程中患者出现乏力、盗汗现象，体重下降约 5kg。

患者既往有高血压病史 40 年余，现口服非洛地平缓释片降压，自述血压控制可；否认有糖尿病、冠心病等其他慢性病病史。家族史：父母非近亲结婚，家族成员中无类似病史。

入院体检 一般情况尚可，双侧颈部、腋下、腹股沟多发淋巴结肿大，部分融合，最大约 3cm×2cm，质韧，无压痛，活动度差。心、肺、肝、脾及神经系统均未见异常。皮肤科检查：胸背部广泛分布暗红色或紫红色浸润性丘疹、结节和斑块。部分丘疹融合成片，境界不清，呈瘀斑样损害，压之不褪色；结节呈类圆形，拇指大，界限尚清，部分呈暗褐色（见图 1）。

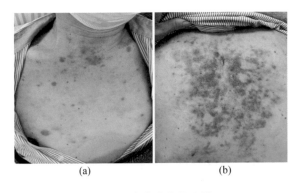

（a）：胸部可见多发类圆形结节，拇指大，界限尚清，部分呈暗褐色。

（b）：背部可见紫红色浸润性丘疹融合成片，境界不清，呈瘀斑样损害。

图 1 患者胸背部皮损

辅助检查 血常规：白细胞计数 $63×10^9/L$，血红蛋白 116g/L，血小板计数 $42×10^9/L$。骨髓象：淋巴瘤白血病。免疫分型：细胞群 R_0 占 80.1%，表达 HLA-DR、CD38、CD117，部分表达 CD56、CD123、CD4；粒细胞群占 11.16%；淋巴细胞群占 2.78%，T 细胞为主，单核细胞群占 0.83%，有核红细胞占 0.88%。分子遗传学检测：

31 种融合基因阴性。

胸腹部 CT：心包少量积液，左侧胸腔少量积液，两侧腋窝多发增大淋巴结，肝多发囊肿，脾脏增大。

皮损组织病理检查：肿瘤细胞与表皮间有明显的无细胞浸润带（见图 2a），真皮圈层及附属器周围及皮下脂肪小叶内可见弥漫性淋巴细胞浸润，可见异型细胞（见图 2b）。

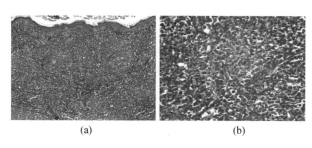

（a）：肿瘤细胞与表皮间有明显的无细胞浸润带（HE 染色，×100）。

（b）：镜下见真皮圈层内弥漫分布单一浸润的中等大小母细胞，核型不规则，胞质少，灰蓝色，无颗粒（HE 染色，×400）。

(a)　　　　　(b)

图 2　患者组织病理

免疫组化：CD3 部分（++），CD4（+++），CD8 灶状（+），CD20（-），CD30（-），CD56（+++），MPO（-），TDT（++），CD123（+++），CD99（+），Ki67（75%+），考虑母细胞性浆细胞样树突细胞肿瘤（见图 3）。

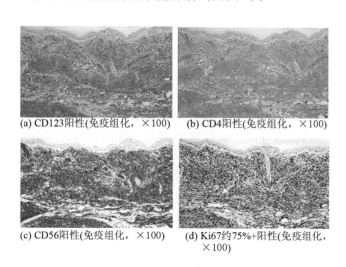

(a) CD123阳性(免疫组化，×100)　　(b) CD4阳性(免疫组化，×100)

(c) CD56阳性(免疫组化，×100)　　(d) Ki67约75%+阳性(免疫组化，×100)

图 3　患者免疫组化组织病理

诊治经过　于 2020-02-01 起予 HA+VP 方案［高三尖酯碱 2mg（d1~6）、阿糖胞苷 0.1g（d1~6）、长春新碱 2mg（d1）、醋酸泼尼松 60mg（d1~6）］化疗，化疗后浅表淋巴结消退，皮疹好转，白细胞恢复正常；03-12 起再予 HA+VP 方案化疗，03-16 起加用 Venetoclax 100mg/d 口服，并逐渐加量，03-26 加量至 400mg/d，口服一周后患者自行停药。之后胸背部再次出现新发皮疹，2020-04-25、2020-06-30 予 Venetoclax 400mg×14 天 +mini-HCVD-A 方案［环磷酰胺 300mg q12h（d1~3）、地塞米松 20mg（d1~4,d11~14）、长春新碱 2mg（d1，d8）］化疗。2020-06-04、2020-08-07、2020-

09-10 予 mini-HCVD-B 联合 Venetoclax 方案［甲氨蝶呤 0.5g（d1）、阿糖胞苷 1.0g q12h（d2~3）、Venetoclax 400mg×14 天］化疗，患者背部皮疹较前消退。

【病例讨论】

母细胞性浆细胞样树突状细胞肿瘤（Blastic plasmacytoid dendritic cell neoplasm, BPDCN）是一种起源于浆细胞样树突细胞，罕见的高度侵袭性淋巴造血系统肿瘤，其发生率约占血液系统恶性肿瘤的 0.44%。1994 年，Adachi 等首次将 BPDCN 描述为一种 "CD4$^+$/CD56$^+$ lymphoma"，以后历经多种命名，包括母细胞性 NK 细胞淋巴瘤、无颗粒型 CD4$^+$CD56$^+$血液肿瘤、无颗粒型 CD4$^+$NK 细胞白血病、母细胞性 NK 白血病/淋巴瘤。

BPDCN 常出现于 65 岁左右的老年人，男女发生比例约为 3∶1。由于该病有较强的侵袭性，有研究表明其中位生存时间仅为 12~14 个月，5 年生存率为 0~6%，预后极差。70%~85% 的 BPDCN 病例以皮肤病变为首发表现，同时还可累及淋巴结、骨髓、外周血、中枢神经系统、睾丸、软组织等部位，也有纵隔、胰腺受累的报道。皮损常表现为暗红色或紫红色斑块、肿块或结节，可见瘀斑样损害，皮疹可局限，亦可泛发，有时可伴紫癜和色素沉着，少数还可形成溃疡。研究显示，有皮肤累及的患者年龄较大，更常见纵隔肿块和血小板减少。

BPDCN 的诊断主要依靠病理形态学及免疫组织化学，分子遗传学可作参考，但一般无特异性遗传学改变。皮肤侵犯绝大多数为非亲表皮性的，多位于真皮，偶见表皮浸润，肿瘤灶被致密的胶原纤维分隔为大小不一的结节成片状，与表皮间有明显的无细胞浸润带（Grenz 带）。真皮层内弥漫分布单一浸润的中等大小母细胞，核型不规则，染色质细，一个或多个小核仁，胞质少，灰蓝色，无颗粒，可围绕皮肤附属器生长。本例患者病理表现具有上述典型特征。BPDCN 的免疫组化表现同样具有特异性：肿瘤细胞表达 CD123（IL3a 链受体）、CD4、CD56，同时不表达任何 T 细胞、B 细胞及髓细胞系特异性标志物。除此以外，本例患者还表达 TdT（35%+）、CD99（局灶+）及 Ki67（75%+），TdT 表达超过 50% 常被认为是预后较好的指标。分子病理学显示少数可出现单克隆 TCR 基因重排，Ig 基因重排阴性；约 60% 的患者可见染色体核型异常。Lucioni 等研究发现 9p21.3 位点的缺失是 BPDCN 中最常见的染色体异常，该等位基因缺失时预后往往较差；Tang 等研究分析后却认为 12p 是最常见的染色体异常。

因 BPDCN 具有罕见性，因而缺乏标准化的治疗方案。初次治疗患者对放化疗敏感，但易复发。文献报道的治疗方法包括以下几种：

（1）高强度化疗：以治疗急性淋巴细胞白血病、急性髓系细胞白血病和淋巴瘤的化疗方案为基础。常用方案为 hyperCVAD 方案（环磷酰胺+长春新碱+多柔比星+地塞米松序贯+大剂量甲氨蝶呤+阿糖胞苷）、DAE 方案（柔红霉素+阿糖胞苷+依托泊苷）、CHOP 方案（环磷酰胺+长春新碱+多柔比星+泼尼松）及 COP 方案（环磷酰胺+长春新碱+泼尼松）等。

（2）造血干细胞移植：包括自体造血干细胞移植（auto-HSCT）和异基因造血干细

胞移植（allo-HSCT）。

（3）低强度化疗：常用方案为阿扎胞苷、普拉曲沙、来那度胺联合硼替佐米、苯达莫司汀和西他赛联合吉西他滨。

（4）靶向治疗：Elzonris（Tagraxofusp-erzs）（SL-401）、Daratumumab 和 Bcl-2 抑制剂 Venetoclax 等。

（5）免疫治疗：PD-1/PD-L1 抑制剂和抗 CD123 嵌合抗原受体 T 细胞（CAR-T）免疫疗法等。本例患者开始予 HA+VP 化疗方案联合 Venetoclax 治疗，皮疹复发后改为 mini-HCVD 化疗方案联合 Venetoclax 治疗，目前患者仍在治疗中。

BPDCN 作为一种罕见的高度侵袭性淋巴造血系统肿瘤，常最先出现皮肤病变，预后极差。病理学检查及免疫组织化学检查为其明确诊断的金标准。对该病的治疗尚无标准方案，发病机制也尚未明确，因此还需要更大的临床样本量以便进行深入研究。

（皮肤科：许辉，胡慧敏；病理科：赵小辉）

巨大皮肤血管瘤继发血管肉瘤 1 例

【病例资料】

患者，女，33 岁，因 "皮肤破溃伴感染半年" 于 2019-08-28 入院。患者有左腹部和背部巨大血管瘤病史 33 年，曾于外院行病理检查示血管瘤。半年前无明显诱因下血管瘤部位出现大面积肿胀和红斑，伴有轻微瘙痒和疼痛，曾被诊断为带状疱疹或湿疹，并使用抗病毒药物和外用药膏进行治疗。然而，皮疹逐渐扩大，慢慢形成硬痂，然后破裂，形成溃疡。一个月前，患者每天午后发热，体温 39℃ 左右，大量的汗水和热气从病灶散发，后退热。

入院体检 左侧腰腹部暗红色巨大隆起性血管瘤上见一个溃疡糜烂面（面积约 32cm×24cm），伴有出血、渗出，部分皮损变黑（见图 1）。

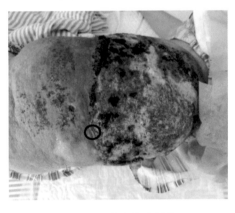

巨大血管瘤（45cm×47cm）皮肤上见一大面积破溃创面（32cm×24cm），圆圈标记为病理取材部位。

图 1　患者临床照片

辅助检查 血常规提示重度贫血；C-反应蛋白 98mg/L，血红蛋白 63g/L，白蛋白 29g/L，血沉 91mm/h，D-二聚体 25.45mg/L，白细胞介素-6 133.60pg/mL；GM 试验：阴性；铁蛋白 404.7ng/mL；输血八项：无异常；细菌培养：无生长；肝、肾功能检查均在正常范围内。胸部和腹部的胸片和 CT 没有显示任何远处转移。磁共振成像显示存在左腹部血管瘤和右大腿巨大血管瘤包含少量血液。后腹腔被侵犯，脾脏血管瘤。组织病理学检查显示梭形细胞弥漫性浸润，直至真皮深处（见图 2a）；高倍镜下，肿瘤细胞呈多形性和深染性（见图 2b）；低分化部位形成的血管结构难以辨认，部分肿瘤细胞在形态上类似上皮样细胞（见图 2c）；部分肿瘤细胞形成了一些分化良好的血管结构，管腔内有红细胞（见图 2d）。免疫组化染色对 CD31、ERG、Fli-1 和 Vimentin 呈弥漫性阳性，对 Ki67 呈 5%的阳性（见图 3）。CD34、SMA、C-myc、Factor Ⅷ、AE1/AE3、CK7、CK5/6、EMA、Napsin-A、HMB45、S-100、CD68 染色均阴性。

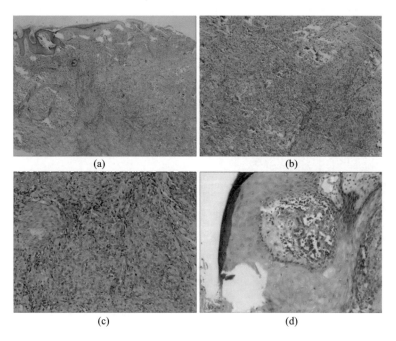

(a)　　　　　　　　　　(b)

(c)　　　　　　　　　　(d)

图 2　患者皮损组织病理图

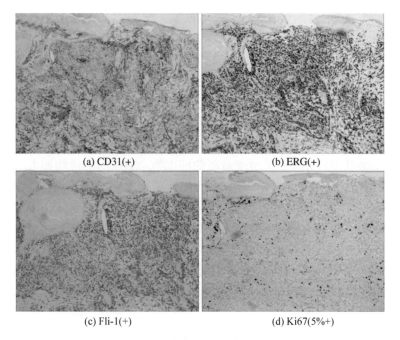

(a) CD31(+)　　　　　　　　(b) ERG(+)

(c) Fli-1(+)　　　　　　　　(d) Ki67(5%+)

图 3　患者皮损免疫组化

诊治经过 虽然图像中有丝分裂图像少，Ki67 阳性率不高，但结合组织学和免疫组化结果及侵袭性的临床病程，诊断为皮肤血管肉瘤。由于溃疡面积大，且基底为血管丰富的巨大血管瘤，因而不可能手术切除。因此，日常换药、抗感染治疗、加强系统营养支持是目前的治疗方案。待患者病情稳定，建议其接受一些辅助性的治疗。但是在病理检查两个月后，患者病理取材部位难愈合，病情恶化，病灶变暗，可见许多新的隆起性紫红色丘疹和痂（见图 4）。

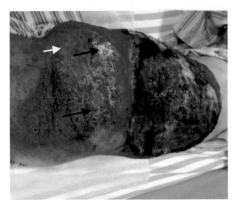

黑色箭头为扩大的痂皮，白色箭头为新发紫红色丘疹。

图 4　病理检查两个月后患者随诊照片

【病例讨论】

皮肤血管肉瘤是一种罕见的恶性肿瘤，预后极差，5 年生存率为 12%～34%。皮肤血管肉瘤的最初表现为瘀青或隆起的紫红色丘疹，这些可能被误认为是一些良性的表现和诊断。它们经常被描述为类似"蔓延的瘀伤"，边界不清。随着肿瘤进展，病变部位常出现溃疡，如本例表现为一个难以愈合的巨大溃疡。皮肤血管肉瘤的组织病理学特征包括血管形成、梭形细胞形态、非典型的大的内皮细胞和深染的核。血管肉瘤表达内皮标志物，CD31 是其中特异性、灵敏度最高的标志物。染核的标志物如 ERG 和 Fli-1，也是皮肤血管肉瘤高度敏感的标志物。Ki67 的阳性率不能完全代表软组织肿瘤的恶性程度，仅作为一个辅助指标。C-myc 在继发性血管肉瘤中表达，特别是在乳腺癌放疗后继发的血管肉瘤中具有重要意义。由于本例患者的黑色素细胞标记物如 S100、HMB45 均为阴性，因此可以排除黑色素瘤的诊断。本病例在临床和组织病理学上均符合皮肤血管肉瘤。其组织学特征同时有高分化肿瘤和低分化肿瘤的特征，因此在诊断时应与良性、恶性和交界性血管肿瘤分别鉴别，如卡波西肉瘤、上皮样血管内皮瘤、假肌源性血管内皮瘤、上皮样肉瘤等。

皮肤血管肉瘤最主要的治疗方法是手术切除联合放射治疗。由于其侵袭性，完全治愈是非常困难的，组织病理上清晰的边界与良好的预后相一致，建议切除范围超过皮损边缘 3cm 并且达一定深度。皮肤血管肉瘤局部复发和进展为播散性疾病的风险很高。辅助放射治疗常用于降低局部复发的风险，特别是在显微镜下难以得到阴性边缘的情况。推荐应用大剂量（>50Gy）化疗药物，如蒽环霉素、紫杉醇、异环磷酰胺曾在治疗中被证明是必不可少的。近日，有报道将靶向药物用于治疗此疾病，并取得了一定的疗效。

　　总之，本病例的罕见及难治在于其是由一个巨大血管瘤继发的。及时的组织活检对该疾病的正确诊断和及时治疗具有重大意义。

参考文献

[1] Donghi D,Kerl K,Dummer R,et al. Cutaneous angiosarcoma:own experience over 13 years. Clinical features,disease course and immunohistochemical profile[J]. Journal of the European Academy of Dermatology Venereology,2010,24(10):1230-1234.

[2] Dossett L A,Harrington M,Cruse C W,et al. Cutaneous angiosarcoma[J]. Current Problems in Cancer,2015,39(4):258-263.

[3] Rao P,Lahat G,Arnold C,et al. Angiosarcoma:a tissue microarray study with diagnostic implications[J]. American Journal of Dermatopathology,2013,35(4):432-437.

[4] Fernandez A P,Sun Y,Tubbs R R,et al. FISH for MYC amplification and anti-MYC immunohistochemistry:useful diagnostic tools in the assessment of secondary angiosarcoma and atypical vascular proliferations[J]. Journal of Cutaneous Pathology,2012,39(2):234-242.

[5] Guadagnolo B A,Zagars G K,Araujo D,et al. Outcomes after definitive treatment for cutaneous angiosarcoma of the face and scalp[J]. Head Neck,2011,33(5):661-667.

[6] Pawlik T M,Paulino A F,Mcginn C J,et al. Cutaneous angiosarcoma of the scalp:a multidisciplinary approach[J]. Cancer,2003,98(8):1716-1726.

（皮肤科：周沪程，许辉，李遇梅；病理科：赵小辉）

77 复发性婴儿包涵体趾部纤维瘤病合并 HPV 感染 1 例

【病例资料】

患儿，女，9 个月，2018 年 6 月 25 日因"左足小趾背侧肿物 6 月余"于江苏大学附属医院皮肤科门诊就诊。患儿出生 3 月余时于左足小趾关节背侧出现一米粒大红色丘疹。皮损渐增大，无触痛。病程中未见患儿搔抓、哭闹。患儿系足月儿，既往体健；父母非近亲结婚，家族成员中无类似病史。

入院体检 一般情况可，系统检查无异常。皮肤科检查：左足小趾远端趾节背侧可见一 0.7cm×0.5cm×0.5cm 暗粉红色分叶状结节，表面光滑，界限清楚，质韧。肿物周围皮肤未见异常，左足小趾无明显活动受限，趾关节无畸形（见图 1）。

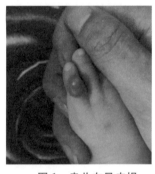

左足小趾远端趾节背侧见一暗粉红色分叶状结节，表面光滑，界限清楚，质韧。

图 1 患儿左足皮损

辅助检查 皮损组织病理检查：镜下见肿瘤与表皮基底相邻，主要位于真皮及皮下组织（见图 2a）；瘤细胞呈束状或片状排列，其周围可见致密的胶原纤维（见图 2b）；核旁胞质内有大小不等的圆形嗜酸性包涵体，类似红细胞（见图 2c）。

免疫组化染色：Masson、SMA、Calponin、β-catenin 阳性；PAS、Syn、EMA、S100、CD34、CD68 阴性。其中，Masson 染色显示瘤细胞质呈蓝色，包涵体呈红色；瘤细胞及胞质内包涵体阳性表达 SMA（见图 3）。

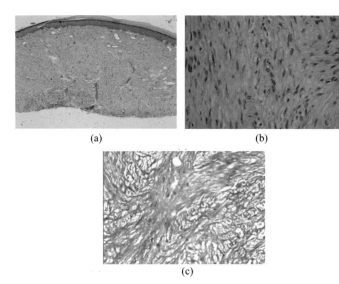

（a）
（b）

（c）

图 2　患儿皮损组织病理

（a）：镜下见肿瘤与表皮基底相邻，主要位于真皮及皮下组织（HE 染色，×40）。

（b）：瘤细胞呈束状或片状排列，其周围可见致密的胶原纤维（HE 染色，×400）。

（c）：核旁胞质内有大小不等的圆形嗜酸性包涵体，类似红细胞（HE 染色，×400）。

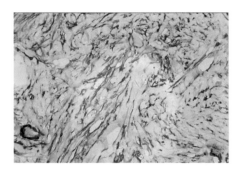

图 3　患儿皮损免疫组化染色

瘤细胞及胞质内包涵体阳性表达 SMA（免疫组化染色，×400）。

诊治经过　在取得患儿家属知情同意后于 2018 年 7 月进行左侧趾背部皮肤组织病理活检。组织病理发现肿瘤主要位于真皮及皮下组织，边界不清。HE 染色显示胞质内不均匀分布嗜酸性、无折光的包涵体，Masson 三色染色示包涵体呈红色，免疫组化 SMA 呈阳性。胞质内嗜酸性包涵体这一特征性的组织病理学改变提示婴幼儿指（趾）部纤维瘤病（Infantile Digital Fibromatosis，IDF）的可能性大。随后予手术完整切除剩余的肿瘤组织。

但术后 6 个月，肿块于左足小趾外侧缘处复发（见图 4），遂于 2019 年 1 月再次完整切除复发肿块。同时进行组织病理学检查发现：除嗜酸性包涵体外（见图 5a），还显示角化过度、棘层肥厚、乳头瘤样增生和空泡细胞（见图 5b），这一特征提示存在 HPV 感染的可能性。利用病毒宏基因组学技术证实了在该复发组织中存在 HPV4 基因组。仔细询问家族史得知患儿外婆 4 个月前被确诊为扁平疣，其余家属均无类似病史或 HPV 感染史。2019 年 4 月，肿瘤再次复发，此次予密切观察处理，目前该病例仍在随访中。

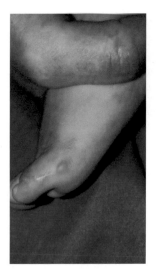

左足小趾外侧缘处有一复发暗粉红色结节。

图4 患儿左足复发皮损

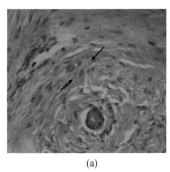
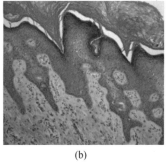

（a） （b）

（a）：在成肌纤维细胞胞质内可见明亮的嗜酸性包涵体（箭头处）（HE染色，×400）。
（b）：镜下见棘层较多空泡细胞，为HPV感染所致（HE染色，×100）。

图5 患儿复发皮损组织病理

【病例讨论】

IDF是一种罕见的纤维瘤病，表现为真皮内成肌纤维细胞或成纤维细胞的增殖。临床表现非常独特，表现为坚实、无痛、半球形的暗红色结节。结节多见于婴幼儿指（趾）背，尤其是第二脚趾，也可见于其他部位，如大腿、前臂、乳房和阴囊。大约86%的病例在出生后一年内出现。这些结节通常经历一段缓慢的生长期和快速生长期，最终达到稳定状态，也可逐渐消退。

Tomii曾描述过IDF的三个可能皮肤镜下的结构特征，包括白点、线状白色结构和毛细血管扩张。但IDF最具诊断价值的表现仍为特征性的组织病理学改变——核旁的嗜酸性包涵体。虽然IDF是一种有自发消退趋势的良性疾病，但是不完全手术切除后的复发率却高达75%。Agarwal等认为若先行细胞学检查，则可以避免不必要的手术及术后并发症发生。细针穿刺细胞学检查（FNAC）作为一种微创的检查方法，常被用于术前提示肿物的可能性质，特别是在幼儿良性成纤维细胞或肌成纤维细胞肿瘤方面。IDF 患者 FNAC 涂片的主要特点为饱满的椭圆形至梭形细胞嵌入胶原基质中，细胞核圆形至椭圆形，胞质淡染，无有丝分裂或坏死。

如果肿瘤增大、产生疼痛或影响正常的结构或功能，完整切除肿瘤仍然是主要的治疗方法。莫氏显微外科手术（MMS）有助于确定手术切缘，降低复发的可能性。局部皮瓣转移、自体中厚皮片移植或基于广泛手术切除的再上皮化可以为复发的 IDF 提供有效的解决方案。除此之外，非手术方法，如局部或病灶内使用糖皮质激素和 5-氟尿嘧啶可以起到抗纤维化作用，缩短自发消退的时间。据报道，对于伴有关节挛缩和严重功能缺损的 IDF，冷冻治疗结合术后功能锻炼取得了令人满意的效果。而对于无明显症状的皮损，在临床实践中可以考虑密切随访，观察其自发消退的可能性。

IDF 的发病机制至今仍不清楚。曾因包涵体 Pyroninophilic 和 Feulgen 染色均为阴性，提示 RNA 存在的可能性，据此 Reye 推测病毒可能是 IDF 发生的原因。然而通过 PCR 方法，Zhu 等未能在 IDF 中检测到 HPV 和 HSV DNA，认为 IDF 可能与病毒感染无关。随后有证据表明包涵体是紧密堆积的波形蛋白，其发生的主要原因可能与肌丝的异常聚集有关，且包涵体中也未发现 HPV 感染迹象。有趣的是，随着纤维化的增加，以及包涵体体积的缩小和数量的减少，肿瘤可随时出现自发消退的迹象。那包涵体的变化与细胞凋亡之间是否存在联系？有研究者在 11 个 IDF 患者皮损的免疫组化切片中没有发现凋亡中的关键蛋白水解酶 3（Caspase 3）被激活。由此在学习以往文献的基础上总结出了两个关于复发的潜在机制：第一，由于切除不完全，残存的肿瘤组织可能会在该区域继续生长；第二，手术或活检的外源性创伤可能在一定程度上刺激纤维增生。但在该病例中，IDF 的复发是基于完整的肿瘤切除，且空泡细胞与嗜酸性包涵体相邻这一独特的组织病理学现象不能用外源性创伤来解释。虽然 HPV 已被证明与发病机制无关，但 IDF 的复发与 HPV 感染之间的关系尚未确定。

低危型 HPV（如 HPV1、HPV4、HPV6 等）常与一些良性增生性疾病有关，如肛周生殖器疣、寻常疣、扁平疣等。它们在约 3.5% 的成人和 33% 的儿童中普遍存在。HPV4 是儿童及青少年常见的 HPV 皮肤亚型，属于人乳头瘤病毒 γ 属。最近的研究表明，一些高分化的 HPVγ 属病毒似乎与鳞状细胞癌（SCC）相关。Luisa 等通过分析二代测序的数据发现：HPV4 在 SCC 的癌前病变——光线性角化病（AK）中含量丰富。HPV4 似乎在一定程度上参与了肿瘤的发生，但 HPV4 的潜在致癌性与 IDF 复发之间的关系还有待进一步探究。

IDF 复发的机制尚不清楚。该患儿 IDF 的复发与 HPV 感染之间的关系也有待明确。但是，这一独特的病例可能为破解 IDF 的复发机制提供一定的线索。我们相信，该病例可以丰富我们对这一罕见疾病与 HPV 之间关系的理解和认识。

（皮肤科：许辉，胡慧敏；病理科：龙卫国）

78

与糖尿病相关的获得性反应性穿通性胶原病 2 例

【病例资料】

病例 1　患者，男，48 岁，无明显诱因下出现躯干及四肢皮肤受损伴瘙痒 3 余年，加重 1 年左右，于 2018-04-20 入院就诊。既往有糖尿病病史 11 余年，近 1 年来血糖控制不佳，糖尿病肾病Ⅲ期 2 年，糖尿病周围血管病变 1 年，脑梗死病史 2 年。患者有糖尿病家族史，其父亲也患有 2 型糖尿病，无相同的皮肤病变。

体格检查示四肢和躯干有密集分布的红斑丘疹，丘疹中央有角化的脐状病变栓子，红斑丘疹最大直径有 3.6cm，有的皮损合并形成斑块，有的皮损变成淡褐色的瘢痕，有的呈线性排列，提示有 Koebner 现象（见图 1 和图 2）。组织病理学活检显示：表皮破裂，表皮破裂区域内充满角蛋白和血清纤维渗出物形成的栓子，破裂区边缘有上皮增生，真皮内可见纤维素穿透表皮，坏死区有大量角化细胞和淋巴细胞浸润（见图 3）。

辅助检查　空腹血糖 10mmol/L，餐后血糖 14mmol/L，24h 微量白蛋白（尿）＞50mg，微量白蛋白（尿）＞50μg/mL。根据发病年龄、临床表现、组织病理学活检及糖尿病病史，诊断为获得性反应性穿通性胶原病。

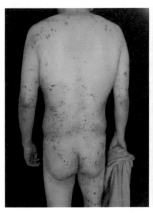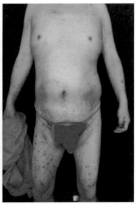

有的结痂，有的皮损合并形成斑块，有的皮损变成淡褐色的瘢痕。

图 1　病例 1 患者躯干和四肢的红斑丘疹

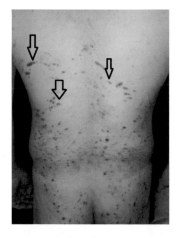

有些丘疹呈直线走行，提示 Koebner 现象（箭头）。

图 2　病例 1 患者后背及腰部的红斑丘疹

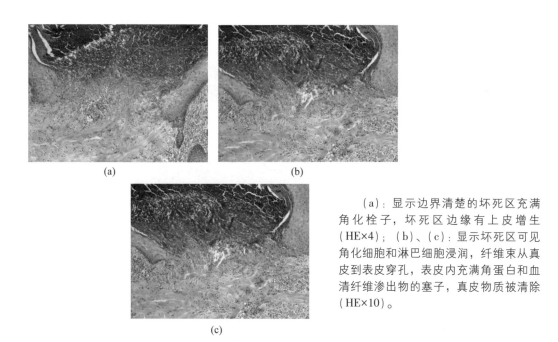

(a)　　　　　　　　　　　　(b)

(c)

（a）：显示边界清楚的坏死区充满角化栓子，坏死区边缘有上皮增生（HE×4）；（b）、（c）：显示坏死区可见角化细胞和淋巴细胞浸润，纤维束从真皮到表皮穿孔，表皮内充满角蛋白和血清纤维渗出物的塞子，真皮物质被清除（HE×10）。

图 3　病例 1 组织病理学活检

　　病例 2　患者，男，45 岁，无明显诱因下出现右下肢皮肤受损伴瘙痒 3 余年，于 2020-10-10 至江苏大学附属医院就诊。既往有糖尿病病史 10 余年，血糖控制不佳；冠心病病史 6 余年。

　　体格检查示右侧下肢有密集分布的红斑丘疹，丘疹中央有角化的脐状病变栓子，红斑丘疹最大直径有 0.5cm，有的呈线性排列，提示有 Koebner 现象，有的皮损合并形成斑块，有的皮损变成淡褐色的瘢痕（见图 4）。组织病理学活检显示：表皮破裂，表皮破裂区域内充满角蛋白和血清纤维渗出物形成的栓子，破裂区边缘有上皮增生，真皮内可见纤维素穿透表皮，坏死区有大量角化细胞和淋巴细胞浸润（见图5）。

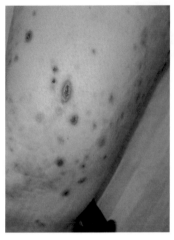

两侧大腿有红斑丘疹和结节，丘疹中央有角化的脐状病变栓子。

图4　病例2患者右侧下肢的红斑丘疹

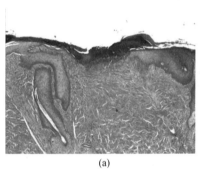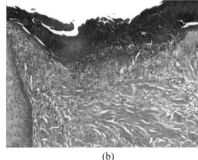

（a）：显示边界清楚的坏死区充满角化栓子，坏死区边缘有上皮增生（HE×4）。
（b）：显示坏死区可见角化细胞和淋巴细胞浸润，纤维束从真皮到表皮穿孔，表皮内充满角蛋白和血清纤维渗出物的塞子，真皮物质被清除（HE×10）。

(a)　　　　　　　　　(b)

图5　病例2组织病理学活检

辅助检查　空腹血糖14.8mmol/L。根据发病年龄、临床表现、组织病理学活检及糖尿病病史，诊断为获得性反应性穿通性胶原病。

【病例讨论】

1989年，Rapini等建议将所有影响成人慢性肾脏疾病、糖尿病和其他全身性疾病的穿通性皮肤病统称为穿通性皮肤病。穿通性皮肤病可分为原发性和继发性皮肤病，四种经典原发性穿通性皮肤病为反应性穿通性胶原病（Reactive Perforating Collagenosis，RPC）、毛囊和毛囊旁角化过度病（Hyperkeratosis Follicularis et Parafollicularis，Kyrle's Disease）、穿通性毛囊炎（Perforating Folliculitis，PF）和匐行性穿通性弹力纤维病（Elastosis Perforans Serpiginosa，EPS）。获得性反应性穿通性胶原病是一种罕见的经表皮消除包括弹性纤维、胶原蛋白和角蛋白在内的各种物质，以变性胶原被排出体外为特征的穿通性皮肤病，成人发病常伴有一种或多种系统性疾病，此型称为获得性反应性穿通性胶原病（APD）。近年来，最常在患有慢性肾功能衰竭和糖尿病的成人患者中观察到获得性反应性穿通性胶原病。早期获得性反应性穿通性胶原病的鉴别诊断包括淀粉样变、血管炎和痒疹。对于成熟的病变，应考虑其他经典的穿通性皮肤病，如穿通性钙化弹性症、穿通性环状肉芽肿和痒疹结节。

获得性反应性穿通性胶原病可能的诊断标准：① 去除坏死的胶原束后形成杯状表皮凹陷的特征性组织病理学表现；② 脐状丘疹或结节中心性凹陷附有角化堵塞物；③ 发病年龄超过 18 岁。组织病理学分析对准确诊断很重要。病变早期的组织学特征是真皮乳头内嗜碱性胶原，伴有棘层病、高糖血症和角化过度。随着病变的发展，纤维束从真皮到表皮穿孔，表皮内充满角蛋白和血清纤维渗出物的塞子，真皮物质被清除，有角化过度的边缘和炎性碎片。

目前该病的发病机制仍不明确，但人们猜测微血管病变可能导致胶原损伤和未经透析去除物质的微沉积，引起局部炎症反应。该病主要需要最大限度地减少瘙痒和控制潜在疾病，治疗共识尚不明确。目前，穿通性皮肤病的治疗方案包括光疗（UVB-NB），局部外用、口服和皮损内注射皮质类固醇、抗组胺药，局部外用和口服维 A 酸、甲氨蝶呤及强力霉素等。最近的研究报道了别嘌呤醇的良好效果，因为这种药物能够通过抑制黄嘌呤氧化酶减少破坏胶原自由基的合成。

此两例患者血糖规范控制后，皮疹瘙痒明显减轻，皮损在缓慢好转中。

（皮肤科：许辉，朱念南；病理科：赵小辉）

【病例资料】

患者，男，69 岁，体检发现肝占位一年余。患者既往身体一般，丙肝病史、糖尿病病史，未服药。2010 年 9 月因频发多源性室性早搏及短阵室速置心脏起搏器。入院一年前行常规体检时发现肝脏可疑等密度结节，未进一步检查。入院半年前患者感上腹胀痛，为阵发性疼痛，无肩背部放射痛，可自行缓解，入院三天前患者感胀痛加剧，遂至外院就诊查实验室指标 AFP 及辅助检查 B 超、CT。相关检查结果：AFP 47.66μg/L。B 超示肝实质回声增粗，肝左叶结节，胆囊壁毛糙（见图 1 和图 2）。CT 示肝左叶低密度灶（FNH？HCC？），肝脏多发小囊肿，肝脏钙化灶。初步诊断：① 肝占位；② 心脏起搏器置入状态；③ 2 型糖尿病。

患者在江苏大学附属医院门诊收治入院，相关病史：患者无恶心、呕吐，无腹泻，无寒战、高热，无黄疸，精神可，食欲一般，无乏力，无体重明显下降。在江苏大学附属医院复查 CT（2017-06-13）示肝左叶占位，考虑 MT 的可能性大，副脾，双肾囊肿，右肾复杂性囊肿，腹腔及腹膜后多发性结节样淋巴结影。HAFP（甲胎蛋白）71.80μg/L，HCEA（癌胚抗原）6.50μg/L。患者术前查心脏彩超示 EF 27%，请心内科及麻醉科会诊，会诊后建议暂停手术，行 B 超引导下射频消融术，做好相关术前准备，继续观察。心内科、麻醉科及超声科会诊后建议行超声引导下肝癌射频消融术，排除其他手术禁忌。

诊治经过 患者在全麻下行超声引导下肝癌射频消融术（见图 3 和图 4），手术顺利，术中基本无出血，术后患者安返病房，予抗炎补液、保肝止血等对症治疗，经治疗渐愈。出院时复查 HAFP（甲胎蛋白）19.86μg/L，较前明显下降。出院 15 天后随访，HAFP（甲胎蛋白）5.80μg/L；出院 3 个月后随访，HAFP（甲胎蛋白）2.45μg/L。

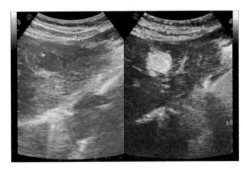 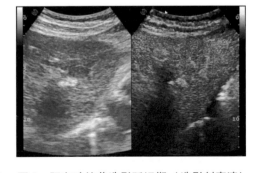

图 1　肝左叶结节造影动脉期（造影剂快速均匀填充）　图 2　肝左叶结节造影延迟期（造影剂廓清）

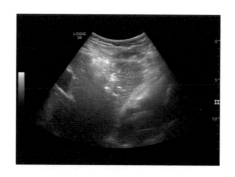

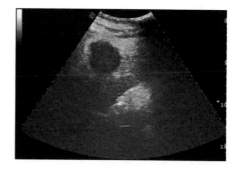

图 3　肝左叶结节消融术中　　　　　图 4　肝左叶结节消融术后造影（无增强）

【病例讨论】

　　肝内常见的实质性局灶性病变包括原发性肝癌、转移性肝癌、肝血管瘤与肝脏局灶性增生结节等。该病例术前增强 CT 与 HAFP 检查证实了其符合原发性肝癌的特点。

　　治疗肝癌的传统方法首选手术切除，但不是所有的肝癌患者都适合手术。只有心肺功能较好、肝脏肿瘤较局限、没有转移条件的患者才适宜手术切除。加上我国肝癌患者多数有肝炎、肝硬化的病史，临床有 80% 左右的患者出于各种原因不能手术。

　　近年来，射频消融术（FA）广泛用于肝肿瘤的局部根治或姑息治疗。FA 为一种微创治疗手段，具有疗效确切、可重复性强等优点，目前临床应用广泛；其治疗目标为以最小的创伤达到最大的肿瘤消融范围，避免因手术引起的急性肝衰竭。该病例由于心功能较差而不满足手术切除的条件，因而选择在超声引导下的射频消融术。由于该术具有微创、精准的特点，因而本例患者得到了及时的治疗，术后各项指标迅速恢复到正常范围。超声引导下射频治疗肝癌为临床提供了一种新的微创的局部治疗方法，达到了原位整体灭活的疗效，它既能直接有效地杀灭整个肿瘤，又能尽可能减少机体损伤，同时还能激活并增强抗肿瘤免疫功能，在临床上具有广泛的应用前景。

参考文献

　　[1]　Lencioni R,Cioni D,Crocetti L,et al. Early-stage hepatocellular carcinoma in patients with cirrhosis:long-term results of percutaneous image-guided radiofrequency ablation[J]. Radiology,2005,234(7):961-967.

　　[2]　Livraghi T,Solbiati L,Meloni M F,et al. Treatment of focal liver tumors with percutaneous radio-frequency ablation:complications encountered in a multicenter study[J]. Radiology,2003,226(2):441-451.

　　[3]　Rhim H. Complications of radiofrequency ablation in hepatocellular carcinoma[J]. Abdominal Imaging,2005,30(4):409-418.

（超声医学科：陈宝定，吴新财）

80 高频彩超诊断幼年性肠息肉 1 例

【病例资料】

患儿，女，6岁，因"间断性腹痛1周"来江苏大学附属医院就诊。患儿于入院前一周在无明显诱因下间断性腹痛，数分钟后自行缓解。患儿纳可眠佳，无腹泻、呕吐症状，大便可，来江苏大学附属医院儿科门诊就诊，门诊完善血常规及体格检查，血常规示各项指标均在正常范围，查体未及腹部明显包块，遂行腹部超声探查。二维高频超声提示于结肠肝曲附近（相当于以脐部为中心，10点方向距离脐部3指处）探及一30mm×25mm椭圆形低回声区，境界尚清，内部回声不均匀，可见多个极低回声或无回声区，呈蜂窝样分布（见图1）；彩色多普勒超声显示低回声区内部血流信号丰富，呈由中心向周围放射状分布的血流特征（见图2）。超声提示腹腔低回声包块，考虑结肠内病变不除外，建议进一步检查。

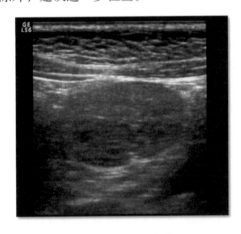
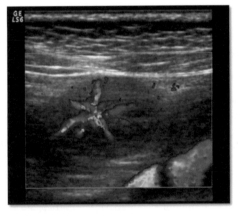

图1　病灶二维超声　　　　　　　　　　图2　病灶彩色多普勒超声

患儿随即于就诊当日中午行腹部CT平扫检查，由于进食影响，腹部CT未显示腹腔明显占位性病变及解剖结构异常，未显示明显肠梗阻征象。腹部超声检查提示的包块区域亦未发现明显异常（见图3）。

患儿于3日后进一步行腹部MRI平扫，于T2加权像上显示结肠肝曲处高信号影，内部信号分布不均匀，可见多个小低信号影。病变部位以上肠管未显示明显梗阻征象（见图4）。

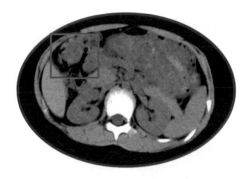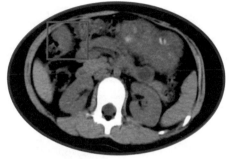

图 3 就诊当日腹部 CT 平扫检查结果

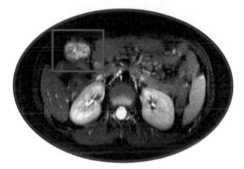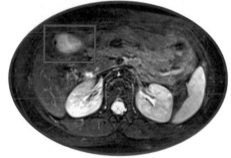

图 4 就诊 3 日后腹部 MRI 平扫检查结果

综合患儿症状、体征及各项辅助检查，考虑结肠内占位性病变、肠息肉可能。儿科医生建议患儿 1 个月后复查腹部超声。

患儿未做特殊治疗，于 1 个月后门诊复查腹部超声，在相同部位仍探及一低回声团，且大小较 1 个月前无明显变化。彩色多普勒显示血流信号仍为中心向周围放射状分布的血流。（见图 5）

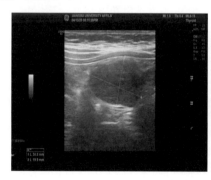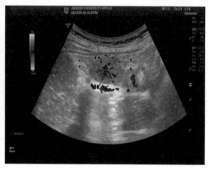

图 5 复查腹部超声及彩色多普勒

建议行腹腔镜下肠切除术。术前抗炎治疗一周，后拟行肠镜下冷凝切除术。肠镜显示结肠肝曲见一粗蒂大息肉，大小约 30mm×30mm，表面光滑，无明显溃疡及糜烂（见图 6）。考虑手术创面大、术中出血量大等风险。

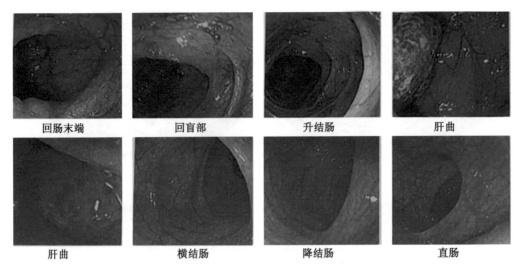

回肠末端	回盲部	升结肠	肝曲
肝曲	横结肠	降结肠	直肠

图 6　肠镜显示

　　患儿完善术前检查后，于 2 日后在全麻下行腹腔镜下肠切除术，取出灰褐色息肉样组织，大小为 25mm×20mm×15mm，质软，无包膜，切面灰褐色，有微囊（见图 7）。镜下所见送检组织由增生的腺体及炎性肉芽组织构成，部分腺体扩张呈囊状（见图 8）。病理结论为幼年性结肠息肉。

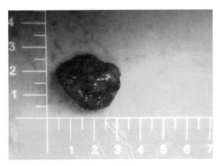

图 7　术后取出组织

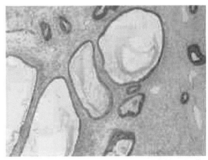

图 8　送检组织镜下显示

【病例讨论】

　　幼年性息肉（Juvenile Polyps，JPS）又称潴留性或黏液性息肉，常单发，好发于 2~10 岁儿童，尤以学龄前多见，常因腹痛、便血就诊，是小儿下消化道出血的常见病因。结肠镜为术前诊断本病的金标准，但因其易造成侵入性损伤，使得其在小儿此疾病中的应用受到一定限制。CT 可清晰显示病变位置，但因其具有放射性，在小儿患者中不作为首选检查方法。MRI 以其无辐射、多序列、多切面而受到临床医师的推崇，但因其价格较高，常用于疾病的鉴别诊断。随着超声技术的进一步发展，且高频彩超具有无创、简便、价格低廉、适于反复检查等优势，使其在胃肠道疾病，尤其是小儿胃肠道疾病的诊断中得到推广。JPS 在超声影像中有其特征性表现，通常表现为圆形或类圆形团状稍强回声，边界尚清，表面光滑，内部回声分布不均匀，可见散在细小无回声区，常为单发；在彩色多普勒血流显像（CDFI）中，血流信号丰富，可见由中心向周围呈放射状分布，该检查诊断准确性较高，成为诊断 JPS 的首选检查方法。

本例患儿 6 岁，正处于 JPS 高发阶段。但本例患儿临床表现仅有间歇性腹痛症状，而无便血，原因为肠镜显示息肉表面光滑，无明显溃疡及糜烂，故未发生便血症状。通常排空情况下小儿肠管内径不超过 2cm，而该患儿自始至终未出现肠梗阻现象，原因为 JPS 质软，易形变，且该例 JPS 为粗蒂，沿肠腔长轴生长，未造成局部肠腔重度狭窄，故肠内容物可顺利通过，不易引起上段肠管梗阻。本例 JPS 的超声特征与以往报道的病例类似，不再赘述。

腹部超声中，JPS 应与小儿常见腹腔疾病，如肠系膜淋巴结肿大、肠套叠作鉴别诊断。多发肠系膜淋巴结肿大患儿通常可于脐周探及数枚圆形或椭圆形淋巴结回声，呈簇状分布，淋巴门可见或不可见，通常以短径大于 5mm 诊断；单发肠系膜淋巴结肿大通常短径大于 8mm。肠套叠患儿通常为间歇性腹痛，或有果酱样大便，腹部可扪及包块，超声影像显示包块呈"同心圆"征或"套肠"征，是具有特征性的超声特征。

综上所述，高频彩超对肠腔内肿瘤的检出率高，且 JPS 声像图具有高特异度，易与其他小儿常见腹腔疾病鉴别。高频彩超对肠道准备的要求相对低，且结肠位置相对固定，其无创、便捷、可重复等优点为该病的诊断、术前评估及随访观察提供了极大的帮助。

（超声医学科：杜睿）

81 超声引导下冻结肩液压松懈术 1 例

【病例资料】

患者，男，54 岁，因"右肩关节疼痛"就诊。患者长期务农，于入院前半年无明显诱因下出现右肩关节疼痛，夜间疼痛加重，伴穿衣、梳头受限，于家中休养，一个月前于当地医院就诊示"关节炎"，予超短波理疗、口服药物等处理，疗效不佳，为求进一步诊治，来江苏大学附属医院就诊。

既往体健，否认有高血压病史、糖尿病病史，否认有肺结核、血吸虫病、伤寒等传染病接触史。预防接种史不详。否认有手术、外伤及输血史。否认有青霉素等药物及食物过敏史。

入院体检 一般情况良好，心肺听诊（－），腹部稍膨隆，腹软，无压痛，肝、脾肋下未及。右肩主动前举 140°，被动前举 145°，主动外展 55°，被动外展约 60°，主动外旋 80°，被动外旋 85°，右肩主动及被动内旋手背均只触及约腰骶关节水平（见图 1）。

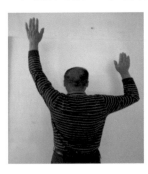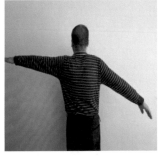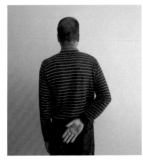

图 1　入院时右肩情况

疼痛评分：7 分。

辅助检查 X 线：未见异常。MRI：肩关节关节囊增厚，呈高回声，肩袖未见异常。超声检查：① 盂肱关节囊增厚，CDFI 示关节囊内见血流信号（见图 2）；② 喙肱韧带增厚 2.7mm，肱二头肌长头腱鞘积液（见图 3）；③ 弹性超声示喙肱韧带硬度增加（见图 4）。

入院诊断 右侧肩关节粘连，右侧冻结肩。

诊治经过 在超声引导下行液压松懈术。

材料：① 一次性无菌换药 1 个；② 无菌手套 2 副；③ 小敷贴 2 个；④ 5mL 注射器 2 个，20mL 注射器 1 个，或 50mm 22GPTC 穿刺针。

药物：① 2% 利多卡因 1 支；② 1mL 得宝松 1 支或曲安奈德（20mg）1 支；③ 2.5mL 玻璃酸钠 1 支；④ 10mL 0.9% 生理盐水 3 支。

方法：患者取侧卧位，9~12MHz 线阵探头，将探头斜放于肩胛冈下方，调整探头至清晰显示盂肱关节腔，采用平面内法，从外向前向内进针至肱骨头与盂唇之间关节腔。

治疗后即刻效果见图 5。一个月后超声复查盂肱关节囊厚度下降至 2.5mm，疼痛症状缓减（见图 6）。

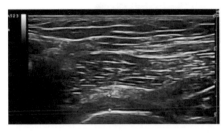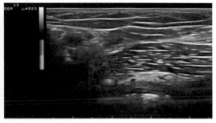

图 2　CDFI 示关节囊内见血流信号

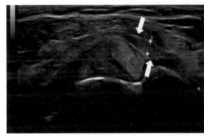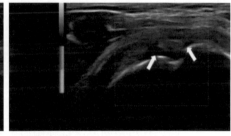

图 3　超声示腱鞘积液

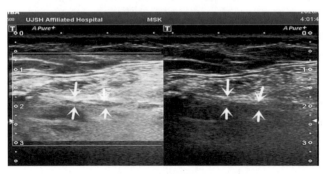

图 4　弹性超声示喙肱韧带硬度增加

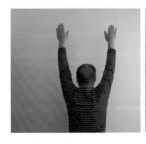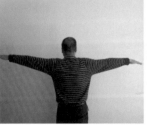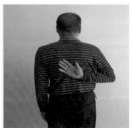

图 5　术后右肩情况

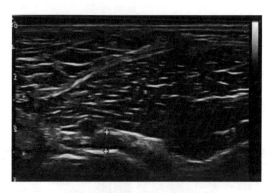

图6 术后复查超声检查结果

【病例讨论】

冻结肩早期主要病理改变为盂肱关节囊、滑膜慢性炎症，随后表现为关节囊及其周围韧带纤维化、增厚、挛缩等，导致肩关节僵硬、活动障碍，后期逐渐恢复、关节囊重塑。冻结肩在人群中的患病率高达5.3%，多见于40~60岁的中老年人。冻结肩多为原发性（特发性），但也可继发于创伤、糖尿病、心脏病、高脂血症及甲状腺疾病。虽然原发性冻结肩为自限性疾病，但仍有相当一部分患者的肩痛和活动障碍会长期存在，因此，准确及时诊断和合理治疗十分必要。

目前，关节镜检查是诊断原发性冻结肩的金标准，但该方法具有侵入性；影像学检查可明确病变所在，并排除其他引起肩痛和活动受限的疾病，如骨和软组织的肿瘤、肩袖撕裂伤等。随着超声医学的发展，高频超声能清晰显示皮肤、肌肉、肌腱、韧带、筋膜、腱鞘及滑囊等结构，这些组织病变，如炎症，因解剖部位固定，结合病史及临床表现，大部分可得到明确的超声诊断。

传统关节腔注射为盲探式操作，以患者主诉疼痛区及压痛点来定位。高频超声可以在患者被动或主动肌肉舒缩或关节运动状态下实时清晰地观察到病变部位关节、肌肉、肌腱、韧带等的活动情况及形态变化，实时观察针尖位置和运行方向，显示神经血管情况，达到可视化的效果，避免损伤神经和血管，是理想的介入引导工具。

（超声医学科：张哲）

82 超声引导下微波消融治疗颌面部蕈样肉芽肿1例

【病例资料】

患者，男，52岁，有银屑病病史30年。2018年3月患者因额面部撞伤出现小隆起，质硬，伴瘙痒，至当地医院皮肤科就诊，予药物（具体不详）治疗，效果不佳。面部隆起数量逐渐增多，面积明显增大，最大直径约10cm。2018年6月至江苏大学附属医院门诊就诊，门诊取面部皮肤活检病理示蕈样肉芽肿。

免疫组化结果：CD3（+）、CD4（少+）、CD5（少+）、CD8（少+）、CD45RO（+）、CD56（-）、CD30（-）、CD20（少+）、CD79a（少+）、GR-B（-）、Ki67（40%）、EMA（上皮+）、EBEV（-），结合HE切片，考虑为（右面部）蕈样肉芽肿。

辅助检查 PET-CT示两侧额部、面部、后颈部及前胸部皮肤广泛不均匀增厚，两侧腮腺区、颈部、颌下、右锁骨上、右侧腋窝、右盆壁及右侧腹股沟多发淋巴结肿大，上述病灶FDG代谢增高，考虑淋巴瘤浸润；纵隔及左侧腹股沟结节样淋巴结，FDG代谢未见增高。

骨髓细胞学检查：粒、巨两系增生，红系稍减少，可见4%原幼淋巴细胞。髓免疫分型：有核细胞中5%的R2门内细胞为淋巴细胞，提示CD4与CD8双阴性T细胞增多，$\gamma/\delta T$细胞增多。右颌下淋巴结穿刺，病理标本免疫组化示CD3、BCL-2、kappa、lambda（+），CD4、CD5、CD8、CD45RO、CD30、CD20、CD79a、CD21（少+）、CD56（弱+），ki67（50%+），EMA、EBEV（-），考虑为以T细胞为主的增生性病变。

诊治经过 患者于2018-06-22起予COP方案（环磷酰胺+强的松+长春新碱）化疗十二个疗程。化疗后患者皮肤硬结、皮疹明显好转。但治疗期间病情反复，故于2019-06-21起予"西达苯胺+强的松"治疗。2019年8月患者左眼睑肿胀及额面部皮肤皮疹加重，于2019-08-17再予COP方案（环磷酰胺+强的松+长春新碱）化疗，之后患者口服"西达苯胺+强的松"治疗。2020年1月起患者左眼睑肿块明显增大，颜面部皮疹增多，遂于2020-03-06予CVP方案（环磷酰胺+长春新碱+强的松）化疗，化疗后左眼睑肿块稍有缩小。

患者2020-03-25因左眼睑肿块又有增大伴胀痛，被门诊拟"蕈样肉芽肿"收住入院。

由于患者左眼睑肿物进行性增大，化疗药物治疗效果不佳，遂于2020-05-09行左眼睑肿物超声引导下微波消融治疗：① 左侧面额部消毒、铺巾、2%利多卡因局部浸润麻醉；② 2%利多卡因2.5mL+生理盐水17.5mL配置隔离液，注射肿块深部保护眼球等重要组织；③ 微波消融，移动靶点技术多点融合消融。

术后评价：局部压迫症状缓解，无明显副作用。

【病例讨论】

蕈样肉芽肿是原发性皮肤 T 细胞淋巴瘤，多发生于中老年人，男性好发，病情进展缓慢，典型临床经过分为红斑期、斑块期和肿瘤期。临床症状为红斑样皮疹，部分融合成片，表皮增厚伴大量脱屑、瘙痒，后期形成斑块和肿物等。其危害是严重皮损经久不愈，病变累及淋巴结甚至内脏，严重可危及生命。治疗早期主要为皮肤靶向治疗（SDTs）改善患者瘙痒、疼痛等临床症状。进展期的治疗主要为延缓疾病进展，提高生存率，通常为与 SDTs 联合的系统性治疗，包括应用维 A 酸类药物、α-干扰素，化疗，靶向免疫治疗，体外光化学疗法及造血干细胞移植等。超声引导下微波消融是以对肿瘤期肿块的灭活来控制症状，提高生活质量为目的。

超声引导下微波消融是指在超声引导下把微波针直接穿刺到肿瘤部位，组织内的极性分子在微波场的作用下高速运动，互相摩擦产生热量，在肿瘤内迅速升温，当温度升到 60℃ 左右时，癌细胞蛋白质变性凝固，导致不可逆的坏死。同时对其他组织的影响非常小，抑制肿瘤细胞扩散。

目前，超声引导下微波消融的适用范围：① 因心、肺、肝功能不完善等不能实施手术的原发性肿瘤，尤其是肝、肺等实质性肿瘤；② 转移性癌灶、术后复发灶和多发性癌灶；③ 晚期患者延长生命、提高生存质量的姑息性治疗；④ 因位置不能手术切除或术中不能完全切除的肿瘤。

相对于传统的肿瘤治疗方法，超声引导下微波消融的优点是微创，对患者的损伤小，患者恢复快；安全、无放化疗毒副作用，不损伤免疫系统；效果确切，对肿瘤细胞直接作用；适合中晚期、不能开刀、术后复发或转移性肿瘤；因损伤轻微，患者可多次接受该方法治疗。由于该病预后很差，治疗病例不多，有待进一步积累和随访。

随着高新技术的迅速发展，肿瘤靶向治疗（微创介入治疗）已成为近年来发展最为迅速的肿瘤治疗手段之一。它集现代医学影像技术、药物治疗、生物、基因技术等于一体，代表着 21 世纪肿瘤治疗的最新发展方向。

（超声医学科：陈宝定）

83 在超声监护下对部分性葡萄胎行清宫术1例

【病例资料】

患者，女，51岁，因"阴道流血待查"入院。患者停经3月余，入院前20天无明显诱因下出现阴道流血，开始两天如同平素月经量，后渐减少淋漓不净至今，伴乏力，伴尿频、尿急，无尿痛，无头晕，期间无伴腹痛、腹胀，无恶心、呕吐，无发热、寒战。至江苏大学附属医院门诊就诊。入院后B超提示宫腔中上段内探及中高回声团，范围约109mm×66mm×107mm，与子宫肌壁分界欠清，形态不规则，内部回声欠均匀，见散在斑片状无回声；CDFI：内未探及明显血流信号（见图1）。宫腔中下段、中高回声团前下方探及囊性为主混合回声团，范围约104mm×23mm×86mm，与子宫肌壁分界尚清，边界尚清晰，形态不规则，内无回声，透声欠佳，见絮状低回声；CDFI：周边可探及较丰富血流信号，RI约0.70（见图2）。尿妊娠试验弱阳性；血红蛋白77g/L。入院前无明确的病毒感染史。

既往体健，否认有高血压、糖尿病病史，否认有肺结核、血吸虫病、伤寒等传染病接触史。预防接种史不详。否认有手术、外伤及输血史。否认有青霉素等药物及食物过敏史。

入院体检　一般情况良好，心肺听诊（-），腹部稍膨隆，腹软，无压痛，肝、脾肋下未及。妇检：外阴发育正常，已婚式，阴道畅，见少量血性分泌物，无异味；宫颈肥大，光滑，口闭，质软，无举痛；子宫体前位，增大如孕5月大小，活动可，无压痛；附件未触及明显包块。

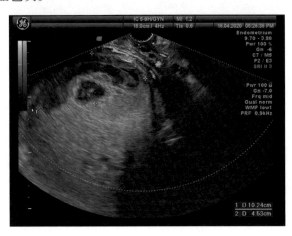

图1　入院时经阴道超声检查结果

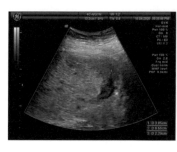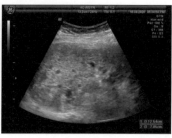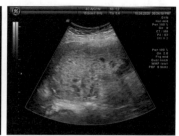

图 2 入院时经腹部超声检查结果

辅助检查 甲状腺三项：促甲状腺激素 0.046μIU/mL，游离甲状腺素20.75pmol/L、游离三碘甲状腺原氨酸 6.66pmol/L。

产前先兆流产三项：人绒毛膜促性腺激素>5000.00mIU/mL，人绒毛膜促性腺激素 β 亚单位>10000mIU/mL，孕酮 54.91ng/mL。

入院诊断 ① 阴道流血待查（不全流产？滋养细胞疾病？子宫黏膜下肌瘤？）；② 贫血。

诊治经过 入院后予以超声监护下清宫术、术中输少浆血 3U 治疗，刮出大量积血及水泡样组织，共 2400mL。术毕 B 超示宫腔内未见明显残留。术后病理示（宫内物）组织病变符合部分性葡萄胎。建议基因检测进一步明确诊断。

住院期间复查人绒毛膜促性腺激素 β 亚单位逐渐下降，血红蛋白逐渐升高，治疗 5 天后复查人绒毛膜促性腺激素 β 亚单位结果为 60020.00mIU/mL。

复查妇科超声示子宫增大、宫腔积液（见图 3）。人绒毛膜促性腺激素 β 亚单位 20610.00mIU/mL，血红蛋白 91g/L。患者症状缓解后出院。

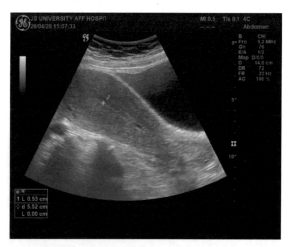

图 3 入院清宫后经腹部超声检查结果

出院诊断 ① 部分性葡萄胎；② 贫血。

【病例讨论】

本例患者为围绝经期女性，出现不规则阴道出血伴贫血，临床诊断首先考虑无排卵性出血，需要注意与子宫内膜炎、子宫内膜息肉、子宫内膜增生、子宫黏膜下肌瘤、子宫内膜癌、子宫内膜萎缩、凝血功能异常、医源性原因造成的相关疾病相鉴别。但该患者尿妊娠试验呈弱阳性，则考虑为妊娠或妊娠滋养细胞疾病所致。而患者经阴道结合经腹部超声显示子宫增大，宫腔内可见絮状低回声及团样高回声，未见明显孕囊样回声，双附件区未见明显异常团块回声，则诊断倾向于妊娠滋养细胞疾病。本例患者收住入院清宫后病理证实为部分性葡萄胎，解释了患者阴道出血、贫血、甲亢等临床表现。

超声检查和血清 hCG 水平测定是初步诊断葡萄胎的主要手段。随着诊断技术的进步，清晰度更高的超声和敏感度更高的血清 hCG 检测方法，使得葡萄胎的诊断更敏感和更有特异性。

（超声医学科：张哲）

【病例资料】

患者，男，60 岁，因"腰背部酸痛伴乏力 7 月余，发热 1 月"于 2018-07-06 入院。患者入院前 7 月余开始出现腰背部酸痛伴乏力，查血常规示全血细胞减少，进一步行骨髓活检、MDS 相关突变基因检测未能明确诊断。此后患者至苏州某医院就诊，复查骨髓，诊断考虑"再生障碍性贫血"，后输血、口服环孢素和伊曲康唑治疗，症状好转。近 1 个月来出现发热，最高体温 39℃，有咳嗽，少痰。

既往有糖尿病病史 1 月余，否认有肝炎、结核等传染病病史，否认有疫水、疫区接触史。

入院体检 贫血貌，浅表淋巴结未触及，胸骨无压痛，心肺听诊未闻及异常，肝、脾肋下未触及，双下肢无水肿。

辅助检查 血常规：WBC $2.2×10^9$/L，嗜酸性粒细胞 14.0%，RBC $1.86×10^{12}$/L，Hb 55g/L，PLT $37×10^9$/L。ESR 32mm/h（参考范围：0 ~ 20mm/h），C-反应蛋白 11.4mg/L（参考范围：0~10mg/L）。

血生化：ALP 139U/L（参考范围：45 ~ 125U/L），ADA 28U/L（参考范围：4 ~ 22U/L），LDH 322U/L（参考范围：135 ~ 226U/L），$β_2$-MG 5.1mg/L（参考范围：1 ~ 3mg/L）。

肿瘤标志物（十二项）：铁蛋白 > 2000ng/mL，CA15-3 34.1U/mL（参考范围：<31.3U/mL），余正常。T-SPOT、EBV-DNA、G 试验、HIV 抗体均阴性。

胸部 CT 平扫：纵隔淋巴结增大，两肺小结节。

骨髓象：粒巨两系成熟障碍伴粒系病态造血，红系明显减低；嗜酸细胞明显增多（27.5%）。

^{18}F-FDG PET-CT 显像：右下颈部、右锁骨区、纵隔及右肺门多发淋巴结肿大，FDG 代谢增高，SUV_{max} 为 4.25~31.50（见图 1a）；两肺小结节影，FDG 代谢增高，SUV_{max} 为 1.15~4.29（见图 1b）；脾脏增大，FDG 代谢增高，SUV_{max} 为 5.43；全身骨髓弥漫性 FDG 代谢增高，SUV_{max} 为 6.21；右侧胸腔积液，心包少量积液；右中肺部分不张。

诊治经过 患者随后行纵隔淋巴结活检，病理示破碎淋巴结样组织，其间较多炭末沉积伴组织细胞样细胞增生及明显坏死。PET-CT 检查后 2 个月，患者四肢、右侧肩部、骶尾部皮肤出现多发红色肿块，质硬、有压痛，表面有脓液，抗感染及抗真菌治疗效果不佳，脓液分泌物涂片找到抗酸阳性分枝杆菌，进一步行 PCR 检测提示堪萨斯分枝杆菌感染，此后患者经抗感染加抗结核联合长程治疗后，病情明显好转。

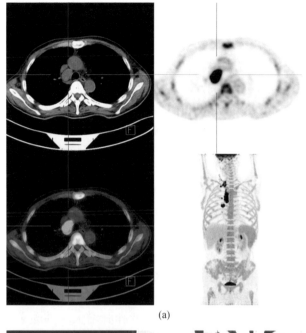

（a）：右下颈部、右锁骨区、纵隔及右肺门多发淋巴结肿大，较大者直径约 3.2cm，位于纵隔腔静脉后，FDG 代谢显著增高，SUV_{max} 为 4.25~31.50；脾脏及全身骨髓 FDG 代谢增高。

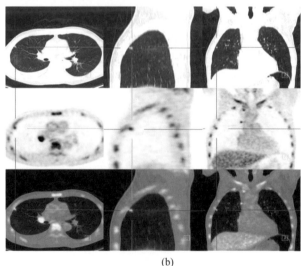

（b）：两肺散在小结节影，FDG 代谢增高，SUV_{max} 为 1.15~4.29。

图 1 患者[18]F-FDG PET-CT 显像

【病例讨论】

非结核分枝杆菌（NTM），是指除典型结核分枝杆菌、麻风杆菌之外的其他分枝杆菌，多为机会性感染病原体，以鸟-胞内分枝杆菌复合菌组（MAI）和堪萨斯分枝杆菌最为常见，好发于 HIV 感染等免疫力低下人群。其临床表现类似结核，主要为发热、咳嗽、咯痰、乏力、盗汗、体重减轻、食欲减退、淋巴结肿大、肝脾肿大等。其组织病理学表现类似结核，即表现为渗出性病变、增殖性病变和硬化性病变，确诊依赖细菌学和分子生物学检查。对于NTM，单独抗结核治疗通常无效，需行抗感染加抗结核长程药物治疗。

NTM影像学表现类似结核，可侵犯全身多个脏器和组织，以肺部最为常见。肺外病变部位主要包括淋巴结、皮肤、软组织、骨关节、肝脾等。肺部受累以肺上叶及中叶多见，典型表现为局限或广泛结节影、树芽征、条索、斑片影等，可伴空洞、支扩；淋巴结受累表现为淋巴结炎，中等大小、融合不明显，以颈胸及腋窝多见；皮肤软组织受累表现为丘疹、结节、脓肿，可破溃，有一定自限性；骨关节受累表现为溶骨性骨质破坏，边缘增生、硬化，部分见死骨。NTM与结核的影像学鉴别较难，以下几点可能有帮助：① 结核在肺部有一定的好发部位（尖后段、背段），多种病变形态并存，以渗出或实变影多见，常见粟粒影、磨玻璃影及钙化灶，易累及胸膜，并出现胸腔积液，而NTM以结节多见；② 结核的淋巴结坏死多见，表现为中央低密度影、环形强化，而NTM淋巴结中央明显坏死少见；③ T-SPOT试验结核的阳性率可能高于NTM。

本例患者血常规示三系减少，LDH及β_2-MG增高，铁蛋白大于2000ng/mL，结合PET-CT显像提示多发淋巴结肿大伴FDG代谢显著增高，脾脏及全身骨髓弥漫性FDG代谢增高，T-SPOT阴性，易误诊为淋巴造血系统恶性病变。但患者脾脏增大不够显著，且肿大淋巴结未见明显融合成团，可能有助于与淋巴瘤鉴别。

综上，对于不明原因发热患者，PET-CT显像提示淋巴结轻-中度肿大、肝脾肿大、骨髓代谢增高、肺内结节影、骨质破坏或皮肤软组织感染时，在除外恶性肿瘤，考虑结核等感染性病变的同时，应想到NTM的可能。PET-CT检查用于NTM的价值主要在于排除恶性肿瘤、明确活检部位及疗效观察。

参考文献

［1］薛卉，邢志珩，秦超，等. 非结核分枝杆菌肺病患者的胸部CT影像学特点分析［J］. 中国全科医学，2016，19(21)：2572-2576.

［2］刘小婷，韩星敏.^{18}F-FDG PET/CT对不明原因发热的诊断价值［J］. 中国医学影像学杂志，2017，25(3)：231-234.

［3］吕平欣，马大庆. 常见非结核分枝杆菌肺病的CT表现［J］. 中华放射学杂志，2015，49(3)：130-134.

（核医学科：周建明，毛朝明，陈跃华，李林，潘林宏）

85 IgG₄相关性疾病 PET-CT 影像学表现 1 例

【病例资料】

患者，男，62 岁，2019 年 10 月初无明显诱因下出现乏力、小便色黄、大便发白，体重下降约 5kg，于 2019-10-29 入院诊治。

既往有高血压病史 6 年，规律治疗；痛风病史 5 年，未规律治疗；慢性支气管炎、哮喘病史约 4 年。

入院体检　全身皮肤及巩膜可见明显黄染。

辅助检查　外院腹部超声提示肝左叶回声不均、胆囊炎、胰腺体积增大、回声减低。

血细胞分析：红细胞比容 34.9%，红细胞计数 3.85×10^{12}/L，血红蛋白 118g/L。

入院生化检查：ALT 50.8U/L，AST 68.0U/L，TBIL 286.4μmol/L，DBIL 193.8μmol/L，IBIL 92.6μmol/L，GFR 78.6mL/min。

肿瘤消化道八项：AFP、CEA、CA50、CA19-9、CA125、CA724、CA242 正常；铁蛋白 374.44ng/mL。

尿常规：尿胆红素（+++），尿胆原（+）。

MRCP（见图 1）：① 肝门部胆管、肝左叶胆管壁及周围组织增厚伴肝内胆管扩张，胆总管中下段管腔稍狭窄伴上方增宽及胆囊增大；② 胰腺饱满增大；③ 双肾稍低信号影（考虑梗死可能）。

¹⁸F-FDG PET-CT 显像（见图 2）：两肺弥漫粟粒斑点及结节影，FDG 摄取增高，SUV$_{max}$ 为 2.03～3.88。肝内胆管扩张；胆囊增大伴壁弥漫性增厚，FDG 摄取未见明显异常。胆总管增厚伴增宽。十二指肠乳头局限性结节样增厚伴 FDG 摄取增高，SUV$_{max}$ 为 4.02～6.71。胰腺饱满伴 FDG 摄取弥漫性增高，SUV$_{max}$ 为 5.68。双肾见小片状稍低密度影，境界欠清，FDG 摄取未见明显增高。全身多发淋巴结肿大伴软组织增厚（右颌下、右锁骨上、左内乳区、纵隔、双肺门、双膈肌脚后方、腹腔、腹膜后、盆腔），FDG 摄取不均匀增高，SUV$_{max}$ 为 2.54～12.36。结论：① 胰腺饱满、十二指肠乳头结节样增厚、全身多发淋巴结肿大及软组织样增厚；以上病灶 FDG 代谢增高，考虑 IgG₄ 相关性疾病累及可能。② 两肺弥漫粟粒结节影伴条索影，右后纵隔组织局限性增厚；以上 FDG 代谢增高，IgG₄ 相关性疾病累及可能待排。

随后患者行 IgG₄ 测定：65.4g/L（参考范围：0.05～1.54g/L），后期随访患者行糖皮质激素治疗，皮肤黄染症状明显好转，CT 复查较前好转。

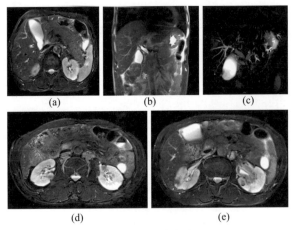

（a）~（c）：肝门部胆管、肝左叶
胆管壁及周围组织增厚伴肝内胆管扩
张，胆总管中下段管腔稍狭窄伴上方
增宽及胆囊增大。

（d）、（e）：双肾稍低信号影。

图1　MRCP检查结果

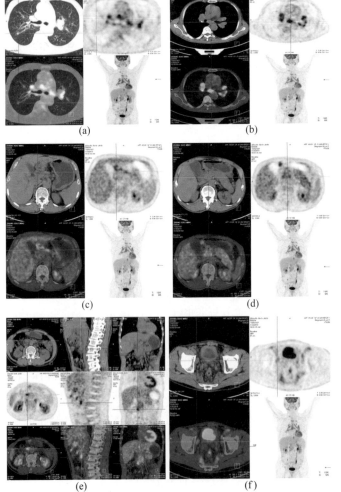

（a）、（b）：两肺弥漫粟粒斑点
及结节影，FDG摄取增高，SUV_{max}
范围为2.03~3.88。

（c）、（d）：肝内胆管扩张；胆囊
增大伴壁弥漫性增厚，FDG摄取未
见明显异常。胆总管增厚伴增宽。
胰腺饱满伴FDG摄取弥漫性增高，
SUV_{max}为5.68。

（e）、（f）：十二指肠乳头局限性
结节样增厚伴FDG摄取增高，
SUV_{max}为4.02~6.71。双肾见小片状
稍低密度影，境界欠清，FDG摄取未
见明显增高。双侧盆腔多发淋巴结肿
大伴软组织增厚，FDG摄取不均匀增
高，SUV_{max}范围为2.54~8.95。

图2　^{18}F-FDG PET-CT显像

【病例讨论】

IgG$_4$ 相关性疾病（IgG$_4$-RD）是以血清 IgG$_4$ 升高，大量淋巴细胞和 IgG$_4$ 阳性浆细胞广泛浸润多组织器官为主要特点的慢性自身免疫性疾病。治疗首选糖皮质激素。IgG$_4$-RD 多见于中老年人，男女比例约为 3∶1。诊断标准包括：① 临床及影像：累及一个或多个器官的弥漫性/局限性肿大或占位性病变。② 血清 IgG$_4$ 水平升高（>1.35g/L）。③ 大量淋巴细胞、浆细胞浸润及纤维化；IgG$_4$ 阳性浆细胞浸润：IgG$_4$/IgG 阳性细胞>40%且 IgG$_4$ 阳性浆细胞数>10 个/高倍镜视野。

IgG$_4$-RD 可累及单个或全身多个组织器官，包括胰腺、胆囊、腹膜后、肾脏、肺、胸膜、泪腺、颌下腺、甲状腺、淋巴结、垂体、关节、皮肤、主动脉等，累及不同的组织器官时临床表现各异，易与其他疾病相混淆。累及胰腺的表现如下：① 胰腺弥漫性或局限性肿大；② CT 平扫病变区呈低密度，MRI T1WI 低信号，T2WI 轻度高信号；③ CT 和MRI 增强病变区呈雪花状的不均匀延迟强化；④ 病变区周围出现延迟强化的环形囊样影；⑤ 胰周可见晕征或包壳状低密度影"胶囊样"包壳；⑥ 主胰管可呈弥漫性不规则狭窄。累及胆道系统的表现如下：最常累及胆总管胰腺段，肝内、外胆管均可受累。受累胆管壁环形增厚，弥漫性或节段性狭窄，伴上游胆管扩张。增强扫描受累胆管壁明显强化。胆囊受累表现为胆囊增大，胆囊壁增厚伴延时强化。累及肾脏的表现如下：① 肾脏轮廓正常或肿胀，肾周可见软组织密度环，皮质区可见类圆形、楔形结节或弥漫性花斑状病灶；② 平扫 CT 呈稍低密度，T1WI 呈等信号，T2WI 呈低信号，DWI 呈高信号，动态增强呈渐进式延时强化；③ 肾盂受累时可见肾盂内边界不清软组织密度影，肾盂壁弥漫增厚。累及腺体的表现如下：平扫 CT 呈均匀性密度减低，T2WI 呈低信号，动态增强呈均匀渐进式延时强化。累及肺部的表现如下：间质性改变，包括小叶间隔及小叶间质增厚，伴有蜂窝样变、支气管扩张和弥漫性磨玻璃影等。淋巴结受累常发生于纵隔、肺门、腹膜后、胰周、肠系膜及颈部，表现为淋巴结轻、中度肿大，密度较均匀。

^{18}F-FDG PET-CT 显像可一次获得患者全身图像，能够完整地显示病灶在全身的累及部位及特点，同时结合 CT 解剖信息，便于诊断及界别诊断。因此，相较于传统的 CT 及 MR 等显像，[18]F-FDG PET-CT 显像具有更高的灵敏度。有研究报道[18]F-FDG PET-CT 显像对有以下几种表现的患者诊断 IgG$_4$-RD 的倾向性更高：① 胰腺弥漫性肿大伴中-高度放射性摄取增高，胰胆管无明显梗阻；② 主动脉管壁斑片状增厚伴放射性摄取中-高度增高，增高范围不局限于血管内膜；③ 腹膜后放射性摄取中-高度增高；④ 类固醇激素治疗后 2~4 周放射性摄取降低 80%以上。IgG$_4$-RD PET-CT 表现通常为 FDG 中-高度摄取。同时，PET-CT 显影也可用于指导活检、用药及疗效评估。

综上，IgG$_4$-RD 累及全身多组织器官，累及不同组织器官的临床表现及影像表现呈多样化。若首诊胰腺病变，当胰腺出现"腊肠"样改变、"胶囊"样包壳、延时强化等特征性影像学表现时，则要注意观察胰腺外器官。

（核医学科：李林）

86 肝动脉造影栓塞化疗联合微波消融治疗大肝癌 1 例

【病例资料】

患者，男，62 岁，因"体检发现肝脏占位一周"就诊。患者有乙肝病史多年，查 B 超及 CT 符合肝右叶典型原发性肝癌表现，大小为 6.0cm×5.8cm×6.0cm；AFP 13.63μg/L；肝功能 Child A 级。临床诊断原发性肝癌明确。患者拒绝外科手术切除，先后于介入科行肝动脉造影栓塞化疗（TACE）四次，第四次 TACE 治疗后一个月复查 CT，病灶缩小为 3.0cm×3.0cm×3.0cm。遂于 CT 引导下行肝右叶肿瘤微波消融治疗，消融后即刻复查 CT 可见低密度区覆盖并超出肿瘤区。消融治疗后间隔三个月复查 MR，可见肝右叶肿瘤完全坏死，无活性病灶，肿瘤临床治愈。（见图 1~图 6）

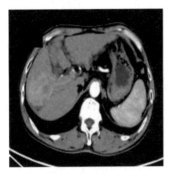

图 1 TACE 治疗前 CT 检查发现肝右叶占位富血供性肿瘤（诊断为原发性肝癌）

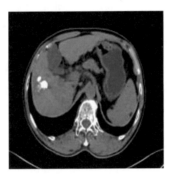

图 2 四次 TACE 治疗术后肝右叶肿瘤明显缩小且局部碘油沉积

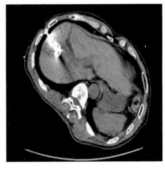

图 3 CT 引导下微波穿刺针进入肝右叶病灶内进行微波消融

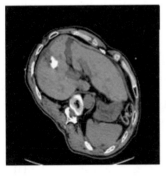

图 4 肝右叶病灶消融治疗后即刻复查 CT 示低密度区覆盖并超出肿瘤区

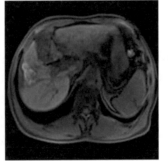

图 5 上腹部 MR 平扫示肝右叶肿瘤区凝固性坏死区

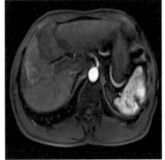

图 6 上腹部 MR 增强示肝右叶病灶区无强化且肿瘤完全坏死

【病例讨论】

大肝癌治疗方案的选择是临床实际工作中的一大难题。TACE（肝动脉造影栓塞化疗术）作为无法手术切除肝癌患者的首选治疗方案，是通过动脉途径灌注化疗药物，并栓塞瘤体供血动脉，达到使肿瘤缺血坏死的目的。有学者认为，大于 5cm 的肝癌肿瘤，以 TACE 治疗后肿瘤的完全坏死率仅为 40%～50%。肝癌肿瘤除了肝动脉供血，门静脉仍有少量供血。因此，单独 TACE 对于大肝癌的治疗往往难以达到满意疗效。

微波消融治疗具有创伤小、疗效显著、术后并发症少等特点，已成为治疗肝癌的重要手段。但微波消融在大肝癌的治疗上有其局限性。微波针最大消融范围的限制加上丰富的血供导致热量散失，在一定程度上限制了坏死范围。而大肝癌往往临近大血管、体积较大且形状不规则，即使多点布针或单针多次消融也难以完全覆盖肿瘤且容易损伤周围组织。因此，单独微波消融亦很难满足大肝癌的治疗。

TACE 联合微波消融治疗可以有效互相弥补不足：① TACE 将肿瘤血管阻塞，减少血液循环导致的热沉降效应，增强微波消融的效果；② 血管造影可以发现 CT 或 MR 难以显示的微小病灶，经碘油沉积后，更有利于靶区定位和评价消融边界；③ 微波消融可以有效地杀灭 TACE 后残留的肿瘤细胞，TACE 可增强消融肿瘤周边卫星灶的控制，降低复发率。对于 3cm 以内的病灶消融，通常可获得与外科切除类似的效果。本例患者拒绝外科手术，经 TACE 治疗病灶缩小后再行微波消融，病灶达到了完全灭活的效果。

参考文献

陈奇峰，贾振宇，杨正强，等. 肝动脉化疗栓塞联合微波消融与单独肝动脉化疗栓塞治疗大肝癌疗效 meta 分析 ［J］. 介入放射学杂志，2017，26(3)：225-231.

（介入科：邹容，狄镇海）

87 TACE 联合索拉非尼治疗肝癌术后复发 1 例

【病例资料】

患者，男，63 岁，曾因肝内肿瘤于 2016-06-16 在江苏大学附属医院普外科全麻下行肝右前叶肿瘤切除术，术后恢复可。2016-07-28 行肝动脉造影化疗栓塞术。2017 年 4 月查 B 超示肝内多发性实质性占位性病变（最大约 40mm×38mm），建议进一步检查；肝内小囊肿（15mm×13mm），查血示 AFP>2000μg/L，遂于 2017-04-26 在江苏大学附属医院普外科再次行肝肿瘤切除术。术后复查 CT（2017-05-15）：① 肝癌术后，术区积气积液，肝内多发散在结节样强化灶，考虑 SHCC；② 肝内多发小囊肿，血清（2017-05-16）示甲胎蛋白 460.16μg/L。后于介入科分别行介入治疗五次（肝动脉造影栓塞化疗三次，经皮局部药物注射两次）。2018-02-23 于门诊行上腹部磁共振平扫+增强示肝癌治疗后，肝内多发结节样强化灶（考虑活性灶存在，强化较前明显，见图 1）。再次予肝动脉造影栓塞化疗术，同时口服索拉非尼治疗，一个月后复查上腹部磁共振平扫+增强示肝癌治疗后，肝内多发结节样病灶（考虑无明显活性病灶，较前已无明显强化，见图 2）。

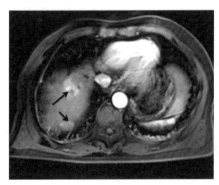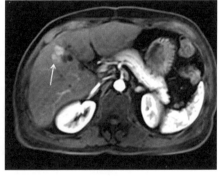

图 1 增强 MR 动脉期显示肝门区及膈顶部肿瘤强化明显

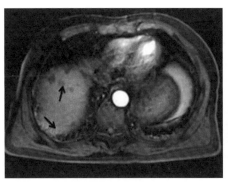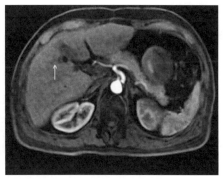

图 2 增强 MR 动脉期同一层面显示肝门区及膈顶部肿瘤无明显强化

【病例讨论】

原发性肝癌术后复发及转移是影响肝癌预后的重要因素。TACE 治疗的机理是出于肝癌的特殊血供和肝脏的生理学特点。肝癌主要供血为肝动脉供血（95%～99%），肝脏本身主要为门静脉供血（75%）。因此，肝癌的 TACE 治疗在阻断肿瘤血管的同时，又不会导致正常肝脏损伤。TACE 治疗，一方面可以提高肿瘤区域化疗药物的浓度；另一方面可以阻断肿瘤血管对肿瘤的营养供给，致使肿瘤细胞缺血、凋亡。而 TACE 术后肿瘤血管再生可导致局部复发，影响远期疗效。索拉非尼是一种口服多激酶抑制剂，研究已证明索拉非尼可以延长患者的生存期，已成为晚期肝癌的首选治疗药物。相关研究表明，索拉非尼通过抑制 RAS/RAF/MEK/ERK 信号传导通路来抑制肿瘤细胞增殖，同时通过抑制血管内皮生长因子生成来阻断肿瘤新生血管生成，抑制肿瘤生长。因此，肝癌术后复发用 TACE 联合索拉非尼可在阻断肿瘤供血的同时有效减少肿瘤血管的生成，起到相辅相成的作用。本例患者多次介入术后肿瘤仍有强化，通过口服索拉非尼抑制了肿瘤的活性，使肿瘤得到控制。

参考文献

付元，纪建松，涂建飞，等. TACE 联合 RFA 及索拉非尼在肝癌外科术后复发治疗中的临床应用 [J]. 介入放射学杂志，2015(12)：1067-1071.

（介入科：谭中宝，狄镇海）

88 多发性骨髓瘤实验室检测 1 例

【病例资料】

患者，女，78 岁，发现食管黏膜病变 2 月余。患者 2 月余前无明显诱因下发现进食有哽咽感，伴恶心，无呕吐，无腹痛、腹胀、腹泻，无畏寒、发热，无咳嗽、咳痰，于 2018-07-30 至江苏大学附属医院就诊，查胃镜示慢性浅表-萎缩性胃炎（?）、胃底多发小息肉（?）、食管黏膜病变。病理：① （胃窦）黏膜轻-中度慢性炎，伴间质血管扩张充血；② （胃底）黏膜中度慢性炎，伴间质内灶性出血；③ （距门齿 20cm）鳞状上皮中-重度异型增生。颈胸腹 CT：① 双侧上颌窦囊肿；② 甲状腺右侧低密度结节，考虑腺瘤可能；③ 动脉粥样硬化；④ 肝脏及双肾多发小囊肿。后至江苏省某医院就诊，查胃镜示：① 食管黏膜病变；② 反流性食管炎（A 级）；③ 慢性胃炎伴增生糜烂，具体治疗不详。为进一步治疗，遂又至江苏大学附属医院就诊，门诊拟"食管黏膜病变"于 2018-10-10 收住入院。患者发病以来饮食睡眠欠佳，大小便正常，近来体重有明显减轻。

既往有高血压病史多年，具体用药不详。否认有糖尿病、冠心病等慢性病病史；否认有肝炎、结核等传染病病史；否认有重大外伤、手术及输血史；否认有药物、食物过敏史。

入院体检 神志清楚，精神正常，营养欠佳，发育正常，推入病房，查体合作。全身皮肤黏膜无黄染及出血点，未及肝掌及蜘蛛痣。两侧锁骨上、腹股沟等浅表淋巴结未触及肿大。头颅无畸形、瘢痕。结膜无充血，巩膜无黄染，瞳孔等大等圆，对光反射灵敏。外耳道无异常分泌物。通气畅，鼻中隔无偏曲。无充血，扁桃体无肿大。颈软，无抵抗感，甲状腺未触及，气管居中。双侧胸廓无畸形，双侧乳腺发育正常。双侧呼吸动度一致，语颤对等，双肺叩诊呈清音，听诊呼吸音清，未闻及干湿啰音。心前区无隆起，未触及震颤，心界不大，心率 68 次/分，各瓣膜听诊区未闻及病理性杂音，未闻及枪击音及水冲脉。腹平，无腹壁静脉曲张，未见肠型、蠕动波。腹软，全腹无压痛及反跳痛，无肌卫，未及异常包块，肝、脾肋下未及，墨菲征阴性。全腹叩诊呈鼓音，肝、肾区无叩击痛，移动性浊音阴性，肠鸣音约 4 次/分。肛门直肠及外生殖器正常。脊柱生理弯曲存在，无叩击痛，活动度可。四肢关节活动自如，无畸形。跟、膝腱反射存在，巴宾斯基征阴性。

辅助检查 胃镜（2018-07-30，江苏大学附属医院）：① 慢性浅表-萎缩性胃炎（?）；② 胃底多发小息肉；③ 食管黏膜病变。

病理（2018-07-30，江苏大学附属医院）：①（胃窦）黏膜轻-中度慢性炎，伴间质血管扩张充血；②（胃底）黏膜中度慢性炎，伴间质内灶性出血。

颈胸腹 CT（2018-07-30，江苏大学附属医院）：① 双侧上颌窦囊肿；② 甲状腺右侧低密度结节，考虑腺瘤可能；③ 动脉粥样硬化；④ 肝脏及双肾多发小囊肿。

胃镜（2018-09-26，江苏某医院）：① 食管黏膜病变；② 反流性食管炎（A 级）；③ 慢性胃炎伴增生糜烂。

入院查血细胞分析+C-反应蛋白（2018-10-10）：红细胞计数 $2.57×10^{12}/L$，血红蛋白 77g/L。

入院生化免疫检查（2018-10-10）：白蛋白 28.1g/L，白/球比值 0.4，尿酸 405μmol/L，球蛋白 71.9g/L。凝血常规：D-二聚体 2.11mg/L，凝血酶时间 26.40s。肿瘤消化道八项、输血八项：未见明显异常。心梗三项：BNP 193pg/mL，其余无明显异常。

入院诊断 ① 食管黏膜病变；② 慢性浅表-萎缩性胃炎；③ 胃底多发小息肉；④ 高血压。

复查血细胞分析（2018-10-23）：红细胞计数 $2.97×10^{12}/L$，血红蛋白 86g/L。肝功能+电解质：白蛋白 30.6g/L，白/球比值 0.3，钠 134.6mmol/L，总蛋白 119.3g/L，球蛋白 88.7g/L。血片检查：成熟单核细胞 10.0%，成熟淋巴细胞 26.0%，中性杆状核粒细胞 12.0%，中性分叶核粒细胞 47.0%，浆细胞 1.0%，计数 100 个白细胞可见幼红细胞 1 个，中性中幼粒细胞 3.0%，中性晚幼粒细胞 1.0%，血片计数 100.00。补体免疫球蛋白轻链全套：κ-轻链 104.00g/L，λ-轻链 0.49g/L，免疫球蛋白 A 0.22g/L，补体 3 0.73g/L，免疫球蛋白 G 72.00g/L，免疫球蛋白 M 0.32g/L。血液科会诊意见：血常规示贫血；血生化示球蛋白 88.7g/L、免疫球蛋白 G 72.00g/L、κ-轻链 104.00g/L；血总钙正常。

血清 $β_2$-微球蛋白测定（2018-10-30）：血清 $β_2$-微球蛋白 8.1mg/L；骨髓特殊检查（八项）：多发性骨髓瘤之骨髓象；骨髓染色体分析：分析 8 只中期细胞，46XX，未见异常；血清蛋白电泳示 $α_1$-球蛋白 2.1%、$α_2$-球蛋白 4.7%、γ-球蛋白 58.4%、白蛋白（电泳）31.80%、$β_1$-球蛋白 0.4%、$β_2$-球蛋白 2.6%。

【病例讨论】

本例患者入院时考虑诊断：① 食管黏膜病变；② 慢性浅表-萎缩性胃炎；③ 胃底多发小息肉；④ 高血压。鉴别诊断：① 食管癌梗阻，患者高龄，慢性病程，症状进行性加重，查胃镜考虑食管癌可能，可完善胸腹部 CT 等相关检查进一步明确。② 食管贲门失弛症，是由于食管神经肌间神经丛等病变，引起食管下段括约肌松弛障碍所致的疾病，表现为间歇性咽下困难，病程较长，多无进行性消瘦，X 线吞钡检查见贲门梗阻呈漏斗或鸟嘴状，舌下含服硝酸异山梨酯可缓解。本例不符合。③ 反流性食管炎，患者一般表现为反流和胃灼热，往往无进食困难，无呕吐，食量下降及消瘦不明显，使用质子泵抑制剂可明显改善。待完善胃镜检查排除。现患者红细胞及血红蛋白降低，考虑食管黏膜病变合并出血可能，既往有鼻出血病史，查血生化示白蛋白低，球蛋白异常增高，不排除血液系统疾病。BNP异常升高结合心脏超声、心电图，考虑患者心功能降低，且有窦性心动过缓。查肺功能示明显异常、弥散功能重度下降，考虑既往气管炎病史、肺气肿或间质性肺疾病的可能性大。评估患者的基本情况，考虑是否行胃镜下黏膜剥除术，密切观察病情变化。

后续检查血常规示贫血，血生化示球蛋白88.7g/L、免疫球蛋白G 72.00g/L、κ-轻链104.00g/L，血总钙正常，患者无骨痛，无肾功能不全，无四肢麻木。考虑诊断：球蛋白增多待查（多发性骨髓瘤？）。结合患者相关检查及血液科会诊，考虑其多发性骨髓瘤的可能性大，待进一步完善骨髓穿刺的检查以明确诊断，建议转血液科治疗，其多发性骨髓瘤为恶性浆细胞病，可能合并出血、感染、骨痛等，总体预后差。

多发性骨髓瘤（MM）是一种克隆浆细胞异常增殖性恶性肿瘤，是血液系统第2位的常见恶性肿瘤，发病率约为十万分之二，多见于老年男性，目前仍无法治愈。在我国，其发病率也呈逐年上升趋势，并越来越受到关注。随着检测手段的不断提高和新药的不断研发，MM的诊断和治疗日臻完善，相应的诊疗指南也在及时更新。

症状性骨髓瘤：骨髓单克隆浆细胞≥10%或骨髓活检证实为髓外浆细胞瘤，且存在以下1项以上的骨髓瘤相关事件，也是《中国多发性骨髓瘤诊治指南》（2017年修订）里提到的CRAB症状和SLiM症状之一。① 高钙血症（C）；② 肾功能不全（R）：肌酐>2mg/dL（>117μmol/L）或肌酐清除率<40mL/min；③ 贫血（A）；④ 骨质破坏（B）：骨骼X线、CT或PET-CT检查提示1处或多处病变；⑤ 骨髓单克隆浆细胞≥60%（S）；⑥ 不正常的轻链比值≥100（累及κ链）或≤0.01（累及λ链）；⑦ 骨骼（B）：MRI检查发现1个以上≥5mm的病灶。

生化检测报告中的总蛋白、白蛋白、球蛋白，在本例患者的诊疗过程中起到了提示作用。

血清蛋白电泳可以作为大于45岁对象的一项常规检查项目，可以起到"预警"作用。检验人员在审核该类报告时要结合血常规报告、免疫球蛋白定量、免疫固定电泳、骨髓形态学报告等，遇到异常结果，可在化验单中做适当备注，或者直接与临床医护沟通，以便患者及早得到诊治。

（检验科：刘强，阴晴）

89 儿童糖尿病酮症酸中毒实验室检测 1 例

【病例资料】

患儿，女，12 岁，因"呕吐 4 天，头晕、气促、多饮 4 天"于 2019-08-23 来江苏大学附属医院就诊。患儿于 4 天前无明显诱因下出现呕吐，约 1 次/天，为胃内容物，量中，非喷射状，不含胆汁及血丝，伴腹部不适，往返江苏大学附属医院门诊及镇江市某医院门诊，初步诊断为上呼吸道感染，给予头孢、蒲地蓝口服治疗，病情无好转，出现头晕、气促、深大呼吸，且伴多饮，症状加重。详询病史：患儿家长诉患儿近 1 月体重下降约 4kg，且平日饮水及小便次数均较多。为进一步诊治收入江苏大学附属医院儿科病房。入院后辅助检查：葡萄糖 24.50mmol/L；尿常规示葡萄糖（+）、蛋白质（++）、尿酮体（++）。给予小剂量胰岛素静滴降血糖、补液、补钾、预防电解质紊乱治疗。患儿仍有呕吐，呕吐物呈咖啡色样，腹痛，病情仍危重。

第一胎第一产，足月顺产，否认有窒息抢救史，生后母乳喂养，按时添加辅食。3 个月抬头，1 岁会走，体重身高增长如同龄儿。按时接种乙型肝炎疫苗、卡介苗、百白破等疫苗，接种后无不良反应。平素体质良好，无特殊疾病史及传染病病史。父母体健，非近亲结婚，高血脂有家族遗传史。

入院体检 体温 36.6℃，脉搏 134 次/分，呼吸 30 次/分，血压 153/112mmHg，体重 41kg。神志模糊，精神萎靡，全身皮肤无皮疹，浅表淋巴结未及，头形正常，双侧瞳孔等大等圆，对光反射正常。口唇苍白，咽无充血，呼吸急促约 30 次/分，颈软。双肺呼吸音粗，未闻及明显干湿啰音。心率 138 次/分，律齐，心音有力，无杂音。腹壁紧张，上腹部压痛，无反跳痛，肝、脾肋下未及，肠鸣音无。四肢肌张力可，生理反射存，病理反射未引出。

辅助检查 血常规的动态演变见表 1。

表 1 血常规的动态演变

日期	白细胞总数/（×10⁹·L⁻¹）	中性粒细胞/%	淋巴细胞/%	血红蛋白/（g·L⁻¹）	平均血红蛋白浓度/（g·L⁻¹）
8 月 23 日	6.8	52.2	37.7	253↑	646↑
8 月 24 日	17.1↑	66.5	28.0	153	330

血片检查显示形态、比例均正常，排除血液病引起的血红蛋白及平均血红蛋白浓度明显增高，血常规标本离心后呈现乳白色，为脂血标本，提示血液浓缩、高渗脱水及血

脂代谢异常。

血脂分析：低密度脂蛋白胆固醇 7.55mmol/L，甘油三酯 24.63mmol/L，高密度脂蛋白胆固醇 0.24mmol/L，葡萄糖 24.50mmol/L，载脂蛋白 B 1.64g/L，总胆固醇 33.68mmol/L。糖化血红蛋白：17.1%。提示糖尿病、高脂血症。

C-肽与胰岛素等分子分泌入血，能反映胰岛 B 细胞的功能。血液葡萄糖浓度升高，刺激胰岛素分泌增多，C-肽也相应增多。该患者空腹时 C-肽低于正常值，口服葡萄糖后没有变化，提示胰岛 B 细胞的功能减退，胰岛素分泌绝对不足提示 1 型糖尿病。（见表 2）

表 2　糖代谢 C-肽 （2019-10-29）　　　　　　　　　　　　　ng/mL

时间	结果	参考区间
空腹	0.07	0.3~3.73
30min	0.07	0.3~3.73
60min	0.05	0.3~3.73
120min	0.30	0.3~3.73
180min	0.37	0.3~3.73

尿常规：葡萄糖（+），蛋白质（++），尿酮体（++），尿潜血（++），尿红细胞 3~5 个/高倍镜视野。

血气分析：血糖 23.2mmol/L，碱剩余 -29.2mmol/L，pH 6.92↓，提示糖尿病酮症酸中毒。

粪便常规+隐血试验：白细胞未见，大便为糊状，大便颜色为黄色，红细胞未见，隐血阴性。血淀粉酶 380U/L，增高，提示胰腺轻度损伤。

输血八项、肝功能、肾功能、凝血常规、血浆氨、血浆乳酸均正常。

糖尿病自身抗体阴性。其他类皮质醇、促肾上腺皮质激素、降钙素均正常。甲状腺三项：促甲状腺激素 0.24μIU/mL，略降低，FT_3 及 FT_4 正常。

入院诊断　① 糖尿病酮症酸中毒；② 重度高脂血症；③ 消化道出血（?）。因患儿病情危重，转到南京市某医院治疗，确诊为 1 型糖尿病、糖尿病酮症酸中毒、急性胰腺炎、高脂血症、肺炎。给予降糖、降脂、补液，调节酸、碱、电解质平衡等对症支持治疗后好转出院。出院后规律监测血糖，血糖时有波动，控制不理想，有时会发生低血糖，曾再次入江苏大学附属医院调节血糖。

【病例讨论】

糖尿病是一种严重的慢性病，随着生活水平的提高，青少年糖尿病的发病率不断提高，且女童高于男童，严重影响青少年的身体健康。

糖尿病是一组由遗传和环境因素相互作用而引起的临床综合征。因胰岛素分泌绝对或相对不足，以及靶组织细胞对胰岛素敏感性降低，引起糖、蛋白、脂肪、水电解质等一系列代谢紊乱。临床有四种类型：① 1 型糖尿病，主要由于 β 细胞破坏，通常导致胰岛素绝对缺乏，包括自身免疫性特发性；② 2 型糖尿病，主要由于胰岛素抵抗伴随相对胰岛素分泌不足，或胰岛素分泌缺陷伴有或不伴有胰岛素抵抗引起；③ 妊娠糖尿病；④ 其他特殊类型。本例患儿属于 1 型糖尿病。

酮症酸中毒是儿童糖尿病最常见的急性并发症，由于其临床表现不典型，也较为复杂，因此极易造成误诊、误治。多数患者在发生前数天有多尿、烦渴多饮和乏力症状，随后出现食欲减退、恶心、呕吐、嗜睡、昏迷、呼吸急促深大、口唇樱红、呼气有烂苹果味，血糖升高，血酮升高，尿酮体和尿糖阳性，血 pH 下降，二氧化碳结合力下降。本例患儿有典型的糖尿病酮症酸中毒的症状、体征，辅助检查亦支持该诊断。诊断明确后经积极治疗，病情虽有所缓解，但血糖时有波动，控制不理想，建议合理饮食，适当运动，持续动态血糖监测，个体化用药，把糖化血红蛋白控制在 7.5% 左右，减少高血糖及低血糖发生的频率，延缓糖尿病并发症的发生。

通过学习该病例，检验工作者应深刻地意识到检验工作的重要性，每一种疾病的诊治都离不开检验报告的支持。一份简单的血常规、尿常规，提示的可能不仅是炎症、白血病，或是尿路感染，还有更重要的信息需要去探究。这对检验人员提出了更高的要求，不仅要保证检验结果的准确性，还要加强临床知识的学习，能够正确解读、综合分析检验报告，及时与临床医师沟通，避免疾病的漏诊、误诊。

（检验科：张慧）

90 急性髓系白血病伴毛细胞白血病 1 例

【病例资料】

患者，男，78 岁，因"乏力 1 月"于 2020-05-28 入院。既往有高血压病史，收缩压 160mmHg，舒张压不明，长期口服卡托普利片，血压控制不详。常年吸烟，否认有糖尿病病史及手术史；近 1 月来乏力明显，无发热，无黑矇晕厥，无心慌、胸闷、心悸，后乏力进行性加重，于当地医院查血发现血常规全血细胞减少。

入院体检 神志清楚，消瘦，面色萎黄。右腋下可扪及花生米大小的肿大淋巴结，质软，无压痛，可推动；左腋下可扪及数枚黄豆大小肿大淋巴结，无压痛，可推动，质软，胸骨无压痛。双肺呼吸音粗，未闻及明显干湿啰音，心率 65 次/分，律齐，肝、脾肋下未及；全腹无压痛，双下肢无水肿，双下肢无瘀点、瘀斑。

辅助检查 心脏彩超：EF 55%，左心房、右心房增大，主动脉瓣退行性变伴轻度反流，轻中度二尖瓣、三尖瓣反流，中度肺动脉高压，左心室舒张功能减退。

腹部 B 超：肝脏回声增粗，肝囊肿门静脉增强回声，栓子钙化可能。

心电图：非特异性 ST-T 异常。

胸部+上腹部 CT：两肺局部肺气肿、肺大疱；左肺上叶斑点条索影；两肺下叶少许片絮条索影；双侧胸膜增厚伴右侧钙化灶；肝小囊性灶；肝门部血管内致密影；右肾结石；动脉粥样硬化。

生化：白蛋白 29.5g/L，丙氨酸氨基转移酶 16.9U/L，肌酐 75.8μmol/L，钾 3.81mmol/L，总胆红素 12.9μmol/L，乳酸脱氢酶 81U/L，总蛋白 55.1g/L，总钙 2.04mmol/L。

输血八项：抗乙型肝炎病毒表面抗体 726.224mIU/mL，抗乙型肝炎病毒 e 抗体 2.727PEIU/mL，抗乙型肝炎病毒核心抗体>45.00PEIU/mL。

尿常规：红细胞计数 38.0/μL；B 型钠尿肽 182.0pg/mL。

血常规示全血细胞减少（见图 1）；血片可见 38%原始细胞（见图 2）；骨髓涂片检查示急性髓系白血病伴毛细胞增多（见图 3）。

免疫分型（见图 4）：该骨髓有核细胞中有 66.20%异常髓系原始细胞，该骨髓有核细胞中有 10.25%异常 B 淋巴细胞，符合 CD5⁻CD10⁻ B 细胞淋巴瘤表型，表达抗原 CD25、CD11c、CD103，符合毛细胞白血病（HCL）表型特点；染色体核型未见克隆性异常；白血病 43 种融合基因未检出；BRAF 基因 V600E 突变阳性（见图 5）。

诊断 急性髓系白血病，毛细胞白血病。

送检目的：血细胞分析（五分类）

序	缩写	项目名称	结果	参考区间	单位	序	缩写	项目名称	结果	参考区间	单位
1	WBC	白细胞计数	1.4↓	3.5--9.5	10^9/L	18	RDW-CV	红细胞分布宽度	17.7	11.5--17.8	%
2	NEUT%	中性粒细胞百分数	11.9↓	40--75	%	19	PLT	血小板计数	25↓	125--350	10^9/L
3	LYMPH%	淋巴细胞百分数	45.2	20--50	%	20	PCT-M	血小板压积	0.040↓	0.12--0.42	%
4	MONO%-M	单核细胞百分数	42.2↑	3--10	%	21	MPV-M	平均血小板体积	14.0↑	7.4--12.5	fL
5	EO%	嗜酸性粒细胞百分数	0.7	0.4--8	%	22	PDW	血小板分布宽度	19.3↑	9--17	%
6	BASO%	嗜碱性粒细胞百分数	0.0	0--1	%						
7	NEUT#	中性粒细胞绝对值	0.2↓	1.8--6.3	10^9/L						
8	LYMPH#	淋巴细胞绝对值	0.6↓	1.1--3.2	10^9/L						
9	MONO#	单核细胞绝对值	0.6	0.1--0.6	10^9/L						
10	EO#	嗜酸性粒细胞绝对值	0.01↓	0.02--0.52	10^9/L						
11	BASO#	嗜碱性粒细胞绝对值	0.00	0--0.06	10^9/L						
12	RBC	红细胞计数	1.13↓	4.3--5.8	10^12/L						
13	HGB	血红蛋白	41↓	130--175	g/L						
14	HCT	红细胞比容	12.8↓	40.0--50.0	%						
15	MCV	平均红细胞容积	113.3↑	82--100	fL						
16	MCH	平均血红蛋白含量	36.3↑	27--34	pg						
17	MCHC	平均血红蛋白浓度	320	316--354	g/L						

图 1　血常规检查

送检目的：血片检查（血液科）

序	代号	项目名称	结果	单位	参考区间
1	YSXB	原始细胞	38.0↑	%	0--0
2	ZXFYH	中性分叶核粒细胞	8.0↓	%	40--75
3	CSLBXB	成熟淋巴细胞	46.0	%	20--50
4	CSDHXB	成熟单核细胞	2.0↓	%	3--10
5	SSFYH	嗜酸分叶核粒细胞	2.0	%	0.4--8
6	YCLBXB	异常淋巴细胞	2.0↑	%	0--0
7	YXLBXB	异型淋巴细胞	2.0↑	%	0--0
8	YHXB	计数100个白细胞可见幼红细胞	2	个	

白细胞总数明显减少，可见38%原始细胞，2%异型淋巴细胞，2%异常淋巴细胞；成熟红细胞形态无明显异常；血小板散在少见。

备注：

图 2　血片检查

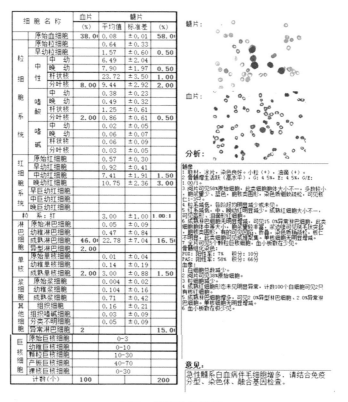

图 3　骨髓涂片检查

检测项目：免疫分型-细胞类型待定

结　　论：AML合并HCL？

检测结果：

中文名称	结果	单位
异常细胞群占有核细胞的	10.25	%
表达	CD123,CD22,CD20,CD19,cCD79a,CD11c,CD103,CD25,cKappa,HLA-DR,	
不表达	CD34,CD117,CD7,CD38,CD33,CD15,CD64,CD13,CD11b,CD5,CD2,CD10,CD4,CD14,CD36,MPO,CD9,TDT,cCD3,mCD3,CD56,cLambda,为异常B淋巴细胞表型；	
异常细胞群约占有核细胞的	66.20	%
表达	CD34,CD117,CD33,CD13,CD123,HLA-DR,	
部分表达	CD7,	
弱表达	CD9,	
不表达	CD38,CD15,CD64,CD11b,CD22,CD5,CD2,CD20,CD19,CD10,CD4,CD14,CD36,MPO,TDT,cCD79a,cCD3,mCD3,CD56,为异常髓系原始细胞表型；	

结果解释：标本中可见异常髓系原始细胞，占有核细胞66.20%，符合AML表型；白血病细胞除表达髓系相关抗原外，伴CD7阳性，可作为微小残留病监测指标（但白血病抗原在治疗后可能会发生变化）；除外AML伴重现性遗传学异常后，可考虑诊断为AML-M2/5，请结合形态学及遗传学检查；另可见异常B淋巴细胞，比例及表型如上，符合CD5-CD10-B细胞淋巴瘤表型；细胞FSC及SSC偏大，表达CD25、CD11c、CD103，符合毛细胞白血病（HCL）表型特点，请结合病理和BRAF-V600E基因突变结果。

图4　免疫分型——细胞类型待定

检测项目：基因突变-BRAF-V600E

检测结果：

项目名称	结果
基因突变-BRAF-V600E	阳性

临床意义：BRAF V600E突变几乎见于所有的经典型HCL患者，可作为HCL的辅助诊断依据。维罗非尼（Vemurafenib）是BRAF V600E的靶向药物。

检测方法：1、提取送检标本中单个核细胞总DNA。
　　　　　2、PCR仪扩增送检标本中的目的基因，使用2%琼脂糖凝胶进行电泳判定扩增产物。

图5　基因突变——BRAF-V600E 检测

【病例讨论】

本例患者为老年男性，因乏力起病，血常规示全血细胞减少，血涂片检查见原始细胞38%、异型淋巴细胞2.0%、异常淋巴细胞2.0%，考虑急性白血病；骨髓涂片示增生活跃（高水平），可见58%原始细胞，过氧化物酶（POX）染色阳性率7%、积分10分，PAS阳性率58%、积分66分，另可见15%异常淋巴细胞，此类细胞胞体中等大小，胞质量较丰富，浆边缘可见绒毛状突起，胞核类圆形，有的可见凹陷、折叠，染色质稍疏松，核仁不明显，此类细胞可见成堆聚集现象，考虑急性髓系白血病伴毛细胞增多；免疫分型示该骨髓有核细胞中有 66.20% 异常髓系原始细胞，表达 CD34、CD117、

CD33、CD13、HLA-DR，符合 AML 表型，另可见 10.25% 异常 B 淋巴细胞，符合 CD5⁻ CD10⁻ B 细胞淋巴瘤表型，细胞 FSC 及 SSC 偏大，表达 CD25、CD11c、CD103，符合毛细胞白血病（HCL）表型特点；BRAF 基因 V600E 突变阳性，可作为 HCL 的辅助诊断依据。综合上述检查结果，本例患者被诊断为急性髓系白血病、毛细胞白血病。一个患者同时出现急性髓系白血病和毛细胞白血病极为罕见。临床予半量 HAG 方案化疗，一疗程具体为阿糖胞苷（17mg/m²，每 12h 一次，皮下注射，第 1~7 天）+高三尖杉酯碱（17mg/m²，每天一次，皮下注射，第 1~7 天）+重组人粒细胞集落刺激因子（G-CSF）（300μg/m²，每天一次，皮下注射，第 1~7 天），辅以止吐、保肝、护胃等治疗。

（检验科：李明辉，蒋茜）

91

食入毒蘑菇中毒致多器官功能障碍患者的护理1例[①]

【病例资料】

患者，男，64岁，因食入毒蘑菇后恶心、呕吐伴腹泻3天，于2020-06-25由外院转入江苏大学附属医院急诊。既往有高血压病史，有血吸虫病病史，否认有食物、药物过敏史。

入院体检 意识清楚，双侧瞳孔等大等圆，直径2.5mm，对光反射灵敏；全身皮肤黏膜无黄染及出血点；体温37.9℃，脉搏81次/分，呼吸20次/分，血压156/98mmHg。

辅助检查 外周血白细胞计数$13.4×10^9$/L，中性粒细胞百分数92%；血浆凝血酶原时间16.7s；谷丙转氨酶2740U/L，谷草转氨酶2776U/L，肌酸激酶261U/L，乳酸脱氢酶12030U/L。心电图：少数室性早搏。胸腹部CT：① 两肺底条索影；② 胆囊增大。

诊治经过 患者入院后予持续心电监测，床边血液灌流，保肝、护胃、抗炎补液等对症支持治疗。患者住院期间凝血功能障碍，予维生素K_1肌内注射，未发生异常出血表现。2020-06-29患者病情较前好转，予转普通病房进一步治疗，于2020-07-07康复出院。

护理措施 急性肝损伤的观察和护理：蘑菇中毒后出现急性肝功能损伤，提示预后差，死亡率高。患者入院时意识清，皮肤黏膜无黄染，实验室检查示肝功能异常（转氨酶进行性升高），血氨升高（63.00μmol/L），遵医嘱给予患者水飞蓟宾胶囊、乙酰半胱氨酸注射液、乳果糖口服液等药物保肝治疗。绝对卧床休息，密切观察患者意识，每日查看患者有无皮肤黏膜黄染。饮食方面给予患者高热量、高维生素、低蛋白、易消化食物，少食多餐，以减轻肠道负担和减少肠道内氨的生成。出院时，患者肝功能基本恢复正常，皮肤黏膜无黄染。

急性心肌损伤的观察和护理：患者入院时心电图示少数室性早搏，心肌酶谱示肌酸激酶261U/L、乳酸脱氢酶12030U/L，提示心肌受损。入院后持续心电监测，严密监测患者心率、血压、脉搏、呼吸，尤其注意有无心律失常的发生。遵医嘱给予静脉输注注射用环磷腺苷葡胺改善心肌功能，严格控制输液速度在30~40滴/分，指导患者床上大小便，防止加重心脏负荷，记24h出入量。出院时患者心肌酶谱示肌酸激酶43U/L、乳酸脱氢酶269U/L。

凝血功能异常的观察和护理：肝功能不全常伴随以血浆凝血酶原时间（PT）延长

---

① 本案例荣获院内危重症个案一等奖；参与2020年中华医学会全国急诊医学年会会议书面交流。

为主的凝血功能障碍。该患者入院后查凝血常规，入院第一天 PT 值为 16.7s，第二天 PT 值为 17.4s，医嘱予维生素 K₁ 10mg 肌内注射。执行各项护理操作时，动作轻柔，避免意外伤害导致出血；指导患者勿剧烈咳嗽或用力排便，必要时使用止咳药物或缓泻剂；密切观察患者有无鼻腔、牙龈、消化道、泌尿道出血等表现。入院第四天患者凝血功能正常，未发生异常出血情况。

血液灌流护理：早期血液灌流可降低蘑菇中毒患者多器官功能障碍的发生率，降低病死率。该患者入院后早期即采用了血液灌流治疗，同时予以保肝、护胃、营养等药物对症支持治疗。血液灌流前向患者讲解了操作的目的，告知患者灌流前需在腹股沟处置入深静脉导管，在灌流期间勿剧烈活动或过度弯曲下肢，避免管路受压扭曲等造成血液灌流无法正常进行。置管期间，该患者积极配合医护人员，置管顺利，两次血液灌流过程顺利。

多措并举，保障血液灌流安全。① 凝血功能监测：定时监测活化凝血时间（Activated Clotting Time，ACT），两次灌流前及上机后 5，30，90min，ACT 值均在标准范围内。② 生命体征监测：体外循环管路接入深静脉置管动脉端后，部分患者可能会出现头晕、心悸不适等低血容量性休克表现。本例患者血液灌流前心率为 84 次/分、血压 145/84mmHg，在上机引血后，设定初始血流速度为 100mL/min；10min 后患者血压 137/89mmHg，心率 88 次/分，患者无不适主诉，予逐渐调节血流速度至 200mL/min，治疗期间，患者生命体征平稳，无不适主诉。③ 定时巡视灌流器、管路，流速过快则吸附毒素效果差，流速过慢则灌流器内容易发生凝血。血液初始流速设定为 80~100mL/min，查看有无凝血或者堵塞，逐步增加到 180~200mL/min。

心理护理，缓解消极情绪。住院患者发生心理障碍会导致住院时间延长，增加住院费用。该患者转入江苏大学附属医院后，护理评估时发现其情绪消极，广泛性焦虑筛查评分为 6 分。主要原因有两方面：① 担心治疗费用问题。向患者及其家属讲解医保报销有关政策；每日探视时将住院一日清单及时发放给家属，以供其了解详情；鼓励患者积极配合治疗、早日战胜疾病相对就减少了住院治疗费用。② 相关知识缺乏导致对病情严重程度认知不够。向患者讲解蘑菇中毒的危害，除消化道症状外，还可出现肝、肾等其他重要脏器功能受损表现；告知患者肝功能检测异常结果及意义，使其正确认识自身疾病并了解疾病治疗已取得的效果；每日评估患者病情变化，及时将患者转至普通病房；积极沟通，了解患者心理需求，使患者感受到医护人员对他的关注与关心。本例患者在监护室和普通病房治疗期间，积极配合各项治疗和护理；出院时，广泛性焦虑筛查评分为 0 分。

【病例讨论】

蘑菇中毒在我国是一种常见的食源性疾病，早期采用血液净化治疗清除血液中的毒素、肝功能支持、保持电解质平衡、营养支持等综合治疗；在治疗的全程应做好针对性的护理，这对防止多器官衰竭进一步恶化、缩短治疗时间、促进患者早日痊愈至关重要。

另外，毒蘑菇中毒有季节性、区域性的发病特点，在每年高发期6—10月，利用网络、媒体等平台对农村地区重点开展毒蘑菇中毒防治知识宣传，对降低食入毒蘑菇中毒发病率同样起到至关重要的作用。

参考文献

［1］卢中秋，洪广亮，孙承业，等. 中国蘑菇中毒诊治临床专家共识［J］. 临床急诊杂志，2019，20(8)：583-598.

［2］Brandenburg W E,Ward K J. Mushroom poisoning epidemiology in the United State［J］. Mycologia,2018，110(4)：637-641.

［3］熊壮，刘扬扬，霍少凯，等. 维生素 K_1 治疗肝衰竭凝血功能障碍的研究进展［J］. 临床肝胆病杂志，2019，35(9)：2099-2103.

［4］卢中秋，洪广亮. 高度重视，提高毒蕈中毒的临床救治水平［J］. 中华急诊医学杂志，2018，27(3)：245-247.

［5］Schutt R C,Ronco C,Rosner M H. The role of therapeutic plasma exchange in poisonings and intoxications［J］. Seminars in Dialysis,2012，25(2)：201-206.

［6］张佳丽，辛敏，姬燕慧. 血液灌流救治重度有机磷中毒患者的护理体会［J］. 世界最新医学信息文摘，2019，19(41)：266-267.

［7］袁靖，陈芳. 团队化心理干预对 COPD 住院患者心理情绪的影响［J］. 上海护理，2020，20(8)：40-42.

（急诊科护理组：杨丽萍，张燕）

92 自身免疫性溃疡患者的护理1例①

【病例资料】

张某，女，57岁，因"左下肢破溃、疼痛一周，加重一天"于2019-11-11拟"自身免疫性溃疡"收住江苏大学附属医院烧伤整形科。患者无诱因下出现左下肢皮肤红肿，随之皮肤破溃，伴有脓性分泌物，自行口服阿莫西林治疗，未见好转，且逐渐加重。

既往有糖尿病病史4年，注射精蛋白生物合成胰岛素治疗，血糖控制良好；有自身免疫性肝炎10年，原发性胆汁性肝硬化3年，长期口服熊去氧胆酸胶囊、甲泼尼龙、奥贝胆酸胶囊等治疗；有磺胺类药物过敏史。

入院体检 患者神志清楚、精神萎，肝病面容，身高168cm，体重51kg，BMI为18.07kg/m²；体温38.6℃，心率83次/分，呼吸20次/分，血压113/57mmHg，随机血糖7.1mmol/L。Braden评分14分，生活自理能力评分55分，Autar评分12分，坠床评分2分，GAD-7评分6分，PHQ-9评分5分。

患者左下肢伤口共有4处（见图1），1处位于左足背，伤口大小为2cm×3cm×1cm（100%黄色组织），其余3处均位于左胫前，大小分别为2cm×2cm×0.5cm（100%黄色组织），1cm×1cm×0.5cm（100%黄色组织），4cm×3cm×0.5cm（100%红色组织）。4处伤口相通，大量渗液，异味重，伤口边缘及周围皮肤红肿，色素沉着；疼痛评分6分。除左下肢伤口外，左大腿、右侧臀部、背部均有脓性伤口，大小不一，内侧相通。

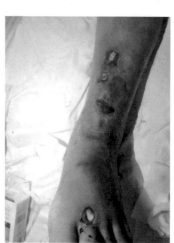

图1 入院时左下肢伤口

辅助检查 白细胞计数7.9×10⁹/L，C-反应蛋白浓度42.8mg/L↑，红细胞计数2.71×10¹²/L↓，血红蛋白浓度69g/L↓，白蛋白浓度18.9g/L↓，钠离子浓度125.1mmol/L↓，血小板92×10⁹/L↓，肾小球滤过率33.9mL/(min·L)↓。创面分泌物培养：MRSA。B超示腹水60mm。

诊治经过 2019-11-11消化科会诊予口服利尿剂，输注白蛋白治疗。创面分泌物

---

① 该案例获得江苏省伤口案例大赛三等奖。

培养对利奈唑胺敏感，予利奈唑胺抗感染治疗。2019-11-12 红细胞计数 $2.71×10^{12}/L$、血红蛋白浓度 $69g/L$，予输血。2019-11-13 在局部麻醉下行左下肢扩创、清创术，术中见感染沿背伸肌腱扩展，彻底打开创面，见皮下大量脓性分泌物，软组织及筋膜坏死，小腿前侧肌群、踝韧带及足背肌腱外露，清创后碘仿纱条填塞，纱布包扎。术后予输血、输白蛋白、补钠治疗。2019-11-17 血常规示白细胞 $2.8×10^9/L$、血小板 $35×10^9/L$、白蛋白 $27.2g/L$，血液科、感染科、营养科联合会诊后，调整抗生素为达托霉素，予注射重组人血小板生成素、输注血小板治疗。2019-12-20 患者全身状况改善。

护理措施 伤口护理：NPWT 治疗，2019-11-25 由护理组处理左下肢创面（见图 2），大小为 30cm×6cm×0.5cm，75% 为红色肉芽组织、25% 为黄色坏死组织，肌腱外露，大量渗液，里层纱布全部潮湿，有异味，多点有潜行，最深在 9 点方向，为 4cm，周围皮肤有色素沉着。伤口感染基本得到控制，符合负压创面治疗技术（Negative Pressure Wound Therapy，NPWT）的治疗标准，由护理组采用 NPWT 进行第一次伤口处理。予生理盐水清洗创面，清创后，选择磺胺嘧啶银水胶体油纱覆盖创面，用无菌纱布做外层敷料，将扁头管放置于无菌纱布间，再用透明贴膜封闭（见图 3），连接恒定负压装置后接中心负压，调节压力为 -125mmHg，妥善固定管道。向患者宣教创面负压的注意事项。第二次 NPWT 治疗时患者诉伤口紧绷感，见磺胺嘧啶银水胶体油纱粘连伤口，遂将内层敷料更换为磺胺嘧啶银脂质水胶敷料（优拓 SSD），其更柔软，不易粘连。第三次 NPWT 治疗同第二次。2019-12-09 效果评价：伤口缩小为 18.5cm×4cm，肌腱外露，肉芽扩大，上皮爬行，换药时疼痛评分 2 分。

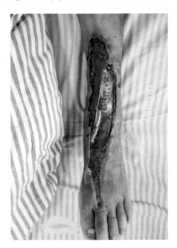

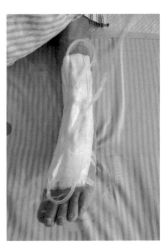

图 2　处理左下肢创面（2019-11-25）　　图 3　简易负压治疗

NPWT 治疗后创面换药：NPWT 连续治疗超过 14 天易增加厌氧菌感染风险，遂于 2019-12-09 第四次换药时停止 NPWT。生理盐水清洗伤口后，纱布擦干，泡沫银敷料覆盖，纱布包扎。其后换药同前，2019-12-23 第六次换药时（见图 4），创面分泌物培养结果为金黄色葡萄球菌，予更换为抗菌效果更佳的羧甲基纤维素钠银敷料，换药间隔时间调整为一周。2019-12-26 患者全身情况好转，伤口感染控制，肉芽组织生长良好，予出院，定期门诊换药。2020-02-13 随访，患者创面已基本愈合（见图 5）。

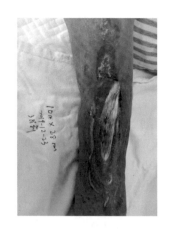
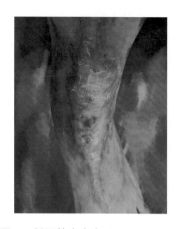

图 4 换药时创面（2019-12-23）　　　　图 5 创面基本愈合（2020-02-13）

其他伤口护理：使用挤压及机械方法清除伤口内脓性分泌物，填充亲水纤维银敷料，根据渗液情况，每周换药1~2次，2周后愈合。

避免诱因：环境因素是自身免疫的重要触发因素，患者长期口服激素甲泼尼龙，免疫力降低，创面分泌物培养为MRSA。入院后即安置患者于单人病房，每日消毒地面、床栏等，定时紫外线空气消毒；定期更换日常用品，如床单、被单等；体温表、听诊器等做到专人专用；接触过患者的器械放入双层黄色袋内，注明"多重耐药菌感染"后送供应室消毒；床边放专用医疗垃圾桶，备快速手消毒剂。病程中患者血小板降低，嘱患者卧床休息，观察患者有无出血征象。

饮食护理：饮食失调是自身免疫性疾病的关联因素之一，鼓励患者摄入足够的蛋白质、维生素及水分，避免摄入辛辣刺激性食物，给予低盐饮食。但患者肾小球滤过率为33.9mL/（min·L），蛋白质摄入过多会增加肾脏负担，且自身免疫性疾病活动期大量补充营养难以纠正低蛋白血症，遂推荐患者摄入0.6g/（kg·d）优质动物蛋白，每日进食鸡蛋1个、牛奶200mL、瘦肉或鱼虾100g。2019-11-27患者肾小球滤过率为64.3mL/（min·L），指导其每日可多摄入一杯牛奶或一个鸡蛋，根据实验室指标即时调整饮食。患者入院时有中度的低钠血症，在静脉补钠的同时不过多限制钠盐摄入，血钠正常后，再予低盐饮食。

心理护理：心理应激与自身免疫性疾病息息相关。患者离异，独自抚养一子，免疫性疾病病程长达10年，长期口服药物，加上本次皮肤溃疡程度严重，入院评估为中度焦虑，可能有轻度抑郁。入院后与患者建立良好的护患关系，加强沟通，使其树立信心，建议患者儿子陪伴并鼓励患者。与陪护中心联系，安排沟通能力强的护工陪护。随着患者病情的逐渐好转，其心理负担也随之减轻。

【病例讨论】

患者全身治疗由多学科协作，共同诊治；伤口处理由医护合作完成，医疗组手术扩创、清创，感染基本控制后由护理组采用 NPWT 处理创面，最终使创面愈合。NPWT 治疗前应彻底清除坏死组织和污染物。本例患者创面初期为大量黄色坏死组织，手术清创后为 75% 红色组织和 25% 黄色组织，提供了 NPWT 治疗的基础。该患者创面负压治疗内层敷料首先选择的是磺胺嘧啶银水胶体油纱，但随后换药时发现敷料与伤口粘连较重，遂更换为磺胺嘧啶银脂质水胶敷料（优托 SSD）。停止 NPWT 后，采用泡沫银敷料以吸收大量渗液，且该敷料含有银离子，可以与细菌细胞壁中的 DNA 结合，干扰细菌基因复制，快速广谱杀菌，且不产生耐药性。维持 NPWT 有效负压有利于吸出渗液、减少细菌定植、促进淋巴回流与血液灌注、刺激肉芽组织生长。负压有效时，敷料因负压吸引而塌陷，敷料下可见管型。应用 NPWT 治疗的过程中应告知患者负压有效时的表现，护士三班交接负压，以便及时发现漏气、管道堵塞、薄膜下积液等现象。NPWT 压力值设定为 -125mmHg 时，创面皮下组织和创面周围血流是基线组的 4 倍。为维持负压稳定，使用恒定负压装置，调节压力为 -125mmHg，再接中心负压，保证负压治疗的有效性。

参考文献

［1］张洪辉. VAC 治疗铜绿假单胞菌生物膜感染创面疗效与机制的实验研究［D］. 西安：第四军医大学，2015.

［2］Hedman A，Breithaupt L，Hübel C，et al. Bidirectional relationship between eating disorders and autoimmune diseases［J］. Journal of Child Psychology and Psychiatry，2019，60(7)：803-812.

［3］唐锦明，祁少海，毛任翔，等. 自身免疫性风湿病患者皮肤溃疡的临床特点与治疗策略［J］. 中华损伤与修复杂志（电子版），2009，4(5)：545-554.

［4］Bookwalter D B，Roenfeldt K A，Leardmann C A，et al. Posttraumatic stress disorder and risk of selected autoimmune diseases among US military personnel［J］. BMC Psychiatry，2020，20(1)：23.

［5］姚苗，马惠珍. 负压封闭引流技术在治疗慢性难愈性创面中的应用进展［J］. 全科护理，2020，18(26)：3464-3466.

［6］杜伟斌，傅杨纯，王利祥，等. 负压封闭引流技术在促进慢性创面愈合中的研究进展［J］. 中国医学创新，2020，17(20)：168-172.

［7］张家平，黄跃生. 含银敷料在创面治疗中应用的全国专家共识（2018 版）［J］. 中华损伤与修复杂志（电子版），2018，13(6)：401-405.

［8］Venturi M L，Attinger C E，Mesbahi A N，et al. Mechanisms and clinical applications of the vacuum-assisted closure（VAC）device：a review［J］. American Journal of Clinical Dermatology，2005，6(3)：185-194.

［9］Morykwas M J，Argenta L C，Shelton-Brown E I，et al. Vacuum-assisted closure：a new method for wound control and treatment：animal studies and basic foundation［J］. Annals of Plastic Surgery，1997，38(6)：553-562.

（烧伤整形科护理组：柏素萍，严雪芹）

93 超低出生体重儿的成功护理1例

【病例资料】

患儿，女，生后3h，因"胎龄25^{+1}周出生体重690g，生后呻吟3h"于2019-11-28 02:40收住入院。入院诊断为极早早产儿、超低出生体重儿、新生儿急性呼吸窘迫综合征。患儿出生体重690g，羊水Ⅰ°污染，量正常；Apgar评分1min为7分，5min为7分。

入院体检 体温不升，脉搏140次/分，呼吸65次/分，氧饱和度80%，微量血糖为3.2mmol/L，查体可见明显三凹征，双肺呼吸音低。

辅助检查 血气分析：pH 7.24，PCO$_2$ 53mmHg，PO$_2$ 52mmHg。

血常规：白细胞计数14.9×10^9/L，血红蛋白195g/L，红细胞比容62.5%，平均红细胞容积125.8fL。

胸片：左肺、右上肺实变，左肺野不充气呈"白肺"，右上肺呈均匀片状高密度影，左心缘及膈面消失，右膈面光整，肋膈角锐利。

诊治经过 入院时早产儿貌，呻吟、气促、呼吸困难，明显吸气三凹征，予气管插管，牛肺表面活性物质（PS）气管内滴入，持续呼吸机辅助通气，频繁呼吸暂停时予咖啡因刺激呼吸中枢。选择腋静脉置入留置针一根；重症监测各项参数，呼吸渐平稳后，逐步下调参数，于3天后撤除呼吸机，改无创辅助通气，第4日在无菌操作下经外周静脉穿刺中心静脉置管（Peripherally Inserted Central Venous Catheter，PICC），给予抗感染、肠外静脉营养支持及蓝光治疗。因患儿长期依赖机械通气和吸氧，诊断为支气管肺发育不良，给予对症治疗。在以家庭为中心的护理（Family-centered Care，FCC）理念指导下，至母婴同室行家庭式护理，至2020-02-23顺利出院。

护理措施 对患儿实施全面评估，固定人员全程参与，包括监测生命体征和各器官、系统及内环境情况；制订、实施营养管理方案，并动态监测，同时加强日常护理，如基础护理、机械通气护理、胃肠外营养支持护理、消毒隔离，并做好出院宣教和延续性护理。

（1）肠内营养的护理。实施肠内营养支持及动态监测、进行口腔运动、鼻饲喂养（重力滴注，微量泵入）逐渐过渡到经口喂养，并动态评估患儿喂养耐受情况，具体见表1。

表1 动态评估患儿喂养耐受情况

日期	日龄/天	体重/kg	奶量/mL	奶液种类	肠内营养方式	是否腹胀	是否潴留	排便情况	是否补液	肠外营养途径
2019-11-30	3	0.69	0.5	纽太特	口腔涂抹	否	否	1	是	腋静脉
2019-12-02	5	0.66	1	母乳	重力鼻饲	否	否	4	是	PICC
2019-12-04	7	0.66	0	—	—	是	是，5mL咖啡色	3 1/E	是	PICC
2019-12-05	8	0.68	1	母乳	重力鼻饲	否	否	2	是	PICC
2019-12-22	25	0.89	0	—	—	是	是，3mL咖啡色	4	是	PICC
2019-12-23	26	0.89	4	纽太特	重力鼻饲	否	否	1 1/E	是	PICC
2019-12-28	31	1.04	6	纽太特	微量泵	是	否	3	是	PICC
2020-01-16	50	1.36	17	母乳	微量泵	否	否	1	是	PICC
2020-01-18	52	1.36	18	母乳	重力鼻饲	否	否	3	是	手背
2020-01-27	61	1.51	25	母乳	重力鼻饲	否	否	3	否	—
2020-01-29	63	1.51	28	母乳	部分经口喂养部分重力鼻饲	否	否	2	否	—
2020-02-13	79	1.87	35	母乳	经口	否	否	3	否	—
2020-02-14	80	1.92	35	母乳	经口	否	否	2	否	—
2020-02-23	89	2.12	40	母乳	经口	否	否	4	否	—

① 口腔运动：入院48h内在患儿安静、生命体征平稳状态下开始口腔运动，于喂养前10min进行，每2h一次，早产儿达到完全经口喂养后停止干预。具体操作步骤如下：操作者戴无菌橡胶手套，使用小拇指伸入患儿口中来回触动，主要通过刺激下唇、舌，引出吸吮、吞咽反射。a. 牙龈按摩：将一只手指放在患儿牙龈的外围，绕着牙龈外围慢慢按摩牙龈外部2圈，进行2次，共计30s。b. 诱导吸吮：将手指放在患儿口中微微颤动，以引起患儿吸吮反射，共计30s。

② 鼻饲喂养：a. 重力滴注。患儿呼吸平稳后，为维持营养摄入和胃肠道功能，先采取重力滴注。操作如下：评估胃管位置正确，取合适无菌针筒，去掉针芯，与胃管相连，将加热至37℃左右的奶液遵医嘱剂量倒入针筒内，奶液面高于患儿嘴角平面20cm，利用重力作用使奶液缓慢滴入，滴完后，取少量温水和空气冲管，关闭管口。b. 微量泵入。随着患儿奶量增加至10mL，喂奶后不断出现呼吸暂停，考虑早产儿胃容量小及胃排空缓慢，改为微量泵入。操作如下：将经过消毒的泵放入患儿暖箱内，做好奶液专用标识，母乳准备好后，使用注射器抽取规定剂量的温热奶液，使用奶泵匀速注入，每次输注时间应持续30min以上，遵医嘱而定。

③ 经口喂养：患儿纠正胎龄为31周时，生命体征较前平稳，基于早产儿神经生理发育的需求，采取半需求喂养法，即责任制每隔3h给予早产儿5~10min非营养吸吮

（NNS），如患儿清醒，则给予奶瓶喂养；如仍处于睡眠状态，间隔 30min 再给予 5~10min NNS，若清醒则奶瓶喂养，若仍睡眠则以胃管喂养。喂养半小时后改为右侧卧位偏俯卧位，促进胃排空。过程中注意观察患儿骨隆突处皮肤，使用人工皮进行必要的保护。

喂养不耐受的评估：① 呕吐；② 腹部膨隆或压痛，肠鸣音增强或消失，无创辅助通气的极低体重儿不能把腹胀作为喂养不耐受的征象，不必常规测量腹围；③ 胃潴留液体量的改变（通常是增加）或者颜色变成绿色（胆汁）或者变成红色（血液）；④ 排便频率的改变及便中带血；⑤ 其他呼吸暂停和心动过缓的发作次数增加，血氧饱和度下降及嗜睡。出现其中一项即汇报医生，予暂停一顿，下一次喂奶前继续检查评估患儿，确定喂养策略。

（2）日常护理。

① 病房每日通风两次，保持室温 24~26℃，湿度 55%~65%。

② 暖箱每日用清水擦拭，每周更换消毒，感染科定期检测，严格执行消毒隔离制度，加强手卫生，定期培训院感知识。

③ 物品一人一用一清洁一灭菌，避免交叉感染。

④ 加强基础护理：每日擦浴，做好口腔、脐部、臀部和皮肤护理。

⑤ 机械通气的管理：在进行气管插管、吸痰等操作时，动作轻柔，严格执行无菌技术操作规范，抬高床头 30°，每周更换管路，每天更换湿化水，并采取预防和减少呼吸机相关性肺炎发生的措施。

⑥ 合理实施胃肠外营养，配置过程无菌、正规，现配现用，采用密闭式管路进行营养供给，配置结束后低温保存并做好日期登记。

⑦ 合理选用抗生素，防止出现耐药性及菌群失调的现象。

⑧ 实施发展性照护，给予鸟巢护理，降低周围光声等环境对患儿的刺激，增加母婴接触时间等。

（3）血管通路的护理。采用腋静脉联合 PICC 无缝隙静脉通路的建立及护理，各项操作严格遵守无菌原则，及时发现并处理各种并发症。

（4）家庭式护理。医护人员与家属共同制订家庭护理计划，给予营养管理，有利于改善早产儿的临床症状。鼓励母乳喂养，关注奶量，隔日称体质量并记录。加强基础护理，注意手卫生。

【病例讨论】

近年来，由于生殖医学的发展，国内超低出生体重早产儿逐渐增多，新生儿抢救成了一项重要任务。超低出生体重儿（ELBW）是指出生 1h 内体重不足 1000g 的新生儿，由于其胃肠道的消化、吸收功能发育不成熟，以及胃肠动力的发育迟缓，故喂养不耐受在超低出生体重儿中很常见，因此营养支持是提高早产儿存活率、保证生命健康的关键环节。此外，早产儿因其特殊的生理状态，易发生各类并发症，给日常护理工作带来极大挑战。

由于早产儿具有特殊的生理特点，因而早期喂养必须遵守循序渐进的原则。目前，在早产儿的乳类食品选择、能量需求、喂养指征和方法等方面已有相关的指南和专家共识，但在如何促进喂养进程、改善口腔功能、控制喂养速度、更换喂养体位、改变外周刺激等方面仍存在观点不一致的现象，具体的实施方法也各有差异。

此例极早早产儿救治成功是医护联合共同努力的结果，从呼吸关、感染关、喂养关一步步走来，无一不体现出医护人员高超的医疗技术和一丝不苟的严谨作风。腋静脉联合 PICC 血管通路的建立是患儿救治成功的基础条件，有了静脉营养的基础，加上后续采用多种方式联合喂养，如口腔运动、微量泵入奶液及体位管理等，在喂养进程方面取得了良好的效果，值得向临床推广应用。

参考文献

［1］沐艳君，金菊英，沈静. 1 例经口喂养困难早产儿采用口腔运动联合管饲重力的喂养［J］. 中西医结合护理，2018，4(8)：173-175.

［2］夏红萍，朱建素. 早产儿喂养不耐受［J］. 中国实用儿科杂志，2015，30(2)：95-99.

［3］蒋盘华. 个性化半需求喂养法改善早产儿经口喂养效果的评价［J］. 中华护理杂志，2016，51(1)：49-52.

［4］李敏敏，司在霞，刘进，等. 早产儿喂养不耐受预防及管理的最佳证据总结［J］. 中华护理杂志，2020，55(8)：1163-1168.

［5］Balprect S，Viels R，Lorraine C，et al. Gastris residual volume in feeding advancement in preterm infants(CRIP Study)：a randomized trial［J］. Journal of Pediatrics，2018，200：79-83.

［7］Anabrees J，Shah V S，Alosaimi A，et al. Glycerin laxatives for prevention or treatment of feeding intolerance in very low birth weight infants［J］. Cochrane Database of Systematic Reviews，2015(9)：CD010464.

［8］秦庆员，刘晓玲. 新生儿重症监护室院内感染原因分析及防治对策［J］. 中国实用医刊，2013，40(19)：90-91.

［9］詹晓辉，李夏，马向莉，等. 新生儿重症监护室院内感染的防治及护理［J］. 中国保健营养(上旬刊)，2014，24(3)：1624-1625.

［10］路鸣，檀满祥，江龙. 新生儿病房医院感染的危险因素与防控措施［J］. 中医药管理杂志，2017，25(5)：144-145.

［11］袁欣，王少峰，李霞，等. 极(超)低出生体重儿早期营养及护理支持［J］. 国际儿科学杂志，2012，39(4)：333-336.

［12］李志华，陈超，姚明珠. 超低出生体重儿 45 例临床资料分析［J］. 临床儿科杂志，2005，23(6)：375-376，382.

［13］袁艳丽，陈京立. 不同喂养策略在早产儿喂养不耐受中应用的研究进展［J］. 中国护理管理，2017，17(4)：507-510.

（儿科护理组：周洁玉，毕荣华，张丽萍）

94 2型糖尿病酮症酸中毒合并胰岛素 Ⅳ型变态反应患者的护理1例

【病例资料】

患者，女，62岁，15年前诊断为2型糖尿病，予二甲双胍降糖治疗。2年前因血糖控制不佳，予精蛋白生物合成人胰岛素注射液（预混50次）早晚餐前皮下注射控制血糖。2020-06-03胰岛素皮下注射部位首次出现硬结伴皮肤红肿、瘙痒、疼痛，此后每次注射胰岛素后24~48h均出现上述皮损。2020-08-03就诊于江苏大学附属医院内分泌代谢科门诊，腹部注射部位布满硬结、红斑，大小约3cm×2.5cm（见图1），糖尿病专科护士予更换注射部位，评估患者胰岛素注射技术，使用无针注射器排除胰岛素笔用针头过敏后，门诊医生调整胰岛素种类，使用门冬胰岛素30注射液控制血糖。8月7日，患者注射胰岛素用部位仍出现上述皮损，门诊拟"2型糖尿病，胰岛素过敏"收治入院。

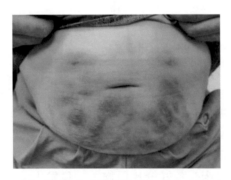

图1　腹部注射部位布满硬结、红斑（2020-08-03）

入院体检　神志清楚，精神萎，生命体征平稳，腹部皮损；双肺呼吸音清，律齐，各瓣膜听诊区未闻及病理性杂音；腹平软，无压痛及反跳痛。

辅助检查　入院时随机血糖16.8mmol/L、血酮1.6mmol/L；尿常规示尿糖（++++），尿酮（++）；血pH 7.266。次日查空腹血糖11.3mmol/L，餐后2h血糖26.96mmol/L，糖化血红蛋白11.1%，空腹C-肽4.29ng/mL，餐后2h C-肽5.12ng/mL。

诊治经过　入院后立即予以口服药物及静脉补液，并在患者知情同意的前提下采用小剂量胰岛素静脉滴注。次日（2020-08-08）酸中毒纠正，尿酮体转阴。予胰岛素泵（赖脯胰岛素）皮下注射降糖治疗，48h后注射部位出现红肿硬结，大小约5cm×5cm（见图2），先后更换门冬胰岛素及生物合成人胰岛素，同时辅以盐酸左西替利嗪、维生素 C 片抗过敏治疗，注射部位出现相似症状。停胰岛素泵，予口服达格列净、二甲双胍、吡格列酮、阿卡波糖、格列美脲控制血糖，但患者反复出现尿酮体阳性，血糖波动于 9.3~20.7mmol/L 之间。患者及其家属要求至外院就诊，皮肤活检病理（左皮肤）示表皮角化过度，基底层液化变性，部分表皮水疱形成，真皮层中浅层血管周围见多量淋巴细胞及少量嗜酸性粒细胞浸润（见图 3）；免疫组化显示 CD3（淋巴细胞+）、CD20（−）、CD4（淋巴细胞+），确诊为胰岛素Ⅳ型变态反应，期间试用甘精胰岛素、谷赖胰岛素等均过敏。2020-09-14 患者病情无好转，为求进一步治疗再次转至江苏大学附属医院。医护人员共同查阅文献，开展疑难病例讨论，取得患者及其家属同意后确定治疗护理方案：为患者实施胰岛素过敏试验，选择反应最轻的胰岛素与地塞米松混合，使用胰岛素泵由低浓度至高浓度阶梯式持续皮下注射；同时口服降糖药，密切监测患者血糖、血酮；请中医科会诊，辅以清热解毒、祛风止痒的中药制剂改善胰岛素过敏症状。患者目前采用 1∶5 的生物合成人胰岛素与地塞米松 1.5mg，应用胰岛素泵持续皮下注射控制血糖，血糖控制良好。

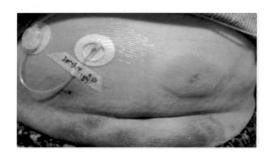
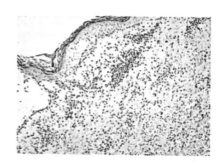

图 2　胰岛素泵治疗 48h 后注射部位出现
红肿、硬结（2020-08-10）

图 3　皮肤活检病理

护理措施　（1）积极与患者及其家属沟通，采用综合措施补液、降低血糖。患者入院第 1 天，医护人员积极与患者及其家属沟通病情，告之糖尿病酮症酸中毒处理的原则为大量补液的同时予以小剂量胰岛素静脉滴注。主要护理措施如下：① 迅速建立 2 条静脉通路，遵医嘱大量补液。② 以 4U/h 小剂量胰岛素持续静脉滴注，每 2h 监测血糖 1 次，使用静脉胰岛素时床头备好抢救用物，一旦发生危险及时抢救。③ 对患者进行饮食指导，向患者强调饮食控制的重要性，由营养师为患者制订糖尿病食谱。次日患者酸中毒纠正，血 pH 7.380，血酮 0.1mmol/L，尿酮体转阴。

（2）准确实施过敏试验，选择过敏反应最轻的胰岛素。① 试验前准备：为防止患者在胰岛素过敏试验期间出现严重过敏反应，在试验前准备好盐酸肾上腺素等抢救药品及物品，留置静脉通路，安排专人守护，一旦出现危急情况及时进行抢救。② 皮试液的配置：根据患者治疗需要，选择胰岛素泵可持续皮下输注的门冬胰岛素、赖脯胰岛素及生物合成人胰岛素注射液（300U/3mL）进行过敏试验。用 1mL 注射器抽取 0.1mL（10U）胰岛素原液加生理盐水至 1mL 混匀备用，并做好标记。③ 操作：注射部位选取中腹部，脐周 5cm 以外区域，每个注射点之间至少间隔 3cm；使用生理盐水清洁皮肤；按照皮试液标记的编号顺序各取 0.1mL 进行皮内注射，并在腹部做好标记。④ 观察与结果判断：患者为Ⅳ型变态反应，一般在注射24h后出现过敏症状，持续4~7天，观察时间延长至注射后的96h。具体结果见表1。

表1 胰岛素过敏试验结果

皮试液名称	皮丘	风团	伪足	红晕(96h)/cm	瘀紫(96h)/cm	硬结(96h)/cm	疼痛	瘙痒
门冬胰岛素	2h消失	无	6h消失	1.7×1.7	1.0×1.2	1.5×1.3	无	无
赖脯胰岛素	2h消失	无	6h消失	1.5×1.3	0.8×0.7	1.0×1.3	无	无
生物合成人胰岛素	2h消失	无	6h消失	0.3×0.3	无	0.2×0.2	无	第2天轻微瘙痒，第3天消失
生理盐水				均无				

（3）选择生物合成人胰岛素与地塞米松混合，应用胰岛素泵由低浓度至高浓度阶梯式持续皮下注射。绝大多数的胰岛素过敏属于IgE介导的Ⅰ型变态反应，胰岛素脱敏疗法可有效解决此类患者的胰岛素使用问题，其中胰岛素泵持续皮下输注技术是最方便、有效的胰岛素脱敏治疗手段，而本例患者为极少数的Ⅳ型变态反应，常规的胰岛素脱敏疗法不能解决此类患者的胰岛素使用问题。Wei-Lun Wen等将门冬胰岛素30与地塞米松混合，由低浓度至高浓度阶梯式皮下注射，8个月后胰岛素Ⅳ型变态反应患者成功使用无地塞米松的门冬胰岛素30注射液控制血糖。基于以上报道，选取患者过敏反应最轻的生物合成人胰岛素与地塞米松注射液混合，结合胰岛素泵持续皮下注射技术控制患者血糖，具体方案见表2。

表2 生物合成人胰岛素与地塞米松混合液阶梯式持续皮下注射方案

时间	胰岛素浓度	泵基础率	大剂量	地塞米松剂量	其他降糖药
09-21 10:00	1:100	从0.01U起始，每2h以0.01U递增	无	1.5mg	阿卡波糖胶囊、盐酸二甲双胍片、磷酸西格列汀
09-23 10:00	1:10	每2h以0.25U递增	无	同上	同上
09-25 10:00	同上	从0.25U起始，每2h以0.05U递增	无	同上	同上
09-27 10:00	同上	0-4时1.4U，4-9时1.4U，9-21时1.2U，21-24时1.0U	早6U、中4U、晚4U	同上	同上
09-29 10:00	同上	0-4时0.7U，4-9时0.9U，9-21时1.6U，21-24时0.7U	无	同上	同上+聚乙二醇洛塞那肽0.2mg皮下注射

时间	胰岛素浓度	泵基础率	大剂量	地塞米松剂量	其他降糖药
10-23 10:00	1∶5	0-9 时 0.3U，9-24 时 1.4U	无	同上	阿卡波糖胶囊、盐酸二甲双胍片、盐酸吡格列酮片

备注：1∶100，生物合成人胰岛素 3U（0.075mL）+地塞米松 1.5mg（0.3mL）+灭菌注射用水（2.625mL）；

至 3mL：1∶10，生物合成人胰岛素 30U（0.3mL）+地塞米松 1.5mg（0.3mL）+灭菌注射用水（2.4mL）；

至 3mL：1∶5，生物合成人胰岛素 60U（0.6mL）+地塞米松 1.5mg（0.3mL）+灭菌注射用水（2.1mL）。

患者 2020-09-27 试用大剂量后注射部位出现红肿、硬结，大小约 3cm×3cm，暂不使用大剂量。生物合成人胰岛素与地塞米松混合液持续皮下注射期间，局部注射部位红肿、硬结明显好转（见图 4），2020-10-23 局部基本无红肿、硬结（见图 5）。另外，每周予聚乙二醇洛塞那肽 0.2mg 皮下注射辅助控制血糖，患者血糖趋于平稳，空腹血糖波动于 7~9mmol/L 之间，餐后 2h 血糖波动于 9~12mmol/L 之间。

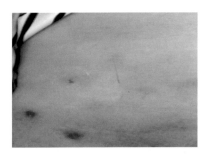 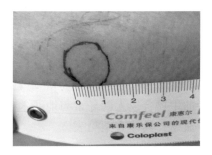

图 4　局部注射部位红肿、硬结明显好转（2020-09-29）　　　图 5　局部基本无红肿、硬结（2020-10-23）

（4）中医治疗护理贯穿始终，清热解毒、祛风止痒，改善胰岛素过敏症状。中医认为湿疹主要由风、湿、热、毒等因素引起，方中金银花、连翘、地丁草可清热解毒；生地、侧柏叶、王不留行行清血热；防风、凌霄花、蝉衣祛风止痒，且祛风药具有一定的抗过敏作用；黄芩、生苡仁可清热祛湿；浙贝母、皂角刺止痛排脓。患者对胰岛素过敏，使用清热祛湿凉血中药，可改善患者体质，缓解胰岛素过敏症状。患者服药期间及时询问患者用药后反应，遵医嘱餐后 1h 服药，以减少胃肠道不适反应，指导患者清淡饮食，忌烟、酒及辛辣、生冷、油腻食物。

【病例讨论】

本例患者对多种胰岛素均过敏，免疫组化染色显示 CD3（淋巴细胞+）、CD20

（-）、CD4（淋巴细胞+），确诊为胰岛素Ⅳ型变态反应，病例罕见，护理难度及治疗挑战性大。医护团队借鉴其他学者的经验，选择过敏反应最轻的生物合成人胰岛素与地塞米松混合，利用糖皮质激素有效改善局部过敏症状；将生物合成人胰岛素与地塞米松混合液装入胰岛素泵，充分发挥胰岛素泵精确微量释放胰岛素这一核心优势；另外，将中医治疗贯穿始终，改善患者体质，缓解患者胰岛素过敏症状。患者目前采用1：5的生物合成人胰岛素与地塞米松1.5mg，应用胰岛素泵持续皮下注射控制血糖，血糖控制良好，该方案值得临床医护人员借鉴。本案例仍在继续治疗跟踪中，拟逐步过渡至胰岛素原液治疗。

参考文献

［1］中华医学会糖尿病学分会. 中国 2 型糖尿病防治指南（2017 年版）［J］. 中华糖尿病杂志，2018，10(1)：4-67.

［2］李乃适. 胰岛素过敏的诊断与处理对策［J］. 中华临床免疫和变态反应杂志，2012，6(3)：163-167.

［3］高俊香，秦静. 1 例 2 型糖尿病酮症患者合并胰岛素过敏患者的护理［J］. 中华护理杂志，2020，55(7)：1081-1083.

［4］Yuan T, Zhao W, Wang L, et al. Continuous subcutaneous insulin infusion as an effective method of desensitization therapy for diabetic patients with insulin allergy：a 4-year single-center experience［J］. Clinical Therapeutics，2016,38(11)：2489-2494.

［5］Wen W L, Tsai K B, Lin Y H, et al. Successful management of type Ⅳ hypersensitivity reactions to human insulin analogue with injecting mixtures of biphasic insulin aspart and dexamethasone［J］. Journal of the Formosan Medical Association,2019,118(4)：843-848.

（内分泌代谢科护理组：尹卫，刘巧艳，许步慧）

95 特重烧伤患者输液通路选择与维护的护理 1 例

【病例资料】

患者，男，23 岁，因"全身多处被火焰烧伤 1 小时伴疼痛"，拟"全身多处烧伤 98%深Ⅱ°-Ⅲ°（85%Ⅲ°），重度吸入性损伤（重度），低血容量性休克"于 2013-12-24 收入院。入院后急诊科在患者全麻下行气管切开+四肢、胸部焦痂切开减压术+股静脉穿刺置管术+烧伤创面清创包扎术。术后予补液抗炎、营养支持等治疗。

无既往史，无药物食物过敏史，未婚，家庭经济状况一般。

入院体检　神志清楚，体重 85kg，心率 108 次/分，呼吸 20 次/分，血压无法测量。头颈部、胸部、腹部、四肢、会阴均可见烧伤创面，创面肿胀明显，表皮大部分脱落，绝大部分基底呈黑色焦痂或黄色基底，触之如皮革，创面湿冷，渗出少，烧伤面积 98%深Ⅱ°、85%Ⅲ°，合并呼吸道损伤（见图 1）。

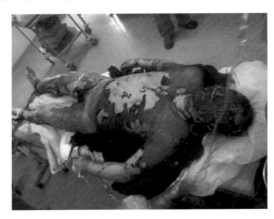

图 1　患者重度烧伤

辅助检查　白细胞计数 $40.6×10^9$/L，红细胞计数 $7.83×10^{12}$/L，血红蛋白 222g/L，血小板 $163×10^9$/L，pH 7.31，二氧化碳分压 6.3kPa，氧分压 15kPa，血钾 5.86mmol/L。

诊治经过　患者入院后历经 15 次切痂、植皮、清创及换药术，成功地度过了休克期、感染期，进入康复期。经多次植皮术后，患者全身创面已大部分愈合，仅右大腿背侧及根部肉芽创面未植皮，残余创面 10%。所植皮片已基本存活，但全身瘢痕增生，且处于瘢痕不稳定期，皮肤菲薄。外周浅静脉已无法触及，静脉评分Ⅲ级。患者需要安全、可靠的静脉通路，以满足康复期治疗需要。经静疗护理小组会诊，在超声引导下于左侧肘正中静脉置入 PICC 一根，置入过程顺利。置管后顺利完成治疗计划，3 个月后治疗结束，血管超声检查无血栓形成，顺利拔管，导管尖端培养显示无细菌生长。

护理措施 （1）静疗小组会诊。患者急需建立静脉通路，以满足患者治疗需要，挽救患者生命。如何为该患者建立有效、长期、可靠的静脉输液通路，是摆在我们面前的难题。静疗小组接到会诊请求后，第一时间了解患者病情、后续治疗方案、烧伤静脉走向、残端静脉情况，找到最适合患者目前现状的输液工具，以满足患者治疗需要。

（2）输液工具的选择。重度烧伤患者因烧伤面积大、体表静脉基本被毁，同时患者的输液需求量大、输液时间长、输液种类多，维持有效的静脉通路成为治疗及护理的重难点。有研究显示，在烧伤患者中应用 PICC 与套管针进行输液，发现 PICC 在减少静脉损伤、降低穿刺部位感染等方面起到了良好的作用，是提高烧伤患者静脉输液质量的有效方法。有研究指出，使用 CVC 导管建立静脉通路，感染风险高，留置时间只有 1 个月左右，而 PICC 在完成大量输注静脉治疗的同时，能监测中心静脉压、多通道叠加给药，具有创伤小、并发症少、静脉留置时间长等优点，特别适合重症患者的救治。故经静疗小组会诊后，为该患者选择了美国巴德公司生产的 4F 三向瓣膜式 PICC，在超声引导下进行置管。

（3）血管评估。超声引导下 PICC 置管，首选为上肢贵要静脉。但本例患者双上肢行切痂术时切除了贵要静脉及肱静脉，仅保留头静脉。上臂头静脉处皮肤菲薄，植皮后瘢痕不稳定增生，皮肤表面有渗出，不易固定。经超声探头探查，在肘下 3~4cm 处可见正中静脉，血流正常，可闭合，此处皮肤植皮后愈合好，无渗出，可行固定。因此，选择患者的前臂正中静脉进行置管。

（4）体位和置管长度。本例患者因瘢痕增生，肩、颈部瘢痕挛缩，不能配合肢体外展、转头的动作。因此，置管时采取半坐卧位，专人协助肢体外展制动。常规 PICC 外测量方法是手臂外展与躯干呈 90°，自穿刺点至右胸锁关节，然后向下至第三肋间。本例患者因烧伤敷料包扎，无法计数肋间隙，且该患者手臂不能外展 90°，故采取穿刺点至右胸锁关节内侧缘的长度，再加 6cm 作为置管长度。结合患者情况，通过床边胸片来判断导管尖端是否到达上腔静脉。

（5）置管经过。穿刺部位标记，测量置管长度为 52cm，消毒整臂，建立最大无菌屏障。由于患者皮肤凹凸不平，超声探头不能垂直于皮肤，皮肤涂上导电糊后光滑，探头不易固定，故采用边进针边调整超声探头的方法，以便在超声直视下进针。患者皮肤有瘢痕，穿刺针不易进皮肤，采用旋转进针，一次穿刺成功，回血良好。送入导管至测量长度 52cm。置管后经全胸片证实导管头端位于气管隆突下 1.5 个椎体。

（6）更换贴膜的方法。常规的更换贴膜的方法为零角度牵拉贴膜，使之松动，边牵拉边撕下。但贴膜黏合度高，固定牢固，患者又处于植皮后瘢痕不稳定期，常规的方法易致新植皮肤损伤、出血，影响皮肤存活，又增加了患者的疼痛。针对该患者的皮肤特点，采用无菌生理盐水棉球湿润贴膜四周、边湿润边撕贴膜的办法，使贴膜潮湿、卷边，黏度降低，易松动，对新植皮肤的损伤降到最低程度，并减轻患者的疼痛感。

（7）预防导管相关性感染。由于患者烧伤后抵抗力低下，植皮后皮肤有渗液现象，皮肤的细菌定植及导管的固定不牢致导管随意进出等因素，导致留置导管期间患者极易出现导管感染现象，据报道，烧伤科导管相关感染高达 30.2/1000 导管日，大大地提高了烧伤患者的死亡率。因此，降低导管感染率，对促进烧伤患者愈合康复具有重要意义。针对本例患者的皮肤特点，选择洗必泰消毒液进行皮肤消毒、抗菌透明敷料（即葡萄糖酸氯己定抗菌透明敷料，在敷料的中心部位有含 2% 的洗必泰凝胶垫，具有长达 10 天的广谱抗菌作用，同时凝胶垫又能吸收渗液）固定导管。护士每日观察穿刺点有无红肿情况和凝胶垫吸收渗液情况，如按压凝胶垫，松开后凝胶垫不能回弹，即表明渗液多，已饱和，需更换敷料（见图2）。

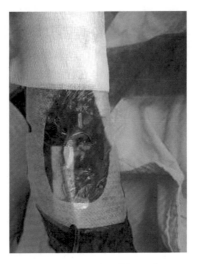

图 2　抗菌透明敷料固定

（8）静脉血栓的预防。有研究表明，烧伤患者 PICC 发生深静脉血栓的概率很大（2%~20%）。本例患者烧伤后体液丢失，血液浓缩，贵要静脉及肱静脉切除后静脉回流障碍，植皮术后瘢痕增生，主动功能锻炼受限，属静脉血栓形成高危人群。给予患肢抬高，每日监测置管侧肢体的臂围，指导患者行握拳、肌肉收缩的放松练习，促进静脉回流，穿弹力衣减轻瘢痕增生。同时，遵医嘱使用活血抗凝药物，观察患者用药后的反应。

【病例讨论】

如何建立大面积烧伤患者的静脉通路、选择合理的输液工具、保证患者的治疗需要，需要护理人员结合患者的具体情况，增强主动静脉治疗的意识。责任护士在患者入院 24~48h 内主动完成评估，达到一针完成整个治疗的目的。

由于患者抵抗力低下，静脉穿刺部位及导管接口处极易受创面细菌感染，同时是静脉血栓的高危人群，需密切观察患者血常规、血培养、血栓弹力图等指标，对患者相关并发症进行动态观察及预见性护理。

耐高压导管最大输注速度可达 5mL/s，有单腔、双腔、三腔导管。双腔、三腔导管可同时监测中心静脉压和多通道同时给药。大面积烧伤患者需快速补液、抗休克治疗，多通道用药，耐高压导管 PICC 解决了这些难题。通过对本例患者行 PICC 置管后的护理，我们积累了经验，为以后类似患者的护理工作打下了基础。

参考文献

[1] 王慧，孙林利，孟美芬，等. 1 例特重度烧伤患者创面旁 PICC 置管的循证护理 [J]. 护理实践与研究，2018，15(17)：153-156.

[2] 程静娟. 特重烧伤患者静脉治疗的实践与体会 [J]. 护士进修杂志，2017，32 (18)：1696-1697.

[3] 腾培敏，张寅，王玉梅. Power PICC 应用于大面积烧伤患者休克期的护理 [J]. 上海护理，2018，18(8)：51-55.

[4] 方文姣，钱火红，朱咏梅，等. 9 例重度烧伤后瘢痕上 PICC 置管护理体会 [C] // 上海市护理学会. 第四届上海国际护理大会论文汇编. 上海：上海市护理学会，2019：1.

[5] 施丽华，丁云，张建芳，等. 1 例大面积烧伤病人瘢痕皮肤经超声引导行 PICC 置管的护理 [J]. 全科护理，2018，16(35)：4467-4469.

[6] 史兴彦. 大面积烧伤患者经创面深静脉置管防止导管感染的安全护理体会 [J]. 实用临床护理学电子杂志，2018，3(1)：74，76.

[7] 王洁. PICC 在烧伤患者中应用的研究进展 [J]. 护士进修杂志，2016，31 (18)：1655-1657.

（化疗科护理组：陈星，潘芳芳）

96 Peutz-Jeghers 综合征患者的护理 1 例

【病例资料】

患者，男，40 岁，既往因 Peutz-Jeghers 综合征行三次小肠部分切除 20 余年。现因"发热 3 天"于 2020-07-20 拟"发热待查，Peutz-Jeghers 综合征"收入院。

入院体检 神志清楚，痛苦面容，皮肤巩膜黄染，口唇周围多发黑、棕色色素斑，面部散在少量棕色及黑褐色色素斑，左下腹轻压痛，双下肢 Ⅱ°水肿。护理评估：体温 38.2℃，血压 124/93mmHg，脉搏 108 次/分，呼吸 22 次/分，身高 185cm，体重 59kg，BMI 指数 17.2kg/m²；各项高危评分为 Braden 评分 14 分（中危）、Morse 评分 45 分（高危）、Barthel 评分 45 分（中度依赖）、DVT 评分 11 分（低危）、疼痛评分 2 分、焦虑评分 7 分、NRS-2002 营养评分 4 分。

辅助检查 血红蛋白 65g/L，胆红素 267.1μmol/L，白蛋白 22.2g/L，降钙素原检测 0.64ng/mL。PET-CT 提示肠道多发息肉伴恶变，肠套叠形成，腹腔及腹膜后淋巴结转移，肝脏多发转移。

诊治经过 入院后第 2~5 天持续高热，峰值达 40.0℃，C-反应蛋白 22.2mg/L，医嘱予泰能（注射用亚胺培南西司他丁钠）抗感染，输注少浆血及白蛋白，并予肠内营养混悬液（百普力）口服。第 8 天因十二指肠球降交界处完全狭窄，于 B 超引导下行 PTCD 引流管置入术，引流出脓性胆汁样液体。第 9 天患者体温正常，PTCD 管引流畅，复查炎症指标正常，但因服用百普力出现腹泻 5~6 次/天，与医生沟通后，予百普力+温水勾兑后口服，患者腹泻症状明显缓解。第 12 天患者出现肿瘤性疼痛，昼轻夜重，予每天 21:00 给止疼药。第 17 天患者神志清楚，精神好，无腹泻等不适，夜间睡眠达 5~6h，PTCD 引流管在位通畅，复查营养指标改善，总胆红素 181.5μmol/L，双下肢水肿及皮肤黄染瘙痒明显改善，医嘱予降级抗生素。后因其儿子基因检测阴性，未发现遗传此疾病，患者心情明显好转，积极配合治疗。

护理措施 （1）胆道感染的 MDT 护理。患者因肠道息肉发生癌变和转移，入院即处于高热、消瘦、黄疸状态，磁共振检查明确了患者梗阻性黄疸的诊断，并提示患者存在胆道感染。文献表明，如果恶性梗阻性黄疸患者的胆汁在体内不断淤积，会损坏全身器官，最终可导致患者死亡，对于本例患者，则会加速其病情的恶化。因此，患者因高热、黄疸、机体消耗引发的皮肤护理问题，以及为有效延长其生存期而行的 PTCD 手术护理问题，均提醒我们只有为患者提供个性化的护理，才能为患者带来身体的舒适，赢得生存的时间。我们当时采取了多学科联合的个性化护理，请院内皮肤专科护士解决患者皮肤瘙痒问题，为提高患者皮肤屏障功能提供了强有力的保证；请床位医师为我们指导特殊抗生素的准确和有效使用，联合普外科及消化专科护士做好患者 PTCD 引流管护理等。如此，有针对性地对患者的异常临床症状逐个击破，有效地缓解了患者的不适及病情发展。

（2）营养摄入的有效管理。该患者因 Peutz-Jeghers 综合征曾行三次小肠切除术，小肠的缩短和病变导致患者长期营养吸收功能障碍，本次入院时其白蛋白 22.2g/L、血红蛋白 65g/L、体重指数 17.2kg/m^2、NRS-2002 营养评分 4 分，存在严重营养不良。结合本例患者的实际情况，请营养专科护士帮我们制订了多形式的按需营养供给改善计划，以保证患者的营养摄入。首先，计算出该患者平均每日所需的营养摄入为 1527 ~ 1770kcal；其次，在营养供给方式上，针对患者小肠切除病史，为患者提供更容易吸收的短肽肠内营养制剂口服。针对患者使用营养液后出现的肠道不适，通过查阅文献得知：在肠内营养实施过程中，不同患者对肠内营养的耐受性不同，胃肠道分泌液渗透压数值越高，对胃肠道的抑制作用越明显，易引起腹胀、腹泻等并发症。因此，我们与医生沟通，采用温水冲兑的方式逐日提高营养制剂渗透压，以利于患者服用；针对患者肠内营养不足的情况，我们及时遵医嘱予肠外补充。在积极努力下，患者住院第 17 天复查营养指标血红蛋白达 75g/L、白蛋白达 29.8g/L。

（3）癌痛症状的舒适护理。该患者经一系列治疗后，住院第 12 天出现明显的肿瘤诱发疼痛，需要服用止痛药才能缓解。在癌症患者的病程中，疼痛是患者最恐惧的症状之一，约 80% 的患者受其影响，严重降低患者的生存质量，对患者的心理也产生极大的影响，严重者出现自杀倾向。我们在护理本例患者时发现，其疼痛强度和疼痛刺激的反应性存在一定的周期性和节律性，即昼轻夜重。通过查阅文献知晓：时辰药理学是研究药物与生物周期相互作用的一门学科，它可以根据机体自身的节律变化，选择合适的给药时间，从而增加疗效、降低毒性，提高患者的生活质量。因此，我们将时辰药理学知识运用于患者止痛给药护理中，按需、按点给药，并为其营造安静舒适的环境，辅以心理护理，最终大大地缓解了患者的癌痛不适。

【病例讨论】

Peutz-Jeghers 综合征是罕见的常染色体显性遗传病，人群发生率为 1/120000 ~ 1/29000，有着高癌变率及并发症高发生率。本例患者因息肉癌变出现严重的胆道感染及癌痛不适，护理时我们根据患者的实际情况，采取多学科协作、医护合作等方式，有针对性地对其临床症状各个击破并进行护理，有效地延缓了患者的病程，带给患者舒适。营养不良是 Peutz-Jeghers 综合征患者的共性问题，护理本例患者时，我们充分利用其剩余肠道功能，对营养制剂渗透压进行改良，有效地改善了患者的营养状况。

参考文献

［1］韩华. 恶性梗阻性黄疸介入治疗围术期的护理［J］. 中国煤炭工业医学杂志，2016，15(3)：442-444.

［2］付丽丽，刘洪珍，齐少春，等. PTCD 及支架置入术治疗恶性梗阻性黄疸的护理体会［J］. 护理实践与研究，2017，10(18)：57-59.

［3］罗红梅，张桂敏，尹明丽. 梗阻性黄疸患者经皮肝穿刺胆道引流及支架置入术护理［J］. 上海护理，2015，15(1)：44-46.

［4］宾业鸿，蔡正文，刘汉峰. SOX 方案与改良 mFOLFOX6 方案治疗弥散型进展期胃癌的疗效和安全性比较［J］. 中国药房，2016，27(21)：2903-2906.

［5］赵静，李文莉，迟园园. 肿瘤重症患者不同渗透压肠内营养液配置安全性与耐受性研究［J］. 护士进修杂志，2015，30(10)：869-871.

［6］Zhang Y, Ke Y, Zheng X, et al. Correlation between genotype and phenotype in three families with Peutz-Jeghers syndrome［J］. Experimental and Therapeutic Medicine, 2017, 13(2):507-514.

［7］黄钦，陈阳阳. 癌痛规范化治疗病房患者疼痛评估与心理痛苦筛查的护理实践［J］. 护理学报，2014，21(5)：43-46.

［8］刘金霞，周平. Peutz-Jeghers 综合征致病基因的研究［J］. 空军总医院学报，2014，4(26)：209-213.

［9］Stojcev Z, Borun P, Hermann J, et al. Hamartomatous polyposis syndromes［J］. Hereditary Cancer in Clinical Practice, 2015, 11(1):1-9.

［10］胡玉洁，丁玲玲. 黑斑息肉病 1 例的护理［J］. 世界最新医学信息文摘，2019，19(89)：280.

（消化科护理组：张曙，韦玉洁）

97 老年硬皮病伴心功能不全患者的护理 1 例①

【病例资料】

患者，女，73 岁，因"心悸不适 5 月余，受凉后胸闷、气喘加重 1 天"于 2018-10-21 拟"心功能不全"收入院，之后轮椅推入病房。患者晚间突发胸闷不适、气喘明显、心肺功能差、发热、全身皮肤硬肿，医嘱予消心痛、美托洛尔口服后稍缓解。既往有全身硬肿病、高血压、间质性肺炎及房颤病史。

入院体检 神志清楚，消瘦，贫血貌，体温 38.1℃，血氧饱和度 85%，心率 95 次/分，呼吸 20 次/分，血压 100/46mmHg。患者胸闷气喘明显，强迫端坐体位，下眼睑、尾骶部、四肢水肿明显，颈静脉未见怒张，肝颈静脉回流征阴性，胸廓呈桶状，两肺呼吸音低，可闻及少许湿啰音，全身皮肤纤维化伴色素加深，四肢关节僵化，活动度差（见图 1 和图 2）。

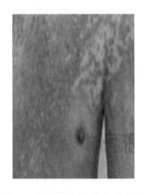
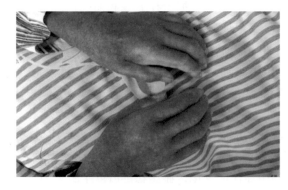

图 1　皮肤纤维化伴色素加深　　　　图 2　四肢关节发紧、僵化

Braden 评分 12 分，跌倒评分 45 分，误吸评分 2 分，Autar 评分 13 分，自理能力评分 25 分，导管风险评分 10 分。

辅助检查 BNP 1850pg/mL，D-二聚体 4.13mg/L，肌钙蛋白 0.136μg/L；C-反应蛋白浓度 45.5mg/L，中性粒细胞百分比 80%，降钙素原 0.8ng/mL；血红蛋白浓度 72g/L，白蛋白浓度 28.9g/L，血钾 2.3mmol/L。

诊治经过 2018-10-21 患者入院时高热，端坐，气喘明显，尿少，予高流量吸氧

① 本案例参与了 2019 全国静脉输液治疗护理学术交流会议壁报交流，参加了全国安宁疗护大赛，并在 2019 年院内老年学组个案比赛中获一等奖。

及抗炎、利尿、强心、物理降温治疗。10 月 23 日患者气喘好转，血压下降，床边胸片示肺渗出性改变，医嘱予抗炎、升压等治疗，一周后好转，开展安宁疗护。11 月 22 日患者神志欠清，未进食，双下肢水肿，医嘱予利尿消肿、适量补液等对症治疗。11 月 27 日患者血压、心率、血氧饱和度逐渐下降，家属不选择进一步抢救措施，患者死亡。

护理措施 （1）建立循证决策下的血管通路管理，维持血压平稳。执行外周静脉短导管置管困难循证对策：采用加热装置对其双上肢加热，充盈静脉，再在血管显影仪引导下进行可视化穿刺，于患者非惯用手前臂置入外周静脉短导管，避免反复穿刺损伤血管，保障了治疗方案的执行（见图 3 和图 4）。

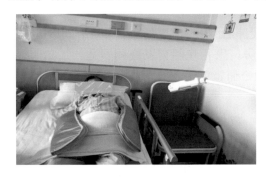
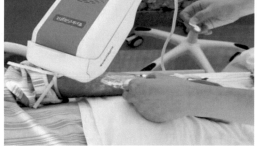

图 3　双上肢加热　　　　　　　　　图 4　显影仪可视化穿刺

患者血压不升，根据治疗方案和血管情况，主动与床位医生沟通并结合患者意愿，予右颈静脉置入 CVC。为预防导管相关性并发症的发生，采取如下措施：① 预防堵管：10 月 25 日输液前，由中心静脉导管抽到少许血凝块，抽除血凝块并弃血 2~3mL，治疗结束用 20mL 生理盐水脉冲冲管，再以 1.5mL 尿激酶 5000U/mL 正压封管。② 采用基础防栓预防导管相关性血栓：保证水分 1500mL/日和营养的均衡摄入；双上肢功能锻炼每 4h 一组，每组使用握力球握 25 次。③ 预防导管相关性感染：因患者对透明敷料过敏且穿刺点渗血，改用水胶体敷料固定，并增加换药次数。

（2）预防心力衰竭，进行抗纤维化功能锻炼，开展合理的饮食用药护理。密切观察患者的生命体征变化，血压稳定后以半卧位为主，避免其情绪激动、用力排便等心衰诱发因素，予持续低流量吸氧，控制输液滴速，注意患者心率及心律变化，心室率快的房颤应控制心室率，备好心电监护、除颤器及各种抢救药品。

预防呼吸道感染，指导有效咳嗽，嘱患者少量多次饮水，防止气道黏膜干燥；恢复期采用腹式联合缩唇式呼吸锻炼，呼气、吸气时间比为 2∶1 或 3∶1，每日 2 次，每次 10min，预防肺纤维硬化。加强关节功能锻炼，定时帮助患者按摩四肢并以软枕支撑，病情允许下行四肢屈伸运动，促进血液循环，改善皮肤弹性。

注意肾功能、尿量情况，加强电解质的监测。临床用药以糖皮质激素、环磷酰胺、复方丹参等为主，护士需了解药理作用、使用方法等，帮助患者服药到口，同时观察用药后不良反应。饮食要为软质，打碎食用，防止呛咳、误吸，必要时遵医嘱输白蛋白支持治疗。

（3）多学科开展安宁疗护，给予心灵抚慰。成立缓和安宁疗护团队，包括医生、护士、营养师、心理咨询师等多级人员。患者经简易认知测试后，签生前预嘱，入住温馨病房。病房设施以舒适为核心设置，使患者在空间舒适、感官舒适、社会舒适、隐私、自主性、安全性等方面得到照护，如鼓励患者带入个人物品，把病房装饰得像家一样温馨，悬挂绿色植物及照片等。尊重患者，鼓励患者主动叙述，交谈后简单小结，核对或再次确认交谈的主要信息，帮助患者应对情绪反应，指导患者使用放松技术减轻焦虑，如深呼吸、放松训练、听音乐等，让家属陪伴，对家属进行哀伤辅导，给予患者及其家属心理支持，使患者及其家属得到心灵的慰藉，帮助患者安宁地度过人生的最后阶段。

（4）加强基础护理，预防并发症。使用气垫床，在病情允许的情况下协助患者更换体位，局部使用减压敷料，保持床单元清洁、干燥、平整。预防皮肤感染，防止外伤，禁止按摩受累皮肤。穿宽松棉制衣服，注意皮肤保暖，手足以棉手套、厚袜子保护，遇寒冷天气加厚衣物，出门戴手套、帽子等，避免接触冷水。洗澡水温适宜，温水泡手脚，皮肤干燥、瘙痒时，洗浴可用强生婴儿沐浴露，外涂维生素 B_6 软膏；注意个人卫生，每周修剪指甲 1 次，清洁皮肤，避免擦或抓破皮肤。

【病例讨论】

本例患者为慢性病患者，治疗和护理的过程长、显效慢，预后和疗效不佳，且疾病容易累及心、肺、肾等多个器官，护理挑战性大。硬皮病患者的皮肤还会变硬和肿胀，大大增加了穿刺的难度，因此根据本例患者的治疗情况，动态调整静脉治疗通路，对于置管困难的问题，采用基于循证的加热技术及血管显影下的可视化穿刺等技术，大大提高了一次穿刺成功率。与此同时，注意预防心力衰竭，保持呼吸通畅，进行抗纤维化功能锻炼，开展合理的饮食用药护理，注重皮肤减压，并在患者最后阶段开展多学科下的安宁疗护，以临终患者及其家属为中心，进行舒适照护，让患者及其家属在心理、精神及社会等多个方面得到支持，为终末期患者的优逝提供实践经验。

参考文献

［1］曹德冉，朱丽群，周英凤，等. 外周静脉短导管循证标准在老年病人中的应用［J］. 护理研究，2019，33(24)：4187-4192.

［2］The Joanna Briggs Institute. Peripheral venous cannulas insertion：warming devices (Benefits and Harms).［EB/OL］.（2017-01-23）［2018-12-30］.http：//ovidsp. dc2. ovid. com/sp-4.04.0a/ovidweb.cgi？&S.sh.18%7c1%7csl_190.

［3］The Joanna Briggs Institute. Peripheral intravenous cannula：insertion.［EB/OL］.（2018-01-8）［2018-12-30］.http：//ovidsp.dc2. ovid.com/sp-4.04.0a/ovidweb.cgi？&S.sh. 44%7c2%7csl_190.

［4］Amarnani A，Wengrofsky P，Tsui CL，et al. Acute heart failure in scleroderma renal crisis:a case study for review of cardiac disease in systemic sclerosis[J]. American Journal of Medical Case Reports,2020,8(1):1-7.

[5] 黎玉芬，何春红，蒋丽君，等. 集束化策略对预防系统性硬皮病患者纤维硬化并发症的效果评价 [J]. 中国实用护理杂志，2015，31(13)：963-965.

[6] 杨柳，陈柳柳，张江辉，等. 终末期住院患者病房物理环境设计研究进展 [J]. 中华护理杂志，2019，54(7)：1108-1112.

[7] 朱小美. 系统性硬皮病合并间质性肺炎护理体会 [J]. 吉林医学，2014，6 (35)：3886-3887.

（老年科护理组：黄贤凤，阎蕾，朱丽群）

98 全腹腔镜下胃癌手术快速康复患者的护理 1 例[①]

【病例资料】

患者，女，44 岁，因"上腹部不适伴腹胀 1 月"于 2019-04-11 拟"胃癌"收住肠胃外科，患者 1 个月前无明显诱因下出现上腹部不适，偶有腹胀，无腹痛，无呕血、黑便，无腹泻、便秘，无进行性消瘦，遂至江苏大学附属医院就诊。查胃镜，镜下所见（见图 1）显示（体前）腺癌；查 CT，图像（见图 2）示胃壁未见明显团块状增厚，子宫壁结节样影，左侧附件增厚伴小囊，盆腔少许积液。

患者无高血压、糖尿病、心脏病、慢性支气管炎病史；无肝炎、寄生虫病传染病病史；无药物及食物过敏史；既往行卵巢切除术，无其他手术外伤及输血史；无遗传性疾病家族史；适龄婚配，配偶及子女体健，家庭和睦，经济情况一般。

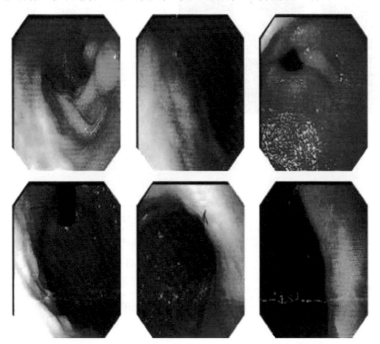

图 1 入院前胃镜检查结果

---

① 该案例获得 2019 年华东六省最强快速康复护理案例大赛二等奖。

入院体检 体温 37.2℃，脉搏 66 次/分，呼吸 20 次/分，血压 126/64mmHg，身高 155cm，体重 49kg。神志清楚，精神可，发育正常，营养中等，步入病房，自主体位，查体合作，腹平坦，见陈旧性瘢痕，未见胃肠型及蠕动波，未见腹壁静脉曲张，全腹软，无压痛、反跳痛及肌卫，未及明显肿块，肝、脾肋下未及包块，叩诊呈鼓音，无移动性浊音，肝肾区无叩痛，肠鸣音 4 次/分。营养风险评分 1 分，Braden 评分 22 分，生活自理能力评分 100 分，疼痛评分 0 分，Autar 评分 8 分，跌倒评分 0 分，GAD-7 评分 9 分，PHQ-9 评分 8 分。

诊治经过 入院后予完善各项术前检查及准备之后，于 2019 年 4 月 16 日在全麻、3D 全腹腔镜下行根治性全胃切除术（食管-空肠 π 吻合术）。

手术后病理报告：胃体浅表溃疡型低分化腺癌，病灶大小约为 3.5cm×2cm，侵及黏膜下层，癌组织侵犯脉管，未见明确神经侵犯；标本两侧切缘阴性，淋巴结未见癌组织转移 0/23（见图 3）。

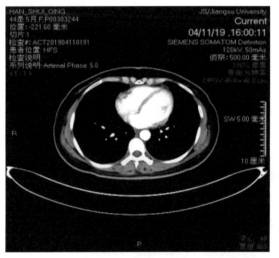

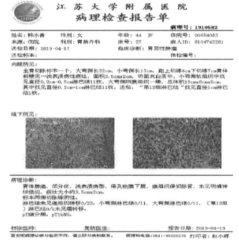

图 2　入院时 CT 检查结果　　　　图 3　手术后病理报告

3D 腹腔镜下根治性全胃切除术后各次实验室检查结果见表 1。

表 1　术后各项实验室检查

名称	4 月 17 日结果	4 月 19 日结果	4 月 22 日结果
白蛋白	35g/L↓	36.4g/L↓	39.5g/L↓
尿酸	102μmol/L↓	121μmol/L↓	138μmol/L↓
血 β_2-微球蛋白	0.6mg/L↓	1.3mg/L	0.9mg/L↓
白细胞	12.0×10⁹/L↑	7.8×10⁹/L	5.0×10⁹/L
中性粒细胞	87.2%↑	75.5%↑	77%↑
C-反应蛋白	7.0mg/L↑	2.2mg/L	2.8mg/L
D-二聚体		2.24mg/L↑	1.86mg/L↑

术后留置胃肠减压管一根接负压袋置入45cm、腹腔引流管一根接引流袋、保留导尿管一根，镇痛泵镇痛。术后遵医嘱予一级护理，禁食，清醒后给予清流质，予抗炎、补液、化痰支持治疗，每4h监测一次生命体征、体温、血糖，卧气垫床，骶尾部泡沫敷料保护，预防压力性损伤，穿防栓袜，指导踝泵运动及抬臀运动，妥善固定各引流管，向患者及其家属讲解术后各注意事项，落实各种风险防范措施，手术后对患者的各种护理风险评估见表2。术后患者身体机能康复情况见表3。2019年4月26日08：00患者康复出院。

表2　手术后各种护理风险评估

时间	Braden	疼痛	跌倒	自理能力	Autar	导管风险	营养风险	GAD-7	PHQ-9
4月16日	13	1	20	10	4	4	2	6	6
4月17日	18	1	20	30	11	4	4	4	4
4月18日	19	1	20	55	9	3	4	3	3
4月24日	22	0	20	100	7	2	4	2	2

表3　患者机能康复各时间点

时间	机能康复情况
4月16日18：35	手术结束回病房
4月17日00：00	第一次饮水45mL
4月17日08：00	第一次下床行走10m
4月17日09：00	第一次听到肠鸣音
4月17日13：00	拔除尿管，尿自解
4月18日06：00	肛门排气
4月19日08：00	拔除镇痛泵
4月24日09：00	拔除腹腔引流管

出院诊断　胃癌（cT1NXM0ⅠA-ⅠB期）。

护理措施　（1）多学科协作（MDT），实施ERAS标准化的临床护理路径。术前进行宣教、身体状况评估、术前口服碳水化合物及营养、焦虑和疲劳评估、心理护理、抗血栓治疗、预防性抗生素治疗、预防性镇痛、术前胃潴留的超声评估。术中优化麻醉方式，采用腹横筋膜阻滞麻醉及全腹腔镜手术方式（微创、小切口）；术中进行体液管理、体温保护、深部体温监测和血糖监测。术后严密进行生命体征监测，观察并预防并发症发生，充分镇痛，鼓励患者尽早下床活动以防止术后肠梗阻、预防深静脉血栓，防止恶心呕吐、控制血糖，让患者早期经口饮水及进食以提供肠内营养支持，出院时系统评估，出院后延续随访服务。

（2）健康指导。我们设计了专业的ERAS健康教育手册，将ERAS术前、术中、术后的健康教育知识向患者做详细的讲解，图文并茂，一目了然，配合围手术期健康教育视频播放，让患者轻松配合，从容应对。手术之前就指导患者做功能锻炼，包括踝泵运动、抬臀运动、保护切口情况下的深呼吸和咳嗽的锻炼。通过术前功能锻炼，促进患者预康复，提高患者术后对功能锻炼措施执行的有效性和正确性，促使患者快速康复。

（3）饮食护理。术前一天给患者发放清流质和量杯，并且对口服清流质的方法、时间及量给予指导。术前 20:00 嘱患者口服清流质 400mL，术前 2h 口服清流质 200mL。关于术后早期饮水，我们设计了饮水量记录表，并记录饮水后每小时听诊肠鸣音恢复情况，本例患者术后 5h 就开始进食清流质，鼓励患者家属积极参与和记录，增强家属的参与感，减轻患者焦虑，提升患者的幸福感，且有利于患者家属对患者出院以后的饮食进行管理。

（4）下床活动指导。制定首次下床活动规范，在对患者进行全面安全评估后，手术当日佩戴运动手环，监测患者睡眠及活动数据。手术后 14h 就协助患者下床活动，促进胃肠功能早日恢复。

（5）心理护理。心理咨询护士在患者的术前、术后，使用专业的焦虑、疲劳评估量表和仪器对患者进行焦虑和疲劳评估。围手术期焦虑和疲劳的评估对 ERAS 患者具有非常重要的意义和作用。评估后采用多模式的干预措施，促进患者心理康复。

【病例讨论】

胃癌是消化道最常见的恶性肿瘤，占我国消化道肿瘤发病率的第一位，男女性的患病比例约为 3:1。目前，胃癌的治疗方法仍为手术切除，胃肠外科为本例患者进行了 3D 全腹腔镜下的胃癌根治手术。护理本例患者的重点和难点是要减少患者围手术期的并发症，减轻患者及其家属焦虑及畏惧的心理，提高患者满意度。因此，我们引入快速康复（ERAS）护理理念，采用循证方法指导临床决策，通过医疗、护理、麻醉、营养、药剂等多学科协作（MDT），合理规划围手术期治疗护理方式，在术前、术中及术后采取有效措施减轻患者痛苦，促进患者早日康复。针对本案例，护理组将患者的健康教育、护理评估、术中监测、康复锻炼、延续服务等围手术期护理措施制定成 ERAS 标准化临床护理路径并实施，制定了围手术期护理工作指引手册，将实施的所有内容一患一册全部集中记录在一起，并且以此为版本开发了 ERAS 专用电子护理记录系统，全面收集记录患者数据，做到医护时时共享患者信息，根据患者信息变化，及时提供个性化全方位医疗护理，防患于未然。

结合快速康复理念及早期的肠内营养干预等措施，对 3D 全腹腔镜下胃癌根治术患者的围手术期护理，采取全方位科学护理干预，明显减轻了患者及其家属的焦虑及畏惧，完善的术前准备及术中配合提高了术者的满意度，精细的个性化护理降低了患者术后并发症的发生率，缩短了患者住院时间，减少了住院费用，加速了患者的康复，提高了患者、家属、医生及社会各方的满意度。

参考文献

［1］陈凛，陈亚进，董海龙，等. 加速康复外科中国专家共识及路径管理指南（2018 版）［J］. 中国实用外科杂志，2018，38(1)：1-20.

［2］康慧鑫，彭丹丹，郭远超，等. 快速康复外科应用于结直肠手术围手术期护理的对照研究［J］. 华南国防医学杂志，2011，25(3)：252-254.

［3］张美红. 3D 腹腔镜辅助下胃癌根治术患者围手术期的护理探讨［J］. 健康必读，2019，10(1)：212-213.

［4］张鲁娜. 快速康复外科应用于结直肠手术围手术期护理的对照研究［J］. 世界最新医学信息文摘，2016，16(80)：286.

［5］Scott M J，Baldini G，Fearon K C H，et al. Enhanced Recovery After Surgery(ERAS) for gastrointestinal surgery，part 1：pathophysiological considerations［J］. Acta Anaesthesiologica Scandinavica，2015，59(10)：1212-1231.

［6］江志伟. 加速康复外科学的概念与发展历史［J］. 中华普通外科杂志，2018，33(8)：625-626.

［7］黄颖，石泽亚，秦莉花，等. 加速康复外科护理的研究进展［J］. 现代临床护理，2015，14(10)：73-77.

（胃肠外科护理组：吕书红，李燕）

99 出血性脑卒中合并吞咽障碍患者的护理 1 例①

【病例资料】

患者，男，68 岁，因"突发意识不清 3h 余"于 2019-04-25 拟"右侧基底节出血"收住江苏大学附属医院神经外科。急诊科在全麻下行右侧额颞部开颅血肿清除+去骨瓣减压术，术后予气管切开，鼻饲流质。2019-05-24 患者意识恢复清醒，医嘱予气管切开堵管，患者经口进食愿望强烈，进行吞咽障碍筛查，发现患者进食和饮水时经常有呛咳，餐后口腔内经常有残留物，进食后偶尔有呕吐及反流。

患者无既往史，无药物食物过敏史，适龄结婚，育有一子，经济状况一般。

入院体检 患者神志清楚，GCS 评分 E4V5M6，体温 36.8℃，心率 78 次/分，呼吸 20 次/分，血压 113/57mmHg。右侧肢体肌力 3 级，左侧肢体肌力 2 级，头颈部关节活动良好。身高 178cm，体重 75kg，BMI 为 23.67kg/m²，身体质量指数正常。认知正常，依从性良好，运动性失语。管饲饮食，每日摄入 2000mL 流质，口腔卫生状况一般。Braden 评分 15 分，生活自理能力评分 30 分，Autar 评分 19 分，误吸评分 4 分，坠床评分 2 分，GAD-7 评分 7 分，PHQ-9 评分 6 分。

吞咽障碍评估 依据吞咽障碍简易筛查表，患者为高风险摄食-吞咽障碍患者，EAT-10 评分 20 分，洼田饮水试验 4 级，GUSS 评分 12 分，V-VST 容积-黏度测试患者可进食糖浆状食物，一口量为 10mL。康复师评估患者口颜面功能：缩唇时严重变形，只有一侧嘴唇嘟长，鼓腮时能保持 8s，注意力不集中时出现流涎；下颌偶尔出现下垂或过度闭合；伸舌活动慢，伸出长度不足，舔上下唇时活动幅度不完全，舔左右唇时只有小幅度动作；软腭仅有最小限度运动。吞咽反射、咽反射迟缓；咳嗽反射弱且迟缓。

辅助检查 白细胞计数 18.7×10⁹/L↑，C-反应蛋白浓度 3.1mg/L（正常），红细胞计数 3.77×10¹²/L↓，血红蛋白浓度 113g/L↓，总蛋白 59.5g/L↓，白蛋白 36.2g/L↓，钠离子浓度 146.4mmol/L（正常），钾离子浓度 3.49mmol/L↓，血小板计数 183×10⁹/L（正常）。胸片示两肺感染，双侧胸膜增厚。

诊治经过 2019-04-26 在全麻下行右侧额颞部开颅血肿清除+去骨瓣减压术，术后予气管切开，鼻饲流质，脱水降颅压、抗炎治疗。2019-05-24 患者清醒，意识恢复，医嘱予气管切开堵管，请康复师会诊，进行吞咽功能康复训练，包括口腔器官运动体操、舌肌康复训练、软腭冷刺激训练、深层咽肌神经刺激疗法、神经肌肉电刺激。2019-

---

① 该案例获得江苏大学附属医院老年专科学组案例比赛二等奖。

05-26 拔除气管切开导管，治疗性经口进食；2019-06-07 患者吞咽功能改善，拔除胃管，经口进食。

护理措施 （1）营养管理。请营养师会诊，给予以管饲饮食为主、经口进食为辅的进食方式，并根据吞咽障碍的治疗情况逐渐向经口进食过渡，每日进食量在 2000mL 左右，热量控制在 1825kcal/d，高蛋白饮食 88g/d，适当添加膳食纤维。

① 食物调整：食物质地与性状的调配对于能经口进食的吞咽障碍患者而言，是确保安全有效进食的先决条件之一。2019-05-24 协助患者开始经口进食，首先进行液体稠度的调整，即使用增稠剂将液体调配成糖浆状稠度，满足患者进食水、汤类食物的需求，避免患者呛咳；再进行食物质地调整，即指导患者进行食物性状的调整，首先进食糊状食物，逐渐过渡到软饭等食物，最后进食普通食物和液体食物；一口量的调整，即根据 V-VST 检查，指导患者安全进食一口量为 10mL。

② 吞咽姿势、体位的调整：吞咽时可通过改变头部和颈部的姿势来改变食物的方向，从而避免误吸和残留，消除呛咳等症状。指导患者采取 45°半卧位，进食时保持头颈部伸展、吞咽时保持头颈部屈曲的姿势，饭后 30min 内保持体位不变。

③ 进食工具的调整：指导患者使用合适的进食工具，如广口平底的碗、浅勺、防滑桌垫、缺口杯、能倾斜的器具等。

④ 环境改造：保持环境安静，减少干扰，增强照明，指导患者进食期间避免做分散注意力的事情，如看电视或与他人讲话，增强进食时的专注度。

⑤ 口腔感觉训练技术：2019-05-24 起由康复师给予患者冷刺激训练及深层咽肌神经刺激疗法，护士协助康复师指导患者利用冷水漱口及冰冻柠檬棒刺激软腭，改善口腔及咽喉部的感觉功能。

⑥ 口腔运动训练技术：在康复师的指导下拍摄视频让患者反复观看及现场指导患者练习口腔器官运动体操，加强唇、舌、上下颌的运动控制，提高进食咀嚼的能力；使用口腔康复训练器进行舌肌的康复训练，提高舌肌力量。

⑦ 气道保护方法：协助康复师指导患者采用 Mendelsohn 法、声门上吞咽法及用力吞咽法等进行保护气道的徒手操作训练，提高吞咽的安全性及有效性。

⑧ 低频电刺激疗法：协助康复师采用神经肌肉电刺激（NMES）疗法强化无力肌肉及进行感觉刺激，帮助恢复喉上抬运动控制。

（2）吞咽康复护理。

① 口腔护理：每天 3 次选择合适的清洁剂（牙膏或者氯己定牙胶），使用电动牙刷刷牙，清除口腔内多余的分泌物，使用润唇膏防止口唇干燥，保持口腔舒适，并且每日进行口腔卫生的评估。

② 误吸的预防：做好胃管的固定，确保位置正确，做好胃残余量的监测及体位的护理，及时清除口腔内分泌物，治疗性经口进食阶段逐步调整治疗计划，做好误吸的防控，并在患者进餐出现窒息的先兆时及时给予有效处理。

③ 合并气管切开的管理：训练前协助患者排痰清理呼吸道，抽出气囊中的空气，充分进行口腔清洁，病情允许的情况下尽早拔除气管导管。

【病例讨论】

吞咽障碍（Dysphagia，Deglutition Disorders，Swallowing Disorders）是指由于下颌、双唇、舌、软腭、咽喉、食管等器官构成和（或）功能受损，不能安全有效地把食物输送到胃内的一种临床表现。中国吞咽障碍康复评估与治疗专家共识显示，吞咽障碍是脑卒中常见的并发症，发生率为51%～78%，吞咽障碍极易诱发患者出现吸入性肺炎、误吸误咽、营养不良、窒息，甚至死亡。因此，早期进行吞咽功能的护理干预及训练，促进患者吞咽功能的恢复非常重要。本文通过对一例出血性脑卒中合并吞咽障碍患者经口进食的护理，包括吞咽功能评估、营养管理、代偿方法指导、吞咽康复护理等，探讨此类患者的护理对策，总结护理经验。

本例患者存在运动性失语，不能完整表达其主观感受，且气管切开刚堵管，属于急性早期吞咽障碍，咳嗽反射弱且迟缓，容易发生误吸，早期识别非常重要。护士借助饮水试验及EAT-10、GUSS、V-VST等评估量表，联合康复师对患者进行临床吞咽评估，正确判断出患者存在的问题。治疗上由医生、护士、营养师、康复师密切配合，护士通过调配合适的食物性状、指导正确的吞咽姿势、营造良好的进食环境、选择正确的进食工具和一口量实现代偿性治疗方法，以及进行口腔卫生、进食、体位的管理，包括分泌物的处理和健康指导，落实患者的康复护理措施；再配合营养师进行营养管理，协助康复师施行促进吞咽功能康复的一系列训练方法，最终实现了患者康复的目标。

吞咽障碍的治疗包括多个方面，需采取多专科合作的模式完成，各专科必须充分沟通和交流。治疗中需做好患者的风险管理，预防和处理好紧急情况，常见的有误吸、窒息及突发癫痫等，应制订相应的应急预案，保障患者安全。

参考文献

［1］中国吞咽障碍康复评估与治疗专家共识组. 中国吞咽障碍评估与治疗专家共识（2017版）［J］. 中华物理医学与康复杂志，2018，40(1)：1-10.

［2］Kushner D S，Peters K，Eroglu S T，et al. Neuromuscular electrical stimulation efficacy in acute stroke feeding tube-dependent dysphagia during inpatient rehabilitation［J］. American Journal of Physical Medicine and Rehabilitation，2013，92(6)：486-495.

［3］张金利，安德连. 吞咽专科护士在脑损伤吞咽障碍病人吞咽摄食质量管理中的作用［J］. 全科护理，2019，17(28)：3515-3518.

［4］Park B H，Seo J H，Ko M H，et al. Effect of 45° reclining sitting posture on swallowing in patients with dysphagia［J］. Yonsei Medical Journal，2013，54(5)：1137-1142.

［5］Baylow H E，Goldfarb R，Taveira C H，et al. Accuracy of clinical judgment of the chin-down posture for dysphagia during the clinical/bedside assessment as corroborated by videofluoroseopy in adults with acute stroke［J］. Dysphagia，2009，24(4)：423-433.

［6］唐起岚，徐艳华，王爱霞，等. 脑卒中吞咽障碍患者的摄食管理临床研究［J］. 护理学杂志，2019，34(4)：14-17.

［7］林茜，陈美云，林秀瑶. 重要冰棒咽部冷刺激治疗脑卒中后吞咽困难的疗效观察［J］. 中国康复，2014，29（6）：409-411.

［8］Sciortino K,Liss J M,Case J L,et al. Effects of mechanical,cold,gustatory,and combined stimulation to the human anterior faucial pillars［J］. Dysphagia,2003,18（1）:16-26.

［9］Fukuoka T,Ono T,Hori K,et al. Effect of the effortful swallow and the Mendelsohn maneuver on tongue pressure production against the hard palate［J］. Dysphagia,2013,28（4）：539-547.

［10］Jang H J,Leigh J H,Seo H G,et al. Effortful swallow enhances vertical hyolaryngeal movement and prolongs duration after maximal excursion［J］. Journal of Oral Rehabilitation,2015,42（10）:765-773.

［11］Crouch D. The team tackling dysphagia［J］. Nursing Times,2005,101（20）:24-25.

（神经外科护理组：朱竺枝，陈梦梦，彭艾婧）

白塞病患者的护理 1 例

【病例资料】

患者，女，64岁，因"反复腹痛、腹泻18年，加重半月"于2019-10-29入院。患者18年前反复腹痛，无恶心、呕吐，无反酸、烧心感，无畏寒、发热，无呕血、黑便，于镇江市某医院查肠镜后确诊为溃疡性结肠炎，具体报告未见，予柳氮磺吡啶控制病情，具体用量一次1g，一天四次。2006年腹痛加重，于上海某医院就诊，改予美沙拉嗪肠溶胶囊控制病情后症状缓解，具体用量不详。2009年腹痛再次加重，于镇江市某医院就诊，仍改予柳氮磺吡啶治疗，具体用量一次1g，一天四次。一年前于江苏大学附属医院遵医嘱减量，一次1g tid，后再次减量改1g bid。入院前半月，腹痛加重，伴腹胀，脐周为著，有黏液便，不成形，无血便，每天大便4~5次，近1个月体重减轻2.5kg，为进一步治疗，来江苏大学附属医院就诊，门诊以"溃疡性结肠炎"收治入院。

既往有高血压病史10年，最高达170/110mmHg，平素口服美托洛尔、厄贝沙坦、尼群洛尔控制血压，自诉血压控制可；有2型糖尿病病史，平素口服二甲双胍、格列吡嗪控制血糖，自诉血糖控制不佳；有冠心病病史，平素口服阿司匹林、氟伐他汀；胆囊切除术史25年。

入院体检 神志清楚，精神尚可，步入病房，查体合作。全身黏膜无黄染及出血点，未及肝掌及蜘蛛痣。左锁骨上、双侧腹股沟等浅表淋巴结未触及肿大。双侧呼吸动度一致，语颤对等，双肺叩诊呈清音，听诊呼吸音清。心前区无隆起，未触及震颤，叩诊心界不大，听诊心率78次/分，律齐，各瓣膜听诊区未闻及病理性杂音。腹平坦，可见陈旧性瘢痕，无腹壁静脉曲张，未见肠型、蠕动波。腹软，脐周压痛，无反跳痛，无肌卫，未及异常包块，肝、脾肋下未及，移动性浊音阴性，肠鸣音4次/分。

护理评估 体温36.5℃，血压136/80mmHg，脉搏78次/分，压疮评分22分，疼痛评分2分，Barthel评分95分，Autar评分5分，Morse评分15分，误吸评分1分。

辅助检查 粪便常规+隐血试验：隐血阳性；大便找真菌示涂片找到真菌孢子；大便杆球比10：1。血细胞分析+C-反应蛋白：C-反应蛋白31.4mg/L，血红蛋白94g/L。血沉124mm/h↑。降钙素原检测0.06ng/mL。生化免疫检查：白蛋白30.4g/L↓，葡萄糖10.97mmol/L↑。糖化血红蛋白测定：糖化血红蛋白8.6%↑。尿常规：尿酮体（+）。

心电图未见明显异常。胸片示主动脉迂曲。肝胆胰脾超声示脂肪肝。

肠镜示插镜至末端回肠5cm，所见肠黏膜未见异常；回盲瓣黏膜充血，糜烂；阑尾窝存在，全结肠散在充血糜烂，浅溃疡。

入院诊断 溃疡性结肠炎，冠心病，高血压，2 型糖尿病。

诊治经过 10-29 10:51 入院，入院后予以甲硝唑抗炎、屈他维林解痉、营养补液支持治疗，美沙拉嗪 2g bid 口服；18:00 体温 38.5℃。10-30 患者未诉腹痛，腹泻较前缓解，1~3 次/天，疼痛评分 0 分。10-31 予美沙拉嗪 2g bid 口服，体温 38.1℃。11-01 患者持续高热，体温峰值 39.6℃，急查血常规、血沉、降钙素原，头孢他啶抗炎、吲哚美辛栓 25mg 肛门注入，4h 一次监测血糖；22:00 体温 37.3℃。11-02 患者仍持续高热，急查血培养，吲哚美辛栓 25mg 肛门注入，后体温降至 37.8℃，记尿量；13:00 血糖 19.2mmol/L，予生物合成人胰岛素 6U 皮下注射，血糖维持在 9~19.2mmol/L；查电解质示钾 3.22mmol/L，予静脉补钾。11-03 患者持续高热，血糖高，对症处理，20:00 患者双手突然起片状红疹，伴瘙痒感，予盐酸异丙嗪 25mg 肌内注射后缓解。11-04 至 11-06 患者持续高热，伴畏寒，血糖高，予胰岛素泵降糖治疗，药物、物理降温。11-07 患者白蛋白 27.2g/L，钾 3.18mmol/L，予输白蛋白 10g、静脉补钾。患者仍持续高热，口腔溃疡反复出现，既往有外阴溃疡史，双手及双足有片状红疹，右膝关节疼痛，经全院会诊后考虑为自身免疫性疾病，白塞病国际评分 5 分，予改一级护理，禁食，甲泼尼龙琥珀酸钠 40mg 激素治疗，后 22:00 体温 36.6℃，疼痛评分 2 分。11-08 置入鼻肠管一根，外露 100cm，导管评分 1 分，5% 糖盐水 500mL 鼻肠管内注入。11-09 至 11-10 患者持续低热，予瑞代 500mL qd 鼻肠管内注入。11-11 患者解 5 次棕色不成形大便，量约 300g，间断轻度小关节疼痛，予哌拉西林舒巴坦每 8h 静滴一次抗炎治疗。疼痛评分 1 分，压疮评分 16 分，跌倒评分 45 分，自理能力评分 50 分，误吸评分 4 分。11-12 患者血糖维持在 13~22mmol/L，仍予胰岛素泵控制血糖。11-13 患者解 3 次褐色软便，量约 100g，予改能全力 500mL bid 鼻肠管内注入。11-14 至 11-15 患者血糖控制差，最高 31.4mmol/L，予 NS 50mL+胰岛素 20U 静脉泵入，泵速 12mL/h，后血糖仍高。查尿常规示尿酮体（+），予 NS 500mL+氯化钾 10mL+生物合成人胰岛素 18U 静脉滴注，后血糖降至 9.5mmol/L。患者住院期间尿量每天维持在 500~1600mL。回顾患者在消化科期间情况，其反复高热，查体见口腔有多处类圆形溃疡，双手及双足有片状皮疹，右膝关节疼痛，追问病史，患者既往有外阴溃疡、口腔溃疡反复出现。11-18 经全院会诊后，考虑自身免疫性疾病，转至风湿科进一步治疗。

护理措施 （1）白塞病又称贝赫切特综合征，是一种罕见病。白塞病的患病率每十万人口大致如下：土耳其北部为 100~375，伊朗 15，中国 110，美国 6.6，英国 0.6。而此次收治的患者以反复腹痛、腹泻为主要症状，入院前在外院诊断为溃疡性结肠炎，且按溃疡性结肠炎治疗在一定程度上控制了该患者的临床症状，于是此次仍理所当然以溃疡性结肠炎收入院，这就导致我们护理上的先入为主，更重视患者腹痛、腹泻的护理。在进行入院评估时，未深入询问该患者既往外阴溃疡史，患者自己也没有重视。后来在消化科住院时，我们发现该患者的临床表现与以前护理的溃疡性结肠炎患者有较大不同，如高热不退、血糖持续异常等，这引起了我们的怀疑。通过对该患者病情的细致观察，加强病情变化的监测，一发现可疑病情及时提醒和汇报医师，后经全院会诊转诊风湿免疫科，使患者得到了及时的对症诊治。

　　（2）白塞病累及多种脏器，需要多学科护理协作才能更好地控制患者病情。白塞病是以血管炎为病理基础的慢性、复发性、多系统损害性疾病。临床表现为复发性口腔溃疡、生殖器溃疡、眼炎和皮肤损害，重者可累及血管、神经系统、消化道、关节、肺、肾、附睾等器官。本例患者的疾病已累及多种脏器，出现腹泻、腹痛、血糖异常、口腔溃疡、外阴溃疡、营养差等症状。这一系列症状给我们临床的护理工作带来了一定的难度。我们当时进行了多学科的联合护理，请内分泌专科护士组装胰岛素泵以控制血糖；请口腔科护士协助我们护理反复发作的口腔溃疡；并且消化专科护士利用中药保留灌肠来减少患者腹痛、腹泻的次数等。如此，有针对性地对患者异常临床症状逐个击破，有效地缓解了患者的不适及病情发展。

　　（3）白塞病为病因不明的反复发作性疾病，需要做好持续的无缝护理。本例患者被诊断为溃疡性结肠炎已达十余年，但此次住院期间一直高烧，病情得不到缓解，患者易产生消极、悲观情绪，而且已表现出焦虑、烦躁，住消化科期间与护理人员沟通时显得不耐烦，自行测量体温次数频繁。护理上，我们除了遵医嘱用药控制症状，还及时满足其个体需求，如调整靠窗床位，保持床单元干燥、清洁，保持病房温湿度适宜等，另外，经常与其交流了解心理情况，同时与其家属沟通讲解病情，鼓励患者参与治疗护理方案，学会自我保健，保持平稳的心理。后经全院会诊，该患者被诊断为白塞病而转到风湿免疫科，转科时，我们与风湿免疫科护士进行了详细的交接班，使其充分了解该患者的一般情况及心理状态，让风湿免疫科护士多关心、体贴患者，帮助患者适应现有疾病状况，树立信心，积极配合治疗，使免疫功能内环境达到最佳状态，以利于疾病好转。后来了解到患者从风湿免疫科出院后，我们对其进行了电话回访，并提醒患者密切观察其腹痛、腹泻及局部溃疡情况，若出现不适，及时就诊。

【病例讨论】

　　白塞病的罕见性及其病因和发病机制的不明确性、诊治的困难性，给护理提出了更高要求。这就需要我们护理人员从细节出发，对患者进行全面评估，尤其在询问病史时，要学会追问及反问式地与患者交流，找到易忽视的阳性症状。对于该病例出现的多脏器损害，从护理上逐一对症缓解患者的症状，带给患者舒适感。另外，还需要指导患者提高自我护理能力，并教会患者保持一颗强大的内心去应对该疾病。

（消化科护理组：张曙）

101 食管癌根治合并肺叶切除术后循证护理咽喉痛患者1例

【病例资料】

患者，男，56岁，6个月前因吞咽困难，来江苏大学附属医院就诊，门诊拟"食管恶性肿瘤"于2020-11-07收治入院。患者有吸烟史30年，每日20根，偶尔饮酒，每次2两。

入院体检 患者发育正常，营养中等，神志清楚，锁骨上及腹股沟区无淋巴结肿大，无骨骼畸形及外伤，甲状腺未触及，气管居中，喉部无充血，双侧扁桃体无肿大，表面光滑，无异常分泌物，悬雍垂居中，咽反射灵敏。

辅助检查 胃镜检查显示距门齿32cm下壁黏膜浅隆起性，表面充血，糜烂，组织脆，易出血，病变延续至距门齿34cm处狭窄，扩张不开。CT显示右上肺磨玻璃小结节、两肺局限性肺气肿。

诊治经过 患者于2020-11-11在全麻胸腔镜下行食管癌根治术+右上肺楔形切除术，手术及麻醉苏醒时间长达6h，术后入监护室进行心电监护，予抗炎、补液、化痰、防栓治疗。

护理措施 （1）确定护理问题。研究表明，术后咽喉痛（Postoperative Sore Throat，POST）是常见的全麻术后并发症，发生率可达6.9%～90%。食管癌根治术及肺叶切除术因存在手术难度大、时间长、手术体位复杂、术中需使用双腔气管导管及胃肠管等众多危险因素，行此术的患者属于POST高发人群。POST可引起患者声音嘶哑、低沉、咳嗽等症状，不仅给患者带来很大的不适感，严重者甚至会导致吞咽及呼吸困难，造成住院时间延长。该患者有30年吸烟史，术后可能有较多气道分泌物，一旦发生POST，有可能加重病情和不适，延缓术后康复。基于患者的病史及病情，提出护理问题：如何预防及管理该患者术后咽喉痛的发生？

（2）组建团队。鉴于该患者具有多个POST发生的危险因素，因此构建循证护理团队。由麻醉护理组组长、手术室专科护士、麻醉医生、病区护士组成核心决策层。

（3）构建循证问题。采用循证医学，根据PICO原则将问题结构化。P（Population）：全麻插管手术患者；I（Intervention）：基于最佳证据制订并实施个性化咽喉痛的预防和管理方案；C（Comparison）：常规护理；O（Outcome）：不发生POST，或仅发生轻微的不适，经治疗护理后迅速缓解。

（4）证据检索。依据循证问题，按照"6S"证据模型，检索UpToDate、BMJ、JBI循证卫生保健中心数据库、Cochrane、ASA、AORN、RNAO、NICE、SIGN、Pubmed、

CINAHL、医脉通、中国知网、万方等数据库中与 POST 相关的文献，涵盖指南、系统评价、证据总结、专家共识等。检索时间为建库至 2020 年 10 月。

（5）文献评价。由 2 名循证成员共同完成文献检索及文献质量评价，采用循证护理学推荐的评价工具，分别对纳入的各类文献进行质量评价。评价结果有分歧时，邀请院内循证护理学组的一名专家参与讨论以解决分歧。最终共纳入 17 篇文献，包括临床决策 2 篇、指南 1 篇、系统评价 12 篇、专家共识 2 篇。

（6）证据汇总。从上述 17 篇文献提取证据，然后召集团队，以小组讨论结合证据的 FAME 属性［可行性（Feasibility）、适宜性（Appropriateness）、临床意义（Meanfullness）、有效性（Effectiveness）］对各条证据一一评价，最终筛选出用于该患者的 15 条证据（见表 1）。

表 1　应用于该患者的最佳证据

类别	证据应用
评估	1. 术前应评估患者是否存在加重患者 POST 的病史或体征，如气管炎、哮喘、困难气道等，并积极治疗或充分应对。 2. 术中评估可能增加 POST 的危险因素，包括较大气管导管、较高套囊压力、术中使用鼻胃管、带管期出现呛咳、无肌松插管、重复插管、术后长时间带管等。 3. 使用 NRS 评分和四分级评分法对咽痛程度进行评估，加强术后随访，关注对患者满意度、舒适度和康复带来的影响。
插管管理	4. 使用可视喉镜辅助气管插管。 5. 根据气管管径大小，使用适合患者的较小的气管导管。
药物预防	6. 通过静脉推注、套囊局部涂抹地塞米松，降低 POST 的发生率。 7. 术后若行药物治疗，首选雾化吸入，药物优选顺序依次为皮质类固醇、镁剂、氯胺酮、盐酸苄达明、利多卡因。甘草仅用于漱口。
套囊管理	8. 套囊压力控制在 25~30cmH$_2$O。 9. 每变换手术体位时或每 6~8h 监测套囊压力。 10. 使用套囊压力监测设备监测压力，避免使用指感法。
拔管管理	11. 推荐以 -120~-80mmHg 压力吸痰，以减少对气道黏膜的损伤。 12. 避免定时吸痰，采用按需吸痰。 13. 拔管前应轻柔吸痰。 14. 吸痰效果不佳时，可酌情使用支气管镜。 15. 拔管前应先放尽套囊内填充物，轻柔拔管，不可暴力拔管。

（7）术前评估和准备。团队成员基于证据制定临床管理路径。由医、麻、护三方共同讲解戒烟的重要性，评估、训练患者深咳痰能力，并积极戒烟、锻炼肺功能；术前使用 B 超辅助评估气管管径大小（见图 1），依据结果选择 37 号双腔导管并润滑导管前端（见图 2）；咽喉部表面麻醉后，插入鼻胃肠管，提高插管的成功率。

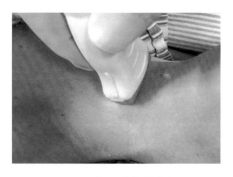

图 1 B 超评估气管管径

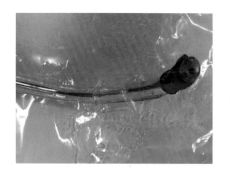

图 2 润滑 37 号双腔导管前端

（8）术中预防。诱导前 30min 静脉给予地塞米松 10mg，采用可视喉镜辅助插管（见图 3），并用纤维支气管镜精准定位分割，减少导管在气道中的移动，术中使用测压装置每变换手术体位及每 6h 测量套囊压力（见图 4），共测压 6 次，维持在 25～30cmH$_2$O，入麻醉恢复室后选择在深麻醉状态下吸痰，减少清醒吸痰引起的呛咳反应，使用 8 号吸痰管低负压吸痰，压力调节为−150～−100mmHg，以减少黏膜损伤。

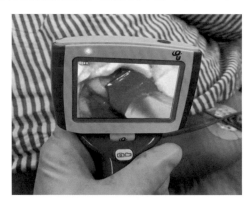

图 3 可视技术插管

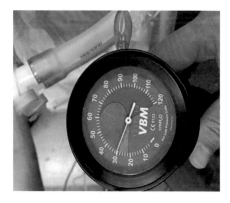

图 4 控制套囊压力

（9）术后随访和治疗。术后与病区医护做好交接，重点交接存在高危因素的患者，加强咽喉部的评估及观察。病区护士每 6h 评估患者咽喉部情况，预防性应用地塞米松雾化吸入，每日 2 次。

（10）效果评价。经过术前、术中及术后多科室协作配合，患者术后生命体征平稳，未发生咽喉痛，仅表示做吞咽时咽喉部有异物感，静息时缓解，夜间间断睡眠达6.3h，舒适度评分为 9 分，对医疗护理服务满意。

【病例讨论】

本案例采用循证方法，通过多学科合作对 POST 进行临床决策，使用多项技术，如术前 B 超测量气管管径、使用气囊测压装置代替传统的指感法、术前表面麻醉后插入鼻胃肠管、采用有效的药物预防 POST 的发生等，以上措施避免了高风险患者 POST 的发生，效果良好。

POST 是比较普遍的全麻术后并发症，因其症状相对切口疼痛较轻，容易被患者和医务人员忽略。但 POST 的发生在一定程度上可导致患者进食困难、咳嗽咳痰障碍并降低患者沟通攀谈的意愿，进一步阻碍了患者早期康复的进程。POST 的发生与手术和患者自身等多个环节、多个因素有关，单一措施有时难以完全预防，而循证证据表明，在加速康复的时代背景下，循证护理不仅提供了思路和方向，更进一步促进了新技术、新方法的临床应用。综上所述，循证护理在预防和管理本例患者术后咽喉痛中行之有效，可以进一步推广应用。

参考文献

［1］包丽，曲鸣宇，肖昭扬. 气管插管全麻术后咽喉部相关并发症的研究进展［J］. 临床麻醉学杂志，2018，34(5)：501-504

［2］胡雁，郝玉芳. 循证护理学［M］. 北京：人民卫生出版社，2018：212-216.

［3］Berkow L. Complications of airway management in adults［EB/OL］. ［2020-07-23］. https://upto.cn.nd.goftp.xyz/contents/complications-of-airway-management-in-adults? search = %E2%80%9Csore%20throat%22&source = search_result&selectedTitle = 2～150& usage_type = default&display_rank = 2.

［4］Falk S A,Fleisher L A. Overview of anesthesia［EB/OL］. ［2020-03-16］.https://upto. cn. nd. goftp. xyz/contents/zh-Hans/overview-of-anesthesia? search = Overview% 20of% 20anesthesia&source = search _ result&selectedTitle = 1 ～ 150&usage _ type = default&display _ rank = 1.

［5］Enterlein G,Byhahn C. Practice guidelines for management of the difficult airway［J］. Der Anaesthesist,2013,62(10):832-835.

［6］Kuriyama A, Maeda H, Sun R. Topical application of magnesium to prevent intubation-related sore throat in adult surgical patients:a systematic review and meta-analysis［J］. Canadian Journal of Anesthesia,2019,66(9):1082-1094.

［7］Jiang J,Ma D X,Li B,et al. Videolaryngoscopy versus direct laryngoscopy for naso-tracheal intubation:a systematic review and meta-analysis of randomised controlled trials［J］. Journal of Clinical Anesthesia,2019,52:6-16.

［8］Kuriyama A,Maeda H. Topical application of licorice for prevention of postoperative sore throat in adults:a systematic review and meta-analysis［J］. Journal of Clinical Anesthesia, 2019,54:25-32.

［9］Kuriyama A,Aga M,Maeda H. Topical benzydamine hydrochloride for prevention of postoperative sore throat in adults undergoing tracheal intubation for elective surgery:a systematic review and meta-analysis［J］. Anaesthesia,2018,73(7):889-900.

［10］Yu J,Ren L,Min S,et al. Nebulized pharmacological agents for preventing postoperative sore throat:a systematic review and network meta-analysis［J］. PLoS One, 2020, 15

（8）：e0237174.

　　［11］Zhang W，Zhao G，Li L，et al. Prophylactic administration of corticosteroids for preventing postoperative complications related to tracheal intubation：a systematic review and meta-analysis of 18 randomized controlled trials［J］. Clinical Drug Investigation，2016，36（4）：255-265.

　　［12］Hu B，Bao R，Wang X，et al. The size of endotracheal tube and sore throat after surgery：a systematic review and meta-analysis［J］. PLoS One，2013，8（10）：e74467.

　　［13］Kuriyama A，Maeda H. Preoperative intravenous dexamethasone prevents tracheal intubation-related sore throat in adult surgical patients：a systematic review and meta-analysis［J］. Canadian Journal of Anesthesia，2019，66（5）：562-575.

　　［14］Li H，Yue Y，Qu Y，et al. Lidocaine for postoperative sore throat：a meta-analysis of randomized controlled trials［J］. Minerva Anestesiologica，2020，86（5）：546-555.

　　［15］Kuriyama A，Nakanishi M，Kamei J，et al. Topical application of ketamine to prevent postoperative sore throat in adults：a systematic review and meta-analysis［J］. Acta Anaesthesiologica Scandinavica，2020，64（5）：579-591.

　　［16］Liu T T，Li L，Wan L，et al. Videolaryngoscopy vs. macintosh laryngoscopy for double lumen tube intubation in thoracic surgery：a systematic review and meta-analysis［J］. Anaesthesia，2018，73（8）：997-1007.

　　［17］黎安良，高鸿，林少峰. 局部应用倍他米松凝胶预防气管插管术后咽痛的 Meta 分析［J］. 国际麻醉学与复苏杂志，2017，38（3）：233-237.

　　［18］中华医学会呼吸病学分会呼吸治疗学组. 人工气道气囊的管理专家共识（草案）［J］. 中华结核和呼吸杂志，2014，37（11）：816-819.

　　［19］中华医学会呼吸病学分会呼吸治疗学组. 成人气道分泌物的吸引专家共识（草案）［J］. 中华结核和呼吸杂志，2014，37（11）：809-811.

（麻醉手术室护理组：王宜庭，包磊，刘倩）

102 右股骨骨折伴股动脉损伤行栓塞术患者的护理1例

【病例资料】

患者，男，56岁，因"车祸致右大腿疼痛伴活动受限2h"入院。患者2h前因车祸撞伤右大腿，X线放射示右股骨上段粉碎性骨折。2019-10-29门诊拟"右股骨骨折"收住入院，入院后予右下肢胫骨结节牵引，牵引重量8kg，患者右大腿肿胀明显。

入院体检 血压180/100mmHg，神志清楚，精神萎，脊柱生理弧度存在，无叩击痛，活动度可，骨盆挤压分离试验（－），右大腿肿胀明显，可及骨擦感，右膝轻微擦伤，右足部动脉可触及。

辅助检查 X线放射示右股骨上段粉碎性骨折。

血常规：白细胞计数14.8×10^9/L↑，血红蛋白计数107g/L↓，红细胞计数3.46×10^{12}/L↓，红细胞比容26.4%，血小板计数123×10^9/L。

CT示右下肺小结节，双侧胸腔积液伴两肺下叶部分不张。

胸腹部B超未见明显脏器损伤。

胸片示急性肺损伤、两肺渗出。

入院诊断 ① 右股骨粗隆下粉碎性骨折；② 急性肺损伤；③ 电解质紊乱；④ 贫血；⑤ 低蛋白血症；⑥ 血小板减少症。

诊治经过 患者住院期间血红蛋白持续降低，联合多科室医生会诊，会诊意见考虑股动脉损伤可能，并于当日在局麻下行左股动脉Seldinger穿刺引入Colbra导管，至右下肢动脉造影示右侧股深动脉分支见有造影剂外溢，确诊患者存在股动脉损伤，随即行右侧下肢动脉（右侧股深动脉、旋股动脉）造影栓塞术；患者隐性失血控制后，于2019-11-06在全麻下行右股骨骨折切开复位钢板内固定术，术后予消炎、抗感染、营养支持治疗。

【病例讨论】

近年来，隐性失血已成为临床讨论的热门话题，而隐性失血也容易被忽视。本例患者为股骨粗隆下粉碎性骨折，由于股骨干内侧有重要的神经血管走行，加上骨折本身的出血，成人出血量可达到1000～1500mL；患者患肢肿胀明显，入院后常规观察患者有无脂肪栓塞综合征、腹腔脏器损伤等休克的表现，但该患者在住院期间虽经多次输血浆和悬浮少白红细胞后仍然出现血红蛋白持续降低，动态复查胸腹部 B 超显示无明显异常，经多次排查，诊断其为动脉损伤引起的隐性失血。通过该病例可以发现：隐性失血容易被忽视，并且隐性失血的纠正也比较困难，时常会超出临床医生的判断，因此隐性失血的提早预防就显得格外重要。第一，及时规律地复查血常规。骨折后隐性失血必然存在，及时复查血常规可以尽早发现贫血，早期输血、补液纠正贫血。第二，抗凝和促凝的选择。股骨干骨折术前长期卧床，预防下肢血栓需常规使用抗凝药物，同时也增加了隐性失血量。第三，患者失血后体征的检查。在血常规指标不能及时说明失血量的情况下，可以依据体征进行治疗。

开放性骨折出血显而易见，容易引起重视，而闭合性骨折导致的出血往往比较隐匿，这就要求我们在护理中不仅要观察骨折本身的情况，还要结合患者的临床检查深入思考，进行个性化的护理。

患者伤后第 1 天所检测的血常规不能反映真实情况，单从第 1 天的血常规指标看，患者只是轻度贫血，甚至不贫血，而从之后几天的血常规中可以看出患者出现了严重的低血红蛋白血症。人体可以代偿一定程度的失血，但快速失血量超过总血量的 20% 左右，可发生休克。隐性失血的存在必然导致血常规指标低于正常水平，但受伤第 1 天的血常规指标往往不能即时反映失血程度。王利伟等在闭合胫骨干骨的修复术前隐性失血的规律研究中指出：血常规指标值随时间逐渐降低，当达到最低值后再次上升，期间每天的失血量呈现递减的趋势。其原因可能是：第一，失血后机体丢失红细胞的同时也伴随着水分的丢失，相当于血液被"浓缩"了，随着机体的代偿及医疗性补液进展，使得有效循环血量被稀释，故自然而然地引起血红蛋白水平下降，从而血常规测得的血红蛋白和红细胞压积下降，贫血数据开始显现，而这个过程需要几天的时间。第二，骨折后出血不能立即停止，抗凝和凝血达到了一种平衡，失血转变为慢性失血，血常规指标值随之降低。总而言之，股骨干骨折失血量的多少不能以入院第 1 天的血常规指标作为评定失血与否及失血多少的标准。术前隐性失血容易被临床医生忽视，如不能及时发现和纠正，则会发生严重的后果。有学者认为，若术前测得的血红蛋白值低于 10g/L，则建议术前输血。

该患者于 2019-11-04 在局麻下行左股动脉 Seldinger 穿刺引入 Colbra 导管，至右下肢股动脉造影示右侧股深动脉分支见有造影剂外溢，确诊患者存在股动脉损伤，随即行右侧下肢动脉（右侧股深动脉、旋股动脉）造影栓塞术。血管栓塞术是采用改良的 Seldinger 方法穿刺股动脉，穿刺成功后行数字剪影（DSA）造影检查，明确损伤出血部位，然后经股动脉插管将导管抵达血管损伤处确定需要栓塞的部位，根据损伤情况用明胶海绵、弹簧圈将相应血管栓塞。血管栓塞术是一项微创性、可重复性强、定位准确、疗效好、见效快、并发症发生率低、多种技术联合应用、简便易行的技术，在治疗大出血时有很大优势。

在本例患者的围手术期护理中，血管栓塞术的护理是该患者的护理难点之一：术后密切观察生命体征变化及肾功能的变化；24h 内平卧，术侧患肢制动12h；密切关注患者的血运、患肢颜色、皮肤温度及感觉的变化；嘱患者多饮水促进毒素和造影剂的排出，减少毒副反应；保持大便通畅，供给高蛋白、高热量、维生素含量丰富、易消化的食物，养成定时排便的习惯；咳嗽时要用双手加压动脉穿刺部位，防止血栓脱落。此外，体位护理和下肢骨牵引护理也是护理难点。体位护理：患者入院后有创伤性休克的危险，协助取休克体位，即抬高床头 20°~30°，抬高床尾 10°~20°；使用防压疮气垫床，患者骶尾部预防性使用泡沫敷料，减缓骶尾部压力，在敷料正中剪一个小"V"形切口，方便每班护士观察患者骶尾部皮肤。下肢骨牵引护理，维持患肢 30°外展中立位，因外展可使患肢臀肌处于松弛状态，腘窝下垫软枕使膝关节屈曲 20°~30°，避免因长期牵引而引起膝关节疼痛、僵硬，并定时测量髂前上棘至外踝距离。

（脊柱外科护理组：屠海霞，于伟娜，谭小翠）